"十三五"国家重点图书出版规划项目
国家新闻出版改革发展项目
国家出版基金项目

内蒙古大兴安岭
中药资源图志

第一册

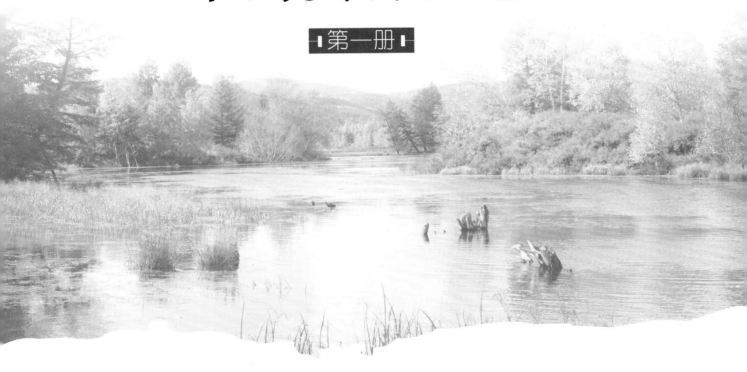

| 主 | 编 |

赵炳柱　张重岭　李旻辉　宋百忠

海峡出版发行集团
THE STRAITS PUBLISHING & DISTRIBUTING GROUP

福建科学技术出版社
FUJIAN SCIENCE & TECHNOLOGY PUBLISHING HOUSE

图书在版编目（CIP）数据

内蒙古大兴安岭中药资源图志 / 赵炳柱等主编 . —福州：福建科学技术出版社，2017.12
（中国中药资源大典）
ISBN 978-7-5335-5523-8

Ⅰ.①内… Ⅱ.①赵… Ⅲ.①大兴安岭－中药资源－图集 Ⅳ.① R281.435-64

中国版本图书馆 CIP 数据核字（2017）第 319576 号

书　　名	内蒙古大兴安岭中药资源图志
	中国中药资源大典
主　　编	赵炳柱　张重岭　李旻辉　宋百忠
出版发行	福建科学技术出版社
社　　址	福州市东水路76号（邮编350001）
网　　址	www.fjstp.com
经　　销	福建新华发行（集团）有限责任公司
印　　刷	中华商务联合印刷（广东）有限公司
开　　本	889毫米×1194毫米　1/16
印　　张	58
图　　文	928码
版　　次	2017年12月第1版
印　　次	2017年12月第1次印刷
书　　号	ISBN 978-7-5335-5523-8
定　　价	880.00元

书中如有印装质量问题，可直接向本社调换

《内蒙古大兴安岭中药资源图志》一书，依托编者30多年来在内蒙古大兴安岭所进行的野生植物资源调查研究及第四次全国中药资源普查成果，历时3年编写而成。书中共收录内蒙古大兴安岭野生药用植物725种（含变种及变型），附有3000多幅植物的野外形态特征图。其中部分品种为民族药，还收集了民族药的使用方法，写出了民族传统医药的用药特色，注重民族传统医药文化的传承。

书中每一种野生药用植物的分布情况数据，均为编者多年实际调查成果。编者积累了近10年的野生药用植物个体生态照片图，图片珍贵而精美，以全新的视角，直观、形象、逼真、生动地表现出了每一种野生药用植物的植株形态及叶、花、果、种子、药用部位等的特征。本书是目前收录内蒙古大兴安岭野生药用植物种类最齐全的一本区域性专著。

本书的出版对内蒙古大兴安岭的生态环境和生物多样性保护、生态文明建设、野生药用植物资源保护规划、野生药用植物种质资源保护基地建设、人工药用植物栽培及野生药用植物资源可持续利用、经济转型等方面具有重要的指导意义，可为从事野生中药资源保护与管理，以及中药教学、科研、生产工作的人员提供参考。

内蒙古大兴安岭位于内蒙古自治区东北部，是我国大兴安岭最重要的组成部分，约占大兴安岭总面积的70%。其野生药用植物资源丰富，种类多，数量大，人为破坏影响小，基本保持自然状态，是内蒙古自治区野生药用植物资源最重要的集中分布地，也是内蒙古自治区重要野生药用植物资源种质库。

本书是在第四次全国中药资源普查及内蒙古大兴安岭野生植物资源多年调查研究的基础上，历时3年编写而成的。在本书编写的过程中，编者查阅大量文献资料，仔细核对每一种野生药用植物形态特征，征求有关方面专家建议及意见，反复修改，直到定稿。

编者在内蒙古大兴安岭工作30多年，一直从事野生植物资源调查研究工作，特别是参加第四次全国中药资源普查工作以来，收集了大量的珍贵野生药用植物调查的第一手资料，拍摄了数万张野生药用植物个体形态特征及生境图片，为本书的顺利编写奠定了坚实基础。

编者在野生植物资源研究方面取得的一些科研成果，为本书的编写提供了可靠的技术保障：1987年建成了内蒙古大兴安岭最大的野生植物标本室，目前贮藏野生植物标本近6000份，1000余种，1993年植物标本室被《中国植物标本馆（室）索引》收录；2015~2016年进行植物腊叶标本数字化工作（中国植物标本数字化子项目之一），有5000份标本被收录；初步建成了内蒙古大兴安岭数字植物标本馆（包括腊叶植物标本5000份，植物个体形态特征及生态照片近4000张，800多种）。在植物专业著作方面，先后出版了《内蒙古大兴安岭林区野生经济植物》（东北林业大学出版社，内部发行，1997）、《内蒙古大兴安岭林区林木种质资源图鉴》（东北林业大学出版社，2012）、《内蒙古大兴安岭汗马国家级自然保护区植物原色图谱》（世界图书出版公司，2013）等，撰写野生植物专业学术论文近30篇。

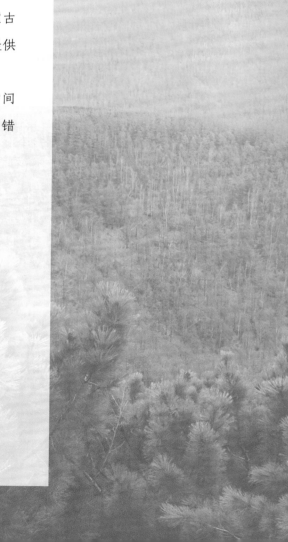

在第四次全国中药资源普查期间，普查队全体成员充分发扬了"大兴安岭森林调查人"连续作战的精神，为了详细调查每一种药用植物生境及分布范围，付出了辛勤的汗水，在此表示衷心的感谢与深深的敬意。

在本书出版过程中，还得到了第四次全国中药资源普查办公室及内蒙古蒙中药资源普查办公室的大力支持和帮助，在此表示由衷的感谢。

在植物野外调查及本书编写过程中，我们一直得到内蒙古大兴安岭森林调查规划院领导给予的大力支持和帮助，内蒙古大杨树林业局、内蒙古汗马国家级自然保护区管理局为植物野外考察提供了很好的工作条件及生活条件。内蒙古大兴安岭林业科学技术研究所正高级工程师连俊文对本书提出了宝贵的建议，内蒙古大学赵利青博士帮助鉴定部分疑难植物图片并提供部分照片，通化师范学院周繇教授、内蒙古大兴安岭林业学校张杰老师、呼伦贝尔学院黄学文教授提供了部分野生药用植物图片，在此也一一表示感谢。

由于我们的学识和专业技术水平有限，加之编写时间紧、工作量较大，尽管在编写过程中已尽全力，但书中的错漏与不足之处在所难免，敬请各位专家、学者不吝赐正。

1. 《内蒙古大兴安岭中药资源图志》共 2 册，收录内蒙古大兴安岭野生药用植物 117 科，365 属，726 种（含变种及变型）。其中，地衣植物 5 科，6 属，8 种；苔藓植物 5 科，5 属，5 种；蕨类植物 11 科，12 属，25 种；裸子植物 3 科，5 属，8 种；被子植物 93 科，337 属，680 种。

2. 书中植物按照由低等到高等的顺序编排。地衣植物的分类采用 Tehler and wedin（Nash III，2008）系统，苔类植物的分类采用《东北苔类植物志》系统（1981），藓类植物的分类采用《中国藓类植物属志》（上、下册，1963~1978）系统，蕨类植物的分类采用秦仁昌系统（1978），裸子植物的分类采用郑万钧系统（1978），被子植物的分类采用恩格勒系统（1964）。

3. 每种药用植物收载的内容有：

（1）中文名、拉丁学名、别名：主要参考《中国植物志》（1959~2004）、《内蒙古维管植物检索表》（2014）、《内蒙古植物志》（第二版，1989~1998）、《内蒙古苔藓植物志》（1993）、《东北苔类植物志》（1981）、《东北藓类植物志》（1977）、《中国药用地衣图鉴》（2014）、《中国地衣植物图鉴》（1987）。

（2）形态特征：记述植物的形态特征、花果期。主要参考《中国植物志》（1959~2004）、《内蒙古植物志》（第二版，1989~1998）、《内蒙古苔藓植物志》（1993）、《中国药用地衣图鉴》（2014）、《中国地衣植物图鉴》（1987）。

（3）生境分布：记述野生药用植物的生境，以及在我国的分布地与在内蒙古大兴安岭的分布地。

（4）药用部位：记述作为中药、民族药的入药部位，并在入药部位后括注相应的药材名，无药材名的则不括注，无特殊说明的则系指该入药部位作中药入药。

（5）采收加工：记述药材的采收时间、产地初加工方法。

（6）化学成分：记述整个植物或植物的某个部位的化学成分。

编写说明

（7）性味归经：记述该植物作为中药入药的性味归经，以及作为民族药的性味，无特殊说明的则系指作为中药的性味归经。主要参考《中华人民共和国药典》（2015）、《中华本草》（全10册，1999）、《东北药用植物》（1989）、《全国中草药汇编》（上、下册，1975）、《中国药用地衣图鉴》（2014）、《内蒙古中草药》（1972）等。

（8）功能主治：记述不同的药用部位作为中药、民族药的功能、主治，无特殊说明的则系指作为中药的功能、主治。主要参考《中华人民共和国药典》（2015）、《中华本草》（全10册，1999）、《东北药用植物》（1989）、《全国中草药汇编》（上、下册，1975）、《中国药用地衣图鉴》（2014）、《内蒙古中草药》（1972）等。

（9）用法用量：记述作为中药、民族药入药时的使用剂量、方法及注意事项，未特别说明的则系指作为中药的使用剂量、方法及注意事项。除另有规定外，用量是指成人的一日常用的干品剂量。主要参考《中华人民共和国药典》（2015）、《中华本草》（全10册，1999）、《东北药用植物》（1989）、《全国中草药汇编》（上、下册，1975）、《中国药用地衣图鉴》（2014）、《内蒙古中草药》（1972）等。

（10）资源状况：记述该野生药用植物在内蒙古大兴安岭的资源状况，采用定性的方法记述。

（11）应用：有的药用植物为民间用药，采用"应用"记述该植物的使用方法、功能、主治等。另外，某植物的性味归经、功能主治、用法用量等项与文中出现的其他植物相同，也采用"应用"记述。

4.图片：每种药用植物均配有高清照片图，基本囊括枝、叶、花、果及生境等。

5.索引：书末附全书药用植物的中文名及别名笔画索引、药用植物拉丁学名索引、药材名笔画索引。

总论

各论

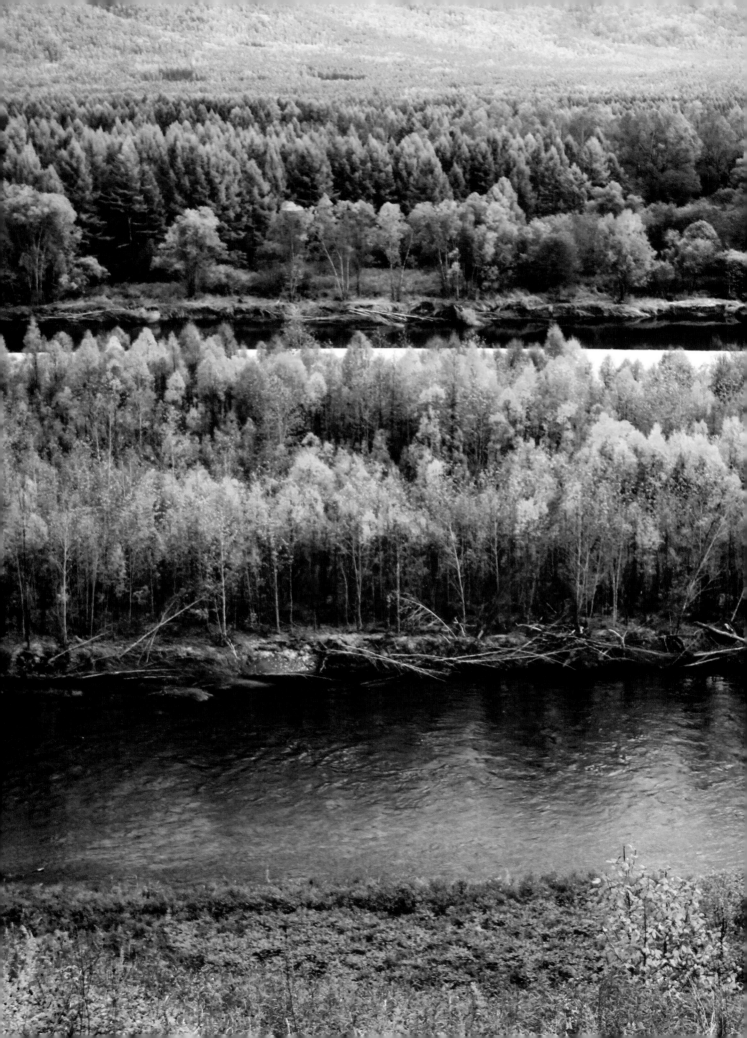

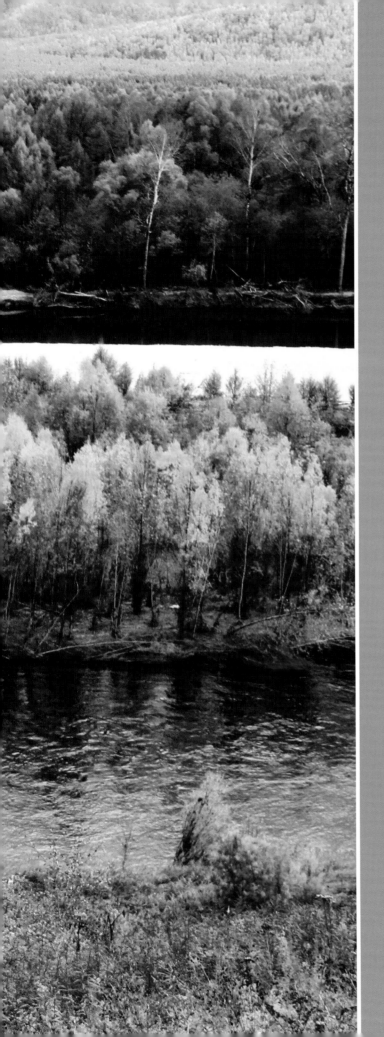

总论
General Introduction

第一章　内蒙古大兴安岭自然概况

一、地理位置

内蒙古大兴安岭位于内蒙古自治区东北部，是我国大兴安岭最重要的组成部分，约占大兴安岭总面积的70%。本书所涉及的内蒙古大兴安岭范围主要指大兴安岭北段和中段，行政区域范围包括内蒙古呼伦贝尔市4市6旗、兴安盟1市2旗。其中呼伦贝尔市4市6旗包括额尔古纳市、根河市、牙克石市、扎兰屯市、鄂伦春自治旗（以下简称鄂伦春旗）、鄂温克族自治旗（部分）、陈巴尔虎旗（部分）、新巴尔虎左旗（部分）、莫力达瓦达斡尔族自治旗（以下简称莫力达瓦旗）、阿荣旗，兴安盟1市2旗包括阿尔山市、科尔沁右翼前旗（部分）、扎赉特旗（部分）。地理坐标为北纬46°39′~53°20′，东经119°07′~126°04′。

二、地质地貌

内蒙古大兴安岭的地质构造在古生代为东北走向的地槽，属于华夏型构造单位，一般称为古生代地槽区，其基础是上古生代造山运动形成的华夏式构造基础。

内蒙古大兴安岭的地貌是在华夏式构造基础上形成的褶皱带，即海西褶皱带。此褶皱带在燕山运动中又发生了强烈运动，并有大量的花岗岩侵入，以及斑岩、安山岩、粗面岩与玄武岩喷出，这些火山岩与侏罗纪地层组成复向斜，叠盖在古生代的古老花岗岩组成的复背斜上。中生代末期与第三纪时期，构造比较稳定，形成了广泛的夷平面。晚第三纪末期的喜马拉雅运动使内蒙古大兴安岭沿东侧的走向断层掀升翘起，造成东西两坡向斜度不对称，东坡以较陡的梯级向松辽平原降落，西坡较为和缓地斜向内蒙古高原。同时早第三纪的夷平面也抬升到1000m左右。上新世晚期到更新世初期的构造变动还引起火山喷发和熔岩流。因此在内蒙古大兴安岭南部的阿尔山及东部的毕拉河多有火山口。

内蒙古大兴安岭的主脉呈北东—南西走向，海拔大多为400~1500m，其北部有一支山脉被称为伊勒呼里山脉，呈西—东走向。本区地形地势大部分属于中低山区，东南部为丘陵及松嫩平原过渡带。大兴安岭山脉自东北向西南贯穿本区，北低南高，东南最低。北段一般海拔为600~1000m，最低海拔为300m，位于额尔古纳市境内，最高海拔为1520m，位于根河市境内。中段一般海拔为800~1200m，东南部最低海拔为170m，位于莫力达瓦旗境内，南部最高海拔为1745.2m，位于阿尔山市境内。

由于地质构造原因，本区在地貌上呈现出以下重要特征。

1. 不对称性

内蒙古大兴安岭主山脉两侧呈明显的不对称性，东侧较陡，西侧较缓。西侧与内蒙古高原毗邻处的高度为600~700m，而东侧与松嫩平原交界处为170m。

2. 山地地貌分布广泛

内蒙古大兴安岭地貌类型主要为山地地貌，并且呈有规律性的变化。从松嫩平原向西可分为浅丘、丘陵、低山和中山，东侧多为波状丘陵。

3. 火山与熔岩台地

受火山活动影响，喷出的熔岩和碎屑物形成火山锥和熔岩台地。由于降水较多，火山口积水形成碧水高悬的火山湖和熔岩堵塞形成的堰塞湖，如阿尔山市的天池、扎兰屯市的吉尔果山天池（月亮湖）、卧牛天池（卧牛泡、鄂内湖），鄂伦春旗的达赉滨湖、毕拉河"四方山天池"等。

内蒙古大兴安岭地貌主要分为山地和丘陵2个基本类型。

山地：内蒙古大兴安岭山地属于中低山地区，中山、低山部分山势比较平缓，80%以上为15°以内的缓坡。由于不同的坡向岩石的风化条件不同，阳坡日照强烈，风化作用比阴坡强，故阳坡比较陡峭，阴坡比较平缓，阳坡和阴坡的差别在坡的上部明显，下部都很平缓，差别不大。整体地势南高北低，汗马、满归一带隆起。主要分水岭破碎而不连贯，山顶有宽坦的山脊。大兴安岭海拔大多为400~1500m，南部最高海拔1745m，北部最高海拔1520m，相对高度200~400m。本区北部以断块—褶皱中低山为主，海拔为700~1300m。本区是我国高纬度区，属于连续多年冻土区；南部属剥蚀低山、中山区，分为块状中低山、火成岩中山、断块—褶皱低山，海拔为1000~1500m；东南部属于丘陵地带，海拔为200~500m，地形坡度起伏不大，是向松嫩平原过渡的过渡地带。

丘陵：介于山地与嫩江两岸的平原之间，呈东北—西南向延伸，地势从西向东倾斜。主要分布在内蒙古大兴安岭东南部的莫力达瓦旗、阿荣旗、扎兰屯市、科尔沁右翼前旗、扎赉特旗。丘陵地区海拔高一般在400m以下，相对高度差较小，为100~200m，顶部广阔而平坦，坡度为5°~20°，丘间以和缓的丘谷连接，丘谷略为开阔，呈凹形，河流切割甚微，无明显的冰川地貌迹象。组成的岩石主要有花岗岩、片麻岩、玄武岩和砂砾岩。阴坡有森林生长，属阔叶次生林，主要树种有蒙古栎、山杨和白桦等。阳坡密布草本灌木植被，主要有杂草类和榛子等。

三、土壤

土壤是陆地表面由矿物质、有机物质、水、空气和生物组成的未固结层，具有肥力，能使植物生长，是动植物赖以生存的重要自然资源。根据文献资料记载，内蒙古大兴安岭土壤分为7个土类，18个亚类，26个土属，63个土种。地带性土壤有棕色针叶林土、暗棕色森林土、灰色森林土、黑土、黑钙土，非地带性土壤有草甸土、沼泽土。棕色针叶林土主要分布在北部地区，暗棕色森林土主要分布在东部及东南部，灰色森林土主要分布在西部及南部森林草原过渡带，黑土主要分布在东南部海拔较低的松嫩平原过渡带，黑钙土主要分布在向阳无林荒山坡。草甸土和沼泽土分布在河谷、河阶地及平缓洼地。

土壤的垂直分布不太明显，北部棕色针叶林土分布于海拔 500~1500m 处，灰色森林土分布于海拔 700~1000m 处，黑钙土分布于海拔 500~1000m 处，草甸土分布于谷地和阶地处，而沼泽土、泥炭土分布于河谷及低洼处。南部棕色针叶林土分布于海拔 900~1700m 处，灰色森林土分布于海拔 800~1100m 处，暗棕色森林土分布于海拔 600~1000m 处，草甸土、沼泽土分布于海拔 900m 以下的地方，黑钙土多分布于海拔 900~1400m 处。东南部暗棕色森林土分布于海拔 300~600m 处，黑钙土多分布于海拔 300~700m 处，黑土分布于海拔 200~500m 处，草甸土、沼泽土分布于海拔 500m 以下的地方。

四、气候条件

本区地处欧亚大陆中高纬度地带，大部分属于寒温带大陆性季风气候区，少部分属于中温带大陆性半湿润气候区。受大兴安岭山地的阻隔，岭东与岭西的气候有显著差异。岭东四季分明，气候温和，雨量较大，属半湿润气候区；岭西属半湿润森林草原气候。林区冬季在极地大陆气团的控制下，气候严寒、干燥；夏季受副热带高压的海洋气团影响，降水集中，气候温热、湿润，具有明显的寒温带大陆性季风气候特征。

春季多风而干旱，夏季短暂而湿热，秋季降温急骤，常有霜冻，冬季漫长而严寒。

内蒙古大兴安岭山脉纵贯南北，随着纬度的增加，地面辐射差额减小，气温降低。由于海拔高度的变化改变了等温线的纬向分布，使等温线与主山脉平行。大兴安岭山脉对温度的影响，冬季主要表现在对入侵冷空气的屏障作用及越山后的焚风效应。

受大兴安岭地形的影响，降水的总趋势是自东向西递减。春季（4~5 月）多风少雨，升温快，蒸发快，蒸发量大，气候干燥。夏季（6~8 月）温凉短促，降水集中，平均气温在 18.3~21.41℃，雨热同期，植物生长旺盛。秋季（9~10 月）降温快，霜冻来得早。冬季（11 月至次年 3 月）气候严寒，积雪时间长，处在强大的蒙古高压控制下，严寒漫长。

气候特点为夏季短而热，雨量集中，日较差大，冬季漫长，严寒干燥。气温变化规律，由北向南或东南大致是寒温带向亚寒温带再向北温带逐渐过渡，北部气温最低，东南部气温最高。北部气候以根河市（1996~2009 年）为例，其年平均气温 -2.6℃，1 月平均气温 -28.8℃，7 月平均气温 17.8℃，年平均降水量 424.5mm，无霜期 66 天，≥0℃年积温 2040.6℃，年蒸发量 939.0mm。中部以牙克石市（1996~2009 年）为例，其年平均气温 -1.5℃，1 月平均气温 -26.7℃，7 月平均气温 19.7℃，年平均降水量 382.7mm，无霜期 90 天，≥0℃年积温 2290.4℃，年蒸发量 1152.3mm。东南部气候以扎兰屯市（1971~2000 年）为例，其年平均气温 3.18℃，1 月平均气温 -17.0℃，7 月平均气温 21.4℃，年平均降水量 505.6mm，无霜期 127 天，≥0℃年积温 2923℃，年蒸发量 1441.9mm。

五、水文水系

内蒙古大兴安岭年平均降水量 372.2mm，其分布趋势大致由北向南递减，水资源总量约 $1.61 \times 10^{11} m^3$。河流网多呈树枝状，流水的侧蚀比纵蚀强烈，河曲明显。东部河流的流向多为东南，西部则多向西。以大兴安岭山脉为界，岭东的河流流入嫩江，称嫩江水系；岭西的河流流入额尔古纳河，称额尔古纳水系。两大水系均属松花江流域。

1. 嫩江水系

嫩江发源于大兴安岭支脉伊勒呼里山的南坡，海拔 1044m。干流由北向南流经齐齐哈尔市，在三岔口附近与第二松花江汇合后称松花江。河流全长 1864km，流域面积 $2.8 \times 10^5 km^2$。嫩江水系是不对称的，右岸支流多于左岸，河流均从右岸汇入。嫩江水系的主要支流有甘河、诺敏河、绰尔河、雅鲁河、柴河、阿伦河、格尼河、多布库尔河、欧肯河、那都里河、勃音纳河、洮儿河。

2. 额尔古纳水系

额尔古纳河发源于大兴安岭西侧的古利牙山山北，海拔 1223m。上游为海拉尔河，自东向西横穿呼伦贝尔高原的中部，至阿巴该图洲渚以下与达兰鄂木河交汇后称额尔古纳河，河流折向东北，到大司洛夫卡河口与左岸的石勒喀河汇合后称黑龙江。河流全长 1608km，流域面积 $1.58 \times 10^5 km^2$。额尔古纳河是中俄两国的界河，主要支流有激流河、海拉尔河、根河、得耳布尔河、哈拉哈河、阿巴河、乌玛河。

3. 湖泊

本区河网发达，河川溪流众多，缺乏形成湖泊的自然条件，因而湖泊甚少，只是在火山活动区，由于火山喷发后的断裂、沉积形成了一些湖泊。湖泊多集中在内蒙古阿尔山市、鄂伦春旗、扎兰屯市，主要湖泊有阿尔山市达来滨湖，面积（370.35hm²）最大，较大湖泊还有松叶湖（达尔滨湖，314hm²）、兴安西湖（三号泡子，157hm²）、乌苏浪子湖（四十九号泡子，乌苏泡子，177hm²）、仙鹤湖（一号沟泡子，127hm²）、兴安杜鹃湖（八十一号泡子，111hm²）、达贲毕诺湖（达尔滨罗，71hm²）、鄂内湖（卧牛天池、卧牛泡，180hm²）等。

第二章　内蒙古大兴安岭植被概况

一、维管束植物组成与区系特征

根据多年调查研究及文献资料初步统计，内蒙古大兴安岭共有维管束植物 1461 种（含变种及变型）。其中蕨类植物 13 科，21 属，47 种；裸子植物 3 科，6 属，9 种；被子植物 92 科，464 属，1405 种。根据曹伟等人（2004）统计，大兴安岭（阿尔山以北）共有维管束植物 1183 种，另有孙明学（2006）统计，本区有维管束植物 1437 种。

根据周以良等的分析结果，本区水平地带性植物除广布种外，东西伯利亚植物区系成分占 51.5%，建群种或优势种（如兴安落叶松、樟子松、白桦、越橘和杜香等）几乎属于东西伯利亚植物区系成分，有 38.7% 的种属于东北植物区系成分（如紫椴），另有 2.3% 的种属于蒙古植物区系成分（如羊茅、贝加尔针茅等）。这些植物大多分布于森林草原过渡带。随着海拔升高，东北植物区系与蒙古植物区系成分逐渐消失，东西伯利亚植物区系成分比例上升。在北部海拔高峰地段，出现了东北岩高兰、天栌等北极、高山植物区系成分。

本区特有种较少，如大兴安岭乌头（*Aconitum daxinganlinense*）、兴安翠雀花（*Delphinium hsinganense*）等。

通过近几年的调查，发现了中国植物新记录 1 种，虎耳草科早花黑茶藨子（*Ribes nigrum* var. *praecox*）为中国新分布种，据文献资料记载，该物种主要分布在俄罗斯西伯利亚地区。另外发现了一些大兴安岭新分布种，如卫矛（*Euonymus alatus*）、天蓝韭（*Allium cyaneum*）、京黄芩（*Scutellaria pekinensis*）、色木槭（五角枫 *Acer pictum* subsp. *mono*）、扭藿香（*Lophanthus chinensis*）、密序大黄（*Rheum compactum*）等。

二、野生药用种子植物科、属区系地理成分分析

（一）野生药用种子植物科的分布区类型

根据吴征镒的《世界种子植物科的分布区类型系统》（2003.3），将内蒙古大兴安岭 96 科的野生药用种子植物划分为 11 个分布区类型及变型，详见下表。

内蒙古大兴安岭野生药用种子植物科的分布区类型表

序号	分布类型	科数	科名
1	世界广布	47	睡莲科、苋科、藜科、石竹科、蓼科、泽泻科、眼子菜科、水麦冬科、浮萍科、兰科、莎草科、禾本科、香蒲科、毛茛科、堇菜科、十字花科、榆科、瑞香科、景天科、蔷薇科、柳叶菜科、千屈菜科、酢浆草科、鼠李科、伞形科、败酱科、桔梗科、睡菜科、菊科、龙胆科、茄科、旋花科、紫草科、玄参科、车前科、唇形科、虎耳草科、豆科、小二仙草科、茜草科、远志科、报春花科、水马齿科、芍药科、白花丹科、桑科、马齿苋科
2	泛热带（热带）分布	16	大戟科、芸香科、凤仙花科、天南星科、鸭跖草科、防己科、檀香科、荨麻科、萝藦科、葫芦科、薯蓣科、雨久花科、蒺藜科、卫矛科、葡萄科、锦葵科
2-2	热带亚洲—热带非洲—热带美洲（南美洲）分布	2	鸢尾科、椴树科
2S	以南半球为主的泛热带分布	1	桑寄生科
8	北温带分布	9	百合科、松科、藤黄科、杜鹃花科、忍冬科、花蔺科、五福花科、列当科、杉叶藻科
8-1	环极（环北极、环南极）分布	1	岩高兰科
8-4	北温带和南温带间断分布	15	柏科、杨柳科、桦木科、罂粟科、牻牛儿苗科、鹿蹄草科、灯心草科、亚麻科、山茱萸科、黑三棱科、花葱科、胡桃科、壳斗科、茅膏菜科、槭树科
8-5	欧亚和南美洲温带间断分布	2	麻黄科、小檗科
9	东亚及北美间断分布	1	五味子科
10	旧世界温带分布	1	菱科
10-3	欧亚和南非（有时也在澳大利亚）分布	1	川续断科
合计		96	

（1）世界广布有 47 科，占 48.96%，如睡莲科（Nymphaeaceae）、泽泻科（Alismataceae）、眼子菜科（Potamogetonaceae）、莎草科（Cyperaceae）、禾本科（Gramineae）、伞形科（Umbelliferae）等。

（2）泛热带（热带）分布有 16 科，占 16.67%，如凤仙花科（Balsaminaceae）、荨麻科（Urticaceae）等。

（3）热带亚洲—热带非洲—热带美洲（南美洲）分布有 2 科，占 2.08%，为鸢尾科（Iridaceae）、椴树科（Tiliaceae）。

（4）以南半球为主的泛热带分布有 1 科，占 1.04%，为桑寄生科（Loranthaceae）。

（5）北温带分布有 9 科，占 9.38%，如百合科（Liliaceae）、杜鹃花科（Ericaceae）、忍冬科（Caprifoliaceae）、松科（Pinaceae）等。

（6）环极（环北极、环南极）分布 1 科，占 1.04%，为岩高兰科（Empetraceae）。

（7）北温带和南温带间断分布有 15 科，占 15.63%，如杨柳科（Salicaceae）、桦木科（Betulaceae）、鹿蹄草科（Pyrolaceae）、山茱萸科（Cornaceae）等。

（8）欧亚和南美洲温带间断分布有 2 科，占 2.08%，为小檗科（Berberidaceae）、麻黄科（Ephedraceae）。

（9）东亚及北美间断分布有 1 科，占 1.04%，为五味子科（Schisandraceae）。

（10）旧世界温带分布有 1 科，占 1.04%，为菱科（Trapaceae）。

（11）欧亚和南美洲（有时也在澳大利亚）分布有 1 科，占 1.04%，为川续断科（Dipsacaceae）。

（二）野生药用种子植物属的分布区类型

根据吴征镒的《中国种子植物属的分布区类型》（1991）对内蒙古大兴安岭野生药用种子植物属的分布区类型进行了系统分析，在内蒙古大兴安岭野生药用种子植物与世界各地有着广泛的联系。包含 23 个分布区类型（亚型），详见下表（其标号与属分布区类型标号相同）。

内蒙古大兴安岭野生药用种子植物属的分布区类型表

序号	种子植物属分布区类型	属数	比例（%）
1	世界广布	55	—
2	泛热带分布	19	6.62
3	热带亚洲和热带美洲间断分布	2	0.70
4	旧世界热带分布	5	1.74
4-1	热带亚洲、非洲（或东非、马达加斯加）和大洋洲间断分布	2	0.70
5	热带亚洲至热带大洋洲分布	2	0.70
6	热带亚洲至热带非洲分布	2	0.70
7	热带亚洲（印度—马来西亚）分布	2	0.70
8	北温带分布	112	39.02
8-1	环北极分布	4	1.39

· 续表 ·

序号	种子植物属分布区类型	属数	比例（%）
8-2	北极—高山分布	1	0.35
8-4	北温带和南温带（全温带）间断分布	26	9.05
8-5	欧亚和南美温带间断分布	4	1.39
9	东亚和北美洲间断分布	14	4.88
10	旧世界温带分布	41	14.29
10-1	地中海区、西亚（或中亚）和东亚间断分布	3	1.04
10-3	欧亚和南部非洲（有时也在大洋洲）间断分布	7	2.44
11	温带亚洲分布	17	5.92
12	地中海区、西亚至中亚分布	6	2.09
12-3	地中海区至温带—热带亚洲、大洋洲和南美洲间断分布	2	0.70
13	中亚分布	2	0.70
14	东亚分布	13	4.53
15	中国特有	1	0.35
合计		287	100

注：总合计不含世界广布

从上表中可以看出，内蒙古大兴安岭野生药用种子植物属的分布区类型的地理成分复杂，地理联系广泛。

从表中可以看出野生药用种子植物总属数 342 属，其中属于温带分布成分的属有 229 属，为种子植物总属数的 66.96%。如除去世界广布属后（以下数字均为除去世界广布属后所占比例），属于温带分布的成分则占余下总属数的 79.77%，占有绝对优势，这就更加确切地反映出本区植物组成的温带性质。其中包括北温带分布 112 属，占 39.02%，如榆属（*Ulmus*）、白头翁属（*Pulsatilla*）、委陵菜属（*Potentilla*）、蒿属（*Artemisia*）、风毛菊属（*Saussurea*）、鸢尾属（*Iris*）等；旧世界温带分布 41 属，占 14.29%，如石竹属（*Dianthus*）、白屈菜属（*Chelidonium*）、沙参属（*Adenophora*）、剪秋罗属（*Lychnis*）等；北温带和南温带（全温带）间断分布 26 属，占 9.05%，如荨麻属（*Urtica*）、驴蹄草属（*Caltha*）、唐松草属（*Thalictrum*）、蝇子草属（*Silene*）、路边青属（*Geum*）、野豌豆属（*Vicia*）、婆婆纳属（*Veronica*）、慈姑属（*Sagittaria*）等；东亚和北美洲间断分布 14 属，占 4.88%，有蝙蝠葛属（*Menispermum*）、胡枝子属（*Lespedeza*）、珍珠梅属（*Sorbaria*）等；温带亚洲分布 17 属，占 5.92%，有米口袋属（*Gueldenstaedtia*）、瓦松属（*Orostachys*）、裂叶荆芥属（*Schizonepeta*）、防风属（*Saposhnikovia*）、马兰属（*Kalimeris*）等；欧亚和南部非洲（有时也在大洋洲）间断分布 7 属，占 2.44%，如苜蓿属（*Medicago*）、蛇床属（*Cnidium*）、蓝盆花属（*Scabiosa*）等；欧亚和南美温带间断分布 4 属，占 1.39%，如猫儿菊属（*Hypochaeris*）等。地中海区、西亚（或中亚）和东亚间断分布 3 属，占 1.04%，如漏芦属（*Rhaponticum*）等；环北极分布 4 属，占 1.39%，如杜香属（*Ledum*）等；北极—高山分布 1 属，占 0.35%，如金莲花属（*Trollius*）。

野生药用种子植物中属于世界广布成分的属有 55 属，占种子植物总属数的 16.08%，主要有铁线莲属（*Clematis*）、毛茛属（*Ranunculus*）、藜属（*Chenopodium*）、蓼属（*Polygonum*）、酸模属（*Rumex*）、繁缕属（*Stellaria*）、堇菜属（*Viola*）、黄耆属（*Astragalus*）、黄芩属（*Scutellaria*）、千里光属（*Senecio*）、眼子菜属（*Potamogeton*）、灯心草属（*Juncus*）、香蒲属（*Typha*）等。这些属广泛分布于世界各地，显示了内蒙古大兴安岭野生药用植物的普遍性，特有性程度较低。

野生药用种子植物中属热带分布成分的属有 34 属，占种子植物（不包括世界广布）总属数的 11.85%。其中泛热带分布 19 属，占 6.62%，如大戟属（*Euphorbia*）、打碗花属（*Calystegia*）、鸭跖草属（*Commelina*）、狗尾草属（*Setaria*）等；旧世界热带分布 5 属，占 1.74%，如千屈菜属（*Lythrum*）、天门冬属（*Asparagus*）等；热带亚洲和热带美洲间断分布 2 属，占 0.70%，为月见草属（*Oenothera*）、紫丹属（*Tournefortia*）；热带亚洲、非洲（或东非、马达加斯加）和大洋洲间断分布 2 属，占 0.70%，为百蕊草属（*Thesium*）、白饭树属（*Flueggea*）；热带亚洲（印度—马来西亚）分布 2 属，占 0.70%，为斑叶兰属（*Goodyera*）、苦荬菜属（*Ixeris*）；热带亚洲至热带非洲分布有 2 属，占 0.70%，为大豆属（*Glycine*）、赤飑属（*Thladiantha*）；热带亚洲至热带大洋洲分布 2 属，占 0.70%，为通泉草属（*Mazus*）、荩草属（*Arthraxon*）。热带成分的出现，说明在植物区系的发生过程中，曾与热带区系有过联系。

野生药用种子植物中属于中亚分布成分的属有 10 属，占种子植物（不包括世界广布）总属数的 3.48%。其中中亚分布 2 属，占 0.70%，为迷果芹属（*Sphallerocarpus*）、大麻属（*Cannabis*）；地中海区、西亚至中亚分布 6 属，占 2.09%，如疗齿草属（*Odontites*）和糖芥属（*Erysimum*）等；地中海区至温带—热带亚洲、大洋洲和南美洲间断分布 2 属，占 0.70%，为牻牛儿苗属（*Erodium*）、蓝堇草属（*Leptopyrum*）。

野生药用种子植物中国特有的 1 属，占 0.35%，为知母属（*Anemarrhena*）。

野生药用种子植物中属于东亚分布成分的属有 13 个，占种子植物（不包括世界广布）总属数的 4.53%，如桔梗属（*Platycodon*）、黄檗属（*Phellodendron*）等。中亚和东亚分布成分的数量相对较少，说明本区内有些干旱成分的存在。

三、国家级重点保护野生植物

依据《国家重点保护野生植物名录（第一批）》（1999 年 8 月 4 日国务院批准，1999 年 9 月 9 日国家林业局、农业部第 4 号令发布施行），本区共有国家重点保护野生植物 9 种，分别为钻天柳（*Chosenia arbutifolia*）、黄檗（*Phellodendron amurense*）、水曲柳（*Fraxinus mandschurica*）、野大豆（*Glycine soja*）、紫椴（*Tilia amurensis*）、胡桃楸（*Juglans mandshurica*）、浮叶慈姑（*Sagittaria natans*）、乌苏里狐尾藻（*Myriophyllum ussuriense*）、松口蘑（松茸，*Tricholoma matsutake*）。

四、主要植被类型

根据调查，结合有关文献资料，主要参照《中国大兴安岭植被》（周以良，1991）、《中国植被》（吴征镒，1980）、《中国东北植被地理》（周以良，1997）中的植被分类原则，把内蒙古大兴安岭植被划分为森林、灌丛、草原草甸、草甸、沼泽、草塘等 6 大类型。

（一）森林

1. 针叶林

（1）兴安落叶松林（Form. *Larix gmelinii*）

兴安落叶松林是大兴安岭山地最主要植被类型之一，占据绝对优势，其组成树种以兴安落叶松为主。它们分布极广泛，从山麓至山顶部几乎纵贯各类地形。兴安落叶松在植物区系上属于大兴安岭植物区系成分，适应范围很广，在较干旱、瘠薄的石砾山地及水湿的沼泽地均能生长成林。

兴安落叶松的生态适应范围很广，根据生境条件的差异，其植物组成、结构和外貌上也有很大变化，在大兴安岭被划分为 8 个类型（如右图）。

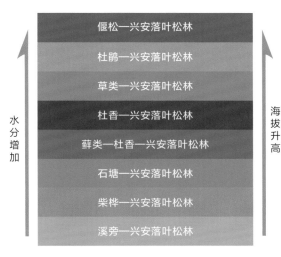

偃松—兴安落叶松林

杜鹃—兴安落叶松林

草类—兴安落叶松林

杜香—兴安落叶松林

藓类—杜香—兴安落叶松林

石塘—兴安落叶松林

柴桦—兴安落叶松林

溪旁—兴安落叶松林

水分增加　　海拔升高

1）偃松 — 兴安落叶松林（Ass. *Pinus pumila, Larix gmelinii*）

此类型是本区分布海拔最高的兴安落叶松林，仅分布于北部海拔 900m 以上的山顶、山脊、分水岭和山地上部。其生境气温低，风大，影响树木生长，仅形成繁茂的偃松，为林下灌木的兴安落

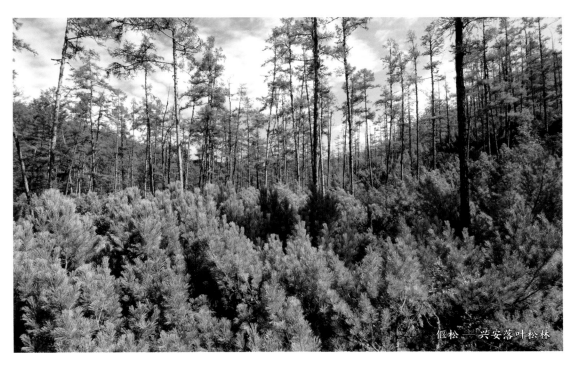

偃松—兴安落叶松林

叶松疏林。土壤通常为粗骨性薄体针叶林土。

森林群落结构可分为3层。乔木层优势树种为兴安落叶松，间或混有极少量白桦或岳桦，郁闭度一般0.3左右。灌木层高1~4m，总盖度可达50%，偃松为主要组成种，呈团状密布，树干斜展，自然高度达1.5~3.5m，形成难以通行的灌木层，另混生有少量东北赤杨。林下草本植物稀疏，难以形成独立的层，与草本状小灌木一并构成草本—灌木层，主要植物有杜香、越橘、北极花、东北岩高兰、红花鹿蹄草、舞鹤草、七瓣莲、多穗石松。苔藓、地衣层，总盖度约50%，二者镶嵌分布，常见的有赤茎藓、曲尾藓、鹿蕊、高山石蕊等。

2）兴安杜鹃—兴安落叶松林（Ass. *Rhododendron dauricum, Larix gmelinii*）

此类型一般分布于海拔600~1200m，坡度10°~20°的阳坡、半阳坡或分水岭上。

森林群落结构可分为4层。乔木层优势树种为兴安落叶松，郁闭度约0.6，有时混生有少量的白桦和樟子松等树种。灌木层极发达，总盖度可达80%以上，优势种为兴安杜鹃，盖度最高可达90%，形成密集的灌木丛，高1~1.5m，另有少量的刺蔷薇、欧亚绣线菊、崖柳等。草本—灌木层发育不良，总盖度35%，主要植物有越橘、矮山黧豆、贝加尔野豌豆、齿叶风毛菊、长白沙参、薹草、东北羊角芹、东方草莓、单花鸢尾、红花鹿蹄草、舞鹤草、铃兰等。苔藓、地衣层不发育，主要有毛梳藓、曲尾藓、桧叶金发藓等。

3）草类—落叶松林（Ass. Herbage, *Larix gmelinii*）

此类型主要分布于山地下部的阳坡、半阳坡，坡度一般为6°~10°。土壤发育为生草棕色泰加林土。

森林群落结构可分为3层。乔木层优势树种为兴安落叶松，郁闭度0.5~0.7，并常有单株的白桦、

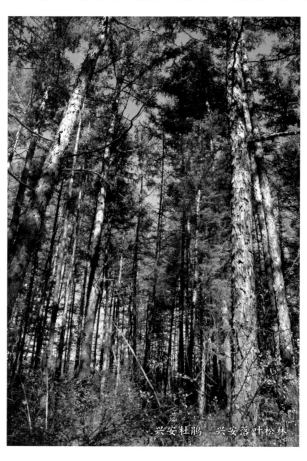

兴安杜鹃—兴安落叶松林

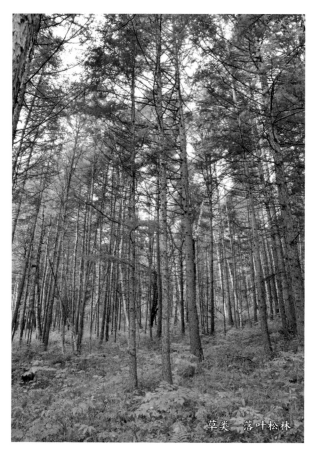

草类—落叶松林

山杨等混生。灌木层极不发育，主要植物有刺蔷薇、绢毛绣线菊、珍珠梅等。草本—灌木层十分发育，总盖度可达 90% 以上，高度为 20~100cm，主要有兴安野青茅、矮山黧豆、贝加尔野豌豆、长白沙参、兴安升麻、缬草、红花鹿蹄草、舞鹤草、唐松草、蚊子草、铃兰、林木贼等。苔藓、地衣层不发育，主要有曲背藓、曲尾藓、沼泽皱蒴藓、石蕊等。

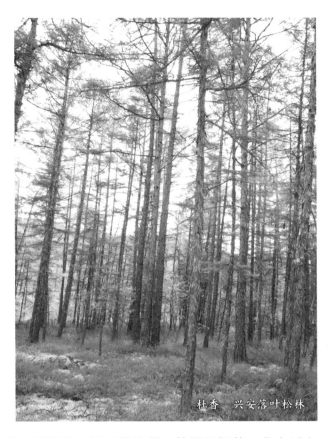

杜香—兴安落叶松林

4）杜香—兴安落叶松林（Ass. *Ledum palustre, Larix gmelinii*）

此类型主要分布于坡度为 5°~10° 的阴坡、半阴坡下部，在丘漫岗和阶地等比较平缓的地形上，一般海拔 600~1000m。其生境较冷湿，水分充足，并常有滞水现象。土壤为潜育泥炭化棕色针叶林土。

森林群落结构分为 4 层。乔木层优势树种为兴安落叶松，有时混有白桦，郁闭度 0.4~0.7。草本—灌木层极发育，优势种为杜香和越橘，盖度可达 70%~90%，另外有少量柴桦、刺蔷薇、绢毛绣线菊、笃斯越橘等。草本层主要有灰脉薹草、小叶章、矮山黧豆、柳叶野豌豆、越橘、红花鹿蹄草、七瓣莲、舞鹤草、林木贼等。苔藓、地衣层发育良好，总盖度在 40% 以上，主要为沼泽皱蒴藓、桧叶金发藓、粗叶泥炭藓、中位泥炭藓等。

5）藓类—杜香—兴安落叶松林（Ass. Moss, *Ledum palustre, Larix gmelinii*）

此类型主要分布于本区北部，一般生于山麓阴坡低洼处、小溪两侧、河源尽头两旁，地势比柴

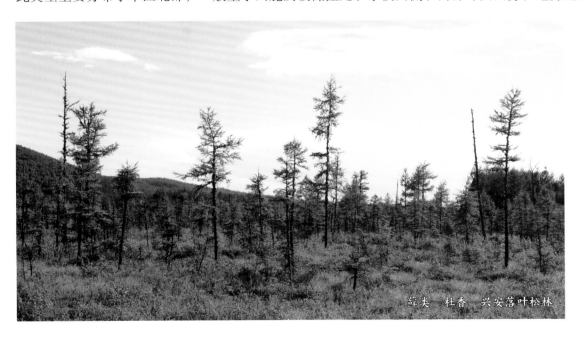

藓类—杜香—兴安落叶松林

桦—兴安落叶松林略高。该类型生境条件差，土壤肥力低，含水量大，地下50cm即为永冻层，土壤发育为表潜棕色针叶林土，地表积水形成沼泽。

森林群落结构分为3层。乔木层优势树种为兴安落叶松，一般为纯林，多形成"小老头树"，郁闭度0.4~0.5，树枝多被松萝覆盖。灌木层主要有柴桦、笃斯越橘、蓝靛果忍冬、沼柳、越橘柳、细叶杜香、越橘、毛蒿豆等。苔藓、地衣层比较发达，主要有尖叶泥炭藓、赤茎藓、毛疏藓、石蕊、白腹地卷。

6）石塘—兴安落叶松林（Ass. Stone pond, *Larix gmelinii*）

此类型分布于本区北部海拔400~1000m的河滩地、河流阶地，地表覆盖大量石块。土壤多发育为粗骨棕色针叶林土。

森林群落结构分为4层。乔木层优势树种为兴安落叶松，通常形成纯林，郁闭度0.3~0.5。灌木层以柴桦、金露梅等植物为主。小灌木及草本层以杜香、越橘、北极花、兴安野青茅为主。苔藓、地衣层以毛疏藓、塔藓、鹿蕊、高山石蕊为主。

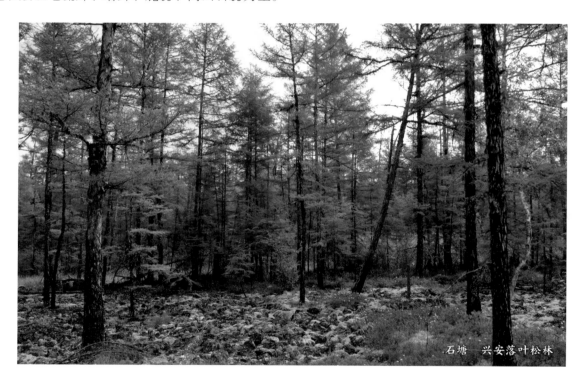

石塘—兴安落叶松林

7）柴桦—兴安落叶松林（Ass. *Betula fruticosa, Larix gmelinii*）

此类型分布于本区北部、中部河流上游，一般生于宽阔的山谷两侧、山麓、阴向缓坡下部，地势比柴桦灌丛略高。一般季节性积水，地下70cm左右有多年冻土或地下冰，雨水不易下渗。土壤发育为泥炭沼泽土或沼泽土。

森林群落结构分为4层。乔木层优势树种为兴安落叶松，混少量白桦，郁闭度一般为0.2~0.4。灌木层优势种为柴桦，平均高1.3m，盖度50%~80%，其他有沼柳、越橘柳、笃斯越橘、细叶杜香、绣线菊、五蕊柳。草本层盖度40%~70%，优势种为瘤囊薹草（膀囊薹草），平均高0.4m，其他有小白花地榆、羊胡子草、灰背老鹳草、山黧豆等。苔藓层主要有尖叶泥炭藓、粗叶泥炭藓。

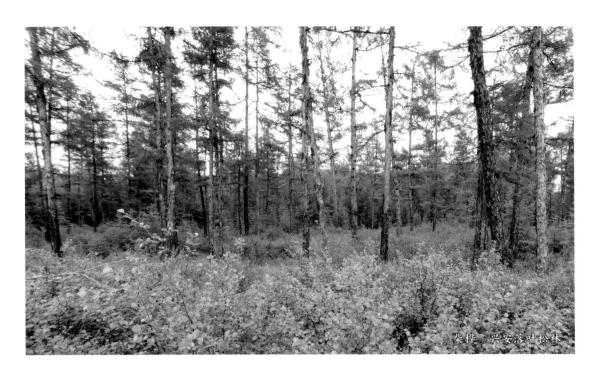

柴桦—兴安落叶松林

8）溪旁—落叶松林（Ass. Beside stream, *Larix gmelinii*）

此类型一般分布于河流及小溪两旁，且一般季节性积水。土壤发育为生草棕色针叶林土。

森林群落结构分为 3 层。乔木层优势树种为兴安落叶松，混少量白桦，郁闭度一般为 0.5~0.8。灌木层主要有柴桦、红瑞木、刺蔷薇、金露梅，盖度 20%~40%。草本层盖度 40%~70%，主要有小叶章、瘤囊薹草（臌囊薹草）、蚊子草、红花鹿蹄草、地榆、兴安鹿药、白芷、兴安独活、狭叶荨麻、兴安薄荷等。

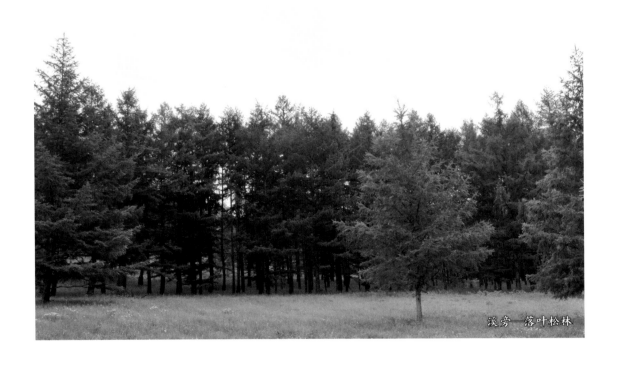

溪旁—落叶松林

（2）樟子松林（Form. *Pinus sylvestris* var. *mongolica*）

樟子松是欧洲赤松的一个变种，但分布范围远不及欧洲赤松广。樟子松是阳性树种，其在生态适应幅度上与兴安落叶松相近，唯耐水湿不及兴安落叶松，但较兴安落叶松耐干旱，并更能适应瘠薄土壤，同时更为抗寒。

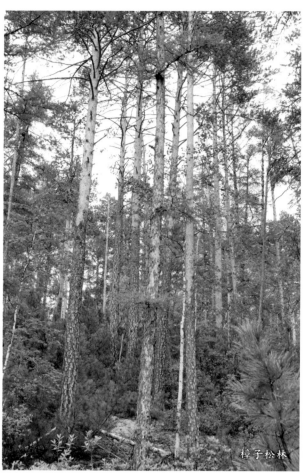

樟子松林主要分布在本区北部，一般出现在陡坡的阳坡上部或山脊等部位的粗骨性棕色针叶林土壤上，也生长在阳向缓坡上，分布海拔范围为 400~1100m，地形坡度 10°~35°，典型类型为越橘—杜鹃—樟子松林。

森林群落结构可明显分为 3 层。乔木层通常为单层林，林木组成单纯，常混有少量兴安落叶松，间或混有极少白桦。郁闭度 0.5~0.8。灌木层盖度可达 50%，主要有兴安杜鹃、绢毛绣线菊、刺蔷薇、欧亚绣线菊等。草本层—小灌木层发育良好，盖度可达 50%~70%。常见种为兴安野青茅、矮山黧豆、东方草莓、裂叶蒿、越橘、红花鹿蹄草、地榆、北野豌豆、兴安柴胡、舞鹤草、柳兰、铃兰及薹草类等。苔藓层则发育不良。

（3）西伯利亚红松林（Form. *Pinus sibirica*）

此类型仅在内蒙古大兴安岭根河市满归镇有极少量分布，西伯利亚红松野生种群数量仅

樟子松林

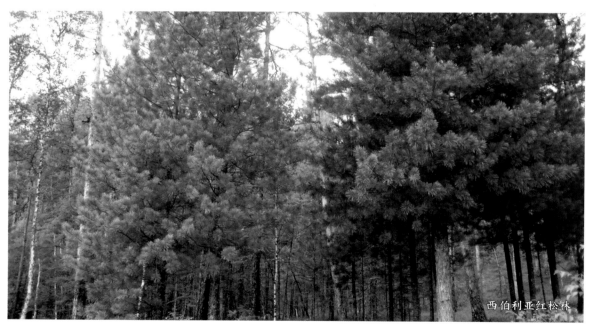

西伯利亚红松林

为 60 多株，树高 16~17m。林下主要植物有杜香、越橘、柴桦、谷柳、笃斯越橘及地衣类、苔藓类等。

西伯利亚红松为我国稀有的常绿针叶树种，是我国渐危种。仅于新疆北部的阿尔泰山西北部有少量分布，以及大兴安岭北部地区有零星分布。保护好其生存环境，具有重要的科学研究价值。

2. 针阔叶混交林

针阔叶混交林是本区内一种过渡植被类型，虽具有不稳定性，但在改善本区森林土壤方面具有重要作用。

兴安落叶松—白桦林（Form. *Larix gmelinii*, *Betula platyphylla*）

一般分布于山坡或谷地上。土壤发育为棕色针叶林土。

森林群落结构可明显地分为 3 层。乔木层郁闭度为 0.3~0.7，由兴安落叶松、白桦构成，有时混生少量山杨。灌木层发育良好，常见种为兴安杜鹃、越橘、欧亚绣线菊、大黄柳、刺蔷薇、珍珠梅等。草本层十分发育，常见种有兴安野青茅、柳兰、地榆、歪头菜、蚊子草、裂叶蒿、大叶柴胡、东方草莓、薹草、林木贼、草问荆等。

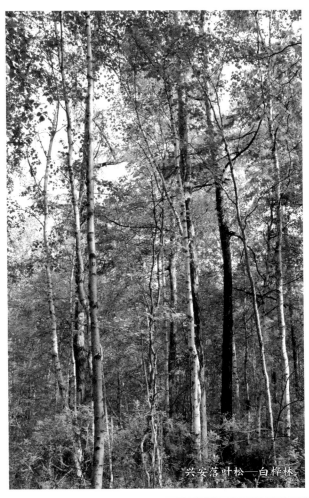

兴安落叶松—白桦林

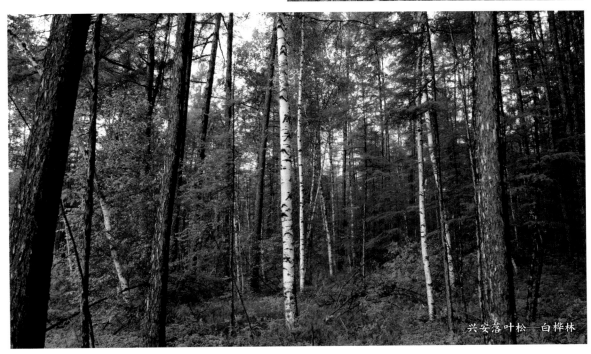

兴安落叶松—白桦林

3. 阔叶林

（1）白桦林（Form. *Betula platyphylla*）

白桦林是本区分布最广泛的阔叶林，分布面积仅次于兴安落叶松林。白桦林大多衍生自原始兴安落叶松林植被，二者的分布范围基本一致，几乎纵贯本区各类地形。

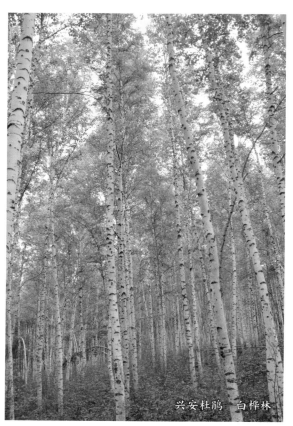

兴安杜鹃—白桦林

1）兴安杜鹃—白桦林（Ass. *Rhododendron dauricum, Betula platyphylla*）

此类型分布于海拔 400~1100m 的山坡，是衍生自杜鹃—兴安落叶松林或兴安杜鹃—樟子松林及其他森林类型的次生林。土壤发育为棕色针叶林土。

森林群落结构可分为 3 层。乔木层郁闭度为 0.5~0.9，主要优势种为白桦，常混有少量的兴安落叶松。灌木层盖度达 70%~80%，高度为 1~1.5m，常见种有兴安杜鹃、刺蔷薇、兴安茶藨子、绢毛绣线菊、东北赤杨等。草本—灌木层总盖度可达 80% 左右，常见植物有兴安老鹳草、长白沙参、西伯利亚铁线莲、羽节蕨、地榆、矮山黧豆、杜香、越橘、红花鹿蹄草、凸脉薹草、舞鹤草、东方草莓等。苔藓植物不发育，仅在局部低湿处有小片分布，常见种是塔藓、赤茎藓等。

2）草类—白桦林（Ass. Herbage, *Betula platyphylla*）

此类型多分布在 10° 以内各种坡向的山麓地带。土壤发育为生草棕色针叶林土。

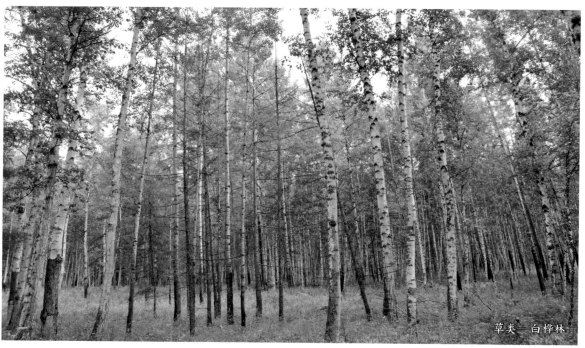

草类—白桦林

森林群落结构可分为3层。乔木层郁闭度可达0.8以上，主要植物为兴安落叶松，偶尔混生有山杨。灌木层总盖度为50%左右，高1~2m，常见种有刺蔷薇、珍珠梅、绢毛绣线菊等。草本层总盖度可达90%，其高度为20~100cm，常见植物有地榆、小叶章、柳兰、长白沙参、兴安沙参、毛蕊老鹳草、短瓣金莲花、大叶柴胡、唐松草、凸脉薹草、红花鹿蹄草、单花鸢尾、舞鹤草、蓬子菜等。苔藓植物发育不良，仅见有少量的塔藓、大金发藓等。

（2）山杨林（Form. *Populus davidiana*）

山杨林一般生长在各种不同坡向的缓坡地带，坡度为6°~10°，面积小，多镶嵌在兴安落叶松林或白桦林之间。土壤发育为生草棕色针叶林土或棕色针叶林土。

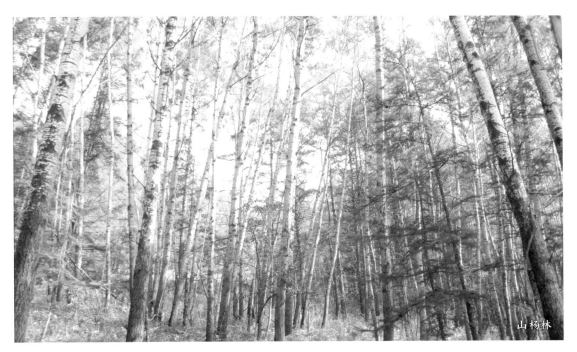

山杨林

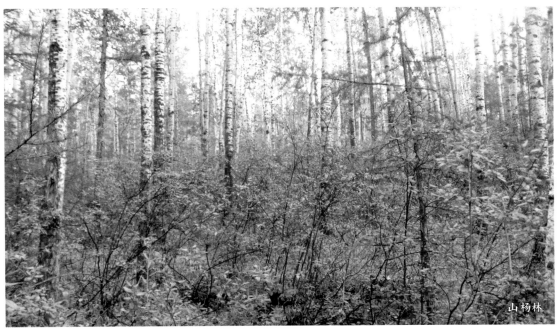

山杨林

森林群落结构整齐，明显分为 3 层。乔木层以山杨为优势，郁闭度为 0.6~0.8，常混有少量的白桦、落叶松及黑桦。灌木层发育良好，盖度 20%~60%，主要植物有兴安杜鹃、刺蔷薇、欧亚绣线菊、绢毛绣线菊等。草本层盖度为 50%~90%，以薹草类为主，如乌苏里薹草、凸脉薹草等，常见种还有裂叶蒿、地榆、矮山黧豆、兴安野青茅、贝加尔野豌豆、齿叶风毛菊、铃兰、大叶柴胡、唐松草、蚊子草、七瓣莲、兴安老鹳草、兴安沙参、蕨、红花鹿蹄草等，有时在草本层还混有小灌木，如杜香、越橘等。

（3）蒙古栎林（Form. *Quercus mongolica*）

蒙古栎是栎属中最耐寒、耐旱的树种，主要分布在本区东南部及东部。蒙古栎林一般生于低海拔阳坡或半阳坡地带，林下土壤为暗棕色针叶林土。

森林群落结构可分为 3 层。乔木层优势种为蒙古栎，常混有黑桦，以及少量的白桦和单株散生的兴安落叶松。灌木层较发育，盖度可达 50%~70%，主要有胡枝子、榛子、欧亚绣线菊、兴安胡枝子、石生悬钩子、珍珠梅等。草本层也很发育，盖度达 40%~80%，主要植物有地榆、裂叶蒿、单花鸢尾、锯齿沙参、玉竹、小玉竹、铃兰、苍术、毛蕊老鹳草、宽叶山蒿、唐松草、凸脉薹草、东方草莓、北悬钩子、费菜、兴安鹿蹄草。苔藓植物极少，仅偶有呈点状分布的曲尾藓。

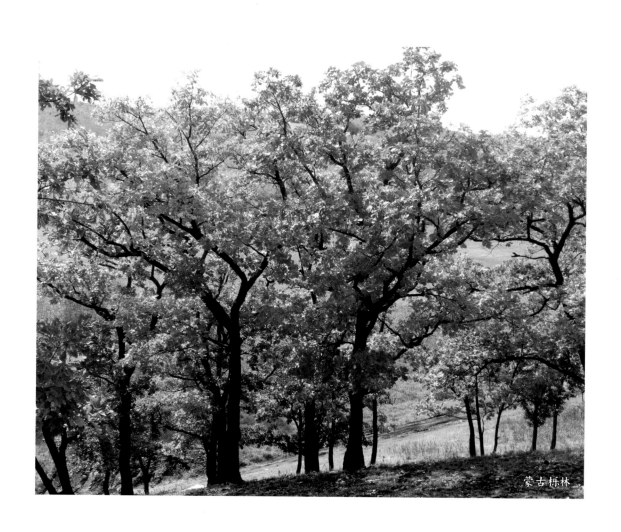

蒙古栎林

（4）黑桦林（Form. *Betula dahurica*）

黑桦为强阳性树种，稍耐寒，较耐干燥瘠薄的土壤。黑桦一般分布在大兴安岭低海拔的阳向斜缓坡上，呈斑块状分布，构成大兴安岭森林植被分布基带。土壤发育为暗棕色森林土。

森林群落结构可分为3层。乔木层较稀疏，郁闭度为0.5~0.8，以黑桦为优势种，并混生有少量的山杨、蒙古栎、白桦及兴安落叶松。灌木层发育一般，盖度可达20%~40%，主要有绢毛绣线菊、欧亚绣线菊、刺蔷薇等。草本层发育，盖度为40%~60%，主要以凸脉薹草为主，其他还有铃兰、玉竹、长白沙参、东方草莓、唐松草、大叶野豌豆、歪头菜、裂叶蒿、蓬子菜、莓叶委陵菜、万年蒿、白鲜、费菜、聚花风铃草等。

（5）紫椴林（Form. *Tilia amurensis*）

紫椴喜肥沃、土层深厚、排水良好的湿润土壤，多生长在山的阴向坡中下部。土壤发育为暗棕色森林土。在内蒙古大兴安岭仅分布在鄂伦春旗、扎兰屯市、阿荣旗，分布范围窄，分布面积小，多呈团状分布。紫椴常与山杨、黑桦、蒙古栎混交，形成阔叶混交林，在个别地段，能形成紫椴占优势的林分。

紫椴林林下灌木层发育一般，主要优势灌木为胡枝子，盖度10%~30%，其他灌木有榛子、刺蔷薇、土庄绣线菊等。草本层发达，盖度可达80%以上，主要草本植物有苍术、红花鹿蹄草、铃兰、长白沙参、缬草、唐松草、升麻、大叶野豌豆、地榆、老鹳草、裂叶蒿、矮山黧豆、白鲜、芍药、林木贼等。

紫椴在大兴安岭为稀有树种，是国家二级重点保护野生植物，保护好此树种，具有重要科研价值及生态价值。

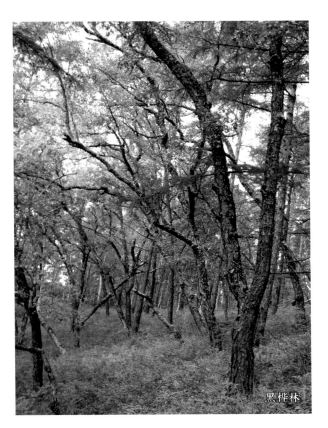

黑桦林

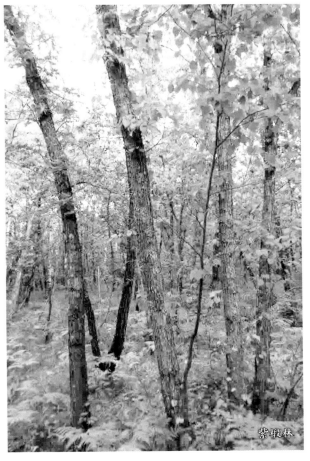

紫椴林

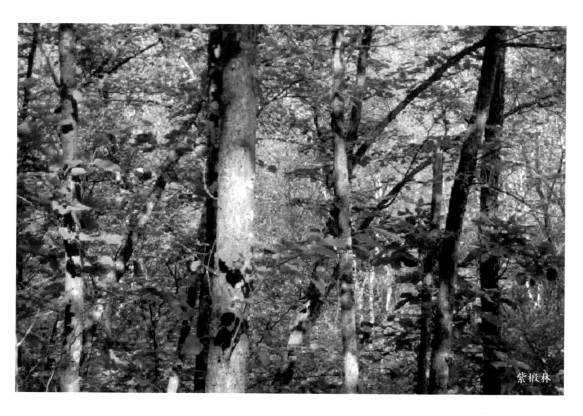

紫椴林

（6）岳桦林（Form. *Betula ermanii*）

此类型主要分布在本区北部及南部，一般生长在海拔 1000m 以上的高山岩石缝中，呈斑点状分布。岳桦林处于高海拔地区，生境恶劣，风大，土壤瘠薄，林木严重生长不良，树干弯曲，通常斜生。

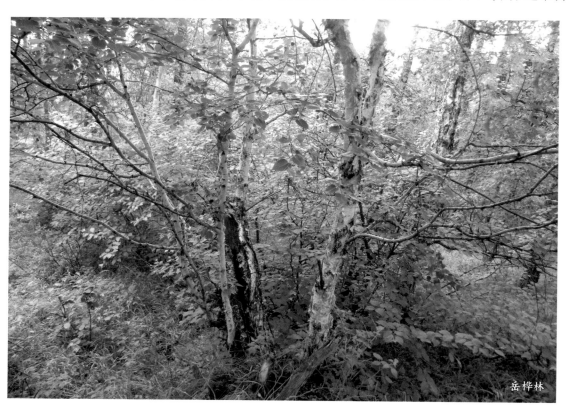

岳桦林

森林群落结构可分为3层。乔木层郁闭度0.2~0.4，树干高4~8m。灌木层主要有偃松、兴安杜鹃、西伯利亚刺柏、兴安圆柏、接骨木、库页悬钩子、美丽绣线菊、刺蔷薇、越橘等。草本层主要有白山蒿、白屈菜、黑水楼斗菜、高山蓼、狭叶荨麻等。

（7）甜杨—钻天柳林（Form. *Populus suaveolens*，*Chosenia arbutifolia*）

此类型一般生于河流、小溪两岸，林区各地均有分布。钻天柳一般靠近河流，甜杨离河流稍远一些，呈带状分布，带宽30~200m。钻天柳俗称红毛柳，属东西伯利亚植物区系成分，为国家二级重点保护野生植物。土壤发育为冲积草甸土。

森林群落结构可分为3层。乔木层以钻天柳为主，另混生有甜杨。灌木层稀疏，主要有稠李、山刺玫、柳叶绣线菊、红瑞木、光叶山楂、辽东桤木、库页悬钩子，乌苏里鼠李。草本层不发达，主要有小叶章、兴安鹿药、狭叶荨麻、湿薹草、红花鹿蹄草、蚊子草、兴安薄荷、白芷等。

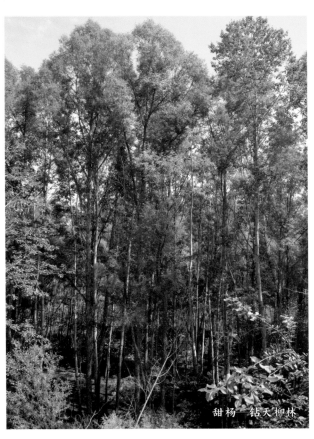

甜杨—钻天柳林

（8）辽东桤木林（Form. *Alnus sibirica*）

此类型一般生于小河两旁或小溪源头两侧，分布面积不大。土壤发育为草甸土。

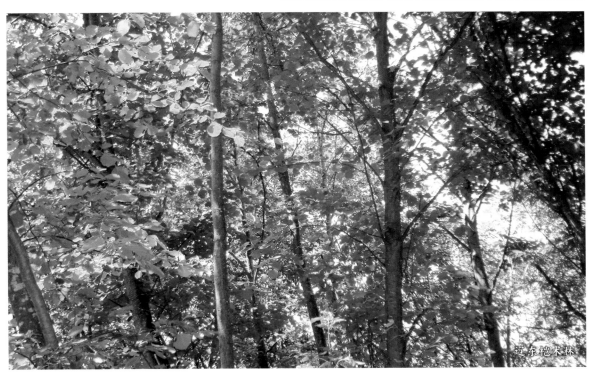

辽东桤木林

森林群落结构可分为 4 层。乔木层以辽东栎木为建群种，郁闭度为 0.4~0.5，常混生有少量的白桦和兴安落叶松。灌木层较发达，总盖度可达 50%，常见种为五蕊柳、笃斯越橘、蓝靛果忍冬、珍珠梅、柳叶绣线菊、山刺玫、红瑞木等。草本层较稀疏，盖度为 10%~30%，以草本地下芽植物层片为优势成分，主要组成种有修氏薹草、小叶章、蚊子草、地榆、灰背老鹳草、七瓣莲、舞鹤草、兴安鹿药、林木贼。苔藓层盖度可达 20%~30%，一般呈小片状分布，主要有桧叶金发藓、粗叶泥炭藓、尖叶泥炭藓和沼泽皱蒴藓等。

此类型林下有大兴安岭珍稀濒危药用植物草苁蓉，它寄生在辽东栎木根部，保护好辽东栎木林资源，对草苁蓉的生存环境、生长繁衍具有重要生态、科研及经济价值。

（9）胡桃楸林（Form. *Juglans mandshurica*）

此类型仅在内蒙古大兴安岭扎兰屯市雅鲁河支流齐沁河及哈多河流域有极少量团状分布，一般生长在阴向坡小沟两侧，树高 5~6m，郁闭度 0.2~0.4。

胡桃楸为东北"三大硬阔叶树种"之一，是国家二级重点保护野生植物，种群数量稀少，应加强保护种质资源，保护其生存环境，避免遭受人为破坏，使物种在本地区得以延续生长，繁衍后代。

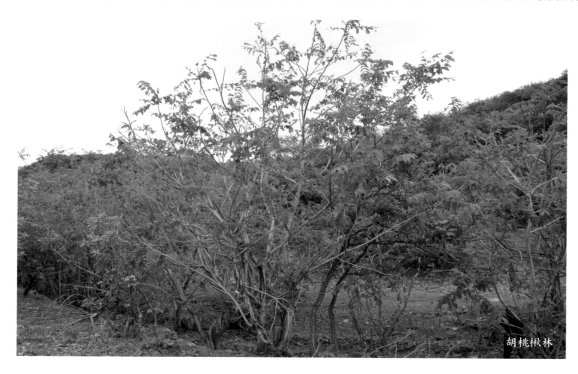

胡桃楸林

（二）灌丛类型

1. 偃松灌丛（Form. *Pinus pumila*）

此灌丛主要分布在大兴安岭北部海拔 1000m 以上的山顶或分水岭。灌丛高 3~4m，树干直径可达 10cm 左右，灌丛的高度随海拔的升高而降低，盖度可达 90%，为本区森林植被的上限分布带。其生长的生境多平坦而宽阔，地势高，风力强，土层极瘠薄，地表满覆石块，仅石块间有少量土壤。土壤发育为薄层灰化棕色针叶林土、粗骨土和石质土。

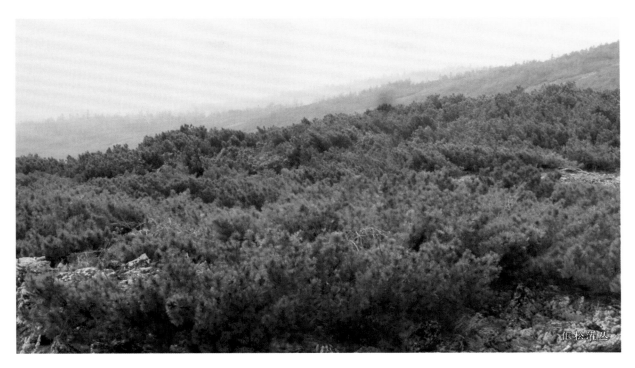

偃松灌丛

群落下植被贫乏，伴生的植物有杜香、西伯利亚刺柏、东北岩高兰、越橘、金发藓、泥炭藓、毛疏藓等。

2. 山杏（西伯利亚杏）灌丛（Form. *Armeniaca sibirica*）

山杏（西伯利亚杏）为大兴安岭植物区系成分，主要分布在本区东南部、东部、南部及西部边缘地带。山杏（西伯利亚杏）灌丛一般分布在海拔 900m 以下的向阳陡坡上，坡度一般为 25°~35°。土壤发育为粗骨黑钙土。

群落组成植物以喜光、耐寒的旱生或中旱草原生植物为优势种，群落结构可分为 2 层。灌木层高 1~1.5m，盖度可达 50% 左右，以山杏（西伯利亚杏）为建群种，还常混有较多的土庄绣线菊、兴安胡枝子、尖叶胡枝子、兴安百里香等。草本层较发育，盖度可达 70%~80%，主要植物有棉团铁线莲、线叶菊、万年蒿、黄芩、远志、漏芦、火绒草、狭叶柴胡、委陵菜、山蚂蚱草、贝加尔针茅、岩败酱、白鲜、狼毒、防风、小黄花菜、狼毒大戟等。

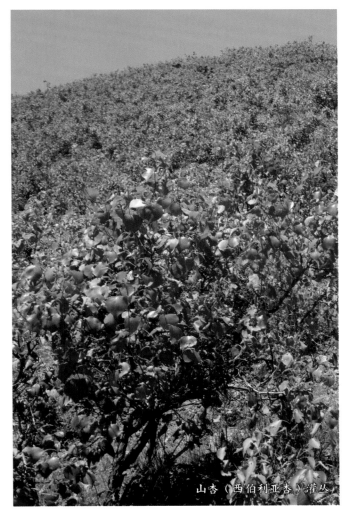

山杏（西伯利亚杏）灌丛

3. 榛子灌丛（Form. *Corylus heterophylla*）

榛子为长白植物区系成分，主要分布在本区东南部、东部。榛子在大兴安岭是其分布的北界，一般分布在海拔 600m 以下的阳坡山麓。土壤发育为草甸暗棕土。

群落结构可分为 2 层。灌木层盖度可达 50%~90%，除优势种榛子外，主要的还有胡枝子、刺蔷薇、土庄绣线菊。草本层盖度为 30%~60%，主要植物有乌苏里薹草、万年蒿、铃兰、大叶野豌豆、白鲜、费菜、黄耆、秦艽等。

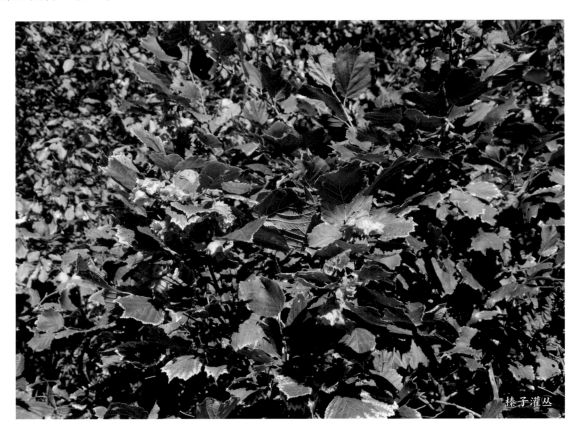

榛子灌丛

（三）草甸草原

草甸草原是由草甸及旱生或中旱生植物组成的植被类型，在内蒙古大兴安岭有小面积分布，属于隐域性的次生植被。其形成的原因是本区与草原（呼伦贝尔草原与松嫩平原）毗邻有关，为森林向草原过渡地带的一种特殊植被类型。

此类型一般分布在阳向陡坡上，坡度均在 25° 以上。土壤发育为粗骨黑钙土。植物种类比较丰富，主要灌木有土庄绣线菊、蒙古黄榆、兴安胡枝子、山杏（西伯利亚杏）等，小灌木有兴安百里香。主要草本植物有贝加尔针茅、线叶菊、小黄花菜、大油芒、桔梗、白鲜、柳兰、狭叶柴胡、麻花头、野罂粟、冷蒿、漏芦、黄芩、棉团铁线莲、狼毒大戟、多裂叶荆芥、裂叶荆芥、兴安繁缕、叉繁缕、山蚂蚱草、徐长卿、防风、钝叶瓦松、费菜、华北蓝盆花、岩败酱、石竹、狼毒、秦艽、蓬子菜、星毛委陵菜、斑叶堇菜、大丁草、狗舌草、兴安薹草、委陵菜、斜茎黄耆等。

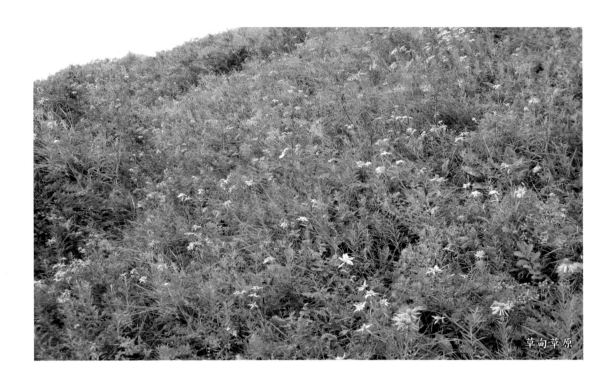

草甸草原

（四）草甸

本区内的草甸为原生植被，组成的植被以中生植物或湿中生植物为主，并混有湿生植物。生境湿润，常年积水或仅偶有季节性积水。主要分布在较低海拔地带，一般沿河流、小溪两岸或山谷平坦低湿地段，呈带状或小片状镶嵌在沼泽或森林间。

1. 小叶章草甸（Form. *Deyeuxia angustifolia*）

此类型分布于林缘谷地或河岸两侧，地势较平坦，坡度一般为 3°~5°。土壤发育为草甸土。

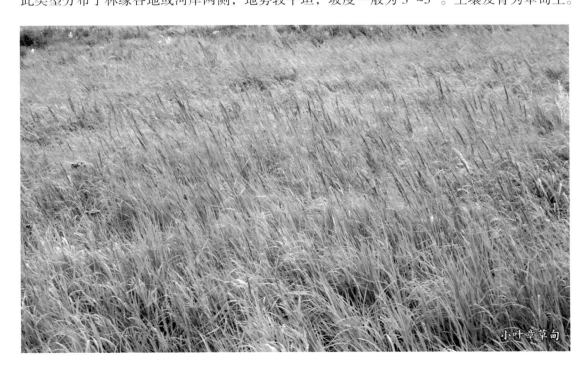

小叶章草甸

群落盖度90%~100%，高度80~130cm，植物丰富，以小叶章为优势种，伴生种主要有小白花地榆、瘤囊薹草（腋囊薹草）、单穗升麻、北山莴苣、红轮狗舌草、黄海棠（长柱金丝桃）、花锚、三花龙胆、兴安藜芦、乌拉草、蚊子草、山黧豆、缬草、龙江风毛菊、沼委陵菜、白芷等。灌木有柳叶绣线菊、珍珠梅、沼柳、五蕊柳等。

2. 杂草草甸

此类型是本区分布最广泛的山地草甸类型，一般地形平缓、坡度较小。群落由于种类繁多，很难找出明显的建群种，草层高度在40cm以上，盖度达90%以上。在生长季节里，花期互相交替，花色五彩缤纷，林区一般称其为"五花草塘"。主要植物有地榆、蓬子菜、歪头菜、山野豌豆、唐松草、败酱、秦艽、白头翁、聚花风铃草、蚊子草、缬草、花荵、毛百合、委陵菜、芍药、白鲜、华北蓝盆花、紫菀等。

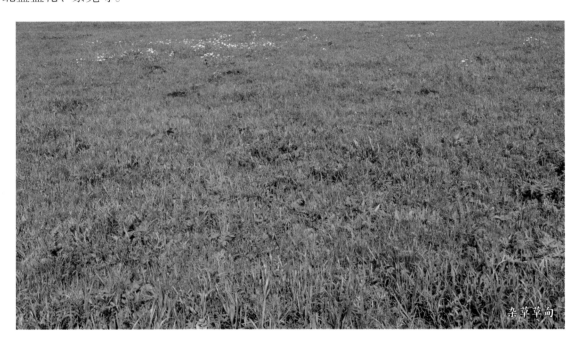

杂草草甸

（五）沼泽

沼泽属于湿生植被类型，是由水生、沼生、湿生和中生型植物组成。本区内沼泽类型较齐全，分布于沟谷、河谷、阶地、河漫滩等水湿地，甚普遍，呈带状、大片状、岛状分布格局。

1. 灌木沼泽

（1）柴桦灌丛沼泽（Form. *Betula fruticosa*）

此类沼泽一般分布于宽阔山谷、山麓、小溪两旁及分水岭鞍部，为本区灌丛沼泽分布范围最广、面积最大的类型，以北部分布面积最多。此沼泽的分布区大部分处于冷湿和永冻层的地段，地下70~80cm有多年冻土或地下冰，常年积水或季节性积水。土壤为泥炭沼泽土或沼泽土。

群落结构分为3层。灌木层以柴桦为优势种，平均高1.0~1.4m，盖度50%~80%，伴生灌木有小叶桦（扇叶桦）、高山杜鹃（小叶杜鹃）、沼柳、笃斯越橘、细叶杜香、越橘、越橘柳。草本层以瘤囊薹草（腋囊薹草）为主，平均高35~45cm，其他植物还有乌拉草、小白花地榆、灰脉薹草、羊胡子草、龙江风毛菊、灰老鹳草、山黧豆等。苔藓、地衣层盖度 20%~30%，主要有粗叶泥炭藓、尖叶泥炭藓、细叶泥炭藓、石蕊等。

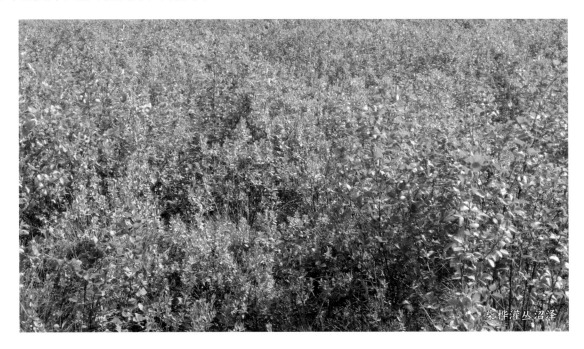

柴桦灌丛沼泽

（2）扇叶桦（小叶桦）灌丛沼泽（Form. *Betula middendorfii*）

此类沼泽一般分布于北部海拔 900m 以上的沟谷、山麓，分布海拔明显高于柴桦灌丛。一般常年积水或季节性积水，积水深度 10~20cm，地下 50cm 左右为永冻层或地下冰。土壤发育为泥炭沼泽土或表潜棕色针叶林土。

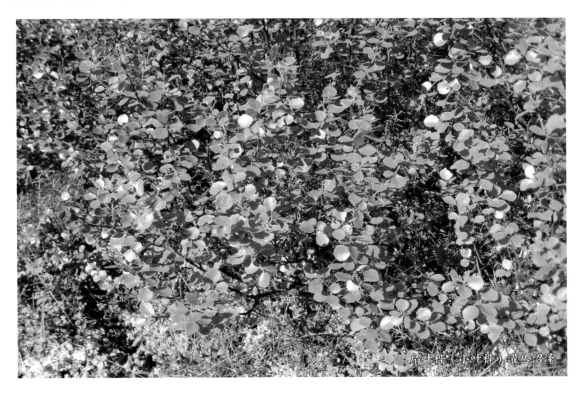

扇叶桦（小叶桦）灌丛沼泽

群落结构分为 2 层。灌木层以扇叶桦为优势种，平均高 0.7~1.0m，盖度 40%~70%，另外，主要灌木还有高山杜鹃、细叶沼柳、笃斯越橘、越橘、毛蒿豆、甸杜、细叶杜香等。苔藓层主要有粗叶泥炭藓、尖叶泥炭藓、塔藓。另外，草本植物有乌拉草、瘤囊薹草（臌囊薹草）等，但发育不良。

（3）蒿柳灌丛沼泽（Form. *Salix viminalis*）

蒿柳为温带阳性树种，耐水湿，一般分布于海拔 900m 以下地带，沿河流支流或溪流两岸水湿地分布，形成灌丛，一般春泛时遭水淹，呈团块状或狭带状。土壤发育为草甸土或沼泽化草甸土。

群落结构分为 2 层。灌木层以蒿柳为主，盖度可达 50%~70%，其他灌木还有柳叶绣线菊、红瑞木、沼柳等，在排水较好、土层肥厚地段则混有山刺玫、北悬钩子等。草本层较稀疏，高 40~90cm，总盖度达 50%~60%，主要组成种以小叶章为优势种，其次为小白花地榆、沼繁缕、路边青（草本水杨梅）、毛水苏、蚊子草、草玉梅、灰背老鹳草、麻叶千里光等。

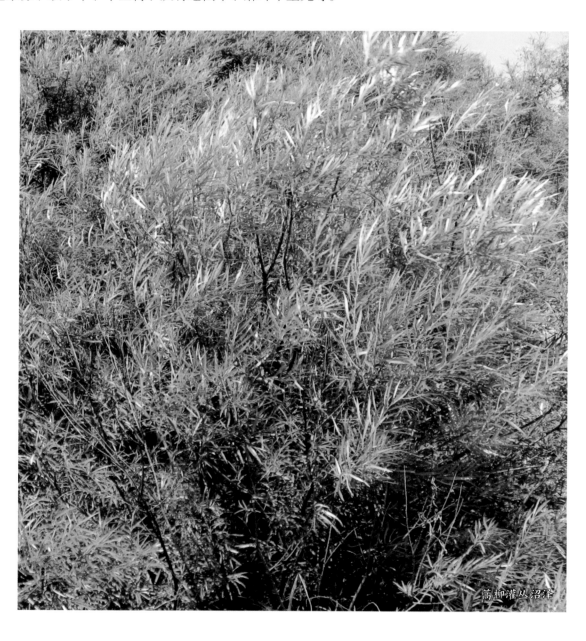

蒿柳灌丛沼泽

2. 草本沼泽

（1）瘤囊薹草（膀囊薹草）沼泽（Form. *Carex schmidtii*）

此类沼泽一般分布于河流两侧低洼地带、宽阔沟谷低洼地，能形成明显的草丘，俗称"塔头甸子"或"塔头墩子"，地势比典型沼泽略高，地表季节性积水。土壤发育为草甸沼泽土。

群落总盖度 90% 以上，高 0.7~1.0m，优势种除瘤囊薹草（膀囊薹草）外，其他主要有灰脉薹草、小叶章、小白花地榆、短瓣金莲花、蚊子草、黄莲花、兴安藜芦、山黧豆、三花龙胆、毛茛、羊胡子草、细叶乌头、全叶山芹等。灌木主要有越橘柳、五蕊柳、沼柳。

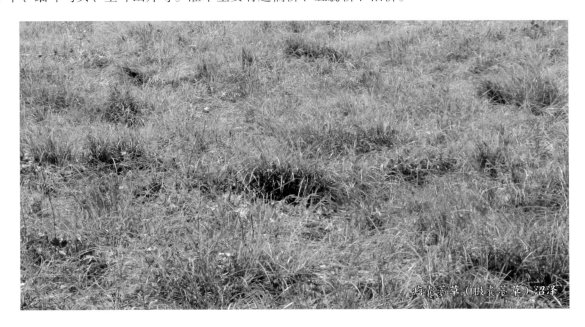

瘤囊薹草（膀囊薹草）沼泽

（2）乌拉草沼泽（Form. *Carex meyeriana*）

此类沼泽一般分布于河流两侧低洼地带，湖泊、水泡边常形成一定面积的沼泽，形成明显的草丘，俗称"塔头甸子"或"塔头墩子"。积水深度一般为 20~50cm。土壤发育为泥炭沼泽土。

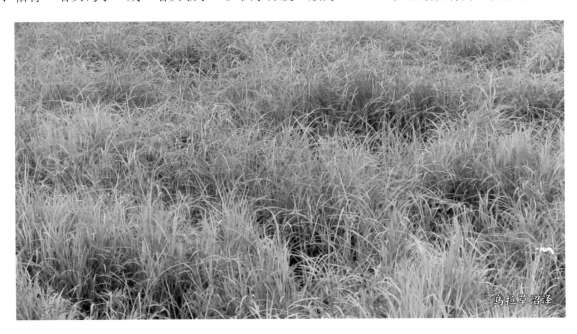

乌拉草沼泽

群落植物种类比较单纯，总盖度 80%~100%，平均高度 40~50cm，优势种除乌拉草外，主要伴生种有瘤囊薹草（膀囊薹草）、羊胡子草、三角叶驴蹄草、沼委陵菜、毛水苏、越橘柳、细叶沼柳、沼生柳叶菜、杉叶藻、灰背老鹳草、山黧豆等。

（3）灰脉薹草沼泽（Form. *Carex appendiculata*）

此类沼泽一般分布于沟谷、河岸附近低洼地段。一般地下具多年冻土或地下冰，地表经常积水，积水深度 20~30cm。土壤发育为泥炭沼泽土或草甸沼泽土。

群落植物种类比较单纯，总盖度 80%~100%，平均高度 0.4~0.6m，优势种除灰脉薹草外，主要伴生种有小叶章、羊胡子草、小白花地榆、兴安藜芦、灰背老鹳草、山岩黄耆、龙江风毛菊、毛脉酸模、山黧豆等。

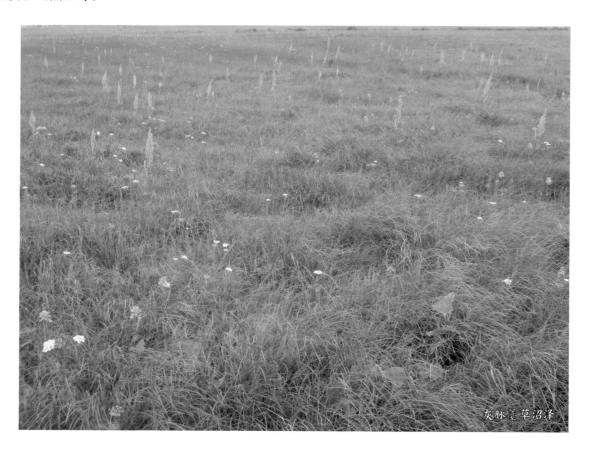

灰脉薹草沼泽

（4）漂筏薹草沼泽（Form. *Carex pseudo-curaica*）

此类沼泽一般分布于湖泊、水泡边，多形成"浮毡"型沼泽，此类"浮毡"型沼泽是湖泊沼泽化形成的初期阶段至中期阶段的一种类型，在林区东南部、南部湖泊边缘地带分布较多。

群落总盖度 95%~100%，平均高度 50~100cm，以漂筏薹草为优势种，绳索状根茎交织一起，形成"浮毡"，漂浮于水面。地被层伴生根茎发达的沼生植物，有狭叶甜茅、睡菜、山梗菜、沼委陵菜、泽芹、沼生水马齿、毛水苏、白花驴蹄草、溪木贼（水问荆）等。沉水层有中狸藻。苔藓植物层较发达，主要有白齿泥炭藓、粗叶泥炭藓等。

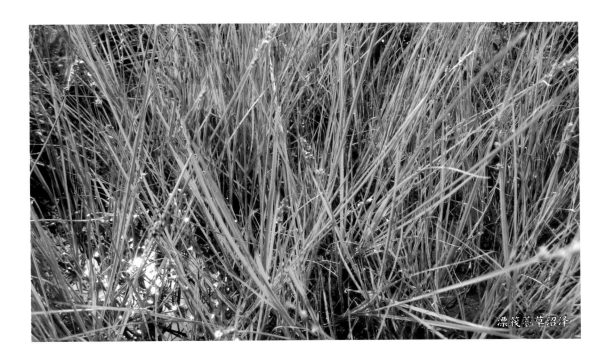

漂筏薹草沼泽

（六）草塘

草塘是由分布在水体中的水生生物所组成的植被类型。水体是草塘的栖息生境，因此，水是影响草塘分布的主要生态条件。本区山间沟谷中河流、小溪纵横交错，形成较多的泡沼，为草塘提供了良好的生存条件。

1. 沉水型草塘

（1）异枝狸藻（狸藻、小狸藻）草塘（Form. *Utricularia intermedia*）

此类草塘主要分布于水泡、湖泊中，尤其在软泥底、水质肥沃的水体中生长良好。群落盖度为30%~50%，除优势种狸藻外，其他伴生种主要有金鱼藻、线叶水马齿、浮萍等。

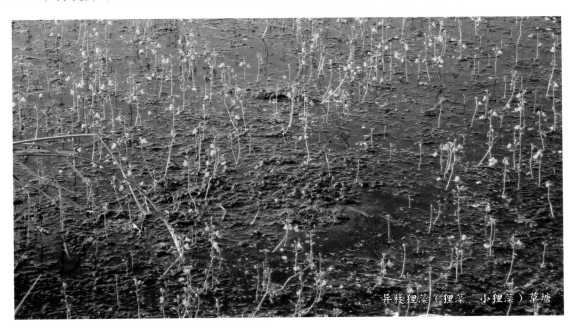

异枝狸藻（狸藻、小狸藻）草塘

（2）穗状狐尾藻草塘（Form. *Myriophyllum spicatum*）

此类草塘一般分布于湖泊、水泡中，其生境要求基底为泥底，中营养型水体，水深 1.0~1.5m。群落盖度为 40%~50%，除优势种穗状狐尾藻外，伴生种主要有蓖齿眼子菜、眼子菜、狐尾藻等。

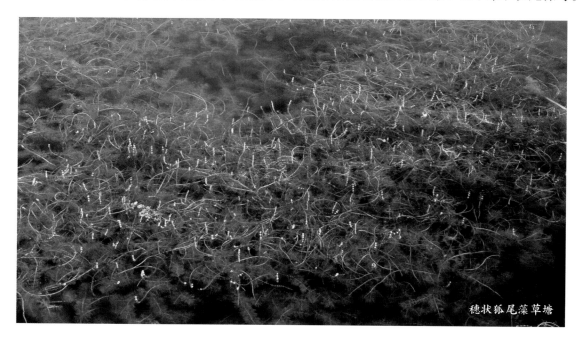

穗状狐尾藻草塘

2. 浮叶型草塘

（1）睡莲草塘（Form. *Nymphaea tetragona*）

此类草塘一般分布于湖泊、水泡及其他静水中，水深一般不超过 2.0m。群落盖度达 30%~70%，在水中边缘处密集，除优势种睡莲外，伴生种主要有慈姑、柳叶眼子菜、蓖齿眼子菜、小眼子菜、小黑三棱、杉叶藻、狸藻等。

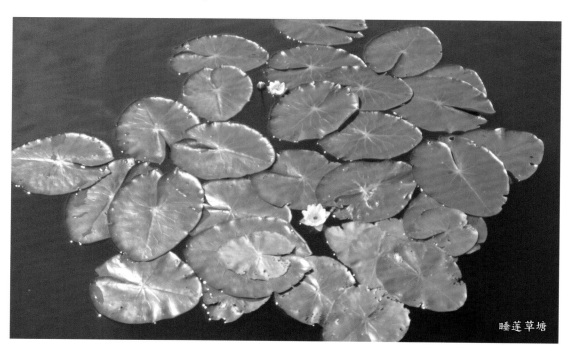

睡莲草塘

（2）白花驴蹄草草塘（Form. *Caltha natans*）

此类草塘一般分布于小型湖泊、水泡、浅水中，形成水中浮叶型植被景观，水深一般 0.5~1.5m，盖度 40%~70%。白花驴蹄草为优势种，这种水生植物的叶状体浮生于水面，具一条 35~50cm 长且沉于水中的茎，植物可以随水漂浮。伴生植物主要有杉叶藻、浮萍、小水毛茛、品藻等。

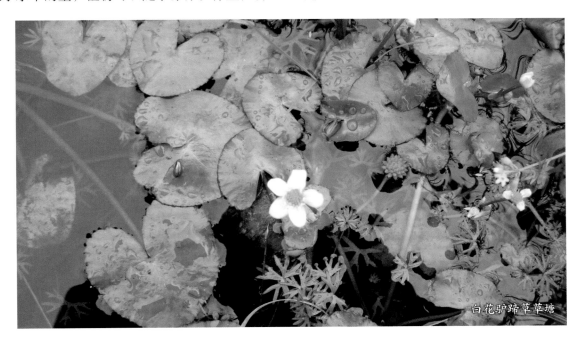
白花驴蹄草草塘

（3）浮叶眼子菜草塘（Form. *Potamogeton natans*）

此类草塘一般分布于水泡、泡沼及其他静水水体中，形成水中浮叶型植被景观。水深一般 0.5~1.0m，盖度 30%~40%。浮叶眼子菜为单优势种，这种水生植物的叶状体浮生于水面，茎沉于水中，植物可以随水漂浮。伴生植物主要有浮萍、小水毛茛、小狸藻等。

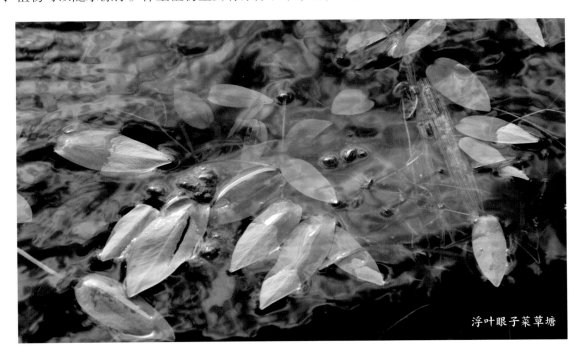
浮叶眼子菜草塘

（4）浮叶慈姑草塘（Form *Sagittaria natans*）

此类草塘一般分布于湖泊、水泡中，主要分布在本区东南部、南部。群落盖度为30%~50%，除优势种浮叶慈姑外，伴生种主要有荇菜、龙须眼子菜、柳叶眼子菜等。

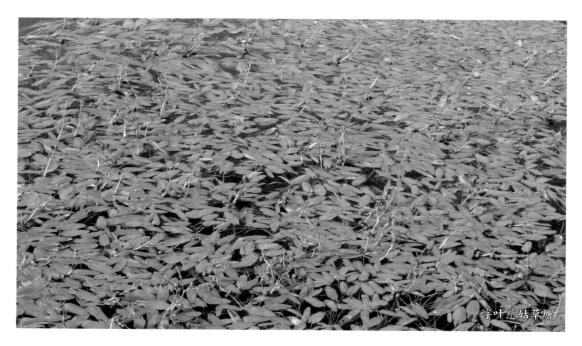

浮叶慈姑草塘

（5）荇菜草塘（Form. *Nymphoides peltata*）

此类草塘一般生于池沼、湖泊、水泡、河流或河口的平稳水域，水深为20~100cm。荇菜根和横走的根茎生长于底泥中，茎枝悬于水中，生出大量不定根，叶和花飘浮于水面。群落盖度50%~80%，除优势种荇菜外，伴生种主要有菹草、睡莲、狐尾藻、欧菱、浮叶慈姑、篦齿眼子菜等。

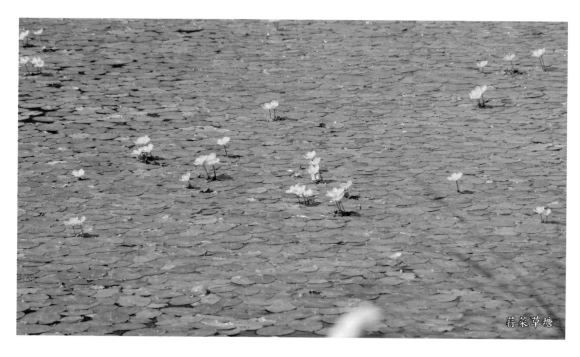

荇菜草塘

（6）欧菱草塘（Form. *Trapa natans*）

此类草塘一般分布于湖泊、水泡、河湾静水中。一年生浮水型草本植物，主要分布在大兴安岭东部及东南部。欧菱叶二型，通常形成单一物种群落。群落盖度30%~60%，除优势种外，伴生种主要有狐尾藻、穿叶眼子菜、杉叶藻、小水毛茛、睡莲等。

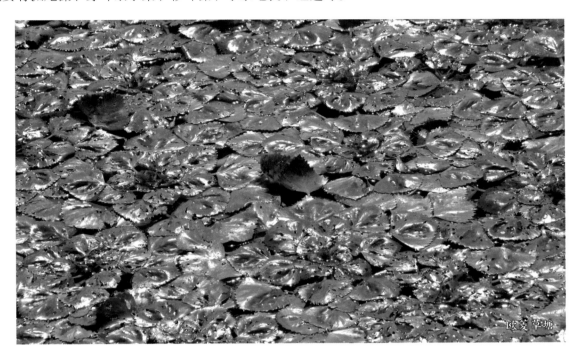

欧菱草塘

3. 漂浮型草塘

溪木贼（水问荆）草塘（Form. *Equisetum fluviatile*）

此类草塘一般分布于水泡、泡沼、浅水中。群落盖度40%~60%，高度0.3~0.5m。群落可分为2层，

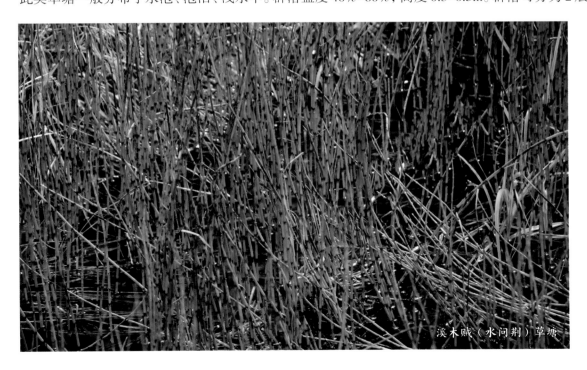

溪木贼（水问荆）草塘

第一层为溪木贼（水问荆），第二层为浮萍。溪木贼（水问荆）一般生活在 30~50cm 的水体中，有时也可在林下水湿地生长，但植株较低矮。伴生种主要有杉叶藻、小水毛茛。

4. 挺水型草塘

（1）芦苇草塘（Form. *Phragmites australis*）

此类草塘一般分布于湖泊、水泡边或浅水中，地表一般常年积水，水深一般 20~80cm。土壤为腐殖质沼泽土。群落盖度 70%~90%，平均高度 1.5~2.0m，除优势种芦苇外，伴生种主要有狭叶香蒲、宽叶香蒲、泽芹、泽泻、水葱、石龙芮、杉叶藻等。

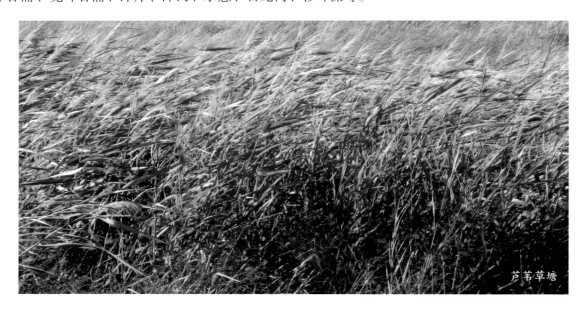

芦苇草塘

（2）宽叶香蒲草塘（Form. *Typha latifolia*）

此类草塘一般生于湖泊、水泡边、河滩泛滥地、牛轭湖边，也可生于草甸沼泽化而成的低位沼泽、河漫滩与低湿地中，但在流水中几乎无分布。地表常年积水，水深 10~20cm。土壤为腐殖质沼泽土，潜育化现象明显。在湖泡边缘常形成较大的"蒲塘"，有时是草塘与草本沼泽的过渡带，故常与薹属、

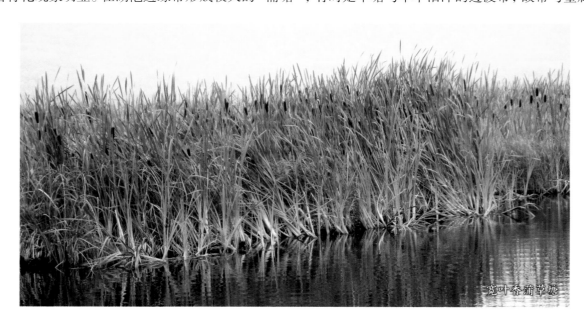

宽叶香蒲草塘

羊胡子草属等湿生草本植物混生。群落盖度几乎达 60%，高度 1~1.5m，结构简单，多为单种群落，除优势种宽叶香蒲外，伴生种主要有香蒲、芦苇、羊胡子草、黑三棱、紫萍、菖蒲等。

（3）水葱草塘（Form. *Scirpus tabernaemontani*）

此类草塘一般分布于湖泊、水泡、浅水中，地表常年积水，水深 0.3~0.6m。土壤为腐殖质沼泽土。在本区分布面积不大，群落盖度达 90% 以上，除优势种水葱外，伴生种主要有香蒲、小香蒲、浮萍、小狸藻等。

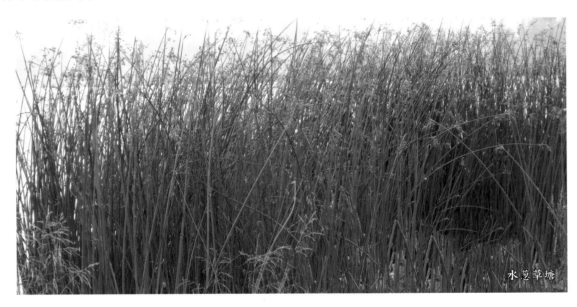

水葱草塘

（4）黑三棱草塘（Form. *Sparganium stoloniferum*）

此类草塘一般分布于海拔 900m 以下的水泡中，在沼泽地水坑中也有分布，地表一般常年积水或季节性积水，水深 0.5~1.0m。群落盖度达 70% 以上，群落高度 1.0~2.0m，优势种除黑三棱外，伴生种主要有线叶黑三棱、东方蘸草、白花驴蹄草、两栖蓼、中狸藻、金鱼藻等。

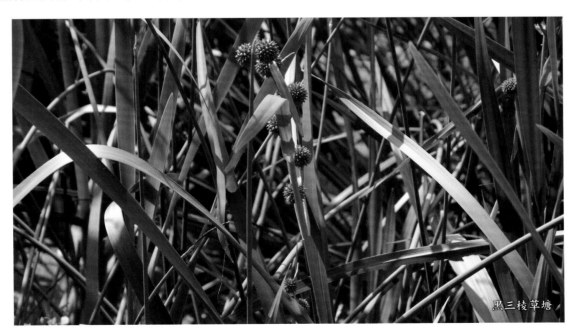

黑三棱草塘

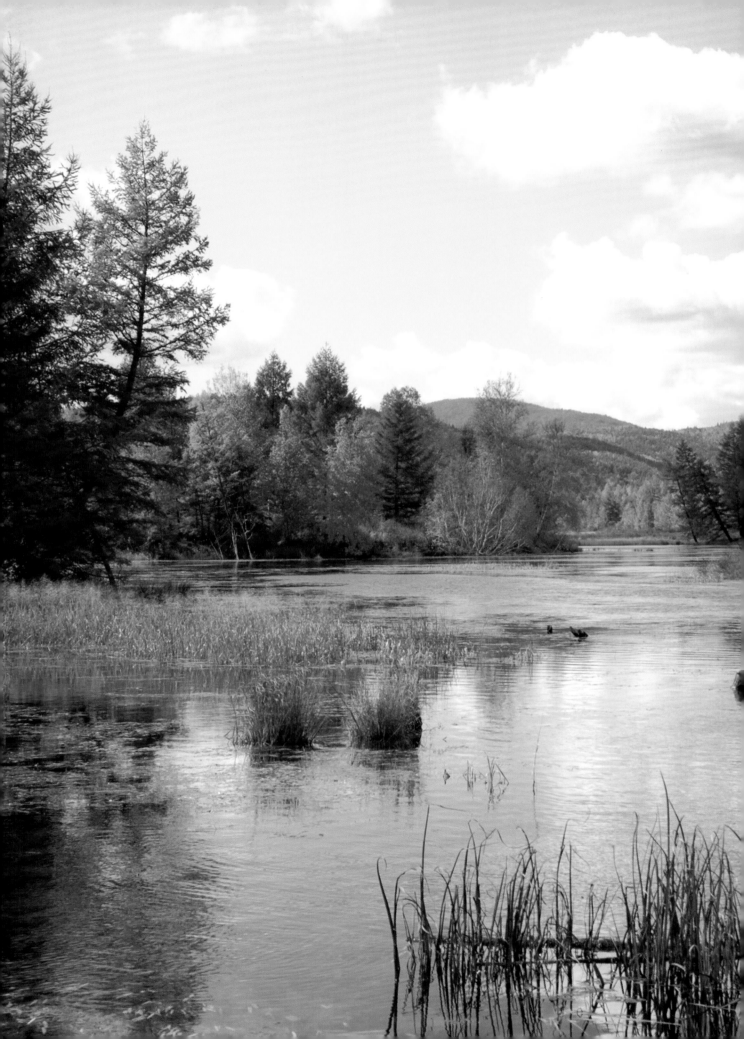

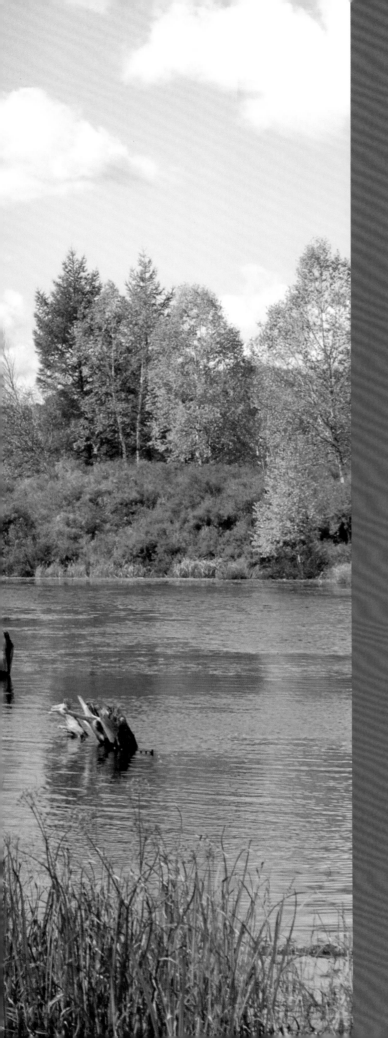

各论
Monograph

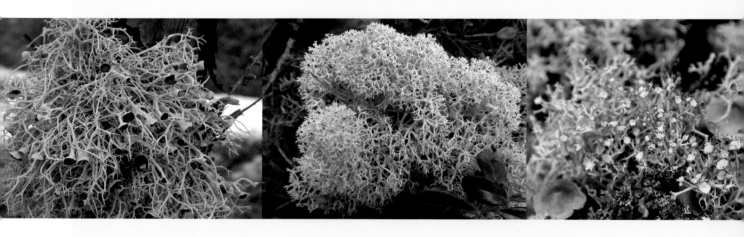

第一章

地衣植物

石耳科 Umbilicariaceae

美味石耳
黑脐衣
Umbilicaria esculenta (Miyoshi) Minks, Mem.

形态特征　叶状体扁平，近圆形或不规则形，直径 2~6cm，表面暗褐色，腹面黑褐色，中央有短柄着生于岩石上。干燥后脆而易碎。子器多数，生于叶状体表面，黑褐色，无柄，圆盘形，直径约 1mm。

生境分布　生于高山岩石上。分布于我国东北及内蒙古、云南、湖北、江西、安徽、浙江、湖南、广西。内蒙古大兴安岭北部高山有少量分布。

药用部位　叶状体（石耳）入药。

采收加工　四季采集叶状体，晒干。

化学成分　含三苔色酸。

性味归经　味甘，性平。归肺、心、胃经。

功能主治　清热止血，止咳化痰，清热解毒，利尿，消炎抗菌，具有抗癌活性。用于吐血红崩，尿路感染，带下，肠炎，痢疾，支气管炎，劳咳吐血，肠风下血，痔漏，脱肛，淋浊，毒蛇咬伤，烧烫伤，刀伤等。

用法用量　汤剂内服，外用研末调敷。

资源状况　资源一般。

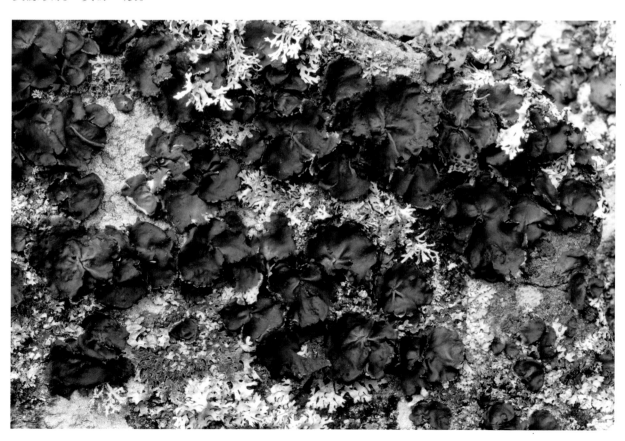

石蕊科 Cladoniaceae

雀石蕊
高山石蕊、山岭石蕊
Cladonia stellaris (Opiz.) Pouzar & Vezda

形态特征　叶状体似垫状小丛。子器柄长 5~8cm，多次分枝，极为稠密，枝中空，干则稍硬脆，潮时膨胀，呈海绵状。全体呈圆球叠垒状，一片连着一片；上部显淡黄绿色，下部为灰白色，基部逐渐腐朽；分枝顶端生粉子器，粉子器块状，微赤色。

生境分布　生于跳石塘样的高山顶部砾地藓类之中，海拔 1000m 以上的秃顶山的砾石地均可见。分布于我国东北及内蒙古、四川、云南、新疆、陕西等地。内蒙古大兴安岭额尔古纳市、根河市、鄂伦春旗、牙克石市、扎兰屯市、阿尔山市均有分布。

药用部位　叶状体（太白花）入药。

采收加工　四季采集叶状体，除去杂质，晒干。

化学成分　含松萝酸、珠光酸。

性味归经　味淡，性平。归肝、胃经。

功能主治　平肝潜阳，调经止血。用于头晕目眩，高血压病，偏头痛，鼻衄，崩漏，月经不调，带下等。

用法用量　内服 9~15g，水煎。

资源状况　资源丰富。

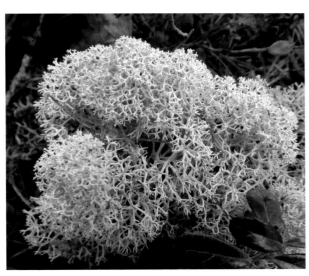 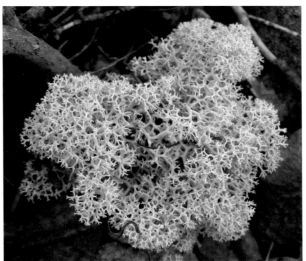

石蕊
鹿石蕊、山石蕊、石珊瑚、刀伤药
Cladonia rangiferina (L.) F. H. Wigg.

形态特征　全体灰白色，或微有淡绿灰色，呈密集丛状生长。子器柄圆柱形，高 4~10cm，中空，珊瑚状，粗糙，多分枝，顶端具倾向一侧的放射状小枝丛，干燥时脆而硬，潮湿时柔软；子器生于小枝顶端，半球形，暗褐色。

生境分布　生于岩石表面的细土层上，且多生于高山带及高海拔松林下。分布于我国东北及内蒙古、陕西、福建、台湾、湖北、四川、贵州、云南、西藏等地。内蒙古大兴安岭额尔古纳市、根河市、牙克石市、鄂伦春旗、阿尔山市均有分布。

药用部位　枝状体（石蕊）入药。

采收加工　四季可采收枝状体，除去杂质，晒干。

化学成分　枝状体含黑茶渍素、反丁烯二酸、原冰岛衣酸酯。

性味归经　味甘，性凉。归心、肝经。

功能主治　清热，化痰，明目，益精气，止血，生津。用于烦热不安，咽燥痰结，目昏翳障，热淋，黄疸等。

用法用量　内服 9~15g，沸水泡或入丸、散剂。

资源状况　资源丰富。

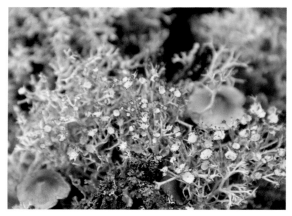
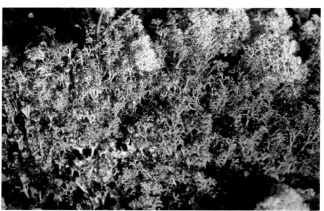

珊瑚枝科 Stereocaulaceae

东方珊瑚枝

石寄生、指状珊瑚枝、东方衣
Stereocaulon paschale (L.) Hoffm.

形态特征　地衣体灌木状，强硬，灰绿色，高 2~6cm，直立丛生。主枝粗，分枝细，叶状枝指状。子器顶生或侧生，半球形，盘赤褐色或黑褐色。

生境分布　生于高山岩石或高山林地上。分布于我国黑龙江、吉林、内蒙古、陕西、云南。内蒙古大兴安岭额尔古纳市、根河市、牙克石市、鄂伦春旗、扎兰屯市、阿尔山市均有分布。

药用部位　叶状体（东方珊瑚枝）入药。

采收加工　四季采收叶状体，除掉杂质，晒干。

化学成分　含 1 种水溶性多糖及 21 种类胡萝卜素类化合物。

性味归经　味苦、涩，性凉。归肝经。

功能主治　凉血，止血。用于衄血，吐血，高血压等。

用法用量　内服 9~15g，水煎。

资源状况　资源一般。

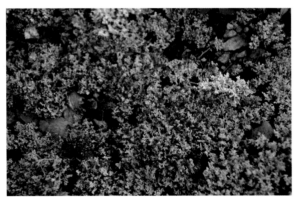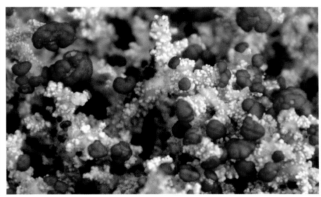

霜降衣科 Icmadophilaceae

雪地茶

地茶、雪茶、太白茶
Thamnolia subuliformis (Ehrh.) W. L. Culb.

形态特征　地衣体树枝状，直立或半直立，单生或稠密丛生，高4~8cm。衣体管状，中空，直径0.2~0.4cm，顶端渐尖，不分枝或顶端二叉分枝，弯曲成弓形，有时呈钩状。表面灰白色至乳白色，平滑，无光泽，无粉芽和裂芽。

生境分布　生于高山岩石缝中。分布于我国内蒙古、四川、陕西、云南。内蒙古大兴安岭仅分布于奥科里堆山、英吉里山、大黑山、基尔果山等岩石缝中。

药用部位　全株（地茶）入药。

采收加工　夏、秋季采收全株，晒干。

化学成分　全株含鳞片衣酸、羊角衣酸及多糖。

性味归经　味甘、苦、淡，性凉；无毒。归肺、胃、心、肝经。

功能主治　清热解渴，养心明目，醒脑安神。用于阴虚骨蒸，肺炎咳嗽，癫痫狂躁，神经衰弱，高血压等。

用法用量　内服5~10g，水煎。

资源状况　资源特别稀少。

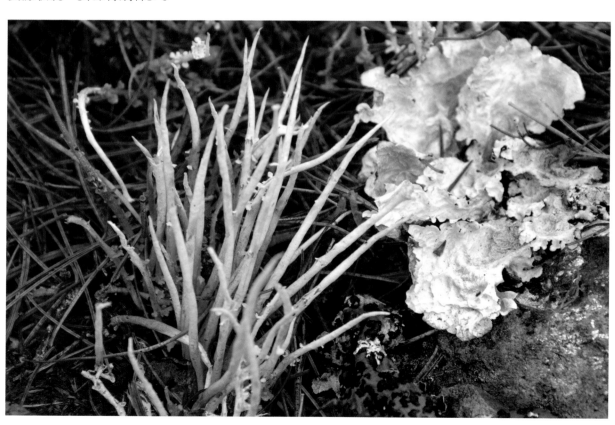

梅衣科 Parmeliaceae

裸扁枝衣　*Evernia esorediosa* (Müll. Arg.) Du Rietz.

形态特征　地衣体枝状，悬垂或半直立，高 5~8cm，以基部固着基物；二叉式分枝，顶端渐尖；主枝棱柱状至扁枝状，枯草黄色，有光泽，具明显的网状脊皱，无粉芽及裂芽；皮层连续或不规则断裂，无环裂。子囊盘常见，圆盘状，侧生，无柄，全缘，盘面红褐色、深棕色至暗褐色，有光泽，幼时凹陷，成熟后平坦；子囊内含 8 个孢子，孢子无色，卵圆形。

生境分布　生于落叶松林的树干、枝条上。分布于我国内蒙古、黑龙江。内蒙古大兴安岭额尔古纳市、根河市、鄂伦春旗、牙克石市、阿尔山市均有分布。

药用部位　地衣体入药。

采收加工　四季可采集地衣体，晒干。

化学成分　地衣体含有柔扁枝衣酸、松萝酸。

应　　用　抗生素原料，甲醇提取物可作降血压药。

资源状况　资源一般。

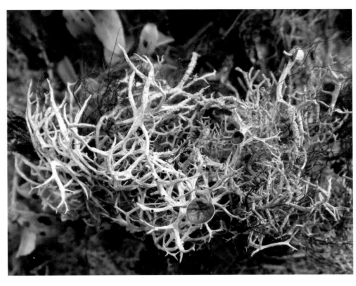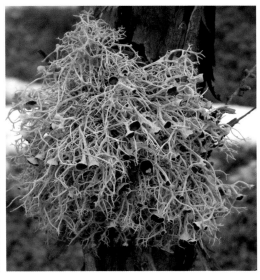

环裂松萝　树挂、树发　*Usnea diffracta* Vain.

形态特征　植物体丝状，长 15~30cm，呈二叉式分枝，基部较粗，分枝少，先端分枝多。表面灰黄绿色，具光泽，有明显的环状裂沟。横断面中央有韧性丝状的中轴，具弹性，可拉长，由菌丝组成，易与皮部分离，其外为藻环，常由环状沟纹分离成短筒状。菌层产生少数子囊果，子囊果盘状，褐色；子囊棒状，内生 8 个椭圆形的子囊孢子。

生境分布　生于落叶松林的树干上或岩壁上。分布于我国东北及内蒙古、山西、浙江、安徽、江西、山东、陕西、甘肃、台湾。内蒙古大兴安岭额尔古纳市、根河市、牙克石市、鄂伦春旗、阿尔山市均有分布。

药用部位　全株（破茎松萝）入中药，又可入蒙药。

采收加工　四季可采集全株，晒干。

化学成分　全株含有菘萝酸、环萝酸、地衣聚糖。

性味归经　中药：味苦、甘，性平。归心、肾、肺经。蒙药：味苦，性凉、钝、软、柔。

功能主治　中药：止咳平喘，活血通络，清热解毒，强心利尿，止血，清肝明目。用于肺结核，支气管炎等；外治外伤出血，创伤感染，角膜生翳。蒙药：清热，解毒。用于毒热，肝热，肠热腹泻，脉热等。

用法用量　中药：内服 7.5g，水煎；外用 7.5g，煎水洗患处。蒙药：多配方用。

资源状况　资源一般。

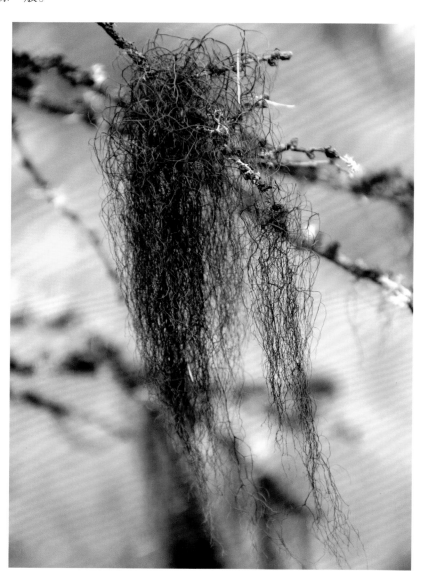

长松萝

龙须、树挂、树发
Usnea longissima (L.) Ach.

形态特征　全体呈线状，长可达 100cm 左右。基部着生于树皮上，下垂。不分枝，密生细小而短的侧枝，长约 1cm。全体灰绿色，外皮部质粗糙疏松，中心质坚密。子器稀少，皿状，生于枝的先端。

生境分布　生于落叶松树上。我国大部分省区有分布。内蒙古大兴安岭额尔古纳市、根河市有少量分布。

药用部位　全株（长松萝）入药。

采收加工　全年可采集全株，晒干。

化学成分　全株含黑茶渍素、水杨嗪酸。

性味归经　味苦、涩，性凉。归心、肾、肺经。

功能主治　舒筋活血，拔毒生肌，驱虫。用于颈淋巴结炎，跌打损伤，刀伤，疮肿，风湿性关节炎，蛔虫病等。

用法用量　内服 10g，水煎。

资源状况　资源一般。

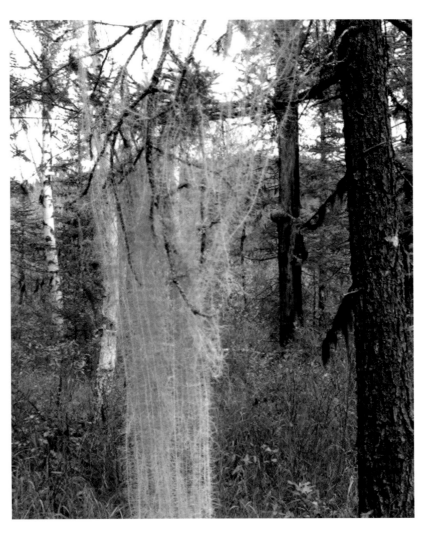

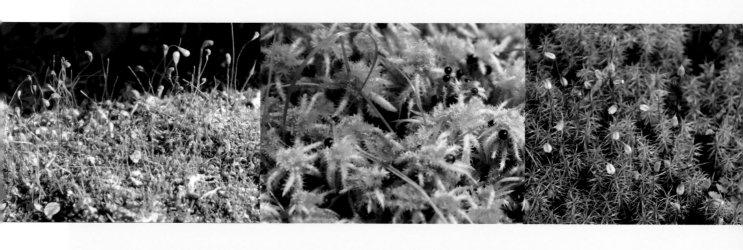

第二章

苔藓植物

地钱科 Marchantiaceae

地钱
地浮萍、龙眼草
Marchantia polymorpha L.

形态特征 原叶体扁平，呈叶状，先端二叉分裂，表面绿色，气孔和气孔区划显明，下面带褐色，生有假根。雌雄异体，长大后各生伞状的雌托和雄托；雌托的伞状部边缘裂成细条，下面生许多雌器，雌器内各生 1 个卵；雄托上面着生雄器，内生具纤毛的精子。孢子体基部着生于雌托上，一端长成蒴，内生孢子。原叶体近中肋处能发生杯状体，内生胚芽，营无性生殖。

生境分布 生于山沟阴湿地、乱石堆及村落墙阴面、屋后。我国广布种。内蒙古大兴安岭各地均有分布。

药用部位 叶状体（地钱）入药。

采收加工 春、夏、秋季均可采收，铲下洗净，鲜用或晒干。

化学成分 含大量葡萄糖、果糖、蔗糖和淀粉。

性味归经 味淡，性凉。

功能主治 解毒，祛瘀，生肌，清热。外治烧烫伤，骨折，毒蛇咬伤，疮痈肿毒，臁疮，癣病等。

用法用量 外用适量，鲜品捣烂敷患处或干品研粉调菜油外敷。

资源状况 资源少。

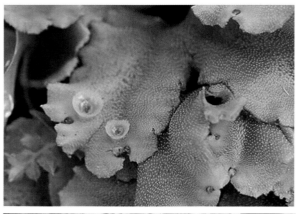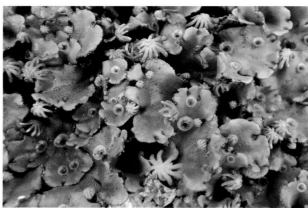
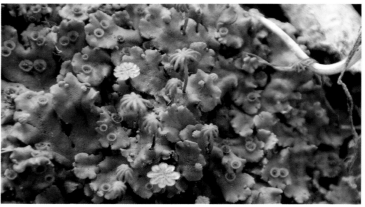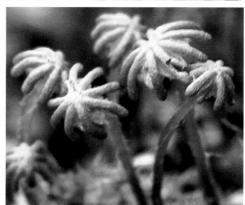

蛇苔科 Conocephalaceae

蛇苔
蛇地钱
Conocephalum conicum (L.) Dum

形态特征　叶状体宽带状，革质，深绿色，略具光泽，多回二歧分叉，长 5~10cm，边细胞 5~6 列。气室内有多数直立的营养丝，顶端细胞呈梨形。腹面两侧各有 1 列深紫色鳞片。雌雄异株；雄托呈椭圆盘状，紫色，无柄，贴生于叶状体背面；雌托呈圆锥形，褐黄色，有无色透明的长柄，长 3~5cm，着生于叶状体背面先端，托下面着生 5~8 个总苞，每苞内具 1 个梨形且有短柄的孢蒴。

生境分布　生于溪边林下阴湿碎石上和土上。全国广布种。内蒙古大兴安岭额尔古纳市、根河市、牙克石市、鄂伦春旗、扎兰屯市、阿尔山市均有分布。

药用部位　全草（蛇苔）入药。

采收加工　春、夏、秋季采收全草，洗净，晒干。

性味归经　味辛、微甘，性寒。

功能主治　清热解毒，消肿止痛。用于痈肿，蛇咬伤，无名肿毒，烫伤，刀伤，骨折等。

用法用量　外用鲜品捣烂敷患处或干品研末撒患处。局部不红不热的阴疽勿用。

资源状况　资源少。

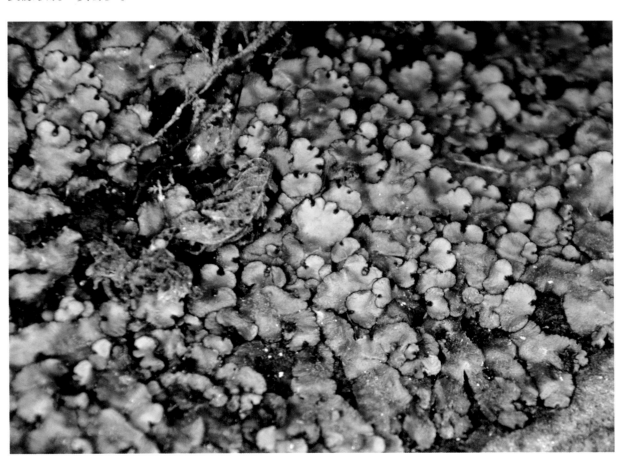

葫芦藓科 Funariaceae

葫芦藓 石松毛、牛毛七
Funaria hygrometrica Hedw.

形态特征 植物体矮小，淡绿色，直立，高 1~3cm。茎单一或从基部稀疏分枝。叶簇生于茎顶，长舌形，叶端渐尖，全缘，中肋粗壮，消失于叶尖之下；叶细胞近于长方形，壁薄。雌雄同株，异苞；雄苞顶生，花蕾状；雌苞则生于雄苞下的短侧枝上。蒴柄细长，黄褐色，长 2~5cm，上部弯曲；孢蒴弯梨形，不对称，具明显台部，干时有纵沟槽；蒴齿两层；蒴帽兜形，具长喙，形似葫芦瓢状。

生境分布 生于林地、林缘、路边土壁、岩面薄土、洞边、倒树根部、墙边土地等阴凉湿润的地方。我国广布种。内蒙古大兴安岭各地均有分布。

药用部位 全草（葫芦藓）入药。

采收加工 夏季采收全草，晒干。

化学成分 全草含苔藓激动素。

性味归经 味辛、涩，性平。归肺、肝、肾经。

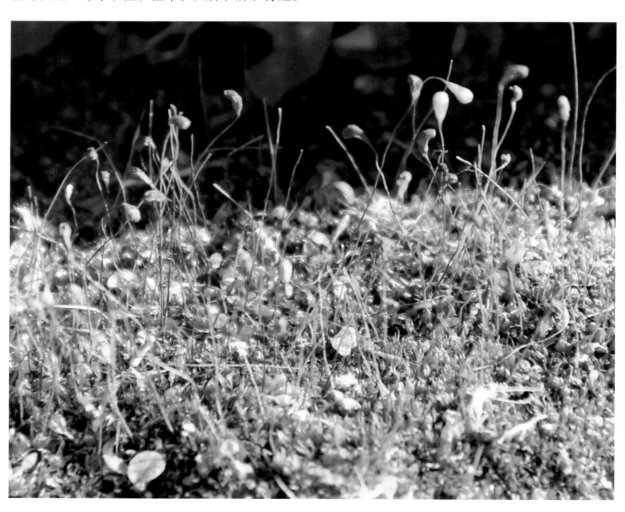

功能主治　　除湿止血。用于劳伤吐血，跌打损伤，湿气脚痛，肺气郁闭证，跌仆闪挫，痹证等。

用法用量　　内服 6~15g，水煎。孕妇及体虚者少用。

资源状况　　资源少。

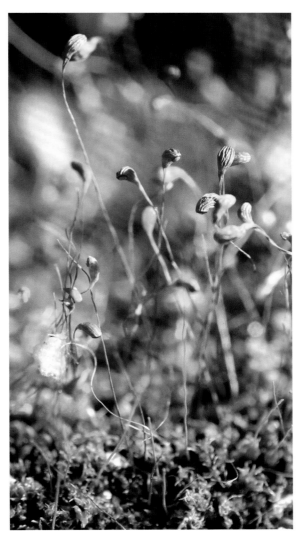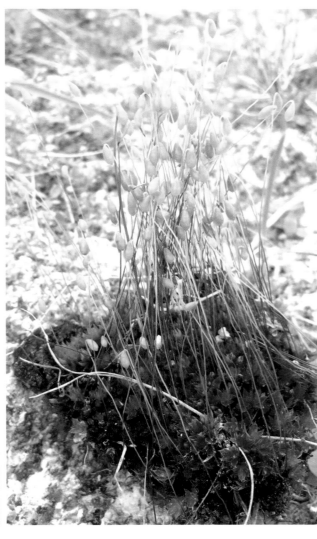

泥炭藓科 Sphagnaceae

粗叶泥炭藓
水藓、水苔
Sphagnum squarrosum Crome

形态特征　植物体粗壮，黄绿色或棕绿色。茎皮部 2~4 层细胞，表皮细胞壁薄。茎叶舌状，先端圆钝，具细齿，叶缘具白色分化的狭边；上部无色细胞阔菱形，无纹孔，下部无色细胞狭长菱形，具大型水孔。轮生丛枝 4~5 条，2~3 条为强枝。枝叶阔卵状针形，瓢状，内凹，尖端渐狭，强烈背仰，边缘内卷，顶部钝头，具齿；绿色细胞在叶片横切面上呈梯形，偏于叶背面，但背腹面均裸露。雌雄同株。孢子黄色，具细疣。

生境分布　生于林下低洼积水处或塔头沼泽中。分布于我国东北、西南及内蒙古。内蒙古大兴安岭额尔古纳市、根河市、牙克石市、鄂伦春旗、扎兰屯市、阿尔山市均有分布。

药用部位　全草（泥炭藓）入药。

采收加工　全年采收全草，晒干。

化学成分　全草含柠檬酸、琥珀酸、草果酸及泥炭藓醇等。

性味归经　味淡、甘，性凉。归肝、肺经。

功能主治　清肝明目，凉血止血。用于目赤红肿，目生云翳，出血证，衄血，咯血，便血，吐血，尿血等。

用法用量　内服 3~9g，水煎。

资源状况　资源丰富。

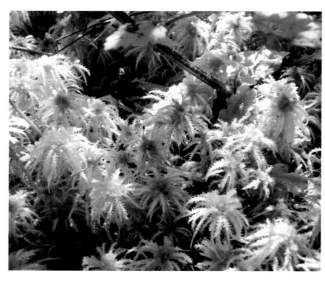 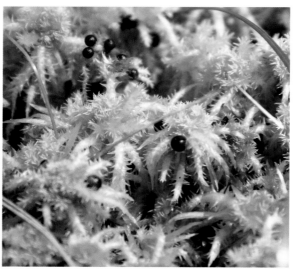

金发藓科 Polytrichaceae

大金发藓 | 土马鬃
Polytrichum commune Hedw.

形态特征 草本丛生植物，高可达 20cm。茎直立，单一，常扭曲，下部密生假根，上部深绿色，老时呈棕红色或黑棕色。叶丛生于上部，向下叶渐小而渐疏，上部叶较大，具明显长卵形鞘部。雌雄异株，雌株较高大。蒴柄强劲，棕红色。孢子小，圆形，黄色，平滑。

生境分布 生于阴湿土坡、森林沼泽、酸性土壤上。我国广布种。内蒙古大兴安岭额尔古纳市、根河市、牙克石市、鄂伦春旗、扎兰屯市、阿尔山市均有分布。

药用部位 全草（大金发藓）入药。

采收加工 夏、秋季采收全草，晒干。

化学成分 全草含皂苷、脂类化合物和色素。

性味归经 味甘，性凉。

功能主治 滋阴补虚。用于久热不退，肺病咳嗽，盗汗，吐血，便血，崩漏，跌打损伤，子宫脱垂，刀伤出血等。可抗高夫克菌、金黄色葡萄球菌、肺炎球菌、结核杆菌，对淋巴细胞白血病等有一定的抑制作用。

用法用量 内服 25~50g，水煎或炖肉；外用适量，研末调敷。

资源状况 资源丰富。

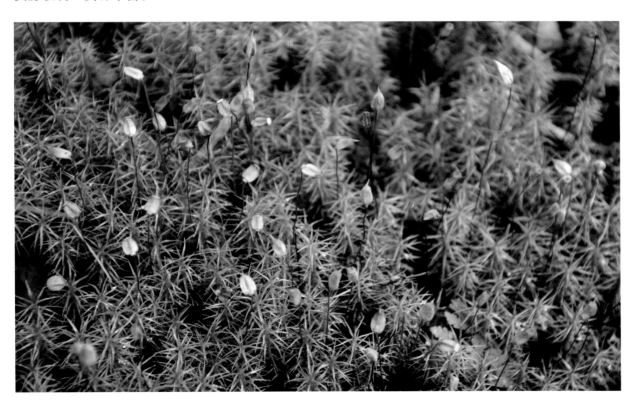

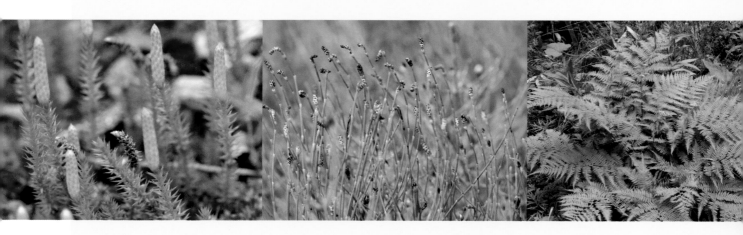

第三章

蕨类植物

石松科 Lycopodiaceae

多穗石松
杉蔓石松、杉叶蔓石松
Lycopodium annotinum L.

形态特征　多年生土生植物。匍匐茎细长横走，长达 2m，绿色，高 8~20cm，一至三回二叉分枝，稀疏，圆柱状。叶螺旋状排列，密集，披针形，长 4~8mm，基部楔形，边缘有锯齿，革质，中脉腹面可见，背面不明显。孢子囊穗单生于小枝上，圆柱形；孢子叶阔卵状，先端急尖，边缘膜质，啮蚀状，纸质；孢子囊生于孢子叶叶腋，内藏，圆肾形，黄色。

生境分布　生于高海拔的苔藓针叶林下、林缘。分布于我国东北、西北及湖北、四川、重庆、台湾。内蒙古大兴安岭额尔古纳市、根河市、鄂伦春旗、牙克石市、扎兰屯市、阿尔山市均有分布。

药用部位　全草（杉蔓石松）入药。

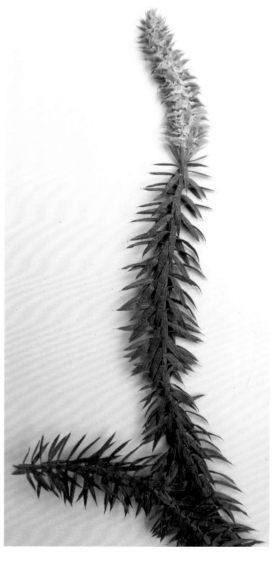

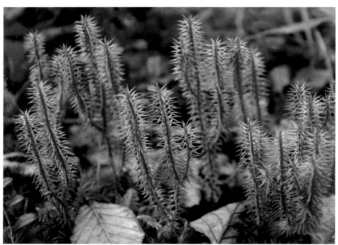

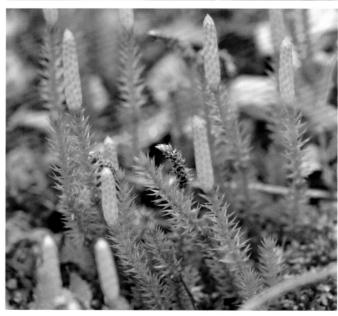

采收加工　秋季采收全草，晒干。

化学成分　含石松碱、杉蔓碱及甜菜碱类脂等。

性味归经　味苦、辛，性平。

功能主治　祛风除湿，舒筋活血。用于风湿痹痛，肢体麻木，月经不调，跌打损伤等。

用法用量　内服 5~10g，大剂量可用至 30g，水煎或浸酒。

资源状况　资源稀少。

亚洲石松　东北石松、分筋草
Lycopodium clavatum L. var. *robustius* (Hook. et Grev.) Nakai

形态特征　主茎匍匐地面，尖硬，长 100~150cm，直径约 2mm，疏生叶。侧枝直立或上升，高 10~15cm，枝连叶宽 8~10mm，常多回不对称二叉分枝，螺旋状排列，斜升开展，条状披针形，长 4~5mm，宽约 1mm，先端具易落的丝状长尾，全缘。孢子叶卵状三角形，边缘干膜质，具不整齐的锯齿，先端长尾尖。孢子囊穗圆柱形，长 3.5~4cm，有柄，常 2~3 个生于枝端的长总梗上，梗长 8~10cm，具疏叶；孢子囊肾形，单生于叶腋。孢子球状四面形，有密网纹。

生境分布　生于高海拔针叶林内及林下阴坡的酸性土壤中。分布于我国东北及内蒙古。内蒙古大兴安岭根河市、额尔古纳市均有分布。

药用部位　全草（伸筋草）入药。

采收加工　秋季采收全草，晒干。

应　　用　祛风除湿，舒筋活络。用于风湿关节酸痛，屈伸不利，跌打损伤等。

资源状况　资源特别稀少。

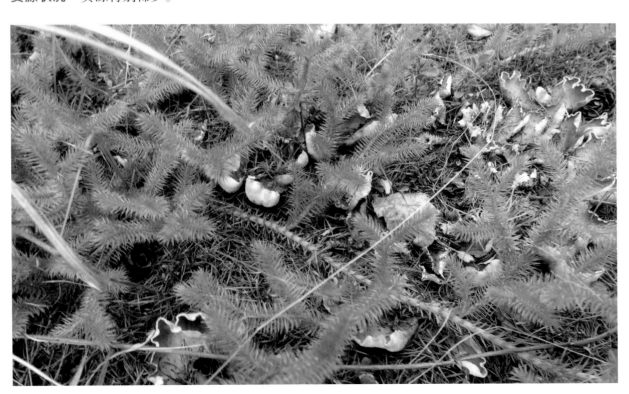

卷柏科 Selaginellaceae

红枝卷柏
圆枝卷柏
Selaginella sanguinolenta (L.) Spring

形态特征 茎伏地丛生，分枝坚细如铁丝，多少带红色，老枝近光滑。营养叶一型，卵形，质厚，呈龙骨状，短尖头，基部着生处略呈鞘状，下延成楔形，边缘膜质，有微齿或近全缘，4列紧贴枝上，交互成覆瓦状排列。孢子叶阔卵形，锐尖头，略有齿。孢子囊穗生于上部小枝顶端，孢子囊圆形。孢子二型，即分为大孢子和小孢子。

生境分布 生于干旱岩石上。分布于我国东北、华北及陕西、湖北、安徽、江苏、山东。内蒙古大兴安岭各地均有分布。

药用部位 全草（红枝卷柏）入药。

采收加工 夏季采收全草，除去泥土，洗净，晒干。

应　　用 全草舒筋活血，止痢。

资源状况 资源少。

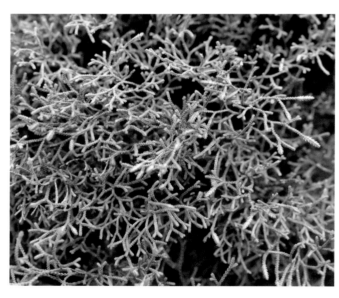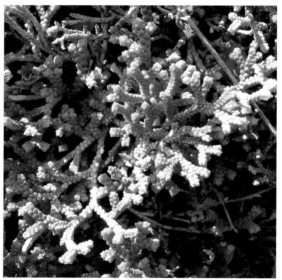

西伯利亚卷柏
Selaginella sibirica (Milde) Hieron.

形态特征 石生或土生，密集成垫状。茎匍匐或倾斜，主茎明显，侧生分枝短而多，侧枝上升，宽约2mm（包括叶），再生出1~3个短小枝。叶质厚，一型，紧密排列，深绿色，线状披针形，茎下面和侧面的叶向上，上侧叶斜升；中肋背面明显，叶先端龙骨状，钝头或截形，叶尖芒长达叶片的1/5~1/3，通直，有短毛。孢子叶穗紧密，四棱柱形，单生于小枝末端；孢子叶一型，卵状三角形或卵状披针形；大孢子囊穗在孢子囊穗的下部，小孢子囊穗位于孢子囊穗的上部。大孢子淡黄色，小孢子亦为淡黄色。

生境分布　生于干旱的山坡草地、岩石上。分布于我国黑龙江、内蒙古。内蒙古大兴安岭各地均有分布。

药用部位　全草（西伯利亚卷柏）入药。

采收加工　四季采收全草，以秋季采收为好，除去须根及残腐部分，洗净，晒干。

应　　用　全草凉血，止血。孢子可作丸衣、撒布剂等。

资源状况　资源一般。

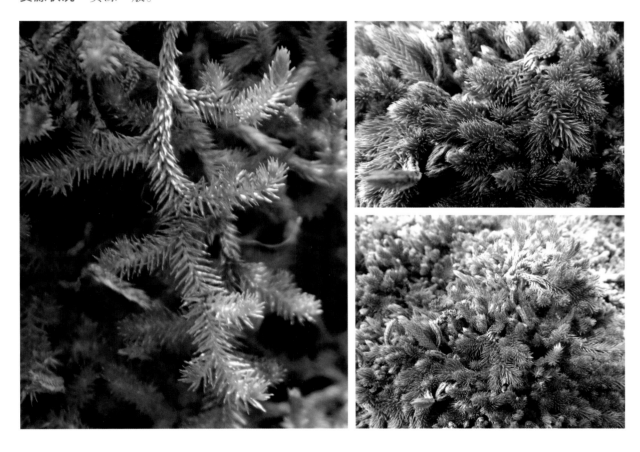

卷柏
九死还魂草、还魂草、万年青
Selaginella tamariscina (P. Beauv.) Spring

形态特征　多年生直立草本，高5~15cm。主茎直立，通常单一，少有分枝，顶端丛生小枝，小枝扇形分叉，辐射开展，干时内卷如拳。营养叶二型，背腹各2列，交互着生；腹叶（即中叶）斜向上，不并行，卵状矩圆形，急尖而有长芒，边缘有微齿；背叶（即侧叶）斜展，宽超出腹叶，长卵圆形，急尖而有长芒，外侧边狭膜质，并有微齿，内侧边的膜质宽而全缘。孢子叶卵状三角形，龙骨状，锐尖头，边缘膜质，有微齿，4列交互排列。孢子囊穗生于枝顶，四棱形；孢子囊圆肾形。孢子二型。

生境分布　生于向阳的山坡岩石上或干旱的岩石缝中。我国广布种。内蒙古大兴安岭除根河市无分布外，其他地方均有分布。

药用部位　全草（卷柏）入药。

采收加工　全年均可采收全草，除去残留须根及杂质，洗净，切段，晒干。

化学成分　全草含霉菌糖及苷类、黄酮类、酚类化合物，另外还含氨基酸和海藻糖等多糖及少量鞣质等。

性味归经　味辛，性平。归肝、心经。

功能主治　活血通经，强阴益精。用于经闭痛经，癥瘕痞块，跌扑损伤等。卷柏炭化瘀止血。用于吐血，崩漏，便血，脱肛等。用卷柏干粉和鸡蛋清调和敷于面部，有美容作用，可使面部光洁秀丽。

用法用量　内服 5~10g，水煎。孕妇慎用。

资源状况　资源少。

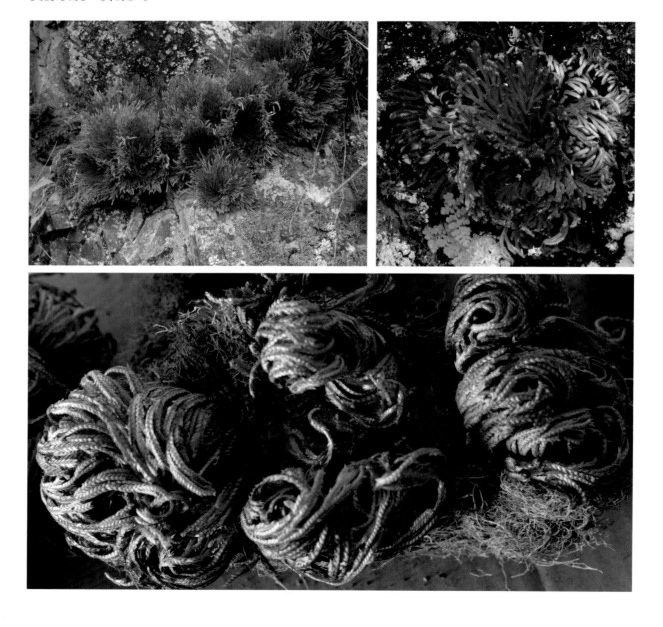

木贼科 Equisetaceae

问荆 节骨草
Equisetum arvense L.

形态特征　地上茎直立，二型。营养茎在孢子茎枯萎后生出，高 15~60cm，有 6~15 条棱脊。叶退化，下部连合成鞘，鞘齿披针形，黑色，边缘灰白色，膜质。分枝轮生，中实，有棱脊 3~4，单一或再分枝。孢子茎早春先发，常为紫褐色，肉质，不分枝，鞘长而大。孢子囊穗顶生，钝头；孢子叶六角形，盾状着生，螺旋排列，边缘着生长形孢子囊。孢子一型。

生境分布　生于耕地旁、田边、沟旁。分布于我国东北、华北、西北及山东、河南、江苏、安徽、浙江、福建、江西、湖北、贵州、四川、云南、西藏。内蒙古大兴安岭各地均有分布。

药用部位　全草（问荆）入药。

采收加工　7~9 月间割取全草，于通风处阴干，或鲜用。

化学成分　全草含多种苷类化合物、有机酸及异槲皮素、柚皮素、二氢山奈酚、二氢槲皮素，另外还含钙、锰、硅等。

性味归经　味苦，性凉。

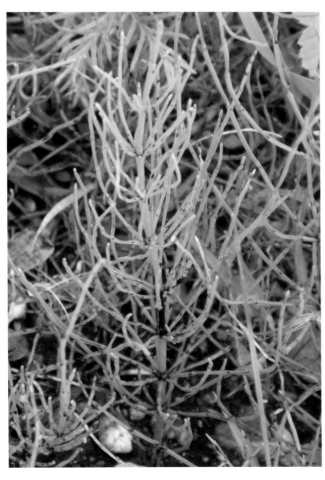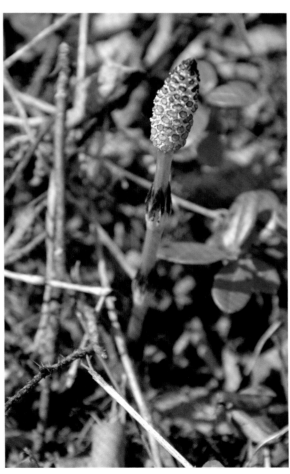

功能主治　清热，凉血，止咳，利尿。用于鼻衄，吐血，咯血，便血，崩漏，外伤出血，咳嗽气喘，淋病，目赤翳膜等。

用法用量　内服 3~9g，鲜品 30~60g，水煎。

资源状况　资源一般。

溪木贼 　水问荆
Equisetum fluviatile L.

形态特征　多年生草本植物，高 30~100cm。茎呈深绿色，直径长 2~8mm，表面光滑，有 10~30 节，在每一节茎上都有鳞片叶，鳞片叶长 5~10mm，细小，叶端黑色。很多茎上都有短小的枝子，长 1~5cm，最长的则位于茎的中下部。侧幼枝长，呈深绿色，有 1~8 个结节，每结节有鳞片叶 5。

生境分布　生于浅水、泡沼、湿地。分布于我国黑龙江、吉林、内蒙古、甘肃、新疆、四川。内蒙古大兴安岭各地均有分布。

药用部位　幼枝（水问荆）入药。

采收加工　夏季采收幼枝，晒干。

应　　用　幼枝止血，用于风湿。

资源状况　资源一般。

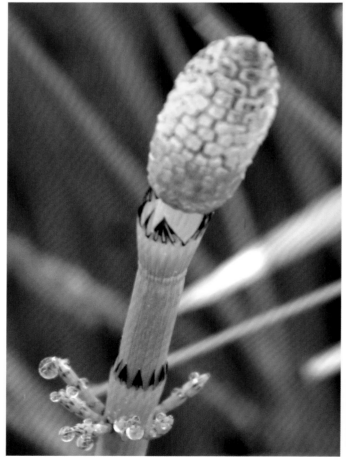
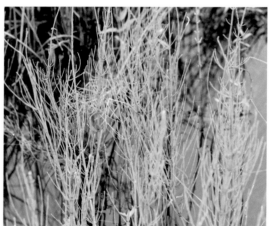
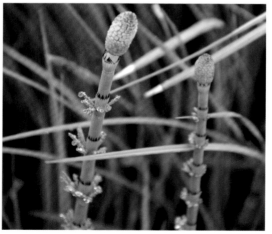

附　注

无枝溪木贼 *Equisetum fluviatile* L. f. *linnaeanum* (Doll.) Broun.

与原种区别为本种茎单一，不分枝或基本不分枝。

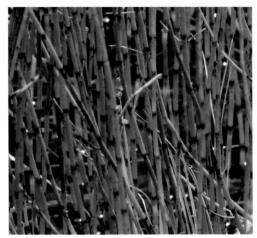 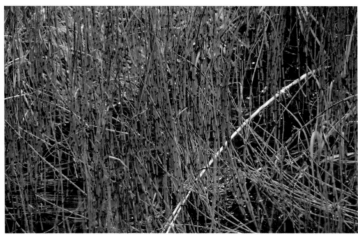

木贼 | 千峰草、锉草、笔头草
Equisetum hyemale L.

形态特征　植株高达 1m，中部直径（3~）5~9mm，绿色。地上枝有 16~22 条脊，脊背部弧形或近方形，有小瘤 2 行，极粗糙。叶鞘基部和鞘齿呈 2 圈黑色，鞘齿顶部尾头早落，呈钝头，鞘片背上有 2 条棱脊，形成浅沟。孢子囊穗卵状，顶端有小尖突，无柄。孢子一型。

生境分布　生于山坡林下阴湿处、溪边或杂草地。分布于我国东北、华北及河南、陕西、甘肃、青海、新疆、湖北、四川。内蒙古大兴安岭阿尔山市有分布。

药用部位　地上部分（木贼）入药。

采收加工　夏、秋季采收地上部分，除去杂质，晒干或阴干。

化学成分　地上部分含挥发油、有机酸、黄酮苷、生物碱、鞣质、皂苷及葡萄糖、果糖，还含磷、硅等。

性味归经　味甘、苦，性平。归肺、肝经。

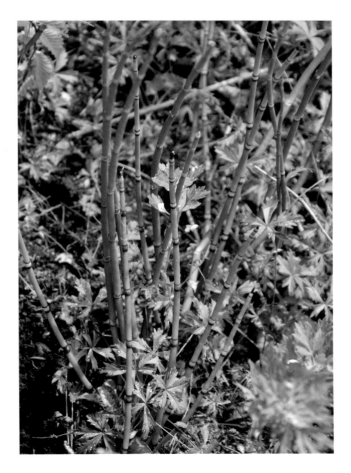

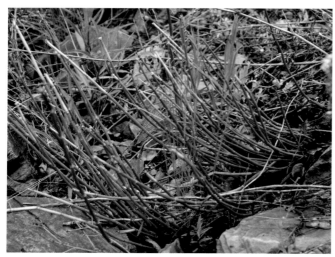 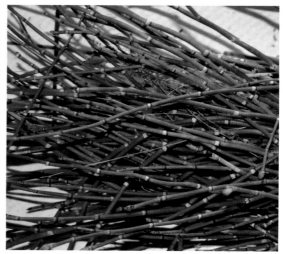

功能主治　疏散风热，明目退翳。用于风热目赤，迎风流泪，目生云翳等。

用法用量　内服 3~9g，水煎或入丸、散剂；外用适量，研末撒。

资源状况　资源少。

犬问荆 | 沼泽问荆 *Equisetum palustre* L.

形态特征　营养茎和孢子茎绿色，同时生出。茎高 20~50（60）cm，绿色，下部 1~2 节的节间黑棕色，无光泽，基部常呈丛生状。主枝有 4~7 条脊，脊背部弧形，光滑或有小横纹；鞘筒窄长，下部灰绿色，上部淡棕色；鞘齿 4~7，黑棕色，披针形，边缘膜质，宿存。侧枝较粗，圆柱状或扁平，有 4~6 条脊，光滑或有浅色小横纹；鞘齿 4~6，披针形，薄革质，灰绿色，宿存。孢子囊穗椭圆形或圆柱状，顶端钝。

生境分布　生于浅水、湿地。分布于我国东北、华北、西北、华中及江西、贵州、四川、云南、西藏。内蒙古大兴安岭各地均有分布。

药用部位　全草（问荆）入药。

采收加工　夏季采收全草，晒干。

化学成分　全草含犬问荆碱、二苦酮酸盐、二氢犬问荆碱等。

性味归经　味甘、微苦，性平。

功能主治　解热利尿，疏风明目，舒筋活血。用

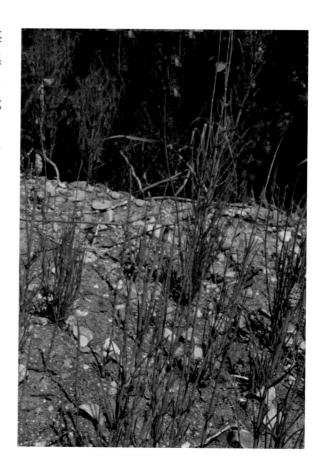

于结膜炎，尿路感染，风湿关节痛，跌打损伤等。贵州民间用于接骨，还可用于风湿关节痛，痛风，动脉粥样硬化等。

用法用量 内服 6~9g，水煎。

资源状况 资源一般。

草问荆 节骨草
Equisetum pratense Ehrhart

形态特征 地上枝当年枯萎。枝二型，孢子枝与营养枝同期萌发。孢子枝高 15~25cm，禾秆色，形成分枝，有 10~14 条脊，脊光滑；鞘筒灰绿色；鞘齿 10~14，淡棕色，披针形，膜质，背面有浅纵沟；孢子散后孢子枝存活。营养枝禾秆色或灰绿色，轮生分枝多；主枝中部以下无分枝，有 14~22 条脊，脊背部弧形，每脊常有 1 行小瘤；鞘筒窄长，下部灰绿色，上部有 1 圈淡棕色，鞘背有 2 条棱；鞘齿 14~22，披针形，膜质，淡棕色，中间 1 条黑棕色的线，宿存。孢子囊穗椭圆柱状，顶端钝。

生境分布 生于林内、林缘、灌丛杂草等处。分布于我国华北及黑龙江、吉林、山东、河南、陕西、甘肃、新疆、湖北、湖南。内蒙古大兴安岭各地均有分布。

药用部位 全草（问荆）入药。

采收加工 夏季采挖全草，洗净，晒干或鲜用。

性味归经 味苦，性平。

功能主治 活血，利尿，驱虫。用于动脉粥样硬化，小便涩痛不利，肠道寄生虫病等。

用法用量 内服 5~10g，鲜品 30~60g，水煎。

资源状况 资源丰富。

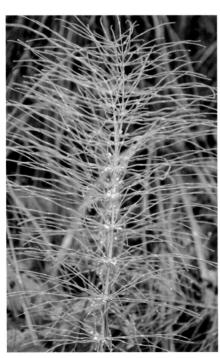
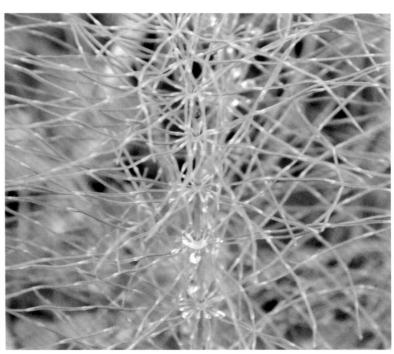

蔺木贼 小木贼
Equisetum scirpoides Michoux

形态特征　小型植物。根茎直立和横走，黑棕色，节和根疏被黄棕色长毛或光滑。地上枝多年生，枝一型，仅在下部分枝，形成簇生状，无明显主枝，呈不规则波状弯曲，高 10~20cm，绿色，但下部 1~2 节节间栗棕色，有光泽，有 6 条脊，脊中部有 1 条浅纵沟，两侧各有 1 条棱，棱上均匀分布 1 行齿状突起。鞘筒黑棕色，或上部黑棕色，下部绿色；鞘齿 3~（5），阔披针形，顶端具长芒，中间黑棕色，边缘淡棕色，膜质，宿存。孢子囊穗圆柱状，顶端有小尖突，无柄。

生境分布　生于林下、小河边。分布于我国黑龙江、内蒙古、新疆。内蒙古大兴安岭额尔古纳市、根河市、鄂伦春旗、牙克石市均有分布。

应　　用　幼枝利尿止血。

资源状况　资源一般。

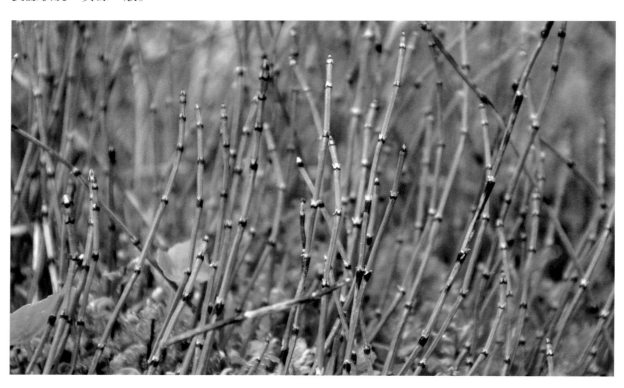

林木贼 林问荆
Equisetum sylvaticum L.

形态特征　地上枝当年枯萎。枝二型，孢子枝与营养枝同期萌发。孢子枝高 20~30cm，红棕色，有 10~14 条脊，脊上光滑；鞘筒上部红棕色，下部禾秆色；鞘齿卵状三角形，膜质，背面有浅纵沟；孢子散后孢子枝能存活。营养枝灰绿色，轮生分枝多，主枝有 10~16 条脊，脊的背部方形，两侧常具刚毛状突起，每脊常有 1 行小瘤；鞘筒上部红棕色，下部灰绿色；鞘齿卵状三角形，膜质，红棕色，宿存。孢子囊穗圆柱状，顶端钝。

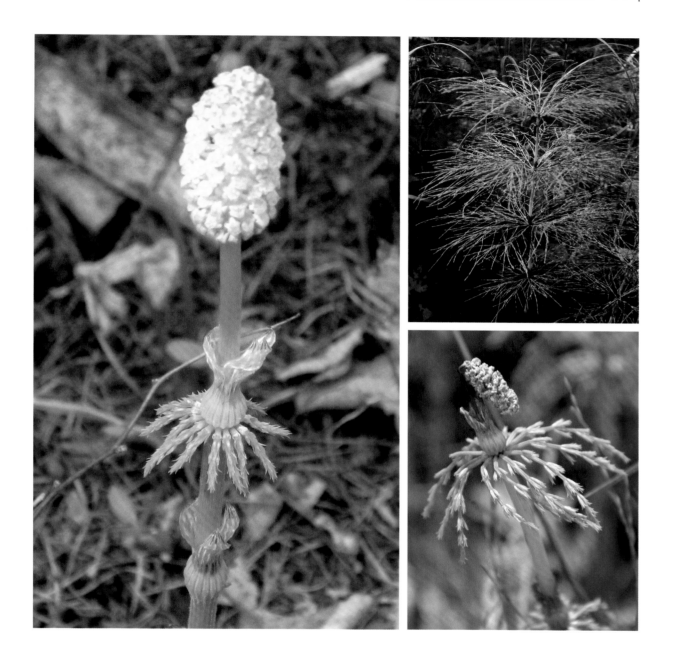

生境分布　生于森林、林缘、森林草地及灌丛杂草中。分布于我国东北及内蒙古、山东、山西、新疆。内蒙古大兴安岭各地均有分布。

药用部位　全草（问荆）入药。

采收加工　盛夏或初秋采挖全草，鲜用或晒干。

化学成分　全草含多种苷类及酸类化合物。

性味归经　味甘、苦，性平。

功能主治　活血化瘀，利尿。用于咯血，尿血，淋病，痛风，风湿疼痛，癫痫痹痛，胸痹痛，小便不利等。

用法用量　内服 5~10g，水煎；外用适量，捣敷或研末调敷。

资源状况　资源丰富。

斑纹木贼
兴安木贼
Equisetum variegatum Schleich. ex F. Weber et D. Mohr.

形态特征 中小型蕨类。根茎直立和横走，黑棕色，节和根有黄棕色长毛。枝一型，地上枝多年生，高 10~17cm，绿色，不分枝，有 6~8 条脊，脊背部近方形或弧形，中间有浅槽或无，两侧各有 1 行小瘤。鞘筒绿色，顶部及中部有 1 圈黑棕色；鞘齿 6~8，开展，三角形，中间黑棕色，边缘灰白色，先端具短芒，膜质，基部背面有 4 条纵棱，宿存。孢子囊穗椭圆状，顶端有小尖突，无柄。

生境分布 生于苔藓针叶林下或泥炭沼泽地。分布于我国黑龙江、吉林、内蒙古、宁夏、四川。内蒙古大兴安岭额尔古纳市、根河市均有分布。

药用部位 全草入药。

采收加工 夏季采收全草，除去杂质，晒干。

应　　用 全草用于骨质疏松，可作利尿剂，在降血脂、降血压方面也有一定疗效。

资源状况 资源一般。

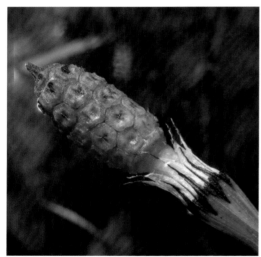 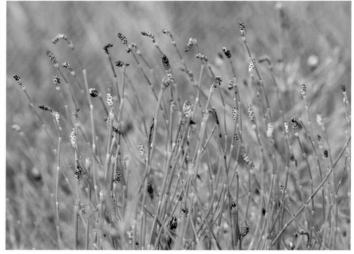

蕨科 Pteridiaceae

蕨

蕨菜、拳头菜
Pteridium aquilinum (L.) Kuhn var. *latiusculum* (Desv.) Underw. ex Heller

形态特征　植株高达 1m。根茎长而横走，有黑褐色茸毛。叶疏生，近革质，小羽轴及主脉下面有疏毛，其余无毛，叶片宽三角形或长圆状三角形，长 30~60cm，三回羽状或四回羽裂，末回小羽片或裂片矩圆形，圆钝头，全缘或下部的有 1~3 对浅裂片或为波状圆齿，侧脉二叉状。孢子囊棕黄色，在小羽片或裂片背面边缘集生成线形孢子囊群，被囊群盖和叶缘背卷所形成的膜质假囊群盖双层遮盖。

生境分布　生于山坡草地、林下、林缘向阳处。我国广布种。内蒙古大兴安岭各地均有分布。

药用部位　根茎（蕨）入药。

采收加工　6 月采收挖根茎，洗净，鲜用或晒干。

化学成分　含多种苞满酮类化合物。

性味归经　味甘，性寒。

功能主治　清热利湿，消肿，止痛，安神，滑肠，降气化痰。用于感冒，发热，痢疾，湿热黄疸，高血压病，头昏失眠，风湿性关节炎，带下，痔疮，脱肛等。

用法用量　内服 15~50g，水煎。

资源状况　资源丰富。

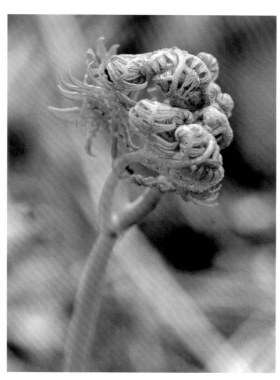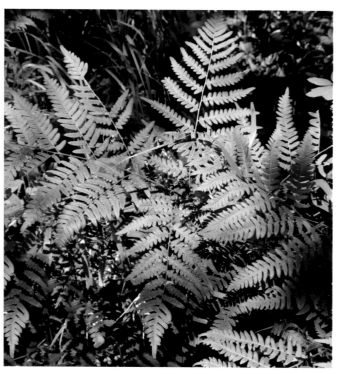

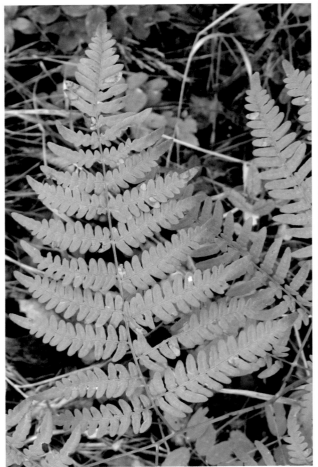
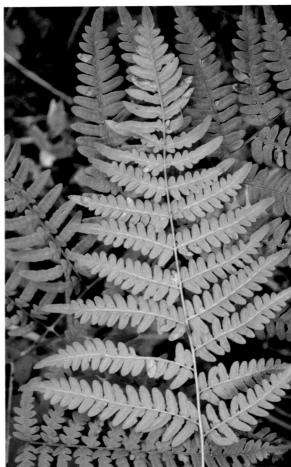

中国蕨科 Sinopteridaceae

银粉背蕨 | 通经草、金丝草
Aleuritopteris argentea (Gmél.) Fée

形态特征　植株高 15~30cm。根茎直立或斜升，外被鳞片；鳞片披针形，亮黑色，边缘红棕色。叶簇生，上表面暗绿色，下表面有银白色或乳黄色的粉粒，叶呈五角星状，长宽均为 5~6cm，有 3 枚羽片基部彼此相连或分离，顶生羽片近于菱形，侧生羽片又为三角形，羽轴下侧裂片较上侧为长，边缘具小圆齿，叶脉在背面不凸起；叶柄栗褐色，有光泽。孢子囊群生于小脉顶端，成熟时汇合成条形；囊群盖沿叶边连续着生，厚膜质，全缘。

生境分布　生于阴暗潮湿的岩石缝中。我国广布种。内蒙古大兴安岭各地均有分布。

药用部位　全草（银粉背蕨）入药。

采收加工　春、秋季采收全草，除去须根及泥土，晒干或鲜用。

性味归经　味淡、微涩，性温。

功能主治　活血调经，补虚止咳。用于月经不调，闭经腹痛，肺结核咳嗽，咯血等。

用法用量　内服 9~15g，水煎。

资源状况　资源少。

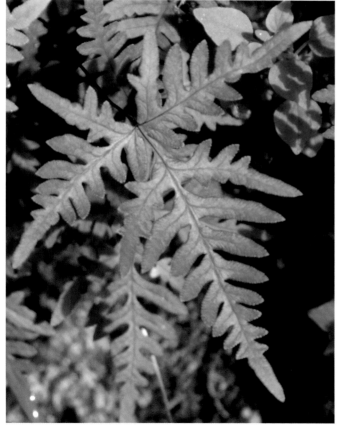
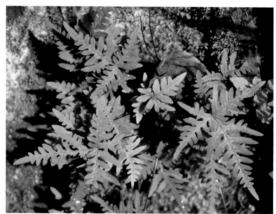
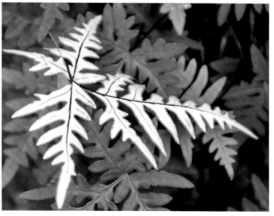

蹄盖蕨科 Athyriaceae

东北蹄盖蕨
猴腿蹄盖蕨、多齿蹄盖蕨
Athyrium brevifrons Nakai ex Kitagawa

形态特征　植株高 40~100cm。根茎短粗而斜升。叶簇生；叶柄长 20~50cm，麦秆色至深麦秆色，被有黑褐色披针形的鳞片，下部鳞片较密，基部明显尖削，黑色；叶片草质至厚草质，长圆状披针形至卵状长圆形，长 20~50cm，宽 10~40cm，三回羽裂，互生或近对生，羽片基部对称，近平截，有短柄，下部 1~2 对羽片缩短，小羽片近平展，略与羽轴合生，先端钝尖至渐尖，羽状浅裂至中裂，顶端有 2~4 枚锯齿，侧脉单一，伸达锯齿。孢子囊群生于裂片基部上侧小脉上；囊群盖条形，边缘啮蚀状。孢子长圆形，不具周壁。

生境分布　生于山地林缘、草坡、疏林下或采伐迹地上。分布于我国东北、华北。内蒙古大兴安岭各地均有分布。

药用部位　根茎（东北蹄盖蕨）入药。

采收加工　春、秋季采挖根茎，除去泥土，洗净，晒干。

性味归经　味微苦，性凉。

功能主治　清热解毒，杀虫止痛。用于外感风热，发热，恶风，咽痛，口干，虫积腹痛，皮疹等。

用法用量　内服 6~12g，水煎。

资源状况　资源丰富。

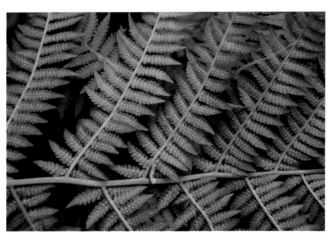 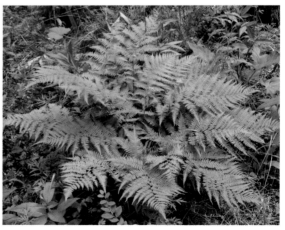

中华蹄盖蕨
狭叶蹄盖蕨、野鸡膀子
Athyrium sinense Rupr.

形态特征　植株高 0.5~1.2m。根茎粗短，直立或斜升。叶簇生；叶柄长 20~50cm，禾秆色或紫红色，基部密被棕褐色披针形的鳞片；叶轴、羽轴被大腺毛，腺毛卷缩，先端膨；叶片卵状披针形或宽卵形，通常二回羽状，羽片互生，无柄，相距 1~4cm，基部 2~3 对羽片渐短，略反折，或大型植株的基部羽片不缩短，中部羽片先端渐尖，基部截形，一回羽状，小羽片羽状浅裂至深裂，末回裂片先端具尖齿。孢子囊群矩圆形或马蹄形，生于裂片基部；囊群盖同形，膜质，边缘啮蚀状。

生境分布　生于山坡林下。分布于我国东北、华北及山东、河南、陕西、宁夏、安徽。内蒙古大兴安岭鄂伦春旗、牙克石市、莫力达瓦旗、阿荣旗、扎兰屯市均有分布。

药用部位　根茎（中华蹄盖蕨）入药。

采收加工　夏、秋季采收根茎，除去须根，洗净，晒干。

化学成分　根茎含少量东北贯众素。

性味归经　味微苦，性凉。归肺、大肠经。

功能主治　清热解毒，驱虫。用于流行性感冒，麻疹，流行性乙型脑炎，流行性脑脊髓膜炎，钩虫病，蛔虫病等。

用法用量　内服 10~15g，水煎。

资源状况　资源少。

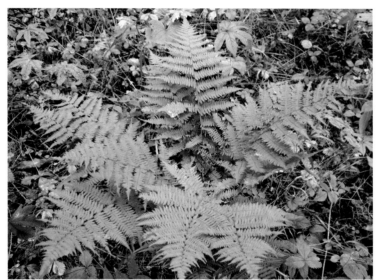
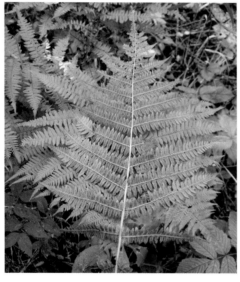

铁角蕨科 Aspleniaceae

过山蕨
马蹄草、过桥草
Asplenium ruprechtii Sa. Kurata

形态特征　植株高达 20cm。根茎短小，直立，顶部密生狭披针形黑褐色的小鳞片。叶簇生，近二型，草质，两面无毛。营养叶较短，长约 5cm，叶片披针形或矩圆形，长 1~2cm，宽 5~8mm，钝头或渐尖头，基部阔楔形，略下延于叶柄。孢子叶的柄长 1~5cm；叶片披针形，长 10~15cm，宽 5~8mm，顶部渐尖，通常延伸成鞭状，着地生根，产生新株，叶脉网状，无内藏小脉，网眼外的小脉分离，不达叶边。孢子囊群于靠主脉两侧网眼的外侧或相对的两侧着生；囊群盖短线形或长圆形，全缘，向网眼内开。

生境分布　分布于我国东北、华北及山东、江苏、江西、四川。内蒙古大兴安岭额尔古纳市、鄂伦春旗、扎兰屯市均有分布。

药用部位　全草（过山蕨）入药。

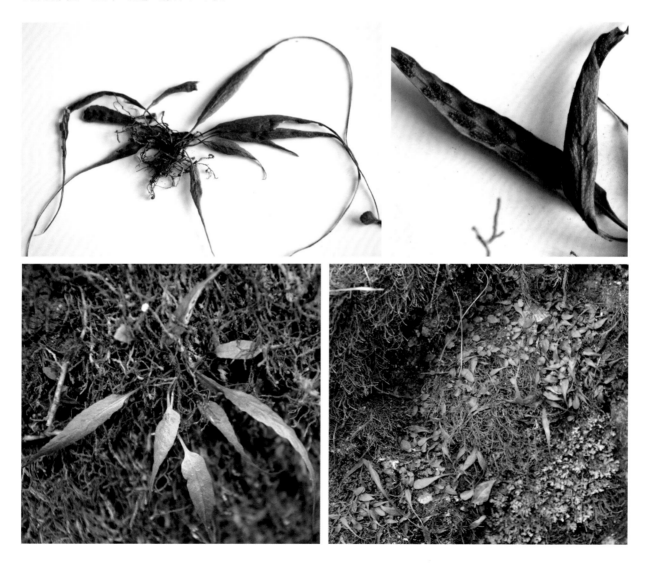

采收加工　夏、秋季采收全草，洗净，晒干。

性味归经　味淡，性平。归心经。

功能主治　活血化瘀，止血，解毒。用于血栓闭塞性脉管炎，偏瘫，子宫出血，外伤出血，神经性皮炎，下肢溃疡等。

用法用量　内服 3~6g，水煎；或研末服，每日 3 次，每次 1g。外用适量，研末敷。

资源状况　资源少。

球子蕨科 Onocleaceae

荚果蕨　小叶贯众、黄瓜香
Matteuccia struthiopteris (L.) Todaro

形态特征　植株高达 90cm。根茎直立，连同叶柄基部密被披针形鳞片。叶簇生，二型，有柄；营养叶片矩圆状倒披针形，叶轴和羽轴偶有棕色柔毛，二回深羽裂，下部十多对羽片向下逐渐缩短成小耳形，中部羽片裂片边缘浅波状或顶端具圆齿，侧脉单一；孢子叶较短，挺立，有粗硬而较长的柄，一回羽状，纸质，羽片向下反卷成有节的荚果状，包被囊群。孢子囊群圆形，生于侧脉分枝的中部，成熟时汇合成条形；囊群盖膜质，白色，成熟时破裂消失。

生境分布　生于山谷林下或河岸湿地。分布于我国东北、华北及陕西、四川、西藏。内蒙古大兴安岭根河市、鄂伦春旗、牙克石市均有分布。

药用部位　根茎（贯众）入中药，又可入蒙药。

采收加工　春、秋季采挖根茎，除去须根、残茎，洗净，晒干。

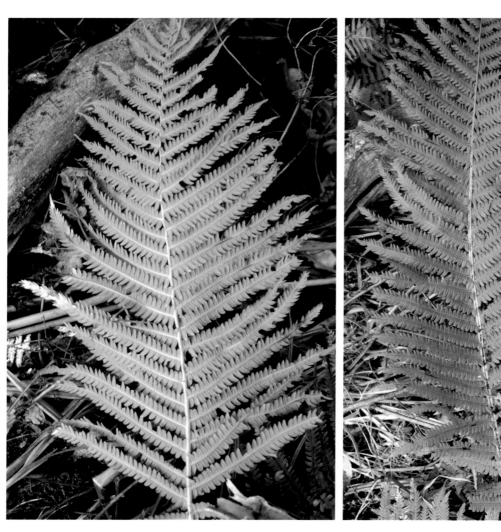
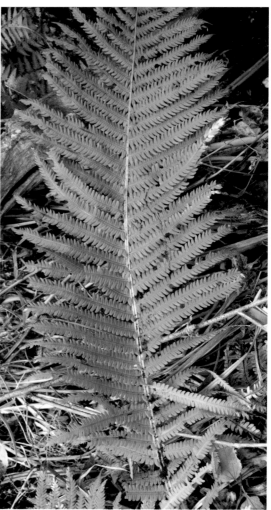

化学成分　根茎含坡那甾酮类化合物及 β-谷甾醇，还含少量绵马精等。

性味归经　中药：味苦，性凉。蒙药：味微甘、苦，性凉、钝、重。

功能主治　中药：清热解毒，凉血止血，杀虫。用于风热感冒，温热斑疹，痄腮，吐血，衄血，肠风便血，崩漏，蛔虫病，蛲虫病，绦虫病，流行性乙型脑炎，麻疹等。蒙药：清热，解毒，愈伤。用于毒热，食肉中毒，视力减退，胃胀，呕吐，精神疲倦，头晕，狂犬病，流行性感冒，伤热等。

用法用量　中药：内服 6~15g，水煎或入丸、散剂；外用适量，研末调敷患处。蒙药：多入丸、散剂。

资源状况　资源一般。

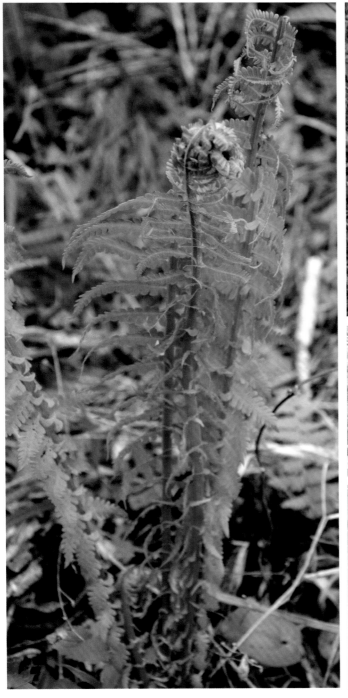
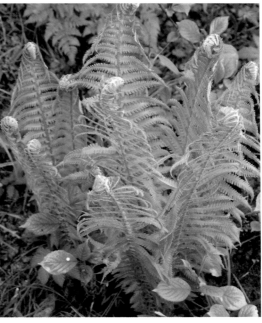
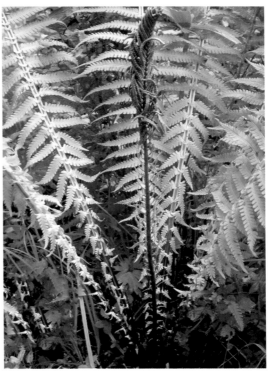

球子蕨 *Onoclea sensibilis* L.

形态特征 植株高 30~70cm。根茎长而横走，黑褐色，疏被棕色鳞片；鳞片宽卵形，全缘或微波状，薄膜质。叶疏生，二型；营养叶禾秆色，疏被棕色鳞片，叶片宽卵状三角形或宽卵形，叶轴和羽轴略有披针形小鳞片，叶脉两面疏生白色长毛，一回羽状，边缘波状或近全缘，叶脉网状，网眼无内藏小脉，近叶缘小脉分离；孢子叶二回羽状，羽片条形，极斜上，小羽片反卷成小球形，成熟时开裂。孢子囊圆球形，生于裂片小脉的顶端，有膜质囊群盖向外包被在球内，呈隔膜状。

生境分布 生于小溪旁草地、山涧小溪旁、潮湿草甸。分布于我国东北及内蒙古、河北、河南。内蒙古大兴安岭鄂伦春旗、阿荣旗、扎兰屯市、阿尔山市均有分布。

药用部位 根茎（球子蕨）入药。

采收加工 夏季采挖根茎，洗净，晒干。

应　　用 根茎利尿。

资源状况 资源稀少。

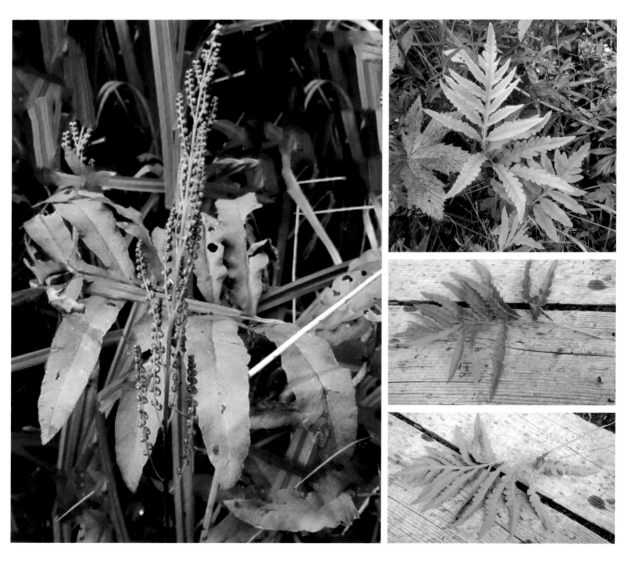

岩蕨科 Woodsiaceae

耳羽岩蕨
岩蕨、蜈蚣旗
Woodsia polystichoides Eaton

形态特征　植株高 15~35cm。根茎短而直立，顶部和叶柄基部密生鳞片；鳞片卵状披针形，边缘有毛。叶簇生；叶柄长 4~12cm，亮栗色，顶端（或近顶端）有 1 个斜关节，基部以上到叶轴有密长毛和小鳞片混生；叶片纸质，宽 2~4cm，顶部渐尖，并为羽裂，向基部变狭，两面混生具节的绵毛和条形鳞片，一回羽状，下部羽片逐渐缩小，斜向下，中部羽片平展，基部不对称，下侧斜楔形，上侧耳状突起，全缘至波状浅裂，侧脉二叉。孢子囊群圆形，生于分叉侧脉上侧一脉顶端；囊群盖下位，扁圆坛形，孔口大。

生境分布　生于林下石上及山谷石缝间。分布于我国东北、华北、西北和长江流域（贵州、江苏除外）。内蒙古大兴安岭阿荣旗、扎兰屯市均有分布。

药用部位　根茎（耳羽岩蕨）入药。

采收加工　春、夏、秋季采挖根茎，洗净，晒干。

功能主治　舒筋散瘀，活血。用于关节炎，伤筋肿痛等。

用法用量　外用 15~20g，泡酒涂擦患处。

资源状况　资源少。

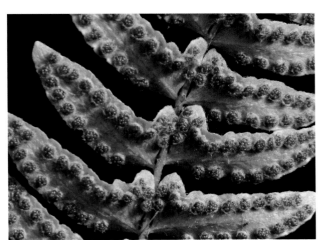
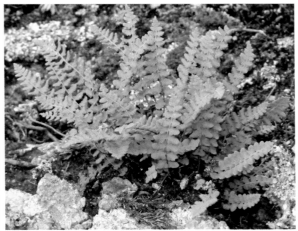

鳞毛蕨科 Dryopteridaceae

广布鳞毛蕨
大鳞毛蕨
Dryopteris expansa (Presl) Fraser-Jenkins et Jermy

形态特征 植株高 0.4~1m。根茎粗短，斜升或横卧。叶簇生；叶柄短于叶片，下部密鳞片，鳞片卵形或宽披针形，中部淡褐色或栗黑色，边缘淡棕色；叶片长圆形、卵状长圆形或近三角形，渐尖头，三回羽状深裂，羽片 6~11 对，基部羽片斜三角形，具短柄，羽轴下侧小羽片长于上侧的，其余羽片多长圆状披针形，具短柄，二回羽状，下小羽片先出，长圆形，尖头，具短柄，羽状深裂，裂片长方形或长圆形，先端具芒刺齿牙，叶草质，光滑，上表面绿色，下表面淡绿色，叶脉羽状，每裂片 3~4 对，不分叉。孢子囊群着生于小脉顶端或上部，囊群盖全缘或具缺刻。

生境分布 生于山坡林下。分布于我国东北及内蒙古、河北。内蒙古大兴安岭牙克石市、扎兰屯市均有分布。

药用部位 根茎（大鳞毛蕨）入药。

采收加工 春、秋季采挖根茎，除去泥土及残茎，洗净，晒干。

应　　用 根茎用于驱绦虫，感染阔节裂头绦虫者口服其提取物 3g，可驱除 91% 的绦虫。

资源状况 资源少。

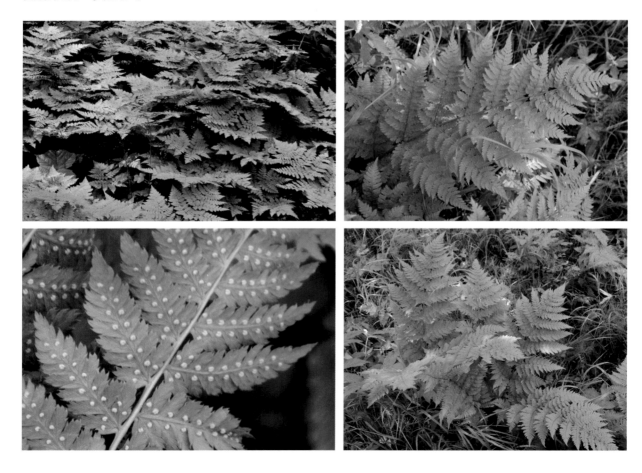

香鳞毛蕨 | *Dryopteris fragrans* (L.) Schott

形态特征 植株高 20~30cm。根茎直立或斜升，顶端连同叶柄基部密被鳞片；鳞片红棕色，卵圆形或卵圆状披针形，具齿。叶簇生；叶柄长 1~2cm，生于石缝中的长达 12cm，禾秆色，有纵沟，密被红棕色鳞片和黄色腺体，鳞片长圆状披针形，具锯齿；叶片长圆状披针形，二回羽状至三回羽裂，羽片约 20 对，披针形，中部羽片长 1.5~2cm，基部宽 6~8mm，下部数对呈耳形，羽状或羽状深裂，小羽片（裂片）椭圆形，具齿或浅裂；叶草质，干后上表面褐色，下表面棕色，两面光滑，沿叶轴和羽轴被棕色披针形裂片和腺体，叶脉羽状，不显。孢子囊群圆形，背生小脉；囊群盖圆形或圆肾形，具疏齿，上面有腺体。

生境分布 生于干旱岩石缝中。分布于我国东北及内蒙古、河北、新疆。内蒙古大兴安岭额尔古纳市、根河市、鄂伦春旗、牙克石市、扎兰屯市、阿尔山市均有分布。

药用部位 全草（香鳞毛蕨）入药。

采收加工 夏季采收全草，晒干。

应　　用 北方民间验方记载，香鳞毛蕨能治疗各种皮肤病和关节炎，如牛皮癣、皮疹、皮炎、脚气和干癣等，尤其对牛皮癣和关节炎的治疗效果非常显著。黑龙江省北部的居民把香鳞毛蕨视为皮肤病的"克星"，用香鳞毛蕨的水煎液涂擦患处，可治疗上述疾病。根茎可作为强壮剂。叶浸剂用于外伤。

资源状况 资源少。

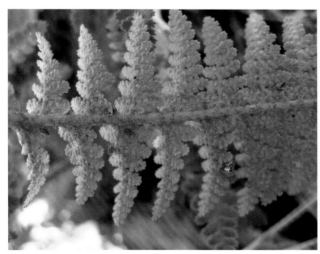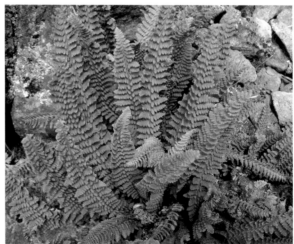

水龙骨科 Polypodiaceae

东北多足蕨
小水龙骨、东北水龙骨
Polypodium virginianum L.

形态特征 根茎长，横走，密被披针形鳞片，鳞片暗棕色，具疏锯齿。叶疏生或近生；叶柄禾秆色，无毛；叶片长圆状披针形，羽状深裂或基部羽状全裂，羽裂渐尖头或尾尖头，侧生裂片 12~16 对，近平展，条形，基部与羽轴合生，钝圆头，具浅锯齿，叶片近革质，干后上表面灰绿色，平滑，下表面黄绿色，褶皱，两面无毛，叶脉分离，裂片中脉和侧脉均不明显，侧脉顶端有水囊，不达叶缘。孢子囊群圆形，在裂片中脉两侧各成 1 行，近边缘，无盖。

生境分布 生于岩石上。分布于我国东北及内蒙古、河北。内蒙古大兴安岭额尔古纳市、根河市、鄂伦春旗、牙克石市、阿荣旗、扎兰屯市、阿尔山市均有分布。

药用部位 全草（小水龙骨）入药。

采收加工 春、夏、秋季采收全草，洗净，晒干。

化学成分 全草含蜕皮甾酮、蜕皮松。

性味归经 味甘、苦，性凉。

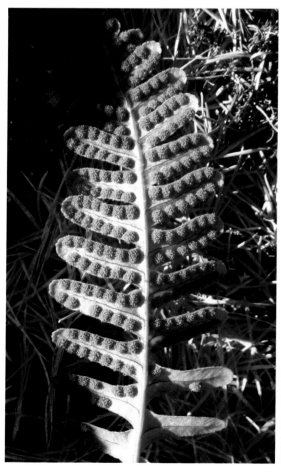
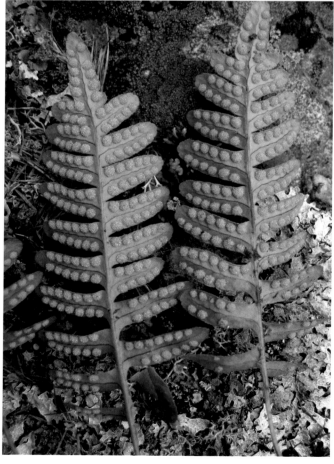

功能主治　祛风除湿，清热解毒，平喘止咳，利尿通淋，消肿止痛。用于痹证，小儿高热，疮疖痈肿，咳嗽气逆，热淋，小便短赤，淋沥涩痛，牙痛，跌打损伤疼痛等；外治荨麻疹，跌打损伤，疮疖肿毒。

用法用量　内服 6~9g，水煎；外用适量。

资源状况　资源少。

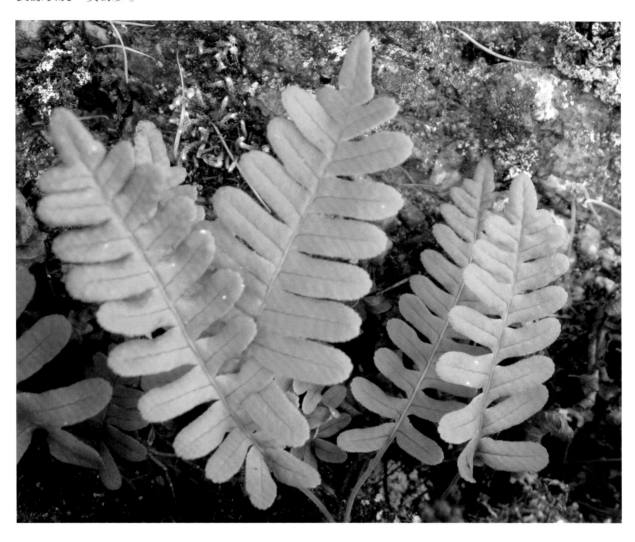

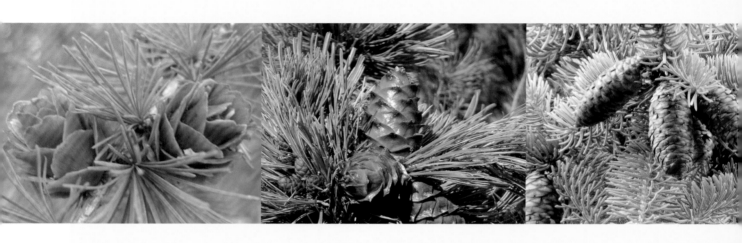

第四章

裸子植物

松科 Pinaceae

兴安落叶松 落叶松、意气松
Larix gmelinii (Ruprecht) Kuzeneva

形态特征 落叶针叶乔木。小枝下垂，一年生长枝淡褐黄色至淡褐色，无毛或多少有毛，基部常有毛，有光泽，间或被白粉，短枝顶端叶枕之间有黄白色毛。叶在长枝上疏散生，在短枝上簇生，呈倒披针状条形，长 1.5~3cm，上表面平，常无气孔线，下表面沿中脉两侧各有 2~3（~5）条气孔线。球花单生短枝顶端。球果卵圆形，长 1.2~3cm，幼时红紫色，后变绿色，熟时黄褐色至紫褐色，顶端的种鳞开展或斜展；种鳞 14~30，五角状卵形，先端截形或微圆，常微凹，背面和边缘无毛，有光泽；苞鳞不外露，或球果基部的苞鳞露出。花期 5 月，果期 6~7 月。

生境分布 生于山坡、沟谷、沼泽、灌丛。分布于我国大兴安岭。内蒙古大兴安岭各地均有分布。

药用部位 叶、嫩枝（落叶松）入药。

采收加工 夏季采收叶及嫩枝，晒干。

应　　用 叶、嫩枝用于咳嗽及风湿。水煎，长期饮服。

资源状况 资源丰富。

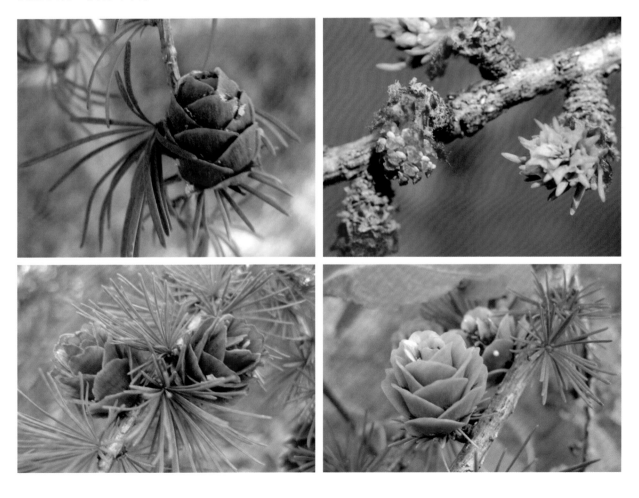

红皮云杉

红皮臭、朝鲜云杉
Picea koraiensis Nakai

形态特征　常绿乔木。小枝上有明显的木钉状叶枕，一年生枝淡红褐色或淡黄褐色，无毛或近无毛，或有较密的短柔毛。芽长圆锥形，小枝基部宿存芽鳞的先端常反曲。叶辐射伸展，或枝条下面及两侧的叶向上弯伸，锥形，长 1.2~2.2cm，先端尖，横切面菱形，四面有气孔线，上表面 5~8 条，下表面 3~5 条。雄球花单生叶腋，下垂。球果单生枝顶，下垂，卵状圆柱形或圆柱状矩圆形，长 5~8cm，熟前绿色，后呈绿黄褐色或褐色；种鳞薄木质，三角状倒卵形或倒卵形，先端圆或钝三角形，露出部分有光泽，常平滑，无明显纵纹；苞鳞极小；种子上端有膜质长翅。花期 5~6 月，果熟期 9 月。

生境分布　生于海拔 400~1800m 的山地、沟谷。分布于我国东北小兴安岭、张广才岭、老爷岭和长白山区及黑龙江的大兴安岭、内蒙古的赤峰和锡林郭勒多伦。内蒙古大兴安岭的红皮云杉林均为人工栽培。

药用部位　叶、枝、皮入药。

采收加工　叶全年可采，阴干。春季剪枝或剥取砍伐后的树干皮，晒干。

应　　用　热水浸泡叶、枝、皮，冲洗患处，用于风湿。

资源状况　资源丰富。

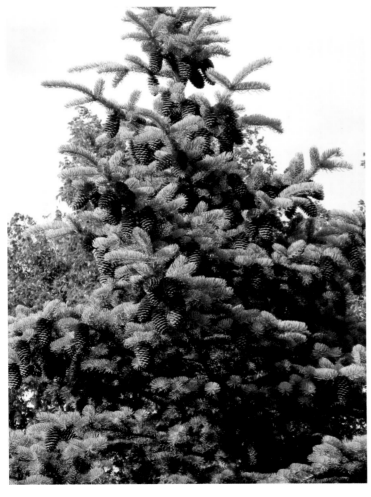
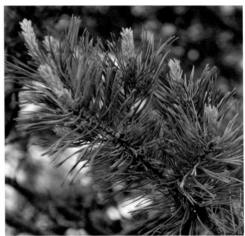
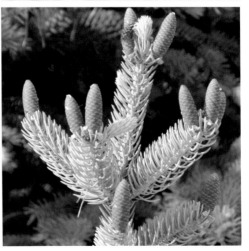

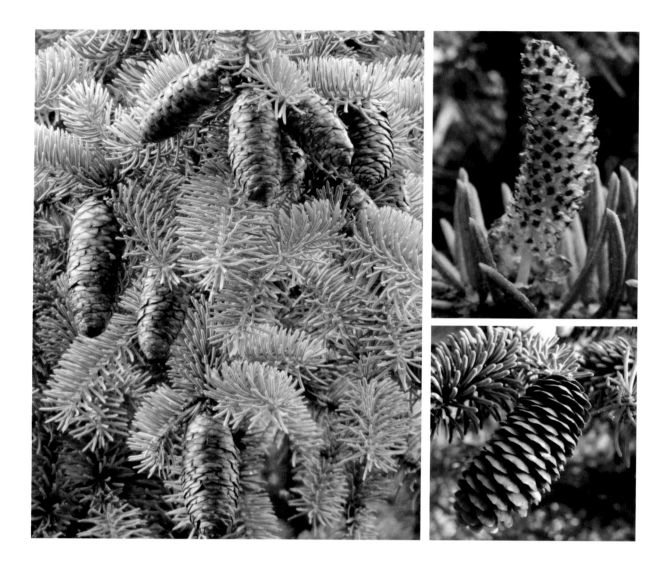

偃松
马尾松、矮松、爬松
Pinus pumila (Pall.) Regel

形态特征　大灌木，高达 3~6m。树干通常伏卧状，基部多分枝，蜿蜒的大枝可长达 10m，或更长，生于山顶的则近直立，丛生状；树皮灰褐色，裂成片状脱落。一年生枝褐色，密被柔毛，二三年生枝暗红褐色。针叶 5 针 1 束，较细短，边缘锯齿不明显或近全缘，下表面无气孔线，上表面每侧具 3~6 条灰白色气孔线；叶内有 1 个维管束，树脂道通常 2 个，稀 1 个，边生；叶鞘早落。雄球花椭圆形，黄色；雌球花及小球果单生，或 2~3 个集生，卵圆形，紫色或红紫色。球果直立，圆锥状卵圆形或卵圆形，成熟时淡紫褐色或红褐色，长 3~4.5cm，直径 2.5~3cm；成熟后种鳞不张开或微张开，种鳞近宽菱形或斜方状宽倒卵形，鳞盾宽三角形，上部圆，背部厚隆起，边缘微向外反曲；果实 2 年成熟。花期 6~7 月，果期 7~9 月。

生境分布　生于海拔 1000m 以上的山的上部，常形成灌丛带，成为高海拔落叶松下优势灌木。分布于我国黑龙江、吉林、内蒙古。内蒙古大兴安岭额尔古纳市、根河市、牙克石市、鄂伦春旗、扎兰屯市、阿尔山市均有分布。

药用部位　花粉、果、叶（偃松）入药。

采收加工　花粉在 6 月采集，阴干为宜。果实 8~9 月采集，晒干或烘干。叶四季均可采收，晒干。

化学成分　叶和枝均含有维生素 C、维生素 K 和胡萝卜素。

应　　用　民间用枝叶水蒸气蒸馏液治疗慢性支气管炎、喘症，花粉即当"松花粉"入药。

资源状况　资源丰富。

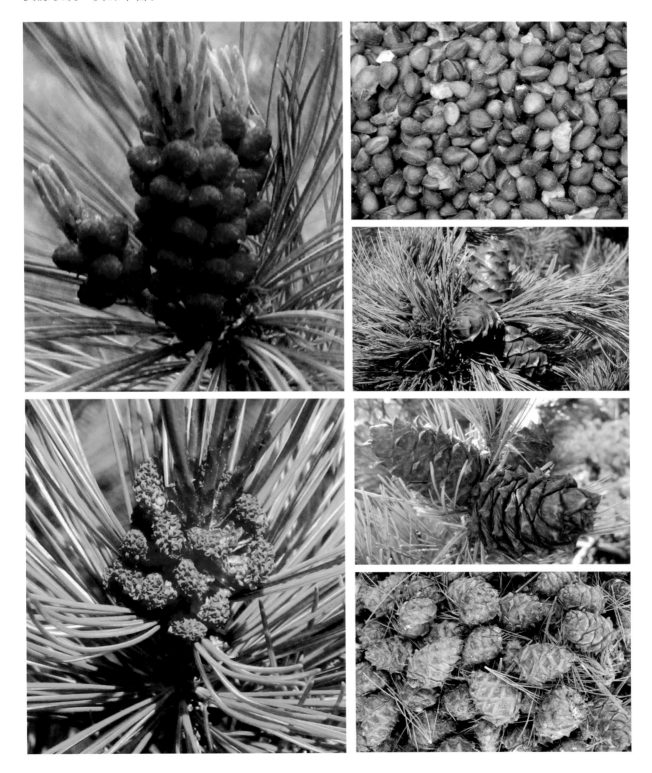

西伯利亚红松

新疆五针松
Pinus sibirica (Loud.) Mayr

形态特征 常绿针叶乔木。树皮灰褐色，裂成不规则的鳞状块状。小枝粗壮，黄褐色，密被淡黄色柔毛。冬芽淡褐色，圆锥形，顶端尖。叶5针1束，柔软，稍扭曲，边缘有细锯齿，上表面无气孔线，下表面每侧有3~4（5）条气孔线；叶横断面近三角形，树脂道3或2，中生。球果直立，圆锥状卵圆形，长5~8cm，直径3~4.5cm；种鳞宽楔形，鳞盾紫褐色，宽菱形或三角状半圆形，种鳞的鳞盾疏生短毛。花期6月下旬，果熟期次年9月。

生境分布 生于阴向山坡的高海拔灌丛中。分布于我国新疆阿尔泰山西北部的布尔津河上游的卡纳斯河和霍姆河流域，黑龙江省漠河县有散生。内蒙古大兴安岭仅满归镇伊克沙玛有小面积的天然林分布，另外，额尔古纳市莫尔道嘎镇也有散生树木。

药用部位 松针（西伯利亚红松）入药。

采收加工 夏季采集松针，晒干。

功能主治 祛风除湿、温经散寒。用于关节炎，腹痛，胃脘痛等。

用法用量 内服9~20g，水煎；外用适量，煎水熏洗。

资源状况 种群数量特别稀少，国家三级保护渐危种。

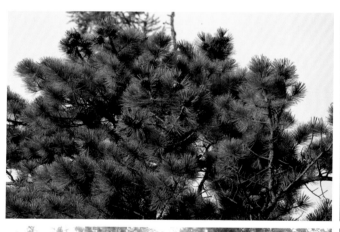
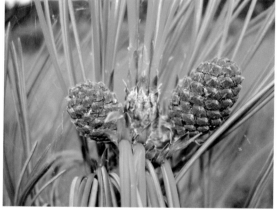
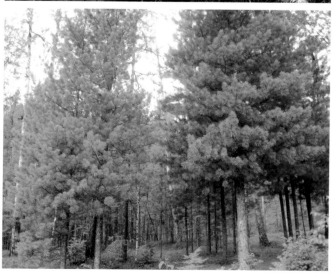
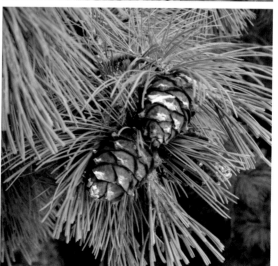

樟子松

海拉尔松、蒙古赤松（日）、西伯利亚松
Pinus sylvestris L. var. *mongolica* Litv.

形态特征　常绿高大针叶乔木。树干下部的树皮黑褐色或灰褐色，深裂，呈不规则的鳞状块片剥落，裂缝棕褐色，上部树皮及枝皮黄色或褐黄色，呈薄片剥落。一年生枝淡黄绿色，二三年生枝灰褐色。冬芽褐色或淡黄褐色，长卵圆形，有树脂。叶 2 针 1 束，扭曲，边缘有细锯齿，两面有气孔线，横断面半圆形；叶鞘宿存，黑褐色。球果圆锥状卵形，长 3~6cm，直径 2~3cm，成熟时淡褐色。花期 6 月，果熟期次年 9~10 月。

生境分布　生于阳向斜陡坡、山脊线上或沙地上。分布于我国大兴安岭海拔 400~1000m 的山地及海拉尔以西或以南一带的沙丘地区。内蒙古大兴安岭各地均有分布。

药用部位　瘤状节、枝条、花粉、叶、果实（樟子松）入药。

采收加工　春季采集花粉，晒干。夏季采收叶，晒干。秋季采收果实，晒干。

功能主治　瘤状节或枝条祛风湿，止痛。用于关节疼痛，屈伸不利。花粉燥湿收敛。用于黄水疮，皮肤湿疹等。叶祛风除湿，杀虫，止痒。用于跌伤，浮肿，疥癣。果实祛痰，止咳，平喘等。

资源状况　资源丰富。

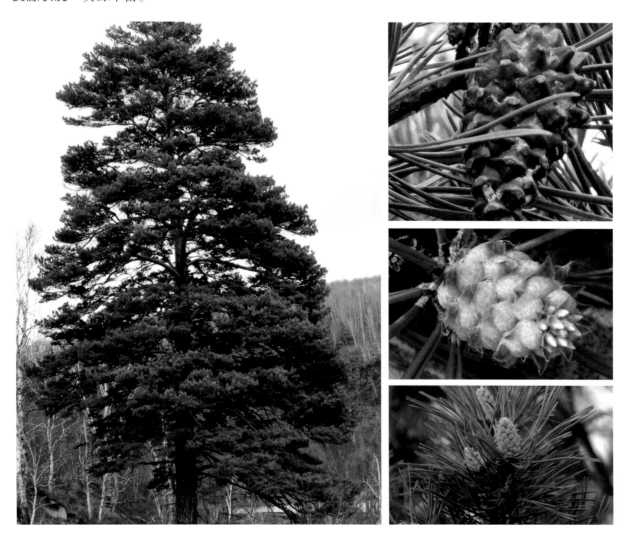

柏科 Cupressaceae

兴安圆柏
兴安桧
Juniperus sabina L. var. *davurica* (Pall.) Farjon

形态特征　常绿匍匐灌木。树皮紫褐色，裂为薄片状脱落。鳞叶交叉对生，排列紧密，菱状卵形或斜方形。雄球花卵圆形，雌球花着生于向下弯曲的小枝顶端。球果常呈不规则扁球形，成熟时暗褐色至蓝紫色，被白粉。种子卵圆形，棱脊不明显。花期 6 月，果期次年 8 月。

生境分布　生于多石山地或山峰岩缝中。分布于我国大兴安岭。内蒙古大兴安岭各地均有分布。

药用部位　枝叶（兴安圆柏）入中药，又可入蒙药。

采收加工　四季采收枝叶，洗净，晒干。

性味归经　中药：味辛，性温。蒙药：味苦、涩，性糙、轻、钝、凉。

功能主治　中药：发汗，利尿。用于风湿痹痛，小便不利等。蒙药：清热，止血，利尿，燥"希日乌素"，愈伤，消肿。用于肾脏损伤，尿血，膀胱热，尿闭，浮肿，"发症"，痛风，游痛症，"希日乌素"症，创伤等。

用法用量　中药：内服 6~12g，水煎。蒙药：多配方用，外用作药浴。

资源状况　资源一般。

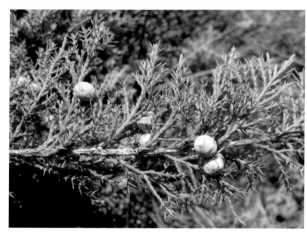 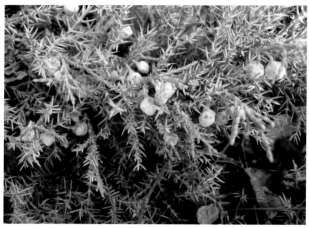

西伯利亚刺柏
高山桧、西伯利亚杜松、矮桧
Juniperus sibirica Burgsd.

形态特征　匍匐灌木，高 30~70cm。枝皮灰色，小枝密，粗壮，直径约 2mm。刺叶三叶轮生，斜伸，通常稍呈镰状弯曲，呈披针形或椭圆状披针形，先端急尖或上部渐窄成锐尖头，上表面稍凹，中间有 1 条较绿色边带宽的白粉带，或中下部有微明显的绿色中脉，下表面具棱脊。球果圆球形或近球形，直径 5~7mm，熟时褐黑色，被白粉，通常有 3 粒种子，或 1~2 粒。

生境分布 生于海拔 1000m 以上山的上部灌丛、岩石缝、针叶林下。分布于我国东北及新疆、西藏。
内蒙古大兴安岭额尔古纳市、根河市、鄂伦春旗、牙克石市、扎兰屯市、阿尔山市均有分布。

药用部位 嫩枝叶（西伯利亚刺柏）、果实入药。

采收加工 夏季采集带叶的嫩枝，秋末采集果实，分别晾干。

性味归经 味苦、涩，性寒。

功能主治 清热解毒。用于赤巴病扩散，皮肤瘙痒，痔疮等。

资源状况 资源一般。

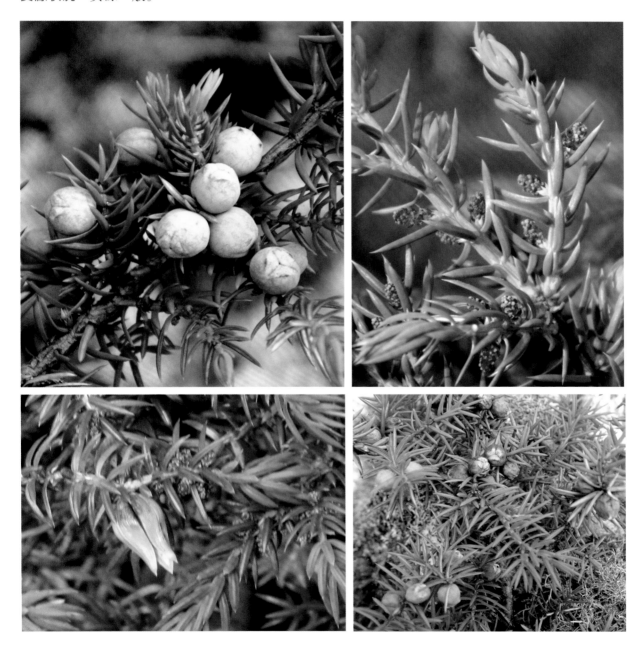

麻黄科 Ephedraceae

单子麻黄

小麻黄
Ephedra monosperma Gmel. ex Mey.

形态特征　草本状矮小灌木，高 5~15cm。木质茎短小，长 1~5cm，多分枝。绿色小枝常微弯，通常开展，节间细短，纵槽纹不甚明显。叶 2 裂，叶 1/2 以下合生，裂片短三角形，先端钝或尖。雄球花生于小枝上下各部，单生枝顶或对生节上，多呈复穗状；苞片 3~4 对。雌球花单生或对生节上，无梗；苞片 3 对，基部合生，成熟时苞片肉质红色，被白粉，最上 1 对苞片约 1/2 分裂；雌花 1（2）；胚珠的珠被管通常较长而弯曲。花、果期 6~7 月。

生境分布　生于干旱的山坡石缝地。分布于我国华北、西北及黑龙江、西藏。内蒙古大兴安岭牙克石市有分布。

药用部位　草质茎入药。

化学成分　含生物碱。

采收加工　夏季采收，晒干。

性味归经　味辛、微苦，性温。归肺、膀胱经。

功能主治　发汗解表，止咳平喘，利水。用于外感风寒证，喘咳证，水肿兼有表证。

用法用量　内服 1.5~9g，水煎（宜先煎）。解表生用，平喘炙用或生用。

资源状况　资源特别稀少。

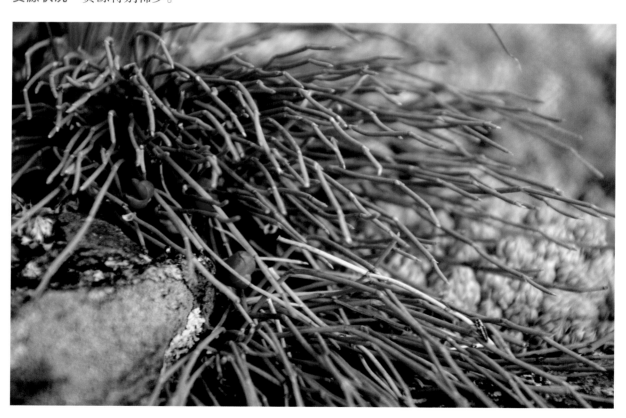

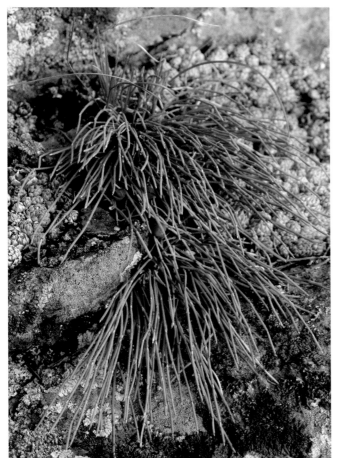

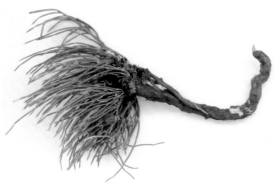

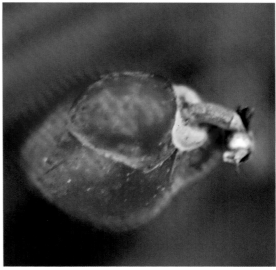

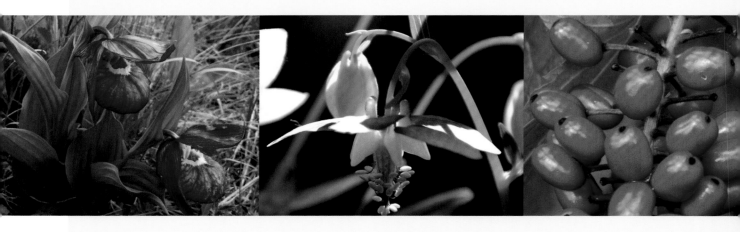

第五章

被子植物

胡桃科 Juglandaceae

胡桃楸
山核桃、核桃楸
Juglans mandshurica Maxim.

形态特征　乔木，高 20m。髓部薄片状。叶为单数羽状复叶，长可达 80cm；小叶 9~17，矩圆形或椭圆状矩圆形，长 6~18cm，宽 3~7cm，有明显的细密锯齿，上表面初有稀疏的柔毛，后仅中脉有毛，下表面有贴伏短柔毛和星状毛。花单性同株。雄柔荑花序下垂，长 9~20cm；雄蕊通常 12。雌花序穗状，顶生，直立；雌花 4~10。果序长 10~15cm，俯垂，通常具果 5~7；果实卵形或椭圆形，长 3.5~7.5cm，直径 3~5cm；果核球形、卵形或长椭圆形，有 8 条纵棱，各棱间有不规则皱折及凹穴；内果皮壁内有多数不规则空隙，隔膜亦有 2 个空隙。花期 5~6 月，果期 8~9 月。

生境分布　生于小沟溪旁或山坡。分布于我国东北及内蒙古、河北。内蒙古大兴安岭扎兰屯市有分布。

药用部位　青果、种仁和树皮（胡桃楸）入药。

采收加工　夏、秋季采收青果，趁鲜捣碎泡酒备用。秋季采收成熟果实，除去外果皮，洗净，晒干或去内果皮（壳）取仁用。树皮多于春夏之交时采收，晒干。

化学成分　果仁含油脂、蛋白质、糖及维生素 C，青果皮中含有胡桃醌。

性味归经　青果味辛，性平；有毒。种仁味甘，性温。归胃经。树皮味苦、辛，性平。

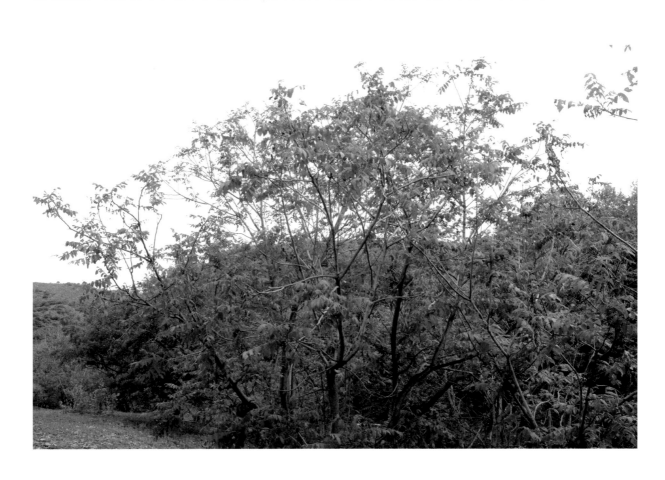

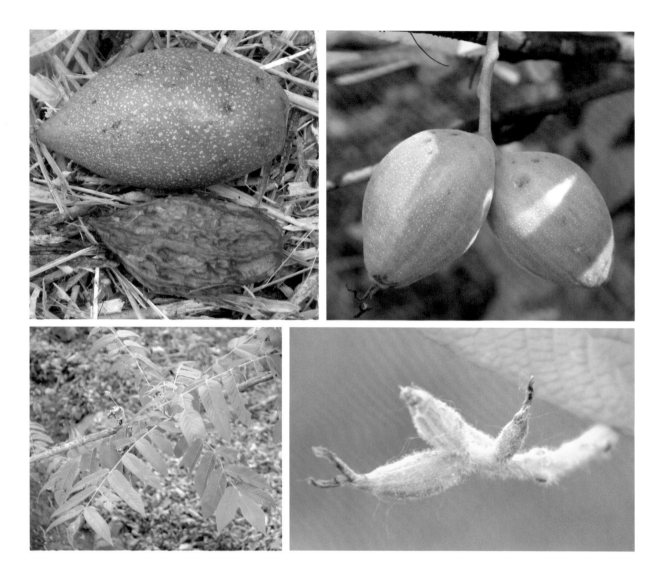

功能主治　青果止痛。用于胃及十二指肠溃疡，胃痛等；外治神经性皮炎。种仁敛肺定喘，温肾润肠。用于体质虚弱，肺虚咳嗽，肾虚腰痛，便秘，遗精，阳痿，尿路结石，乳汁缺少等。树皮清热解毒。用于细菌性痢疾，骨结核，麦粒肿等。

用法用量　青果内服 6~9g，浸酒；外用适量，鲜品捣烂搽患处。种仁、树皮内服 3~9g，水煎。

资源状况　资源稀少。

杨柳科 Salicaceae

钻天柳
红毛柳、上天柳
Chosenia arbutifolia (Pallas) A. K. Skv.

形态特征　乔木，高达 30m，胸径 1m。树皮褐灰色。小枝无毛，有白粉。芽扁卵形，具 1 枚芽鳞。叶长圆状披针形或披针形，先端渐尖，基部楔形，无毛，上表面灰绿色，下表面苍白色，常有白粉，稍有锯齿或近全缘，无托叶。柔荑花序先叶开放，雄花序下垂，雌花序直立或斜展。雌花、雄花均无腺体。雄花苞片倒卵形，宿存，边缘有长缘毛；雄蕊 5，短于苞片，花药球形，黄色。雌花苞片脱落，有长缘毛；子房卵状长圆形，有短柄，去毛，花柱 2，每枚花柱顶端具 2 裂柱头，脱落。蒴果 2 瓣裂。种子长椭圆形，无胚乳。花期 5 月，果期 6 月。

生境分布　生于河岸、小溪。分布于我国东北及内蒙古。内蒙古大兴安岭各地均有分布，主要分布于额尔古纳市、根河市。

化学成分　叶含黄酮及鞣质。

应　　用　叶（钻天柳）清热平喘，止渴化痰。用于龋齿。

资源状况　资源少，国家二级重点保护野生植物。

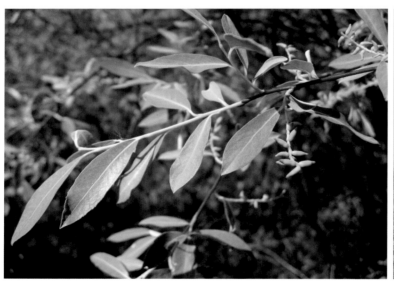
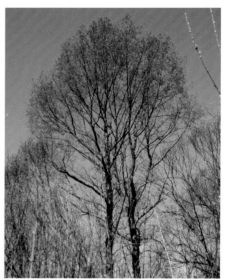

山杨
大叶杨、响杨、麻嘎勒
Populus davidiana Dode

形态特征　乔木，高达 25m。冬芽卵形，无毛，略有黏液。叶三角状圆形或圆形，长宽近相等，先端圆钝或急尖，基部宽楔形或圆形，边缘有波状钝齿，幼时微有柔毛和睫毛，老时无毛；叶柄无毛。花序轴有疏柔毛。雄花序长 5~9cm；苞片深裂，有疏柔毛；雄蕊 6~11。雌花序长 4~7cm；柱头 2，深裂。蒴果椭圆状纺锤形，2 瓣裂开。花期 5~6 月，果期 6~7 月。

生境分布　生于山坡。分布于我国东北、华北、华中、西北及西藏、云南、四川、贵州、广西。内蒙古大兴安岭各地均有分布。

药用部位　树皮（山杨）入中药，又可入蒙药。

采收加工　春、夏、秋季剥取树皮，晒干，切丝。

化学成分　树皮含多种生物碱、挥发油、鞣质及果胶、水杨酸等。

性味归经　中药：味苦，性寒。蒙药：味苦，性凉。

功能主治　中药：清热解毒，行瘀，利水，消痰。用于感冒发热，风湿热，疟疾，消化不良，腹泻，妊娠下痢，小便淋漓，牙痛，口疮，扑损瘀血，蛔虫病，高血压病等；外治秃疮，疥癣，蛇咬伤。蒙药：排脓，止咳。用于咳嗽，肺脓肿，麻疹等。

用法用量　中药：内服 10~30g，水煎或酒浸；外用适量，煎水含漱或熏洗，或研末调敷患处。蒙药：内服 3~5g，水煎或研末冲服。

资源状况　资源丰富。

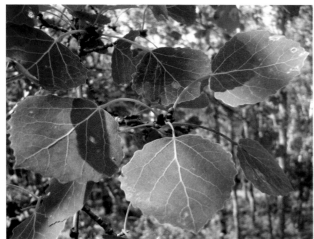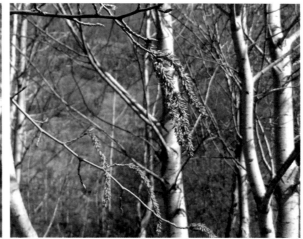

甜杨　*Populus suaveolens* Fisch.

形态特征　高大阔叶乔木，树冠长圆形。树皮幼时灰绿色，平滑，老时有沟裂，暗灰色。小枝圆筒形，灰色或灰褐色，微有短柔毛。芽较长，褐色，有黏质。叶椭圆形、卵圆形、椭圆状长圆形或倒卵状长椭圆形，先端突尖或短渐尖，常扭转，基部圆形或近心形，边缘有圆锯齿状的锯齿，具缘毛，上表面暗绿色，叶脉较明显，下表面灰白色，具 3~5 条掌状脉，脉上或近基部微有柔毛；叶柄圆，无毛或稍有短柔毛。根际萌生的枝叶为矩圆状椭圆形。雄花序长 4~5cm，雌花序长 6~8cm；子房圆锥形，花柱 3 深裂。蒴果近无柄，3 瓣裂。花期 5 月，果期 6 月。

生境分布　生于河岸。分布于我国大、小兴安岭。内蒙古大兴安岭各地均有分布。

采收加工　春、夏、秋季剥取树皮，晒干，切丝。

应　　用　同山杨。

资源状况　资源丰富。

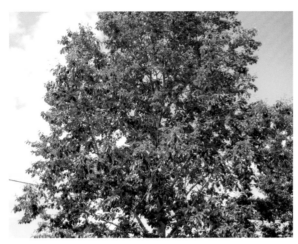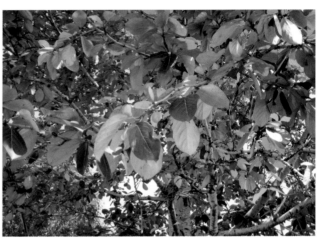

筐柳 蒙古柳
Salix linearistipularis (Franch.) Hao

形态特征 灌木或小乔木，高可达 8m。树皮黄灰色至暗灰色。小枝细长。芽卵圆形，淡褐色或黄褐色，无毛。叶披针形或线状披针形，长 8~15cm，宽 5~10mm，两端渐狭或上部较宽，无毛，上表面绿色，下表面苍白色，边缘有腺锯齿，外卷；叶柄长 8~12mm，无毛；托叶线形或线状披针形，边缘有腺齿。花先叶开放或与叶近同时开放，无花序梗。雄花序长圆柱形，长 3~3.5cm；雄蕊 2，花丝合生，最下部有柔毛，花药黄色；苞片倒卵形，先端黑色，有长毛；腺体 1，腹生。雌花序长圆柱形，长 3.5~4cm；苞片卵圆形，先端黑色，有长毛；子房卵状圆锥形，有短柔毛，无柄，花柱短，柱头 2 裂。花期 5 月，果期 6 月。

生境分布 生于河岸灌丛。分布于我国东北及内蒙古、河北。内蒙古大兴安岭额尔古纳市、牙克石市、鄂伦春旗、阿尔山市均有分布。

应　　用 树皮、枝消肿，收敛。

资源状况 资源少。

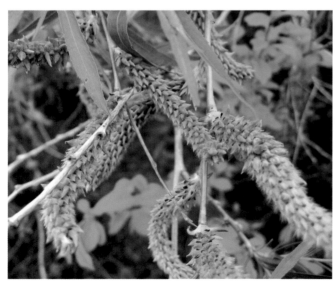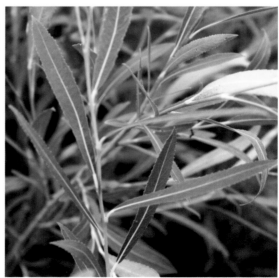

小红柳 乌柳
Salix microstachya Turcz. var. *bordensis* (Nakai) C. F. Fang

形态特征　灌木，高 1~2m。小枝细长，常弯曲或下垂，红色或红褐色，幼时被绢毛，后渐脱落。叶条形或条状披针形，先端渐尖，基部楔形，边缘全缘或有不明显的疏齿，幼时两表面密被绢毛，后渐脱落。花序细圆柱形，与叶同时开放；花红色；苞片淡褐色或黄绿色，倒卵形或卵状椭圆形；腺体 1，腹生；雄蕊 2，花丝无毛，完全合生；子房卵状圆锥形，无毛，花柱明显，柱头 2 裂。蒴果无毛。

生境分布　生于河岸。分布于我国辽宁、内蒙古、宁夏、青海、新疆。内蒙古大兴安岭牙克石市、阿尔山市均有分布。

药用部位　根及须根（乌柳根）入药。

采收加工　四季均可挖取根及须根，以春季采挖的为最好，洗净，鲜用或晒干。

性味归经　味苦，性凉。

功能主治　清热，泻火，顺气。用于风火牙痛，急性腰扭伤等。

用法用量　内服 15~35g，水煎。

资源状况　资源少。

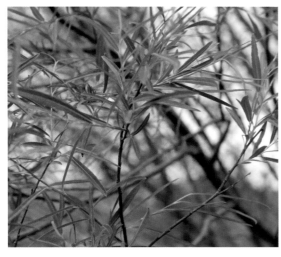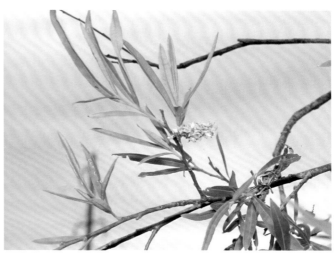

三蕊柳
Salix nipponica Franchet & Savatier

形态特征　灌木或小乔木，高 3m。树皮暗褐色或近黑色。小枝褐色或灰绿褐色，有时有白粉，幼枝稍有短柔毛。芽卵形，急尖，有棱，无毛。叶披针形或倒披针形，先端渐尖，基部圆形或楔形，上表面深绿色，有光泽，下表面苍白色，有白粉，幼时有短柔毛，边缘有细腺齿；托叶卵形或卵状披针形，脱落，表面常被黄绿色小疣状的腺点，萌发枝上的托叶尤发达。花序与叶同时开放，圆柱形；苞片倒卵状长圆形、长圆形或卵形，黄绿色，两面有疏短柔毛或外面近无毛，有背、腹腺；雄蕊 3；子房具短柄，柄为苞片长的 1/3，花柱短，柱头 2 裂。花期 5 月，果期 6 月。

生境分布　生于河岸、溪边。分布于我国东北及内蒙古、新疆。内蒙古大兴安岭鄂伦春旗、阿荣旗、扎兰屯市均有分布。

应　　用　树皮含鞣质，作收敛剂。

资源状况　资源一般。

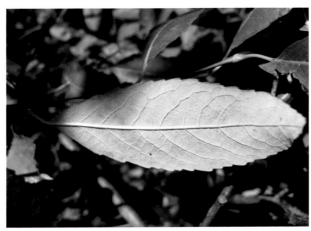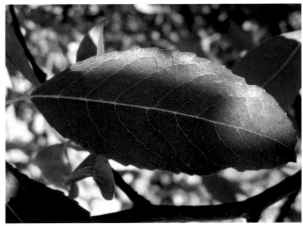

五蕊柳 | *Salix pentandra* L.

形态特征　灌木或小乔木，高 1~3m。树皮灰褐色。一年生枝淡黄褐色或淡黄绿色，无毛，有光泽。芽卵形、披针形、披针状长圆形，发黏，有光泽。叶革质，倒卵状矩圆形、矩圆形或长椭圆形，先端急尖或渐尖，基部钝圆，边缘具细密腺齿（黄色），上表面有光泽，下表面苍白色；叶柄无毛，上部边缘具腺点；托叶早落。花序与叶同时开放。雄花序圆柱形，密花，轴具柔毛；雄蕊 5（6），稀 4，花丝基部有粗曲毛；苞片绿色，先端微有齿，腺体 2，常分裂。雌花序轴有毛；子房卵状圆锥形，无毛，近无柄。蒴果有光泽。

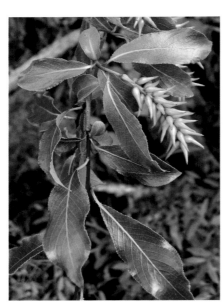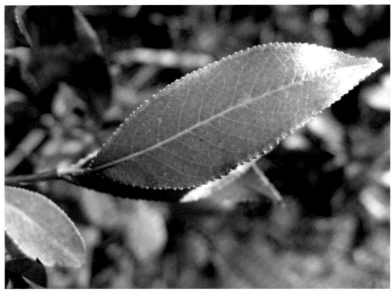

生境分布　生于林区积水的草甸或沼泽地。分布于我国东北、华北及陕西、新疆等地。内蒙古大兴安岭各地均有分布。

应　　用　树皮含鞣质，作收敛剂。根祛风除湿。枝、叶清热解毒，散瘀化肿。花序止泻。

资源状况　资源一般。

蒿柳　*Salix schwerinii* E. L. Wolf

形态特征　灌木或小乔木，高可达 10m。树皮灰绿色。枝无毛或有短柔毛，幼枝有灰色短柔毛。芽卵状长圆形，紧贴枝上，带黄色或微赤褐色。叶片线状披针形，最宽处一般在中部以下，先端渐尖或急尖，基部狭楔形，内卷，上表面暗绿色，无毛或稍有短柔毛，下表面密生银白色绢毛，边缘全缘；叶柄有毛；托叶狭披针形，长渐尖，有齿，具脱落性，在萌枝上更明显。花序先于叶开放或与叶同时开放，无梗。雄花序椭圆状卵形；雄蕊 2，离生，无毛。雌花序圆柱形；苞片卵形，两侧有疏长毛或短绒毛。蒴果被丝状毛。花期 5 月，果期 6 月。

生境分布　生于河岸、小溪旁、河边、林缘、路旁。分布于我国东北及内蒙古、河北。内蒙古大兴安岭各地均有分布。

应　　用　树皮含鞣质，作收敛剂。叶用于地方性甲状腺肿大。

资源状况　资源丰富。

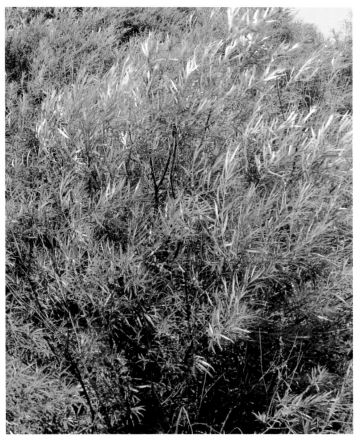
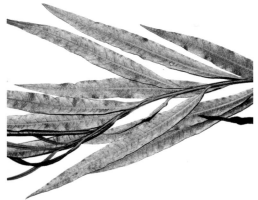
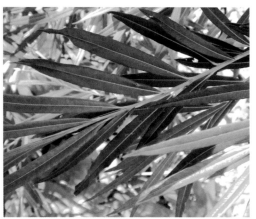

附 注

细叶蒿柳 *Salix viminalis* L. var. *angustifolia* Turcz.

与原种主要区别为本种叶条形，宽 2~4mm。

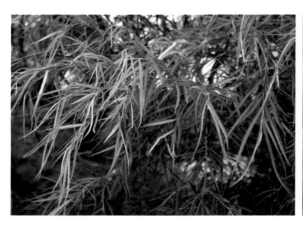 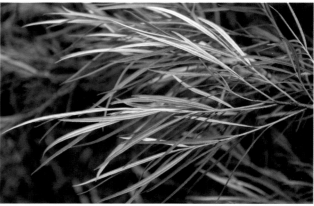

卷边柳 | *Salix siuzevii* Seemen

形态特征　灌木或乔木，高达6m。树皮绿灰色。小枝细长，黄绿色或灰绿色，或稍带红色。芽长圆形，初时有短柔毛，后无毛。叶片披针形，先端渐尖，基部阔楔形，边缘波状，近全缘，微内卷，上表面暗绿色，有光泽，无毛，下表面无毛或有稀疏的短柔毛，常有白霜；托叶披针形或线形，长为叶柄之半，有时有锯齿，早落。花序先于叶开放，无梗。雄花序圆柱形；雄蕊2，花丝离生，无毛。雌花序圆柱形，苞片同雄花。花期5月，果期6月。

生境分布　生于河岸、路旁。分布于我国东北及内蒙古。内蒙古大兴安岭各地均有分布。

应　　用　树皮含鞣质，作收敛剂。芽用于肿毒恶疮。

资源状况　资源丰富。

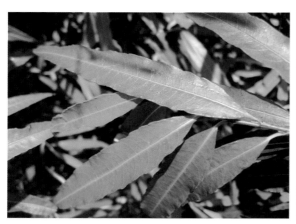 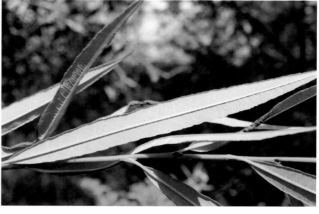

桦木科 Betulaceae

辽东桤木
水冬瓜赤杨
Alnus hirsuta Turczaninow ex Ruprecht

形态特征　落叶乔木，高达 20m。干皮灰褐色，光滑，老时鳞片状裂。枝无顶芽，小枝褐色，密被灰色短柔毛。芽具芽柄，有芽鳞 2。单叶互生，叶近圆形，先端圆，基部宽楔形，上表面具毛，下表面淡绿色，被密毛，侧脉 5~10 对，在叶下表面突出，叶缘具缺裂，缺裂间具粗齿；叶柄密被短柔毛。花单性同株；雄花序圆柱形，柔荑花序下垂；雌花序总状，2~8 个。果序梗极短，矩圆形；球果状，果苞木质，鳞片状，每果苞有 2 枚小坚果；小坚果扁平，宽卵形，有狭翅。花期 5~6 月，果期 8~9 月。

生境分布　生于河流两岸、小溪旁、水湿地、林中。分布于我国东北及内蒙古、山东。内蒙古大兴安岭各地均有分布。

应　　用　果实、树皮用于腹泻，外伤出血。

资源状况　资源丰富。

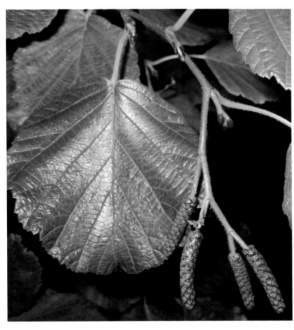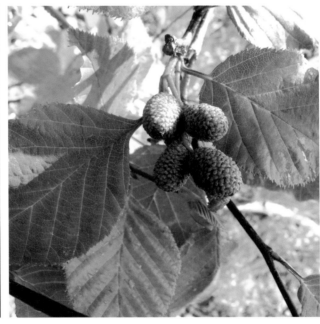

东北桤木
东北赤杨、矮桤木
Alnus mandshurica (Callier ex C. K. Schneider) Hand.-Mazz.

形态特征　灌木或小乔木。树皮暗灰色，光滑。小枝紫褐色，无毛，有条棱和皮孔。芽披针形，无柄或几无柄，有 3~6 枚芽鳞。叶卵形或圆卵形，两面均近无毛或仅幼时有短柔毛，边缘有不规则的密而细的锯齿，侧脉 7~13 对；叶柄无毛。果序矩圆形或近球形，通常 3~5 个排成总状，生于短枝的顶端；果序柄细，无毛；翅果长卵形，膜质翅与果近等宽，稀较狭。

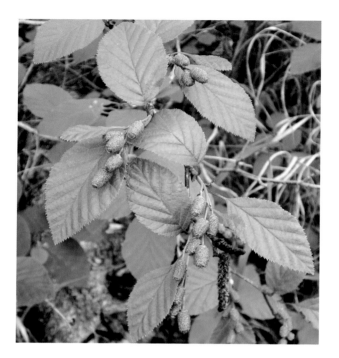

生境分布 生于山坡林下。分布于我国东北及内蒙古。内蒙古大兴安岭额尔古纳市、根河市、鄂伦春旗、牙克石市、扎兰屯市、阿尔山市均有分布。

药用部位 树皮（东北桤木）或果实入药。

采收加工 春、夏、秋季均可采剥树皮，晒干。秋后采下果序，摘取果实，晒干。

化学成分 树皮含黏霉 -5- 烯 -3- 醇、α - 香树酯醇、β - 香树酯醇、1,7- 二苯基 -3,5- 庚二醇等。

性味归经 味苦、涩，性凉。

功能主治 清热解毒，收敛固涩。用于腹泻，外伤出血。

用法用量 内服 25~50g，水煎；外用适量，捣敷。

资源状况 资源丰富。

黑桦 | 臭桦、棘皮桦
Betula dahurica Pall.

形态特征 乔木。树皮灰褐色，龟裂。叶卵形、菱状卵形或矩圆状卵形，边缘有不规则重锯齿，近无毛，下表面密生腺点，侧脉 6~8 对；叶柄密生长柔毛。果序矩圆状圆柱形、圆柱状，单生，直立或微下垂；果序梗疏被长毛或几无毛；果苞中裂片矩圆状三角形，侧裂片卵形，开展至微向下弯，长为中裂片之半，较中裂片宽；翅果卵形，膜质翅宽为果的 1/2。

生境分布 生于干旱、土层较厚的阳坡或阴坡。分布于我国东北、华北。内蒙古大兴安岭各地均有分布。

应　　用 树皮用于乳痈，咳嗽。芽用于胃病。

资源状况 资源丰富。

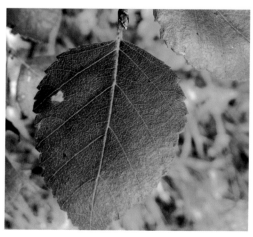
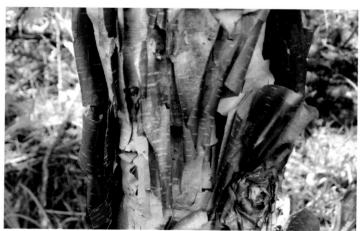

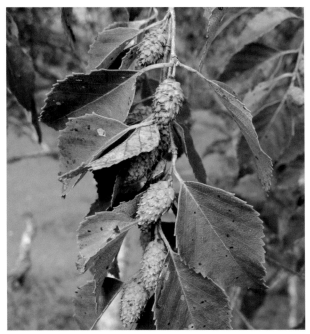
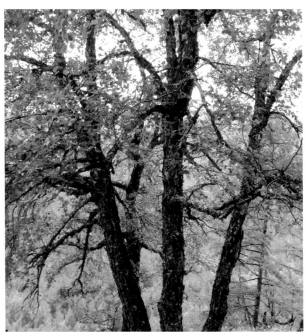

岳桦

剥皮桦
Betula ermanii Cham.

形态特征　乔木，高达 20m。树皮灰白色，片状剥落。幼枝密被长柔毛及树脂腺体。芽鳞密被丝毛。叶卵形、宽卵形或三角状卵形，先端尖或短尾尖，上表面疏被长柔毛，下表面被长柔毛及树脂腺点，具不规则骤尖重锯齿，侧脉 8~12 对。雌花序卵球形或长圆状球形；苞片无毛，中裂片倒披针形，侧裂片稍短于中裂片。小坚果倒卵形或倒卵状椭圆形，膜质翅宽为果的 1/3~1/2。

生境分布　生于海拔 1000m 以上的针阔叶混交林中或溪边湿地纯林中。分布于我国东北及内蒙古、河北。内蒙古大兴安岭额尔古纳市、根河市、鄂伦春旗、牙克石市、扎兰屯市、阿尔山市均有分布。

药用部位　树皮、芽（岳桦）入药。

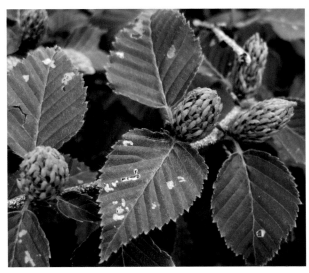
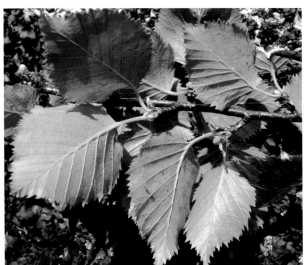

采收加工　全年可剥采，鲜用或晒干。

功能主治　清热解毒，化痰，利湿。用于乳痈，咳嗽，疮疡等。据国外文献报道，树皮可作抗菌药。

资源状况　资源少。

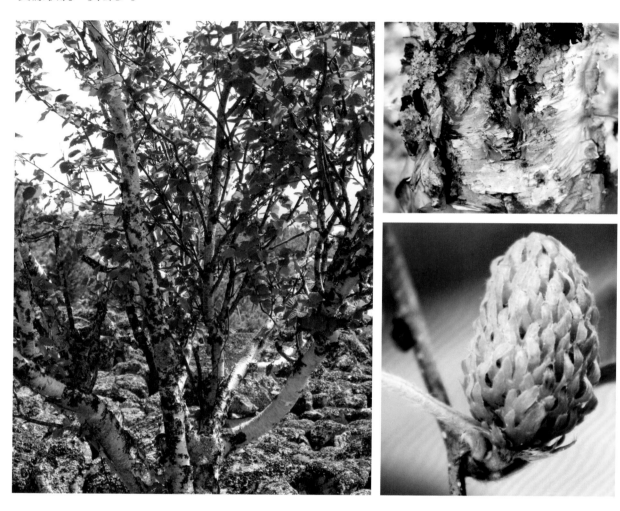

扇叶桦
小叶桦
Betula middendorfii Trautv. et Mey.

形态特征　灌木，高达 2m。树皮红褐色，有光泽。小枝黑褐色，密被柔毛及树脂腺体。叶宽倒卵形，先端钝或近圆，基部宽楔形或圆柱形，上表面无毛，有光泽，下表面疏被树脂腺点，无毛，具不规则圆钝重锯齿，侧脉 3~5 对；叶柄密被柔毛。雌花序斜展或下垂，长圆形，密被柔毛及树脂腺体；苞片无毛，边缘具纤毛，中裂片卵形，侧裂片倒卵形，直立，与中裂片近等长。小坚果卵形，无毛，膜质翅较果稍宽。

生境分布　生于谷地灌丛。分布于我国大兴安岭。内蒙古大兴安岭额尔古纳市、根河市、鄂伦春旗、牙克石市、阿尔山市均有分布。

应　　用　树皮清热，利尿，利胆，止咳。

资源状况　资源丰富。

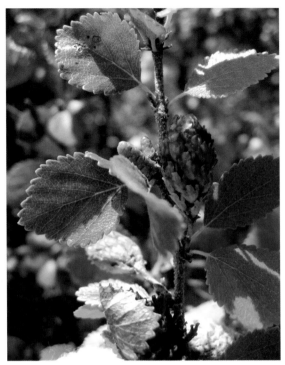
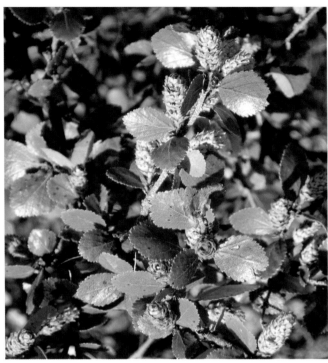

白桦 | 桦树 *Betula platyphylla* Suk.

形态特征 乔木。树皮白色。叶卵状三角形、
三角形、菱状三角形或卵状菱形，先端渐尖，
有时呈短尾状，基部截形至楔形，有时几乎为
心形或近圆形，边缘有或多或少的重锯齿，无毛。
果序单生，圆柱状；果苞中裂片三角形，侧裂
片通常开展至向下弯；翅果狭椭圆形，膜质翅
与果等宽或较果稍宽。

生境分布 生于山坡、沟谷。分布于我国东北、
西北和西南各地。内蒙古大兴安岭各地均有分
布。

药用部位 柔软的树皮（白桦）入中药，又可
入鄂温克药。

采收加工 春季剥下柔软的树皮，采伐后的树
上剥取的为最好，切细丝，晒干。

性味归经 中药：味苦，性寒。

功能主治 中药：清热利湿，祛痰止咳，解毒
消肿。用于风热咳喘，痢疾，泄泻，黄疸，水肿，

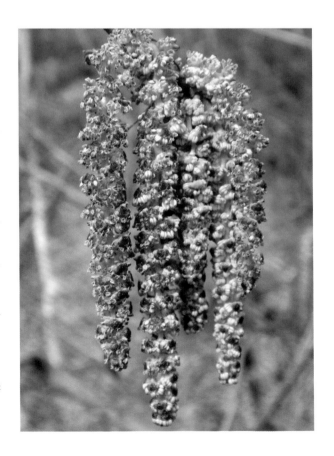

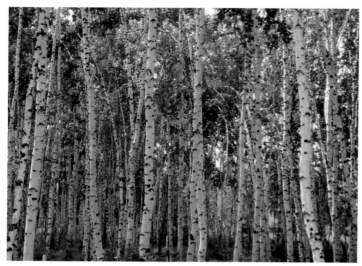
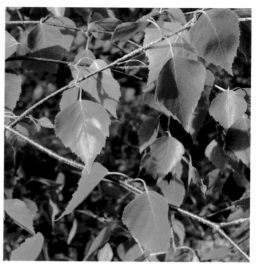

咳嗽，乳痈，疖肿，痒疹，烧烫伤等。鄂温克药：树皮用于痢疾，腹泻。

用法用量 中药：内服 9~15g，水煎；外用适量，微焙研末，调敷患处。鄂温克药：烧成炭后开水冲服。

资源状况 资源丰富。

毛榛
火榛子、毛榛子
Corylus mandshurica Maxim.

形态特征 灌木。叶矩圆状卵形或矩圆形，先端骤尖，基部心形，边缘有不规则粗锯齿，中部以上通常有浅裂，两面疏生短柔毛，侧脉 7 对。果 2~6 个簇生，稀单生，长 3~7cm；果苞管状，在坚果上部缢缩，比果长 2~3 倍，外面密生黄色刚毛和白色短柔毛，上部浅裂，裂片披针形；坚果几乎为球形，密生白色绒毛。花期 5~6 月，果期 8~9 月。

生境分布 生于山坡林缘、林下。分布于我国东北、华北及陕西、甘肃、四川。内蒙古大兴安岭鄂伦春旗有分布。

药用部位 种仁（毛榛）入药。

采收加工 秋季处暑之际，果实成熟时采集，晒干，打下坚果，再打下种仁，再晒干。

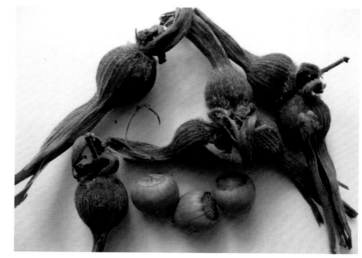

性味归经 味甘，性平。

功能主治 调中，开胃，明目。用于脾胃虚弱，目暗，四肢无力。

用法用量 内服 30~60g，水煎或研末冲服。

资源状况 资源稀少。

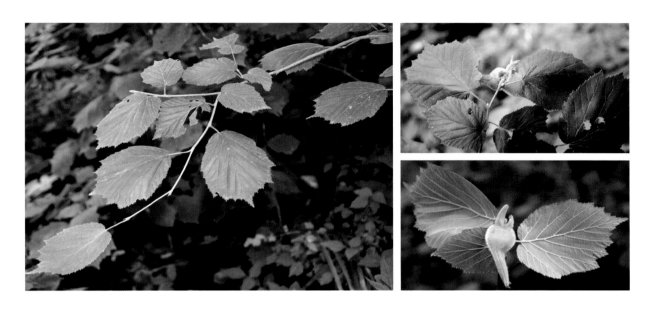

榛

平榛、榛子
Corylus heterophylla Fisch. ex Trautv.

形态特征　灌木，高 1~2m。叶圆卵形至宽倒卵形，先端骤尖，基部心形，边缘有不规则重锯齿，并在中部以上特别是先端常有小浅裂，上表面几乎无毛，下表面沿脉有短柔毛，侧脉 3~5 对。果 1~6 个簇生；总苞由（1~）2 枚苞片形成钟状，外面密生短柔毛和刺毛状腺体，上部浅裂，裂片三角形，几乎全缘；坚果几乎球形，无毛。花期 5~6 月，果期 7~9 月。

生境分布　生于荒山坡、阔叶林中、林缘。分布于我国东北、华北及宁夏、甘肃、陕西、河南、湖北。内蒙古大兴安岭额尔古纳市、鄂伦春旗、牙克石市、莫力达瓦旗、阿荣旗、阿尔山市、扎赉特旗、科尔沁右翼前旗均有分布。

药用部位　种仁（榛）入药。

采收加工　秋季处暑之际，果实成熟时采集，晒干，打下坚果，再打下种仁，再晒干。

性味归经　味甘，性平。

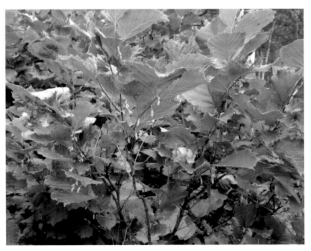

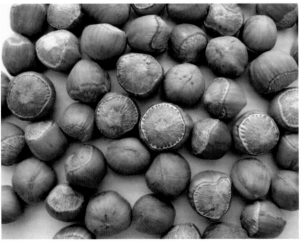

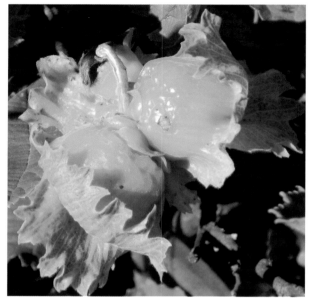
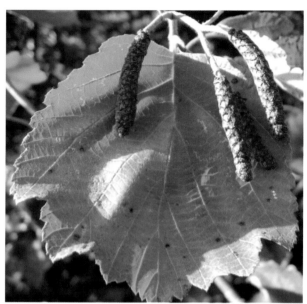

功能主治 调中，开胃，明目。用于脾胃虚弱，目暗，四肢无力等。

用法用量 内服 30~60g，水煎或研末冲服。

资源状况 资源丰富。

壳斗科 Fagaceae

蒙古栎 | 柞树
Quercus mongolica Fischer ex Ledebour

形态特征　落叶乔木。幼枝具棱，无毛，紫褐色。叶倒卵形至长椭圆状倒卵形，先端钝或急尖，基部耳形，边缘具（6~）8~9 对深波状钝齿，幼时叶脉有毛，老时变无毛，侧脉 7~11 对。壳斗杯形，包围着坚果的 1/3~1/2，壁厚；苞片小，三角形，背面有疣状突起，在口部边缘伸出；坚果卵形至长卵形，无毛。花期 5~6 月，果期 9 月。

生境分布　生于阳向山坡。分布于我国东北、华北及河南、山东。内蒙古大兴安岭额尔古纳市、鄂伦春旗、牙克石市、莫力达瓦旗、阿荣旗、阿尔山市、扎赉特旗、科尔沁右翼前旗均有分布。

药用部位　树皮、叶及果实入药。

采收加工　春季剥树皮，刮去外面粗皮，晒干生用或炼炭用。夏季采叶，晒干。秋季采收果实，晒干。

化学成分　树皮含黄酮及鞣质，果仁含鞣质，果实含油，叶含黄酮、鞣质、粗蛋白、粗脂肪、粗纤维及钙、磷。

性味归经　树皮微苦、涩，性平。果实味苦、涩，性微湿。

功能主治　树皮清热解毒，利湿。用于细菌性痢疾，急性胃肠炎，小儿消化不良，黄疸，急、慢性支气管炎，痔疮等。叶用于痢疾，小儿消化不良，痈肿，痔疮等。果实健脾止泻，收敛止血，涩肠固脱，解毒消肿。用于脾虚泄泻，痔疮出血，脱肛，乳痈等。

用法用量　树皮内服 6~9g，水煎。

资源状况　资源丰富。

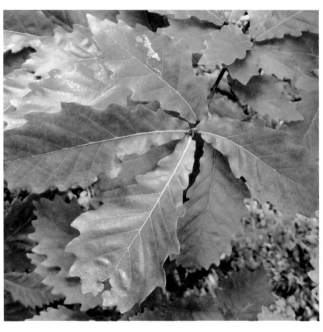
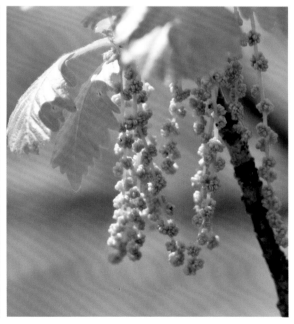

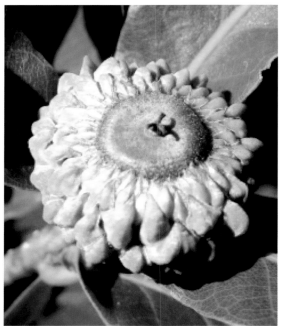
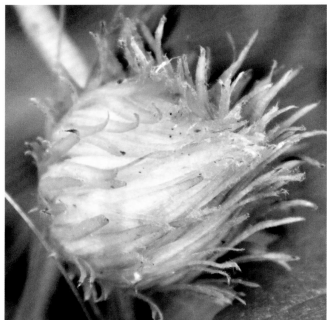
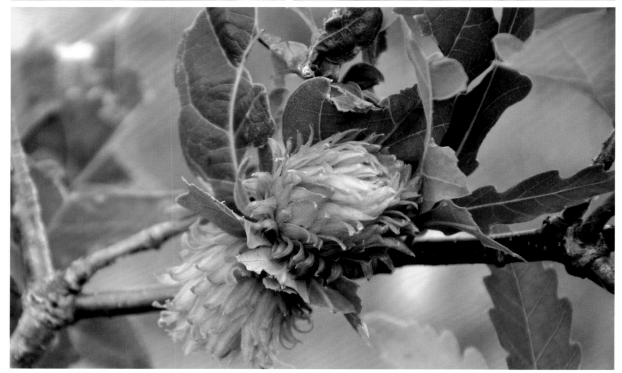

榆科 Ulmaceae

春榆 | 榆树
Ulmus davidiana Planch. var. *japonica* (Rehd.) Nakai

形态特征　落叶乔木。小枝幼时密被淡灰色柔毛，萌生枝条和幼枝有时具木栓质翅。叶倒卵状椭圆形或椭圆形，边缘具重锯齿，侧脉 6~8 对，上表面具短硬毛，粗糙，或毛脱落而较平滑，下表面幼时密被灰色短柔毛，脉腋有簇生毛；叶柄被短柔毛。花先叶开放，簇生于去年枝的叶腋。翅果长 7~15mm，无毛。种子接近凹缺。花期 5~6 月，果期 6 月。

生境分布　生于河岸、路旁。分布于我国东北、华北和西北。内蒙古大兴安岭各地均有分布。

药用部位　果实 (榆钱)、树皮、叶、根皮入药。

采收加工　春季未出叶前，采摘未成熟的翅果，除去杂质，晒干。夏、秋季剥下树皮，除去粗皮，晒干或鲜用。夏、秋季采摘叶，晒干或鲜用。秋季采收根皮，晒干。

应　　用　同榆树。

资源状况　资源一般。

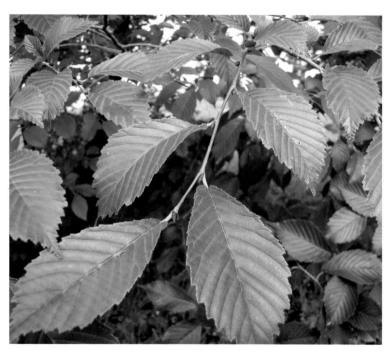
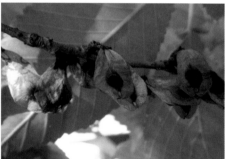
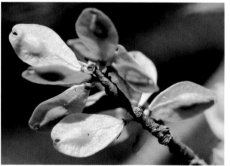

大果榆 | 黄榆、毛榆、山榆
Ulmus macrocarpa Hance

形态特征　落叶乔木或呈灌木状，高达 20m。树皮灰黑色，纵裂。枝条常具木栓质翅，小枝淡黄褐色，初被毛，后渐脱落无毛。叶阔倒卵形或椭圆形，先端短突尖，基部窄，明显不对称或呈歪耳形，叶缘具钝重锯齿或单锯齿，侧脉 8~16 对，两面被短硬毛，粗糙；叶柄被短柔毛。花 5~9 朵簇生于去年枝的叶腋或苞腋。翅果倒卵状椭圆形，有毛，边缘具睫毛，基部突窄成细柄。种子位于翅果中央。花期 5~6 月，果期 6 月。

生境分布　生于干旱阳坡。分布于我国东北、华北及山东、江苏、安徽、河南、陕西、甘肃、青海。内蒙古大兴安岭各地均有分布。

药用部位　果实（大果榆）入药。

采收加工　5~6 月采收果实，晒干。

化学成分　果实含鞣质及糖类等，树皮含黏液质。

性味归经　味辛、苦，性平。

功能主治　消积杀虫。用于小儿疳积，蛔虫病，蛲虫病等。

用法用量　内服 3~9g，水煎。

资源状况　资源一般。

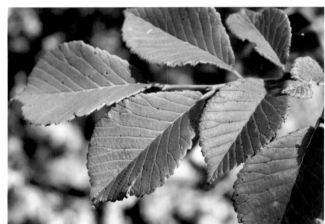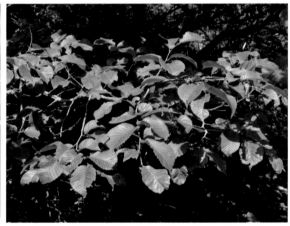

榆树 | 白榆、家榆
Ulmus pumila L.

形态特征　落叶乔木。叶椭圆状卵形或椭圆状披针形，两面均无毛或脉腋有簇生毛，侧脉 9~16 对，边缘多具单锯齿。花先叶开放，多数呈簇状聚伞花序，生于去年枝的叶腋。翅果近圆形或宽倒卵形，无毛。种子位于翅果的中部或近上部。花、果期 5~6 月。

生境分布　生于河岸草地、居民区附近。分布于我国东北、华北及陕西、山东、安徽。内蒙古大兴安岭额尔古纳市、鄂伦春旗、牙克石市、莫力达瓦旗、阿荣旗、扎兰屯市、阿尔山市、扎赉特旗、科尔沁右翼前旗均有分布。

药用部位　果实（榆钱）、树皮、叶、根皮入药。

采收加工　春季未出叶前，采摘未成熟的翅果，除去杂质，晒干。夏、秋季剥下树皮，除去粗皮，晒干或鲜用。夏、秋季采摘叶，晒干或鲜用。秋季采收根皮，晒干。

性味归经　果实味微辛，性平。树皮、叶、根皮味甘，性平。

功能主治　果实安神健脾。用于神经衰弱，失眠，食欲不振，带下等。树皮、叶安神，利小便。用于神经衰弱，失眠，体虚浮肿等。根皮外治骨折，外伤出血。

用法用量　果实内服 3~6g，水煎。树皮、叶、根皮内服 6~15g，水煎。接骨以根皮酒调包敷患处，止血用根皮研粉撒布患处。

资源状况　资源一般。

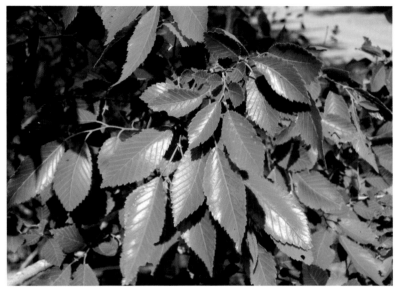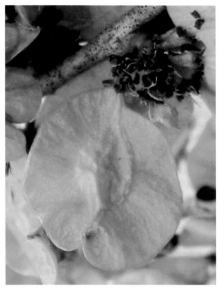

桑科 Moraceae

大麻 | 火麻、野麻、胡麻、线麻
Cannabis sativa L.

形态特征　一年生草本。茎直立,高 1~3m,有纵沟,密生短柔毛,皮层富含纤维。叶互生或下部的对生,掌状全裂,裂片 3~11,披针形至条状披针形,上表面有糙毛,下表面密被灰白色毡毛,边缘具粗锯齿;叶柄被短绵毛。花单性,雌雄异株。雄花排列成长而疏散的圆锥花序,黄绿色;花被片和雄蕊各 5。雌花丛生叶腋,绿色,每朵花外具一卵形苞片;花被退化,膜质,紧包子房。瘦果扁卵形,被宿存的黄褐色苞片所包裹。花期 7 月,果期 8~9 月。

生境分布　生于居民区附近、撂荒地。我国各地有栽培或逸生。内蒙古大兴安岭除根河市无分布外,其他地方均有分布。

药用部位　果实（火麻仁、大麻仁）入药。

采收加工　秋季采收果实,晒干。

性味归经　味甘、性平。

功能主治　润肠。用于大便燥结。据国外报道,大麻具有杀死癌细胞的作用。

用法用量　内服 9~15g,水煎或入丸、散剂;外用适量,捣敷或榨油涂。

资源状况　资源少。

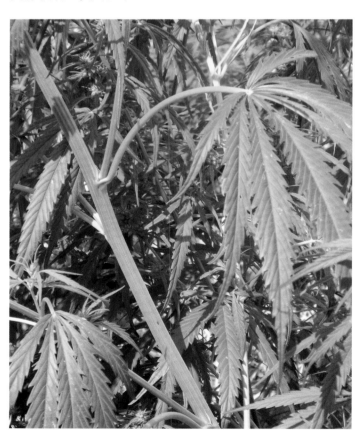
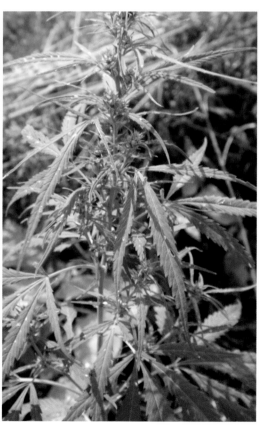

葎草
锯锯藤、拉拉藤、拉拉秧
Humulus scandens (Lour.) Merr.

形态特征 一年生或多年生缠绕草本。茎枝和叶柄有倒刺。叶纸质，对生，叶片近肾状五角形，掌状深裂，裂片（3~）5~7，边缘有粗锯齿，两面有粗糙刺毛，下表面有黄色小腺点。花单性，雌雄异株。雄花小，淡黄绿色，排列成圆锥花序；花被片和雄蕊各5。雌花排列成近圆形的穗状花序，每2朵花外具1枚卵形的有白刺毛和黄色小腺点的苞片；花被退化为一全缘的膜质片。瘦果淡黄色，扁圆形。花、果期8~9月。

生境分布 生于荒地、路旁、居民区附近。我国除新疆、青海外，其他各地均有分布。内蒙古大兴安岭除根河市、额尔古纳市无分布外，其他地方均有分布。

药用部位 全草（葎草）、根、花穗、果穗及种子入药。

采收加工 夏、秋季采收全草，晒干。秋季采挖根，晒干。花期采收花穗，晒干。果期采收果穗，晒干。秋季采收种子，晒干。

化学成分 全草中主要成分为黄酮，其他还含挥发油、鞣质及树脂等。

性味归经 全草味甘、苦，性寒。

功能主治 全草清热解毒，利尿消肿。用于肺结核潮热，肠胃炎，痢疾，感冒发热，小便不利，肾盂肾炎，急性肾炎，膀胱炎，尿路结石等；外治痈疖肿毒，湿疹，毒蛇咬伤等。根用于石淋，疝气，瘰疬。花穗外治肿疖，湿疹，皮炎。果穗用于肺结核潮热，盗汗。另有记载其种子可作开胃药。

用法用量 全草内服15~25g，水煎；外用适量，鲜品捣烂外敷，蛇咬伤则敷伤口周围。根内服25~40g，水煎或捣汁。

资源状况 资源少。

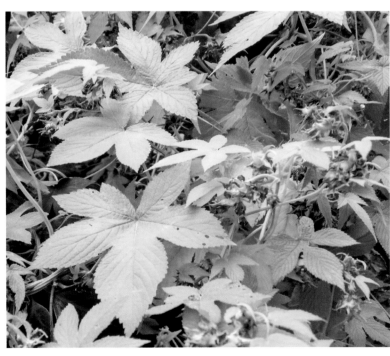
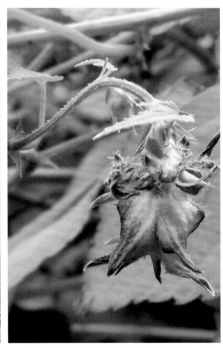

荨麻科 Urticaceae

墙草
小花墙草
Parietaria micrantha Ledeb.

形态特征　一年生草本。茎肉质，细弱，近直立或平卧，长5~30cm，生微柔毛，多分枝，稀不分枝。叶互生；叶片卵形或狭卵形，先端微尖，基部宽楔形或圆形，全缘，两面疏生短毛，钟乳体点状，基生脉3；叶柄细。花杂性，具短柄，1或数朵花生于叶腋；苞片狭披针形。两性花花被片4，狭椭圆形；雄蕊4，与花被片对生。雌花花被片4，合生至中部。瘦果卵形，光滑，黑褐色。花期7~8月，果期8~9月。

生境分布　生于石碴子裂缝间及岩石下阴湿地。分布于我国东北、华北、西北及西藏、云南、四川、贵州、湖南、湖北、安徽。内蒙古大兴安岭各地均有分布。

药用部位　叶（墙草）、块根（墙草根）入药。

采收加工　夏季采收叶，洗净，鲜用或晒干。秋季采挖块根，晒干。

性味归经　叶味淡，性平。

功能主治　叶拔脓消肿。用于脚底深部脓肿，痈疽，疔疖，多发性脓肿等。块根用于背痈，秃疮，睾丸炎，脓疡。

用法用量　叶鲜品捣烂，外敷患处。块根内服30g，水煎。

资源状况　资源少。

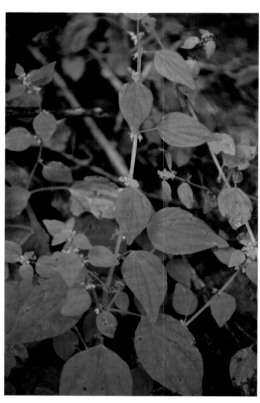
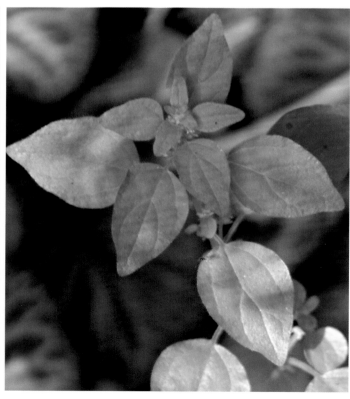

狭叶荨麻

螫麻子

Urtica angustifolia Fisch. ex Hornem.

形态特征　多年生草本。茎高 40~150cm，四棱形，有螫毛，分枝或不分枝。叶对生；叶片披针形或狭卵形，先端渐尖，基部圆形，边缘有尖牙齿，上表面疏生短毛，下表面沿脉疏生短毛；叶柄长 0.5~2cm；托叶分生，条形。花雌雄异株，花序多分枝；雄花花被片 4，雄蕊 4；雌花较雄花小，花被片 4，在果期增大。瘦果卵形，光滑。花期 7~8 月，果期 8~9 月。

生境分布　生于河岸草地、路边、草甸。分布于我国东北、华北及山东。内蒙古大兴安岭各地均有分布。

药用部位　全草（狭叶荨麻）入药。

采收加工　夏、秋季采收全草，鲜用或晒干。

性味归经　味苦、辛，性温；有小毒，刺毛有毒。

功能主治　祛风定惊，消食通便。用于风湿关节痛，产后抽风，小儿惊风，小儿麻痹后遗症，高血压，消化不良，大便不通；外治荨麻疹初起，蛇咬伤。

用法用量　内服 3~6g，水煎；外用适量，捣汁外搽或煎水洗患处。

资源状况　资源丰富。

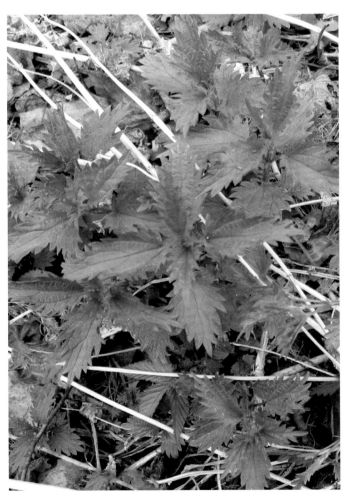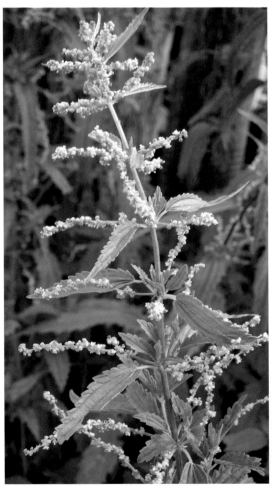

麻叶荨麻 *Urtica cannabina* L.

形态特征 多年生草本。茎高达 150cm，有棱，生螫毛和紧贴的微柔毛。叶对生；叶片轮廓五角形，3 深裂或 3 全裂，一回裂片再羽状深裂，两面疏生短柔毛，下表面疏生螫毛；叶柄长 2~8cm；托叶离生，狭三角形。花雌雄同株或异株；雄花序多分枝，花被片 4，雄蕊 4；雌花花被片花后增大，有短柔毛和少数螫毛。瘦果卵形，光滑。花期 7~8 月，果期 8~9 月。

生境分布 生于干旱荒山坡及岩石缝中。分布于我国东北、华北、西北。内蒙古大兴安岭各地均有分布。

药用部位 全草（麻叶荨麻）入药。

采收加工 夏、秋季采收全草，晒干。

性味归经 味苦、辛，性温；微毒。

功能主治 祛风湿，凉血，定惊。用于高血压，风湿，糖尿病等；外治荨麻疹初起，风湿性关节炎，糖尿病，毒蛇咬伤，小儿惊风。

用法用量 内服 25~50g，水煎；外用适量，煎水洗或捣烂敷患处。

资源状况 资源少。

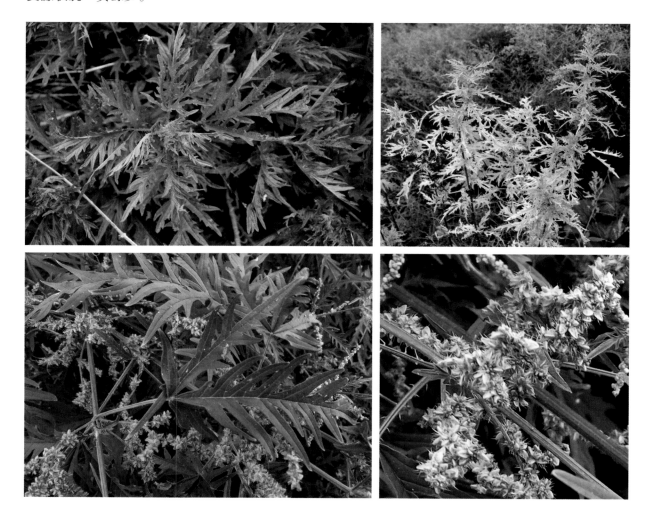

宽叶荨麻

螫麻、哈拉海
Urtica laetevirens Maxim.

形态特征 多年生草本。茎高 40~100cm，疏生螫毛和微柔毛，不分枝或分枝。叶对生；叶片狭卵形至宽卵形，先端短渐尖至长渐尖，基部宽楔形或圆形，边缘有锐牙齿，两面疏生短毛，基出脉 3；叶柄长 1~3cm；托叶离生，条状披针形。花雌雄同株；雄花序生于茎上部，花被片 4，雄蕊 4；雌花序生于雄花序之下，较短，花被片 4，柱头画笔头状。瘦果卵形，稍扁。花期 7~8 月，果期 8~9 月。

生境分布 生于山谷溪边草地、路边草地。分布于我国东北、华北、华中及山东、陕西、甘肃、青海、西藏、云南、四川、安徽。内蒙古大兴安岭各地均有分布。

药用部位 全草（宽叶荨麻）、根和种子入药。

采收加工 夏季采收全草，除去杂质，切段，鲜用或晒干。秋、冬季采收根和种子，晒干。

性味归经 全草味苦、辛，性温；有小毒。

功能主治 全草祛风定惊，消积通便。用于风湿关节痛，小儿惊风，大便不通，小儿麻痹后遗症，高血压，消化不良等；外治瘾疹，蛇咬伤。

用法用量 内服 3~6g，水煎；外用适量，捣汁外搽或煎水洗患处。

资源状况 资源少。

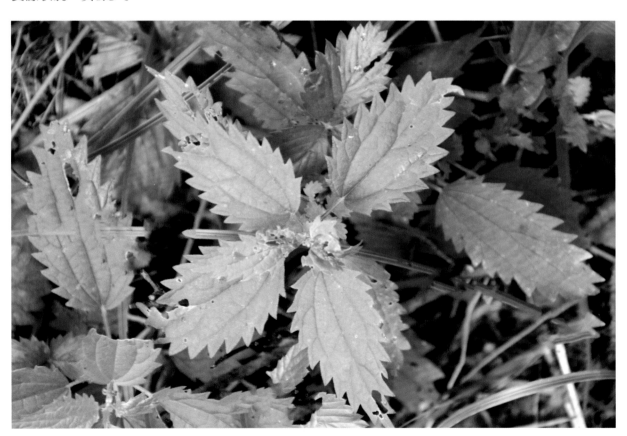

檀香科 Santalaceae

百蕊草 百乳草、青龙草
Thesium chinense Turcz.

形态特征 多年生柔弱草本，高 15~40cm，全株多少被白粉，无毛。茎细长，簇生，基部以上疏分枝，斜伸，有纵沟。叶线形，先端急尖或渐尖，具单脉。花单一，5 数，腋生；花梗长 3~3.5mm；苞片 1，线状披针形，小苞片 2，线形，边缘粗糙；花被绿白色，花被管呈管状，裂片先端锐尖，内弯，内面有不明显微毛；雄蕊不外伸；子房无柄。坚果椭圆形或近球形，有明显隆起的网脉，顶端的宿存花被近球形。花期 5~6 月，果期 6~7 月。

生境分布 生于草地或潮湿的小溪边、田野、草甸。我国广布种。内蒙古大兴安岭鄂伦春旗、莫力达瓦旗、阿荣旗、扎兰屯市均有分布。

药用部位 全草（百蕊草）入药。

采收加工 夏季采收全草，晒干。

化学成分 全草含山奈酚、丁二酸、黄芪苷、D- 甘露醇等。

性味归经 味苦、涩，性温。

功能主治 补气益肾，清热解毒，解暑，利尿。用于肠炎，肺脓肿，扁桃体炎，中暑，急性乳腺炎，淋巴结结核，急性膀胱炎等。

用法用量 内服 25~50g，水煎。

资源状况 资源少。

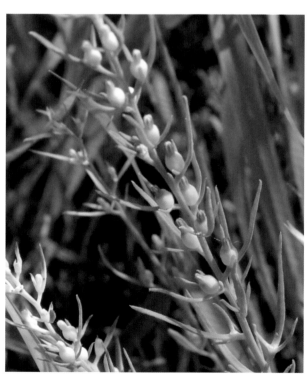 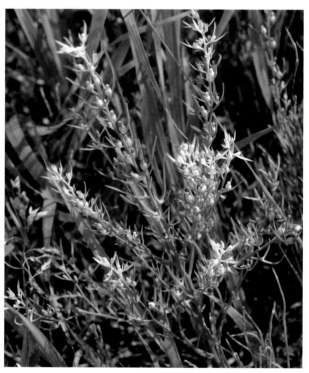

长叶百蕊草

九仙草
Thesium longifolium Turcz.

形态特征　多年生草本，高约50cm。茎簇生，有明显的纵沟。叶线形，两端渐尖，有3条脉，无柄。总状花序腋生或顶生；花黄白色，钟状；花梗长0.6~2cm，有细条纹；苞片1，线形，小苞片2，窄披针形，边缘均粗糙；花被5裂，裂片窄披针形，先端锐尖，内弯；雄蕊5，内藏；花柱内藏。坚果近球形或椭圆形，黄绿色，偶有分叉纵脉（棱），宿存花被比果短。花、果期6~7月。

生境分布　生于山坡草地、干旱山坡、蒙古栎林下、灌丛中。分布于我国东北、华北及河南、山东、江苏、四川、云南、西藏、青海。内蒙古大兴安岭各地均有分布。

药用部位　全草（九仙草）入药。

采收加工　夏、秋季采收全草，晒干。

化学成分　全草含糖苷、生物碱、甾醇、酚类、挥发油及紫云英苷、丁二酸等。

性味归经　味辛、微苦，性凉。

功能主治　解表清热，祛风止痉。用于感冒，中暑，小儿肺炎，惊风等。

用法用量　内服6~12g，水煎。

资源状况　资源少。

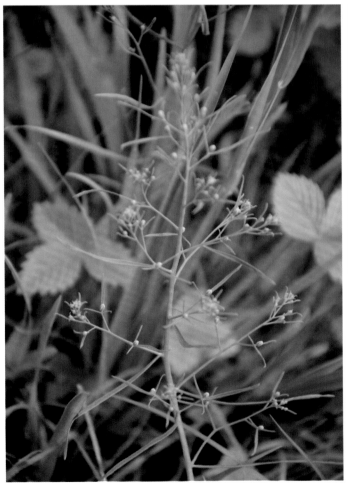
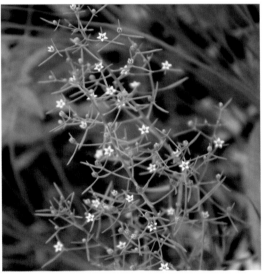
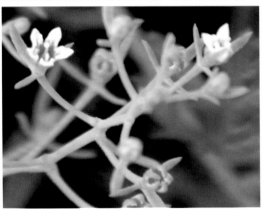

急折百蕊草 九仙草
Thesium refractum C. A. Mey.

形态特征　多年生草本，高达 40cm。根茎直，粗壮。茎有明显的纵沟。叶线形，先端常钝，基部收窄不下延，无柄，两面粗糙，常具单脉。总状花序腋生或顶生；花序梗呈"之"字形曲折；花梗长 5~7mm，细长，有棱，花后外倾并渐反折；花白色；苞片 1，叶状，开展，小苞片 2；花被管筒状或宽漏斗状，上部 5 裂，裂片线状披针形；雄蕊 5，内藏；花柱圆柱状，不外伸。坚果椭圆形或卵圆形，有 5~10 条不明显的纵脉（棱），纵脉偶分叉，具宿存花被，果熟时反折。花期 7 月，果期 9 月。

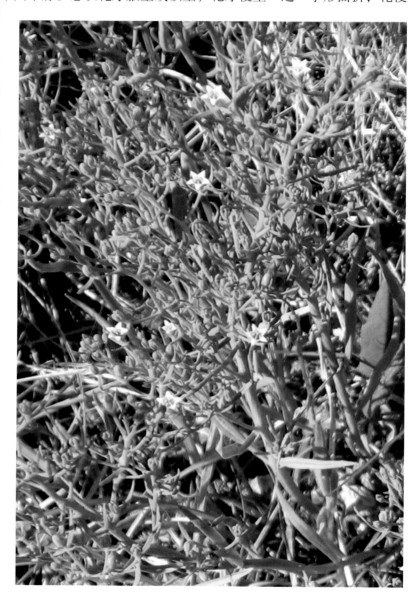

生境分布　生于干旱荒山坡、山坡草地。分布于我国东北、华北、西北及西藏、云南、四川、河南。内蒙古大兴安岭各地均有分布。

药用部位　全草（绿珊瑚）入药。

采收加工　夏、秋季采收全草，晒干。

性味归经　味甘、微苦，性凉。

功能主治　清热解毒，利湿消疳。用于感冒咳嗽，小儿肺炎，支气管炎，肝炎，小儿惊风，腓肠肌痉挛，风湿骨痛，小儿疳积，血小板减少性紫癜等。

用法用量　内服 6~12g，水煎。

资源状况　资源少。

桑寄生科 Loranthaceae

槲寄生
冬青
Viscum coloratum (Kom.) Nakai

形态特征　常绿半寄生小灌木，高 30~60cm。茎圆柱形，黄绿色，常呈二至三回叉状分枝。叶对生，生于枝顶，肥厚，倒披针形，基部楔形，通常具 3 条脉，无柄。花单性，雌雄异株，生于枝顶或分叉处，绿黄色，无柄。雄花花被 4 裂；雄蕊 4，无花丝，花药多室。雌花 1~3 朵生于粗短的总花梗上；花被钟形，4 裂。浆果球形，熟时橙红色。花期 5~6 月，果期 9~10 月。

生境分布　常寄生于榆树、桦树和杨柳树上。分布于我国东北、华北及陕西、甘肃、四川、湖北、河南。内蒙古大兴安岭鄂伦春旗、阿荣旗、莫力达瓦旗、扎兰屯市、阿尔山市、科尔沁右翼前旗、扎赉特旗均有分布。

药用部位　带叶的茎枝（槲寄生）入药。

采收加工　一般在冬季采收，用刀割下，除去粗枝，阴干或晒干，扎成小把，或用沸水捞过（为使其不变色），晒干。

化学成分　茎叶含三萜类化合物及黄酮、有机酸、磷脂等。

性味归经　味苦，性平。归肝、肾经。

功能主治　祛风湿，补肝肾，强筋骨，安胎元。用于风湿痹痛，腰膝酸软，筋骨无力，崩漏经多，妊娠漏血，胎动不安，头晕目眩等。槲寄生提取物可改善微循环，其总生物碱还具有抗肿瘤的作用。

用法用量　内服 9~15g，水煎、浸酒、捣汁或入丸、散剂；外用适量，捣敷。

资源状况　资源稀少。

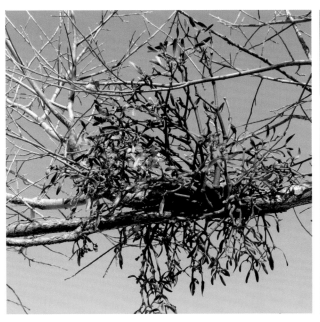
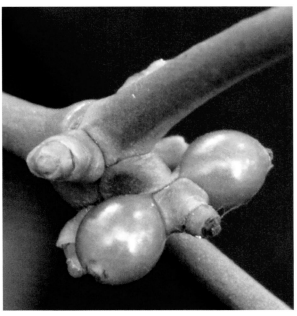

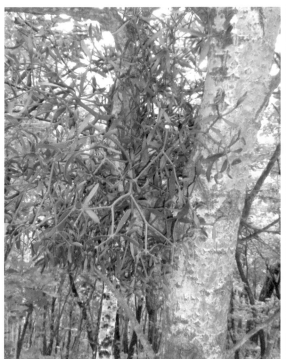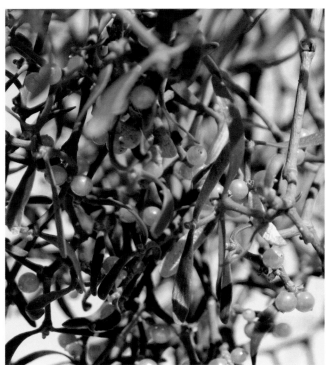

蓼科 Polygonaceae

苦荞麦 | 菠麦、乌麦、野荞麦
Fagopyrum tataricum (L.) Gaertn.

形态特征　一年生草本，高 50~90cm。茎直立，分枝，绿色或略带紫色，有细条纹。叶有长柄；叶片宽三角形，顶端急尖，基部心形，全缘；托叶鞘膜质，黄褐色。花序总状；花梗细长；花排列稀疏，白色或淡红色；花被 5 深裂，裂片椭圆形；雄蕊 8，短于花被；花柱 3，较短，柱头头状。瘦果卵形，有 3 条棱，黑褐色，有 3 条深沟。花期 7~8 月，果期 8~9 月。

生境分布　生于撂荒地、居民区附近、田边、路旁。分布于我国东北、华北、西北、华中及云南、贵州、四川、西藏。内蒙古大兴安岭除根河市无分布外，其他地方均有分布。

药用部位　全草（苦荞麦）入药。

采收加工　秋季采挖全草，洗净，晒干。

化学成分　含黄酮及多种维生素、18 种氨基酸、粗蛋白、叶绿素，另外还含硒、锌、镁、铬、钙等。

性味归经　味微苦，性平、寒。

功能主治　理气止痛，健脾利湿，健胃。用于胃痛，消化不良，腰腿疼痛，跌打损伤等。

用法用量　内服 3~9g，水煎；外用可将根茎打碎，煎水洗。

资源状况　资源一般。

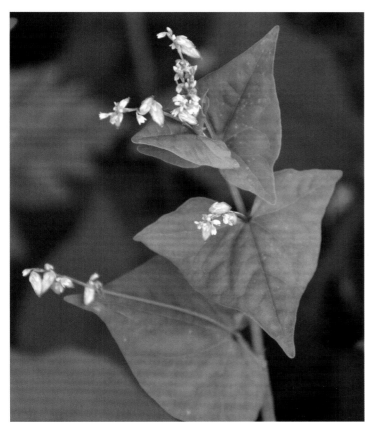
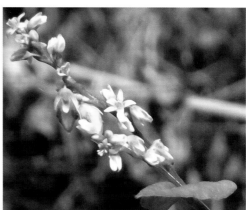
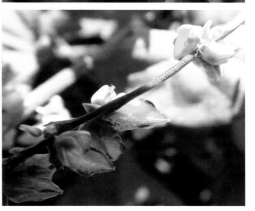

蔓首乌 | 卷茎蓼
Fallopia convolvulus (Linnaeus) A. Löve

形态特征　一年生草本植物。茎缠绕，具纵棱，自基部分枝，具小突起。叶卵形或心形，顶端渐尖，基部心形，两面无毛，下表面沿叶脉具小突起，边缘全缘，具小突起；叶柄沿棱具小突起；托叶鞘膜质，偏斜，无缘毛。花序总状，腋生或顶生；苞片长卵形；花排列稀疏，淡绿色；花被5深裂，裂片在果时稍增大；雄蕊8，比花被短；花柱3。瘦果椭圆形，具3条棱，黑色，密被小颗粒，无光泽。花期7~8月，果期8~9月。

生境分布　生于居民区附近、路旁、沟边湿地。分布于我国东北、华北、西北及山东、江苏、安徽、台湾、湖北、四川、贵州、云南、西藏。内蒙古大兴安岭各地均有分布。

药用部位　全草（卷茎蓼）入药。

采收加工　夏、秋季采收全草，晒干或鲜用。

性味归经　味辛，性温。

功能主治　清热解毒，消肿。用于痔疮，肿疡等。

用法用量　内服6~12g，水煎。

资源状况　资源一般。

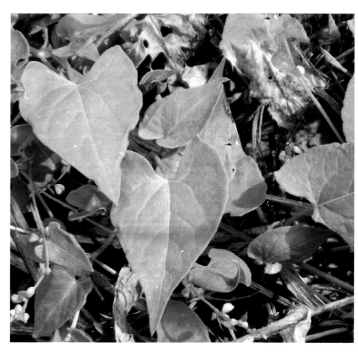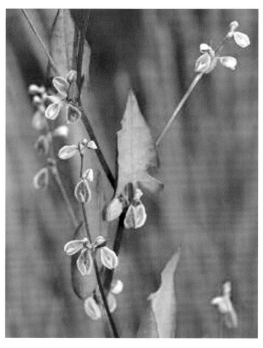

狐尾蓼 | 长叶拳蓼
Polygonum alopecuroides Turcz. ex Besser

形态特征　多年生草本。根状茎肥厚，弯曲。茎直立，高50~90cm，不分枝，无毛。基生叶狭长圆形或长圆状披针形，纸质，顶端渐尖，基部楔形，沿叶柄下延成翅，全缘，上表面绿色，下表面灰绿色，两面无毛或下表面有短柔毛。茎生叶 5~6，披针形或狭披针形，顶端渐尖，基部近圆形或微心形；叶柄极短或近无柄；托叶鞘筒状，膜质，下部绿色，上部褐色，开裂至中部，无缘毛。总状花序呈穗状，顶生，紧密；苞片宽椭圆形，具尾状尖；花被 5 深裂，白色或淡红色，花被片长椭圆形；雄蕊 8，比花被长；花柱 3。瘦果长卵状，具 3 条锐棱，褐色，有光泽。花期 6~7 月，果期 7~8 月。

生境分布　生于草甸、山坡草地。分布于我国东北及内蒙古。内蒙古大兴安岭各地均有分布。

应　　用　根茎（草河车）清热解毒，凉血止血。种子作"水荭子"入药。

资源状况　资源丰富。

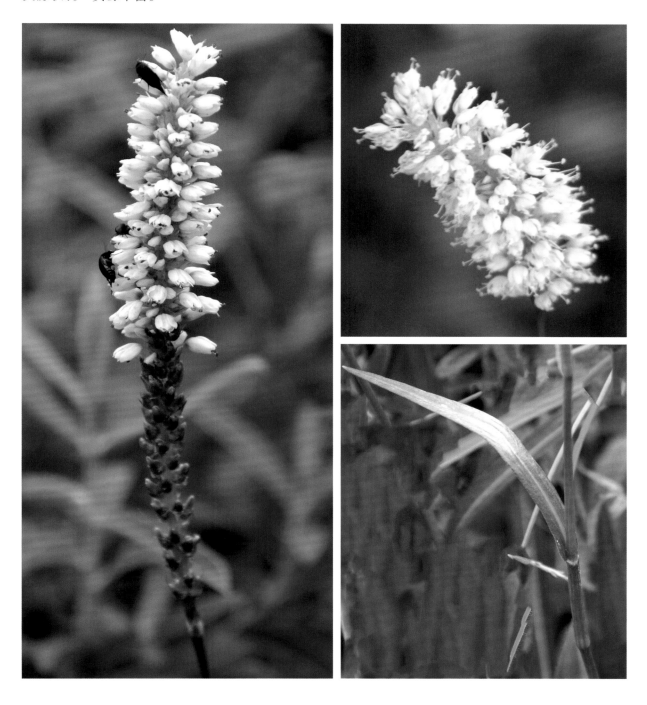

两栖蓼 | *湖蓼*
Polygonum amphibium L.

形态特征 多年生草本，有根茎。生于水中者茎横走，无毛，节部生根；叶有长柄，叶片矩圆形，浮于水面，无毛，有光泽，顶端钝或微尖，基部通常心形。生于陆地者茎直立，不分枝；叶有短柄，叶片宽披针形，密生短硬毛，顶端急尖，基部近圆形，托叶鞘筒状，顶端截形。花序穗状，顶生或腋生；苞片三角形；花淡红色或白色；花被5深裂；雄蕊5；花柱2，伸出花被之外。瘦果近圆形，两面凸出，黑色，有光泽。花期7~8月，果期8~9月。

生境分布 生于水泡、湖泊边缘的浅水中、沟边湿地。分布于我国东北、华北、西北、华中及山东、江苏、安徽、江西、云南、贵州、四川、西藏。内蒙古大兴安岭各地均有分布。

药用部位 全草（两栖蓼）入药。

采收加工 夏、秋季采收全草，晒干。

化学成分 全草含苷类化合物及槲皮素、山奈酚、酒石酸、苹果酸、柠檬酸、咖啡酸、绿原酸等。

性味归经 性平，味苦。

功能主治 清热利湿。用于痢疾、脚浮肿、疔疮等。

用法用量 内服25~50g，水煎；外用适量，捣敷。

资源状况 资源少。

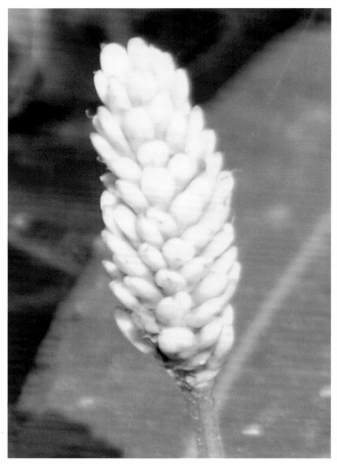
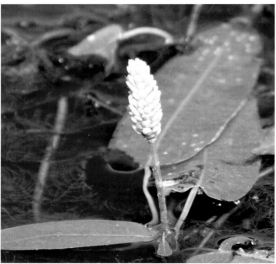
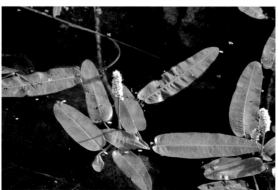

萹蓄

萹蓄蓼、猪牙菜、竹叶草
Polygonum aviculare L.

形态特征　一年生草本，高 10~40cm。茎平卧或上升，自基部分枝，有棱角。叶有极短的柄或近无柄；叶片狭椭圆形或披针形，顶端钝或急尖，基部楔形，全缘；托叶鞘膜质，下部褐色，上部白色透明，有不明显脉纹。花 1~5 朵簇生于叶腋，遍布于全植株；花梗细而短，顶部有关节；花被 5 深裂，裂片椭圆形，绿色，边缘白色或淡红色；雄蕊 8；花柱 3。瘦果卵形，有 3 条棱，黑色或褐色，生有不明显的小点，无光泽。花期 7~8 月，果期 8~9 月。

生境分布　生于田野、荒地、居民区附近、水边湿地。我国广布种。内蒙古大兴安岭各地均有分布。

药用部位　地上部分（萹蓄）入药。

采收加工　夏季采收地上部分，晒干，切碎。

化学成分　全草含黄酮、香豆素及酸性成分，另外还含葡萄糖、果糖、蔗糖和水溶性多糖等。

性味归经　味苦，性微寒。归膀胱经。

功能主治　利尿通淋，杀虫止痒。用于热淋涩痛，小便短赤，虫积腹痛，皮肤湿疹，阴痒带下等。

用法用量　内服 9~15g，水煎或捣汁；外用适量，捣敷或煎水洗。多服泄精气。

资源状况　资源丰富。

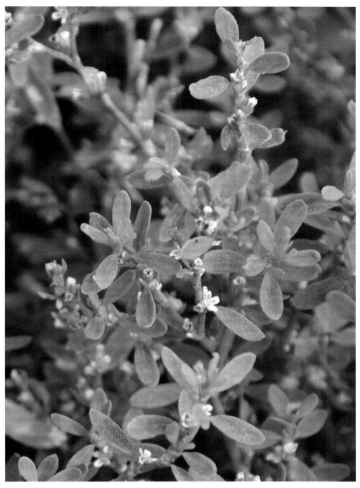
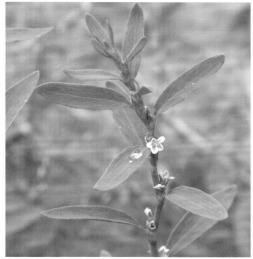
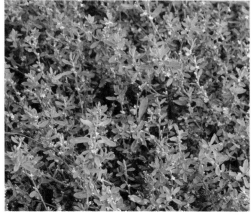

叉分蓼
酸模浆、酸不溜、酸模、兴安蓼
Polygonum divaricatum L.

形态特征　多年生草本，高 70~150cm。茎直立或斜升，多叉状分枝，枝中空，节部膨大。单叶互生；叶片椭圆形、披针形或矩圆状条形，先端渐尖，基部渐狭，全缘，两面被疏长毛或无毛，边缘常具缘毛；柄短或近无柄；托叶鞘常破裂。花序形成疏松开展的圆锥花序；苞片卵形，膜质；花被白色或淡黄色，5 深裂，裂片大小略等；雄蕊 8，短于花被片。小坚果卵状菱形或椭圆形，具 3 条棱，长约为花被片的 2 倍。花期 6~7 月，果期 8~9 月。

生境分布　生于草甸草原、林缘草甸等地。分布于我国东北、华北。内蒙古大兴安岭各地均有分布。

药用部位　全草（叉分蓼）或根入中药，又可入蒙药。

采收加工　夏、秋季采收全草，洗净泥土，阴干，切段。春、秋季采挖根，除去茎叶及杂质，洗净泥土，晒干。

化学成分　地上部分含黄酮及酚类、酸类化合物等。

性味归经　中药：全草味酸、苦、涩，性凉。根味酸、甘，性温。蒙药：味酸、苦、涩，性凉、稀、轻、糙、钝。

功能主治　中药：全草清热，消积，散瘿，止泻。用于大、小肠积热，瘿瘤，热泻腹痛等。根祛寒，温肾。用于寒疝，阴囊出汗等。蒙药：清热，止泻。用于肠热，腹泻，肠刺痛等。

用法用量　中药：全草内服 9~15g，水煎或研末冲服。根内服 10~18g，水煎；外用 250~500g，煎水趁热熏洗患处。蒙药：多配方用。

资源状况　资源丰富。

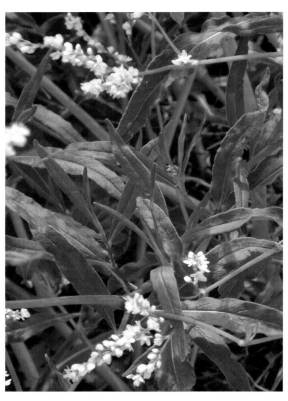
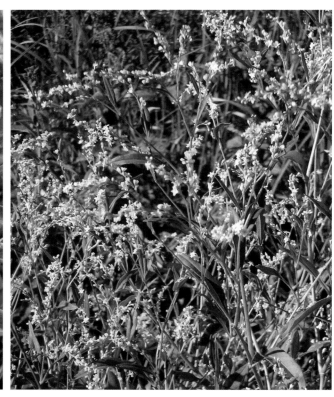

水蓼　辣柳菜、辣蓼
Polygonum hydropiper L.

形态特征　一年生草本，高 40~80cm。茎直立或倾斜，多分枝，无毛。叶有短柄；叶片披针形，顶端渐尖，基部楔形，全缘，通常两面有腺点；托叶鞘筒形，膜质，紫褐色，有睫毛。花序穗状，顶生或腋生，细长，下部间断；苞片钟形，疏生睫毛或无毛；花疏生，淡绿色或淡红色；花被 5 深裂，有腺点；雄蕊通常 6；花柱 2~3。瘦果卵形，扁平，少有 3 条棱，有小点，暗褐色，稍有光泽。花期 7~8 月，果期 8~9 月。

生境分布　生长于湿地、水边或水中。我国广布种。内蒙古大兴安岭各地均有分布。

药用部位　全草（辣蓼）入药。

采收加工　秋季开花时采收全草，晒干。

化学成分　全草含醛类、苷类、酮类、酸类化合物及槲皮素、辛木素、甲醚、水蓼素，另外还含少量生物碱和 D- 葡萄糖。

性味归经　味辛，性平。

功能主治　化湿，行滞，祛风，消肿。用于痧秽腹痛，吐泻转筋，泄泻，痢疾，风湿，脚气，痈肿，疥癣，跌打损伤等。

用法用量　内服 25~50g，鲜品 50~100g，水煎或捣汁；外用适量，煎水浸洗或捣敷。

资源状况　资源丰富。

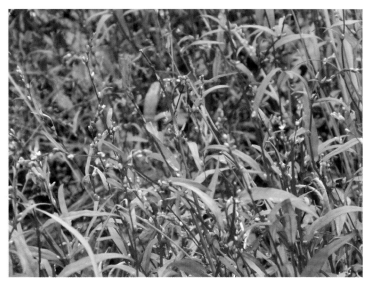
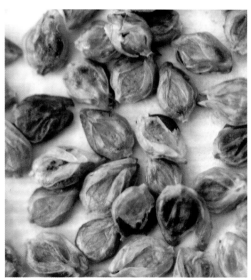

酸模叶蓼　斑蓼、柳叶蓼、节蓼
Polygonum lapathifolium L.

形态特征　一年生草本，高 30~100cm。茎直立，有分枝。叶柄有短刺毛；叶披针形或宽披针形，大小变化很大，顶端渐尖或急尖，基部楔形，上表面绿色，常有黑褐色新月形的斑点，无毛，下表面沿主脉有贴生的粗硬毛，全缘，边缘生粗硬毛；托叶鞘筒状，膜质，淡褐色，无毛。花序为数个花穗构成的圆锥状花序；苞片膜质，边缘生稀疏的短睫毛；花淡红色或白色；花被通常 4 深裂，裂片椭圆形；雄蕊 6；花柱 2，向外弯曲。瘦果卵形，扁平，两面微凹，黑褐色，光亮。花期 7~8 月，果期 8~9 月。

生境分布 生于低湿地或水边。我国广布种。内蒙古大兴安岭各地均有分布。

药用部位 全草（大马蓼）及果实入药。

采收加工 夏季采收全草，晒干。秋季采集果实，晒干。

性味归经 全草味辛、苦，性凉。

功能主治 全草清热解毒，利湿止痒，活血消积。用于肠炎、痢疾等；外治湿疹，淋巴结结核，疮肿，蛇毒等。果实利尿。用于水肿和疮毒。鲜茎叶混食盐后捣汁，可治霍乱和日射病。

用法用量 全草内服 15~30g，水煎或研粉；外用适量，煎水熏洗或捣烂敷患处。

资源状况 资源丰富。

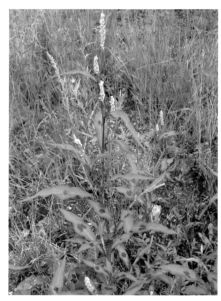
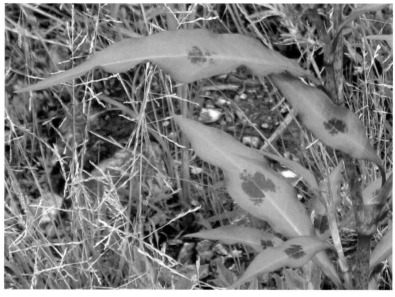

红蓼 东方蓼、荭草
Polygonum orientale L.

形态特征 一年生草本，高 2~3m。茎直立，多分枝，密生长毛。叶有长柄；叶片卵形或宽卵形，顶端渐尖，基部近圆形，全缘，两面疏生长毛；托叶鞘筒状，下部膜质，褐色，上部草质，绿色。花序圆锥状；苞片宽卵形；花淡红色；花被 5 深裂，裂片椭圆形；雄蕊 7，长于花被；花柱 2。瘦果近圆形，扁平，黑色，有光泽。花期 7~8 月，果期 8~10 月。

生境分布 生于村边路旁和水边湿地。分布于我国东北、华北、华中及陕西、甘肃、宁夏、青海、山东、江苏、安徽、浙江、福建、台湾、江西、广东、海南、广西、云南、贵州、四川。内蒙古大兴安岭鄂伦春旗、莫力达瓦旗、阿荣旗、扎兰屯市、扎赉特旗、科尔沁右翼前旗均有分布。

药用部位 全草（荭草）、果实（水荭花子）入药。

采收加工 晚秋霜后采收全草，根茎切段晒干，叶宜阴干，打下果实，阴干。

化学成分　地上部分含苷类、黄酮类化合物及月橘素，叶含荭草素、牡荆素等。

性味归经　全草味辛，性平；小毒。归肝、脾经。果实味咸，性凉。

功能主治　全草祛风除湿，清热解毒，活血，截疟。用于风湿痹痛，痢疾，腹泻，吐泻转筋，水肿，脚气，痈疮疔疖，蛇虫咬伤，小儿疳积疝气，跌打损伤，疟疾等。果实活血，消积，止痛，利尿。用于胃痛，腹胀，脾肿大，肝硬化腹水、瘰疬。

用法用量　全草内服 9~15g，水煎。果实内服 3~9g，水煎。

资源状况　资源少。

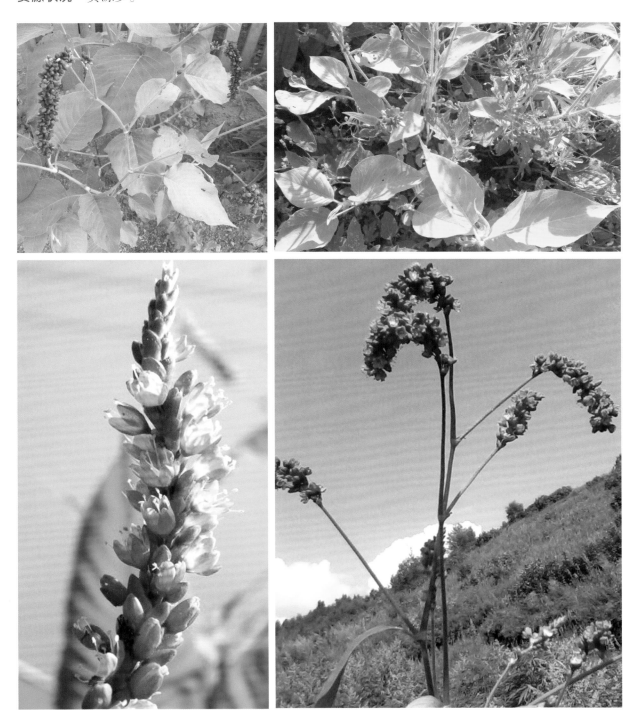

杠板归
穿叶蓼、扛板归
Polygonum perfoliatum L.

形态特征 多年生蔓生草本。茎有棱角，红褐色，有倒生钩刺。叶柄长 3~8cm，有疏的倒生钩刺，盾状着生；叶片三角形，顶端略尖，基部截形或近心形，上表面无毛，下表面沿叶脉疏生钩刺；托叶鞘草质，近圆形，抱茎。花序穗状，顶生或腋生；苞片圆形；花白色或淡红色；花被 5 深裂，裂片在果时增大，肉质，变为深蓝色；雄蕊 8；花柱 3。瘦果球形，黑色，有光泽。花期 7~8 月，果期 8~9 月。

生境分布 生于湿草地、路边、山谷、湿地。分布于我国东北、华北、华中、华东、华南、西南及陕西、甘肃。内蒙古大兴安岭鄂伦春旗、莫力达瓦旗、阿荣旗、扎兰屯市、扎赉特旗、科尔沁右翼前旗均有分布。

药用部位 全草 (杠板归) 入药。

采收加工 秋季采收全草，晒干或鲜用。

化学成分 全草含山奈酚、咖啡酸甲酯、秦皮素、槲皮素及酸类等。

性味归经 味酸，性微寒。归肺、膀胱经。

功能主治 清热解毒，利水消肿，止咳。用于咽喉肿痛，肺热咳嗽，小儿顿咳，水肿尿少，湿热泻痢，湿疹，疖肿，蛇虫咬伤。

用法用量 内服 15~30g，水煎；外用适量，煎水熏洗。

资源状况 资源少。

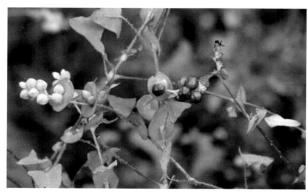 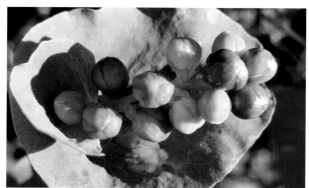

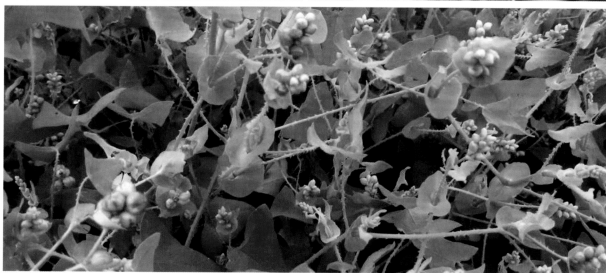

春蓼 桃叶蓼
Polygonum persicaria L.

形态特征　一年生草本。茎直立或上升，分枝或不分枝，疏生柔毛或近无毛，高 40~80cm。叶披针形或椭圆形，顶端渐尖或急尖，基部狭楔形，两面疏生短硬伏毛，下表面中脉上毛较密，上表面近中部有时具黑褐色斑点，边缘具粗缘毛；叶柄被硬伏毛；托叶鞘筒状，膜质，疏生柔毛，顶端截形，有缘毛。总状花序呈穗状，顶生或腋生，较紧密；花序梗具腺毛或无毛；苞片漏斗状，紫红色，具缘毛；花被片通常 5，深裂，紫红色，长圆形，脉明显；雄蕊 6~7；花柱 2。瘦果近圆形或卵形，双凸镜状，黑褐色，平滑，有光泽，包于宿存花被内。花期 7~8 月，果期 8~9 月。

生境分布　生于湿草地、水泡边、沟边湿地。分布于我国东北、华北、西北、华中及广西、四川、贵州。内蒙古大兴安岭牙克石市、莫力达瓦旗、阿荣旗、扎兰屯市、扎赉特旗、科尔沁右翼前旗均有分布。

药用部位　全草（桃叶蓼）入药。

采收加工　8~9 月采收全草，洗净，切断，晒干。

化学成分　地上部分含香豆素和生物碱。

性味归经　性温，味辛。归肺、脾、大肠经。

功能主治　发汗除湿，消食止泻。用于痢疾，泄泻，蛇咬伤等。

用法用量　内服 6~12g，水煎。肾炎者忌用。

资源状况　资源少。

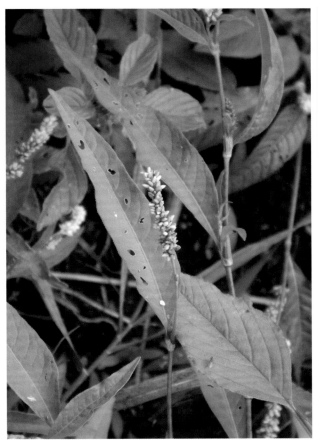
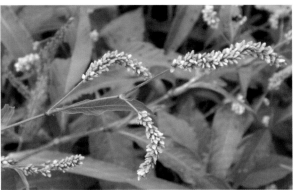
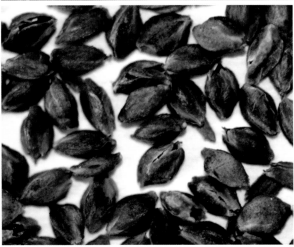

箭头蓼
箭叶蓼、倒刺林、荞麦刺
Polygonum sagittatum Linnaeus

形态特征　多年生草本，全株有倒刺。茎蔓延或半直立，4条棱，带红色。单叶互生；叶片窄椭圆形至披针形，先端急尖或圆钝，基部箭形，无毛；叶柄及叶下表面中脉上有倒钩刺；托叶鞘膜质，三角状卵形。秋季开淡粉色花；花序头状，成对顶生；苞片光滑无毛；花被5；雄蕊8，短于花被；子房上位，花柱3裂。瘦果卵形，黑色，光滑或有细点。花期7~8月，果期8~9月。

生境分布　生于河岸草甸、湿草地。分布于我国东北及内蒙古、河北、山东。内蒙古大兴安岭各地均有分布。

药用部位　全草（箭叶蓼）入药。

采收加工　夏、秋季采收全草，晒干。

性味归经　味酸、辛，性凉。归肺、肝经。

功能主治　祛风除湿，清热解毒。用于风湿关节痛，毒蛇咬伤等。

用法用量　内服18~30g，捣烂取汁，每日3次，每次1小杯；外用适量，捣烂敷患处。

资源状况　资源一般。

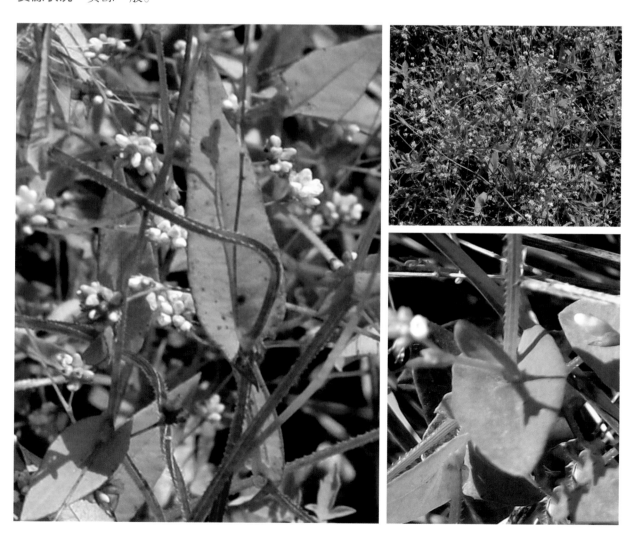

西伯利亚蓼　*Polygonum sibiricum* Laxm.

形态特征　多年生草本，有细长的根茎。茎斜上或近直立，高6~20cm，通常自基部分枝。叶有短柄；叶片矩圆形或披针形，近肉质，无毛，顶端急尖，基部戟形或楔形。花序圆锥状，顶生；苞片漏斗状；花黄绿色，有短梗；花梗中上部有关节；花被5深裂，裂片矩圆形；雄蕊7~8；花柱3，甚短，柱头头状。瘦果椭圆形，有3条棱，黑色，平滑，有光泽。花期7~8月，果期8~9月。

生境分布　生于盐碱荒地或沙质盐碱性的土壤。分布于我国东北、华北、西北及河南、山东、江苏、安徽、云南、四川、西藏。内蒙古大兴安岭除根河市无分布外，其他地方均有分布。

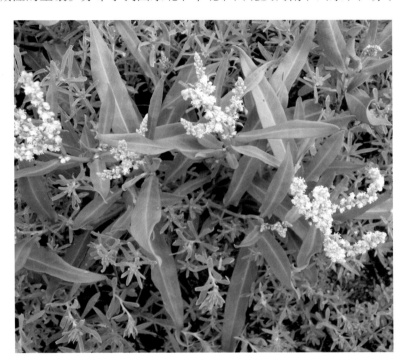

药用部位　根茎及根（西伯利亚蓼）入药。

采收加工　春、夏、秋季均可采收，除去泥土，洗净，晒干或鲜用。

性味归经　味微辛、苦，性微寒。归肝、大肠经。

功能主治　利水渗湿，清热解毒。用于湿热内蕴之关节积液，腹水，皮肤瘙痒等。

用法用量　内服6~9g，水煎；外用适量，煎水洗患部。

资源状况　资源一般。

戟叶蓼　水麻　*Polygonum thunbergii* Sieb. et Zucc.

形态特征　一年生草本，高30~70cm。茎直立或上升，下部有时平卧，有匍匐枝，四棱形，沿棱有倒生钩刺。叶柄有狭翅和刺毛；叶片戟形，顶端渐尖，基部截形或略呈心形，边缘生短睫毛，上表面疏生伏毛，下表面沿叶脉生伏毛；托叶鞘膜质，圆筒状，通常边缘草质，绿色，向外反卷。花序聚伞状，顶生或腋生；苞片卵形，绿色，生短毛；花梗密生腺毛和短毛；花白色或淡红色；花被5深裂；雄蕊8。瘦果卵形，有3条棱，黄褐色，平滑，无光泽。花期7~8月，果期8~9月。

生境分布　生于草甸。分布于我国华北及吉林、黑龙江、台湾、西藏等。内蒙古大兴安岭莫力达瓦旗、阿荣旗、扎兰屯市、扎赉特旗、科尔沁右翼前旗均有分布。

应　　用　全草清热解毒，止泻。用于毒蛇咬伤，泻痢等。

资源状况　资源少。

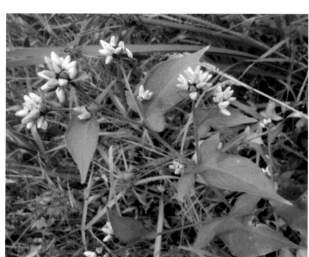 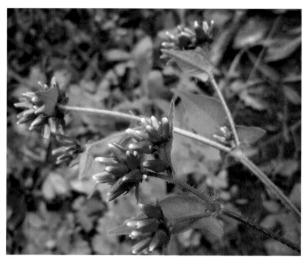

密序大黄 *Rheum compactum* L.

形态特征　高大草本，高达 1m，或稍高。根茎及根粗壮，暗褐色。茎直立，中空，光滑无毛。基生叶较大，叶片卵状心形，稀宽卵圆形，直径 20~30cm，有时长稍大于宽，上部略渐窄，顶端钝，基部心形，全缘，近无波，基出脉 5~7，上表面光滑无毛，下表面具粗糙短毛；叶柄半圆柱状，短于叶片或近等长，下面粗糙。大圆锥花序，分枝较密而开展，果时聚拢；花数朵簇生，黄白色。果实宽椭圆形至矩圆状椭圆形，长 12mm，宽 11mm，两端均心形，翅稍窄于种子。花期 6~7 月，果期 8 月。

生境分布　生于山坡碎石处或河岸碎石处。分布于我国东北、华北及河南、湖北。内蒙古大兴安岭额尔古纳市、根河市、牙克石市、鄂伦春旗、阿尔山市均有分布。

药用部位　根及根茎（大黄）入药。

采收加工　春、秋季采挖根及根茎，除去茎叶，洗净泥土，晒干，切片。

应　　用　同波叶大黄。

资源状况　资源一般。

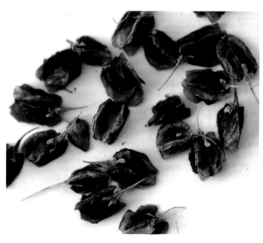 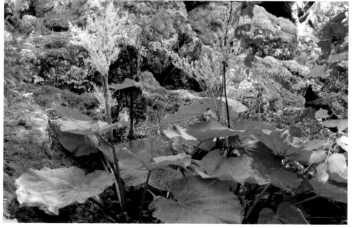

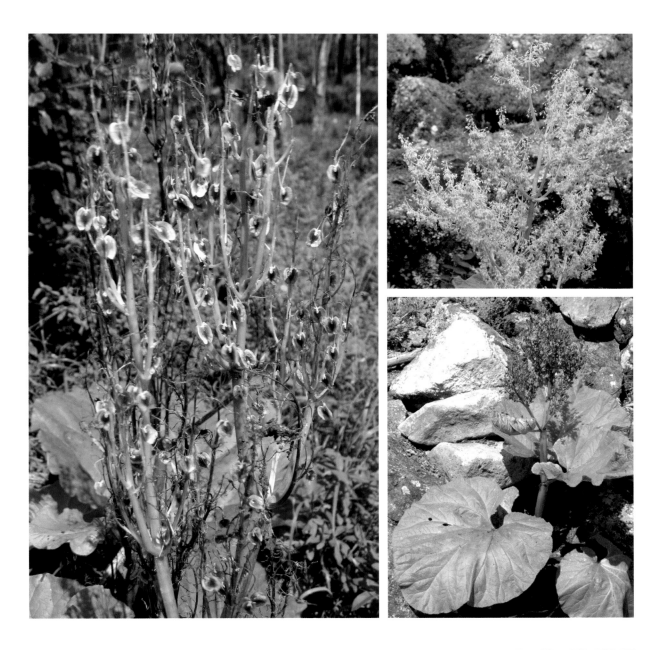

波叶大黄

唐大黄、土大黄
Rheum rhabarbarum Linnaeus

形态特征　多年生草本植物，高可达 1.5m。茎粗壮，光滑无毛。基生叶大，叶片三角状卵形或近卵形，叶上表面深绿色，下表面浅绿色；叶柄粗壮，通常短于叶片。圆锥花序大型；花白绿色；花梗关节位于下部；花被片不开展；花柱较短，向外反曲，柱头膨大，较平坦。果实三角状卵形至近卵形。花期 6 月，果期 7~8 月。

生境分布　生于山坡石隙、干旱荒山坡。分布于我国东北、华北。内蒙古大兴安岭额尔古纳市、鄂温克族自治旗、陈巴尔虎旗、牙克石市、扎兰屯市、阿尔山市均有分布。

药用部位　根及根茎（山大黄）入药。

采收加工　春、秋季采挖根及根茎，切片，晒干。

化学成分　根及根茎含总蒽醌 1.11%，还含食用大黄苷及大量鞣质。

性味归经　味苦，性寒。归胃、大肠经。

功能主治　泻热，通便，破积，行瘀。用于热结便秘，湿热黄疸，痈肿疔毒，跌打瘀痛，口疮糜烂，烧烫伤等。

用法用量　内服 3~10g，水煎或研末；外用适量，研末撒或调敷。体虚及胎前、产后忌用。

资源状况　资源一般。

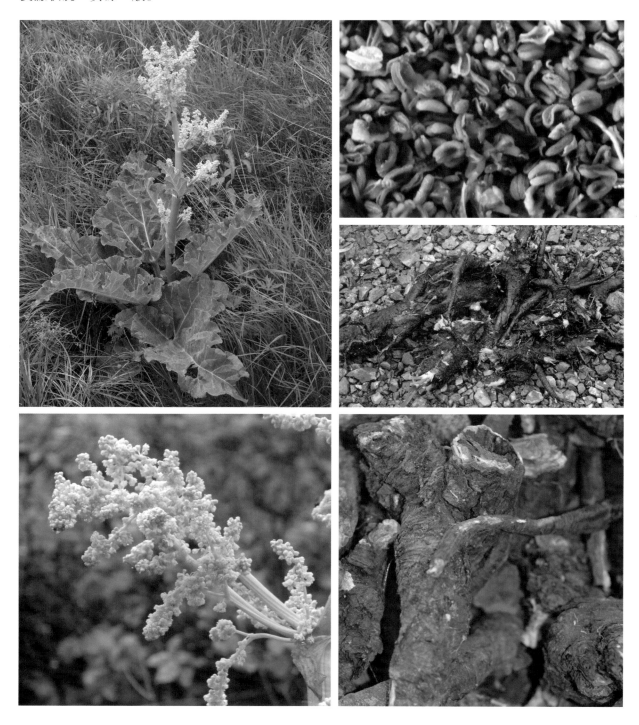

酸模
酸不溜、酸模浆
Rumex acetosa L.

形态特征 多年生草本，高 30~80cm。茎直立，细弱，通常不分枝。基生叶有长柄，叶片矩圆形，顶端急尖或圆钝，基部箭形，全缘；茎上部的叶较小，披针形，无柄；托叶鞘膜质，斜形。花序圆锥状，顶生；花单性，雌雄异株；花被片 6，椭圆形，呈 2 轮。雄花内轮花被片比外轮花被片长，直立；雄蕊 6。雌花内轮花被片在果时增大，圆形，全缘，基部心形，外轮花被片较小，反折；柱头 3。瘦果椭圆形，有 3 条棱，暗褐色，有光泽。花期 6~7 月，果期 7~8 月。

生境分布 生于草甸、湿草地。分布于我国东北、华北、西北及河南、山东、江苏、安徽、浙江、福建、台湾、江西、湖北、湖南、广东、广西、云南、贵州、四川、西藏。内蒙古大兴安岭各地均有分布。

药用部位 全草（酸模）入药。

采收加工 春、秋季采收全草，洗净，晒干或鲜用。

化学成分 根含鞣质及大黄酚苷、金丝桃苷，果实含槲皮素、金丝桃苷。

性味归经 味酸，性寒；无毒。

功能主治 清热，利尿，凉血，杀虫。用于热痢，淋病，小便不通，吐血，恶疮，疥癣等。

用法用量 内服 9~15g，水煎；外用适量，捣敷。

资源状况 资源一般。

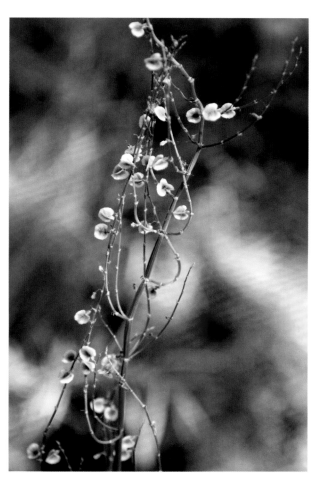
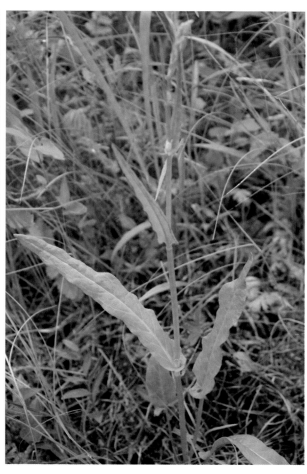

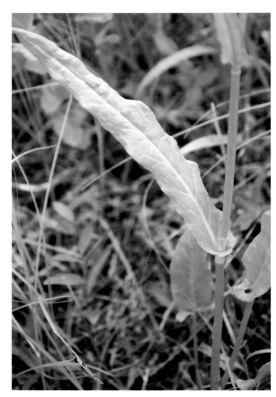
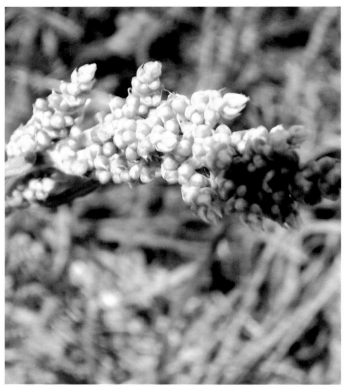

皱叶酸模 土大黄
Rumex crispus L.

形态特征　多年生草本，高达 1m。茎常不分枝，无毛。基生叶有长柄，叶柄稍短于叶片；叶片披针形或窄披针形，先端尖，基部楔形，边缘皱波状，无毛。茎生叶窄披针形，具短柄。花两性；花序窄圆锥状，分枝，近直立；花梗细，中下部具关节；外花被片椭圆形，内花被片果时增大，宽卵形，基部近平截，近全缘，全部具小瘤，稀 1 片具小瘤，小瘤卵形。瘦果卵形，具 3 条锐棱，有光泽。花期 6~7 月，果期 7~8 月。

生境分布　生于河滩、沟边湿地。分布于我国东北、华北、西北及河南、山东、浙江、台湾、湖北、湖南、贵州、云南、四川。内蒙古大兴安岭各地均有分布。

药用部位　根（牛耳大黄）入药。

采收加工　春、秋季采挖根，洗净，晒干或鲜用。

化学成分　根含大黄酚、大黄素及色素、有机酸、鞣质、树脂、糖类、淀粉、黏液质等，另外还含草酸钙。

性味归经　味苦，性寒。归心、肝、大肠经。

功能主治　清热解毒，凉血止血，通便杀虫。用于急、慢性肝炎，肠炎，痢疾，慢性支气管炎，吐血，衄血，便血，崩漏，热结便秘，痈疽肿毒，疥癣，秃疮等。

用法用量　内服 10~15g，水煎；外用适量，捣敷或研末调搽。脾虚泄泻者忌用。

资源状况　资源少。

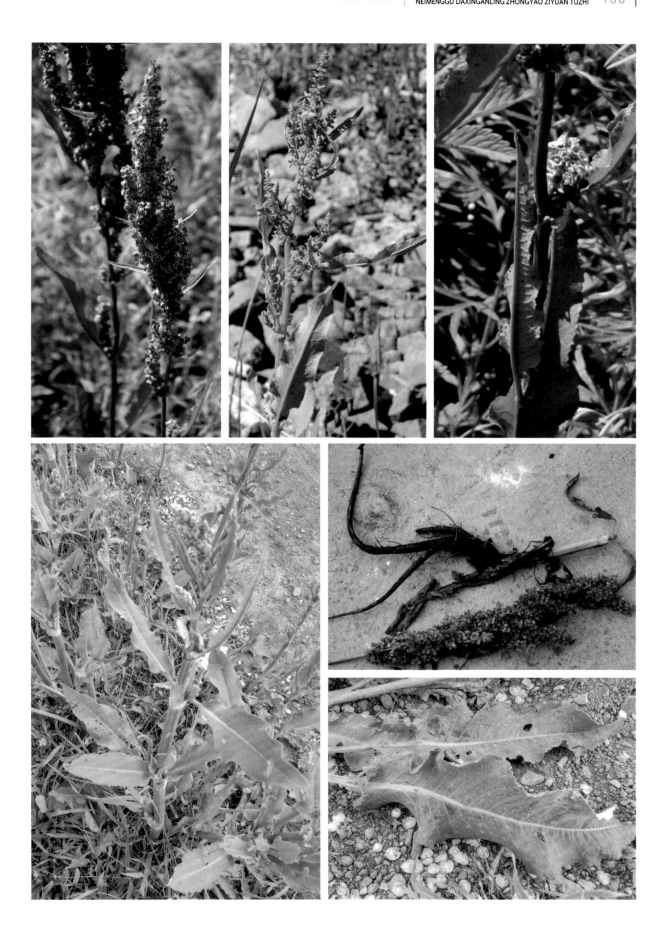

毛脉酸模 | *Rumex gmelinii* Turcz. ex Ledeb.

形态特征 多年生草本，高达 1m。根茎肥厚，多支根。茎粗壮，无毛。基生叶钝，三角状卵形，先端圆钝，基部深心形，下表面沿叶脉密被乳头状突起，全缘或微波状。茎生叶长圆状卵形，基部心形；叶柄较叶短；托叶鞘膜质，易开裂。花两性；花序圆锥状，常具叶；花梗细，基部具关节；外花被片长圆形，内花被片果时增大，椭圆状卵形，先端钝，基部圆，无小瘤。瘦果卵形，具 3 条棱。花期 6~7 月，果期 7~8 月。

生境分布 生于草甸、沼泽。分布于我国东北、华北及陕西、甘肃、青海、新疆。内蒙古大兴安岭各地均有分布。

药用部位 根及根茎（牛耳大黄）入药。

采收加工 春、秋季采挖根及根茎，除去泥土，洗净，切片，晒干。

化学成分 根及根茎含结合大黄素、游离大黄素、大黄素甲醚、大黄酚、酸模素及鞣质。

性味归经 味苦，性寒。归肺、心经。

功能主治 清热解毒，燥湿杀虫。用于痈疮肿毒，疥癣等。

用法用量 内服 3~9g，水煎；外用适量，捣敷。

资源状况 资源丰富。

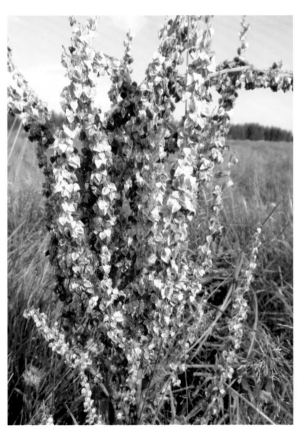
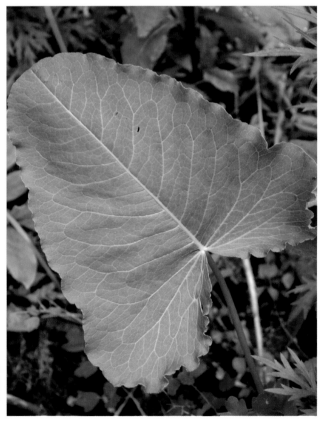

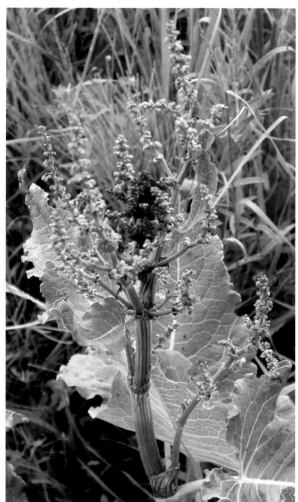
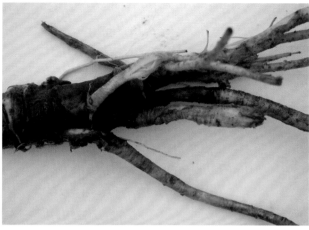
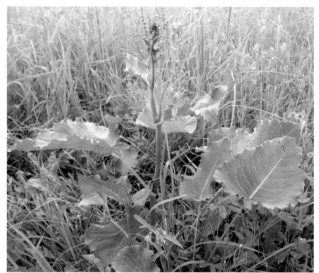

长刺酸模

海滨酸模、假菠菜
Rumex trisetifer Stokes

形态特征　一年生草本。根粗壮，红褐色。茎直立，高 30~80cm，褐色或红褐色，具沟槽，分枝开展。茎下部叶长圆形或披针状长圆形，顶端急尖，基部楔形，边缘波状；茎上部的叶较小，狭披针形。托叶鞘膜质，早落。花序总状，顶生和腋生，具叶，再组成大型圆锥状花序；花两性，多花轮生，上部较紧密，下部稀疏，间断；花被片 6，2 轮，黄绿色，外花被片披针形，较小，内花被片果时增大，狭三角状卵形，顶端狭窄，急尖，基部截形，全部具小瘤，边缘每侧具 1 枚针刺，直伸或微弯。瘦果椭圆形，具 3 条锐棱，两端尖，黄褐色，有光泽。花期 6~7 月，果期 7~8 月。

生境分布　生于荒地湿处、居民区附近。分布于我国东北及内蒙古、陕西、江苏、浙江、安徽、江西、湖南、湖北、四川、台湾、福建、广东、海南、广西、贵州、云南。内蒙古大兴安岭各地均有分布。

药用部位　果实（长刺酸模）入药。

采收加工　秋季采收果实，晒干。

化学成分　果含羊蹄根苷、芸香苷及金丝桃苷等。

性味归经　味酸、苦，性寒。

功能主治　杀虫，清热，凉血。用于痈疮肿痛，秃疮疥癣，跌打肿痛等。

用法用量　外用鲜品捣敷。

资源状况　资源一般。

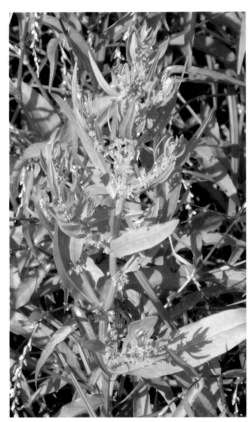
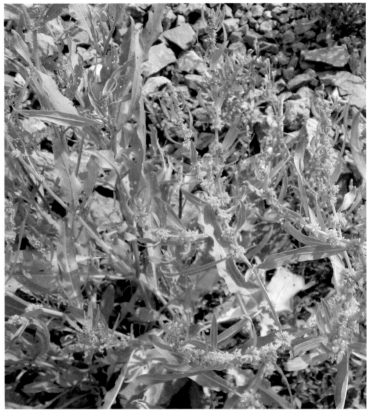

马齿苋科 Portulacaceae

马齿苋

马齿菜、长命菜、蚂蚁菜
Portulaca oleracea L.

形态特征　一年生草本，通常匍匐，肉质，无毛。茎带紫色。叶楔状矩圆形或倒卵形。花 3~5 朵生于枝的顶端，无梗；苞片 4~5，膜质；萼片 2；花瓣 5，黄色；子房半下位，1 室，柱头 4~6 裂。蒴果圆锥形，盖裂。种子多数，肾状卵形，黑色，有小疣状突起。花期 8 月，果期 9 月。

生境分布　生于撂荒地、居民区附近、路旁、耕地。我国广布种。内蒙古大兴安岭各地均有分布。

药用部位　地上部分（马齿苋）入药。

采收加工　夏、秋季采收地上部分，洗净，用水略烫后晒干。

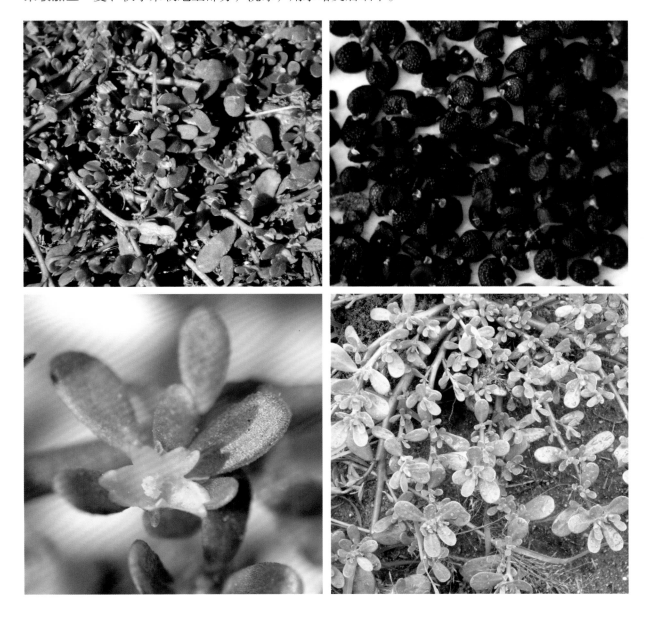

化学成分　全草含去甲肾上腺素、甜菜素、异甜菜素、谷氨酸、天冬氨酸、丙氨酸、葡萄糖、果糖、蔗糖及钾盐、胺类、甘类、酸类化合物等。

性味归经　味酸，性寒。归肝、大肠经。

功能主治　清热解毒，凉血止血，止痢。用于热毒血痢，痈肿疔疮，湿疹，丹毒，蛇虫咬伤，便血，痔血，崩漏下血等；外治丹毒，蛇咬伤。

用法用量　内服 9~15g，捣汁或水煎；外用适量，捣敷患处。因马齿苋会引起流产，故孕妇，尤其是习惯性流产者应禁食。

资源状况　资源少。

石竹科 Caryophyllaceae

毛叶老牛筋
毛梗蚤缀、兴安鹅不食、蚤缀
Arenaria capillaris Poir.

形态特征　多年生草本。茎高 12~15cm，老枝木质化，宿存枯萎叶基，新枝细而硬。叶片细线形，基部较宽，顶端急尖，边缘细锯齿状粗糙，基生叶成束密生，茎生叶在基部呈短鞘状，抱于膨大的节上，淡褐色。聚伞花序具数花至多花；苞片干膜质，卵形，基部抱茎，顶端长渐尖，具 1 条脉；花梗细而硬，无毛；萼片卵形，外面黄色，无毛，具 3 条脉；花瓣 5，白色，倒卵形，顶端钝圆，基部具短爪；雄蕊 10，与萼片相对者基部具 5 个腺体；子房卵圆形，花柱 3。花期 7~8 月。

生境分布　生于山地阳坡草丛中和山顶砾石地。分布于我国东北及河北、内蒙古。内蒙古大兴安岭各地均有分布。

药用部位　根（毛叶老牛筋）入药。

采收加工　夏、秋季采挖根，晒干。

性味归经　味甘，性微寒。归肝、胃经。

功能主治　退虚热，清疳热。用于阴虚发热，劳热骨蒸，盗汗，小儿虫积发热等，以及腹大、消瘦、口渴、眼红等肝疳之证。

用法用量　内服 3~9g，水煎。

资源状况　资源一般。

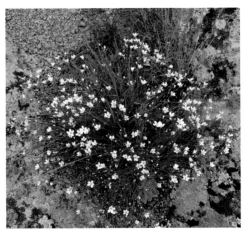 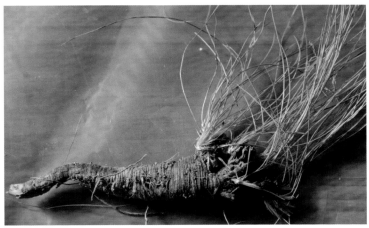

老牛筋
灯心草蚤缀、山银柴胡、毛轴鹅不食
Arenaria juncea M. Bieb.

形态特征　多年生草本，高达 60cm。主根粗而伸长。茎密，丛生。叶线形，边缘具疏齿，基部鞘状抱茎。聚伞花序顶生，具多花；苞片卵形，被腺柔毛；花梗密被腺毛；萼片卵状披针形，被腺毛；花瓣长圆状倒卵形；雄蕊短于花瓣，花药黄色，花丝基部具腺体；花柱 3。蒴果卵圆形，稍长于宿萼，顶端 6 裂，外折。种子多数，扁卵形，背部具小疣。花期 7~8 月，果期 8~9 月。

生境分布 生于山坡草地、草原、林中、林缘或石隙中。分布于我国东北、华北及山东、河南。内蒙古大兴安岭各地均有分布。

药用部位 根（山银柴胡）入药。

采收加工 春、秋季采挖根，除去泥土，洗净，晒干。

性味归经 味甘，性微寒。

功能主治 清热凉血。用于肝炎，小儿疳积，阴虚潮热，体虚盗汗等。

用法用量 内服 3~9g，水煎。

资源状况 资源少。

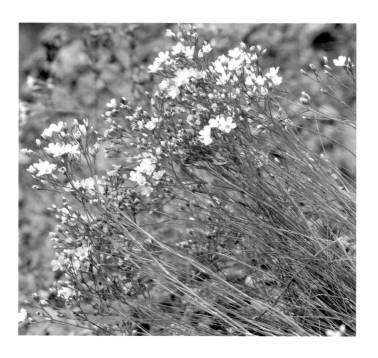

石竹

山竹子、瞿麦
Dianthus chinensis L.

形态特征 多年生草本，高达 50cm，全株无毛，带粉绿色。茎疏，丛生。叶线状披针形，先端渐尖，基部稍窄，全缘或具微齿。花单生或为聚伞花序；花梗长；苞片 4，卵形，长渐尖，长达花萼的 1/2 以上；花萼筒形，具纵纹，萼齿披针形，先端尖；花瓣片倒卵状三角形，紫红、粉红色，稀白色，先端呈不整齐齿裂，喉部具斑纹，疏生髯毛；雄蕊露出喉部外，花药蓝色；子房长圆形，花柱线形。蒴果圆筒形，包于宿存花萼内，顶端 4 裂。花期 7~8 月，果期 8~9 月。

生境分布 生于山地草地、干旱荒山坡。分布于我国东北、华北、西北及长江流域各地。内蒙古大兴安岭各地均有分布。

药用部位 全草（瞿麦）入药。

采收加工 夏季采收全草，晒干。

化学成分 全草含皂苷、挥发油。

性味归经 味苦，性寒。归心、小肠经。

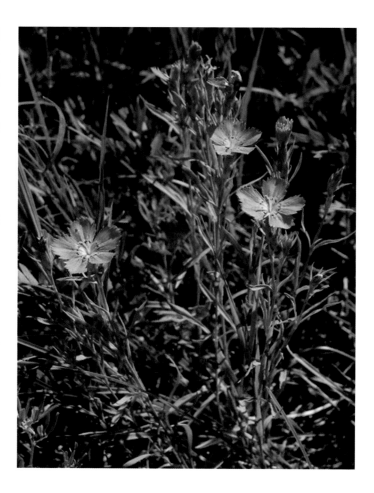

功能主治　利尿通淋，活血通经。用于热淋，血淋，石淋，小便不通，淋沥涩痛，经闭瘀阻等。

用法用量　内服 9~15g，水煎或入丸、散剂。

资源状况　资源一般。

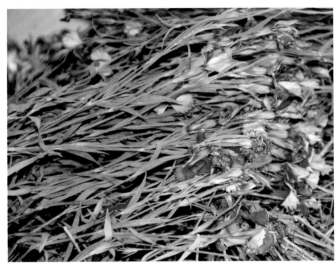 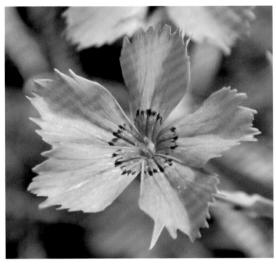

附 注

　　兴安石竹 *Dianthus chinensis* L. var. *versicolor* (Flsch. ex Link) Y. C. Ma

　　与原种的区别为本变种茎多少被短糙毛或近无毛而粗糙，叶通常粗糙，植株多少密而丛生。

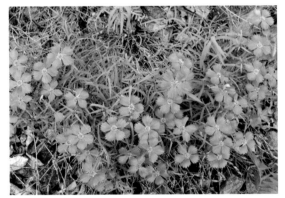

　　蒙古石竹 *Dianthus chinensis* L. var. *subulifolius* (Kitag.) Y. C. Ma

　　与原种的区别为本变种茎和叶鞘粗糙，叶条状锥形，斜向上，花较小。

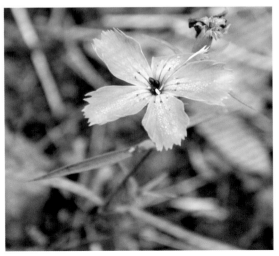

簇茎石竹 | 毛簇茎石竹
Dianthus repens Willd.

形态特征 多年生草本，高达 30cm，全株无毛。根粗大。茎多数，密而丛生，基部分枝而上升，分枝纤细，节膨大。叶片线状披针形，基部渐狭，顶端渐尖，中脉明显，软垂，下部叶早枯。花顶生，单一或有时 2 朵；苞片 2，稀 4，卵形，顶端细长尖，长几乎等于花萼或略短；花萼圆筒形，有时带紫色，萼齿直立，披针形，具凸尖，边缘膜质，具微细睫毛；瓣片倒卵状楔形，红紫色，顶缘具不规则齿，表面被微细短毛，基部具暗紫色彩圈，簇生长软毛。花期 7~8 月。

生境分布 生于草原、林缘草地。分布于我国内蒙古。内蒙古大兴安岭额尔古纳市有分布。

药用部位 全草（石竹）入药。

采收加工 夏季采收全草，晒干。

应　　用 同石竹。

资源状况 资源少。

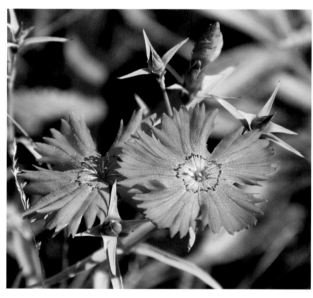 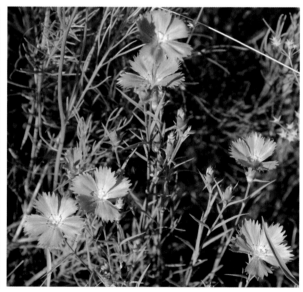

瞿麦 | 野麦、石柱花
Dianthus superbus L.

形态特征 多年生草本，高 50~60cm，有时更高。茎丛生，直立，无毛，上部分枝。叶条形至条状披针形，顶端渐尖，基部呈短鞘状，围抱节上，全缘。花单生或成对生于枝端，或数朵集生成稀疏叉状分枝的圆锥状聚伞花序；萼筒粉绿色，或常带淡紫红色晕，花萼下有宽卵形苞片 4~6；花瓣 5，粉紫色，顶端深裂成细线条，基部成爪，有须毛；雄蕊 10；花柱 2，丝形。蒴果长筒形，和宿存萼等长，顶端 4 齿裂。花期 7~8 月，果期 8~9 月。

生境分布 生于山地疏林下、林缘、草甸、溪边。分布于我国东北、华北、西北、华中及山东、安徽、浙江、江西、广西、四川、贵州。内蒙古大兴安岭各地均有分布。

药用部位 全草（瞿麦）入药。

采收加工 夏末秋初采收全草，除去泥土，晒干。

化学成分 鲜草中含水分、粗蛋白质、无氮浸出物、粗纤维、粗灰分、磷酸，还含维生素 A 和少量生物碱。

性味归经 味苦，性寒。归心、小肠经。

功能主治 利尿通淋，活血通经。用于热淋，血淋，石淋，小便不通，淋沥涩痛，经闭瘀阻等。

用法用量 内服 9~15g，水煎或入丸、散剂。

资源状况 资源少。

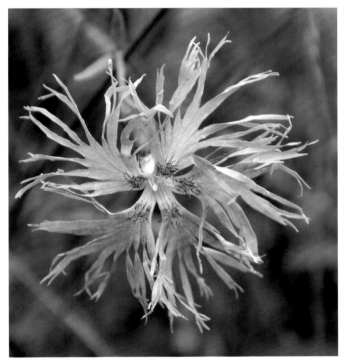
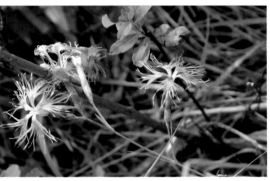
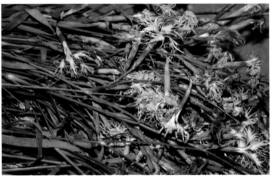

剪秋罗 | 大花剪秋罗
Lychnis fulgens Fischer ex Sprengel

形态特征 多年生草本，高达 85cm。根簇生，纺锤形，稍肉质。茎上部疏被长柔毛。叶卵形或卵状披针形，基部圆形，稀宽楔形，微抱茎，两面及边缘被毛。顶生二歧聚伞花序具数花，稀伞房状，下部常单花腋生；花梗密被长柔毛；苞片披针形，密被长柔毛及缘毛；花萼筒状棒形，疏被长柔毛，萼齿三角形；花瓣深红色，爪内藏，窄披针形，具缘毛，瓣片倒卵形，2 深裂，裂达 1/2，裂片长椭圆形；雄蕊微伸出。蒴果长椭圆状卵球形。花期 7~8 月，果期 8~9 月。

生境分布 生于湿草地、草甸、低山疏林下。分布于我国东北、华北及河南、湖北、四川、贵州、云南。内蒙古大兴安岭各地均有分布。

药用部位 全草（剪秋罗）入药。

采收加工 秋季花期采挖全草，除去杂质、泥土，洗净，晒干。

化学成分　全草含荭草素、牡荆素、脱皮甾酮等黄酮类化合物。

性味归经　味甘，性寒。

功能主治　清热利尿，健脾，安神。用于小便不利、小儿疳积、盗汗、头痛、失眠等。国外用茎的酊剂治疗头痛，用花治疗头疮。

用法用量　内服 10~30g，水煎。

资源状况　资源少。

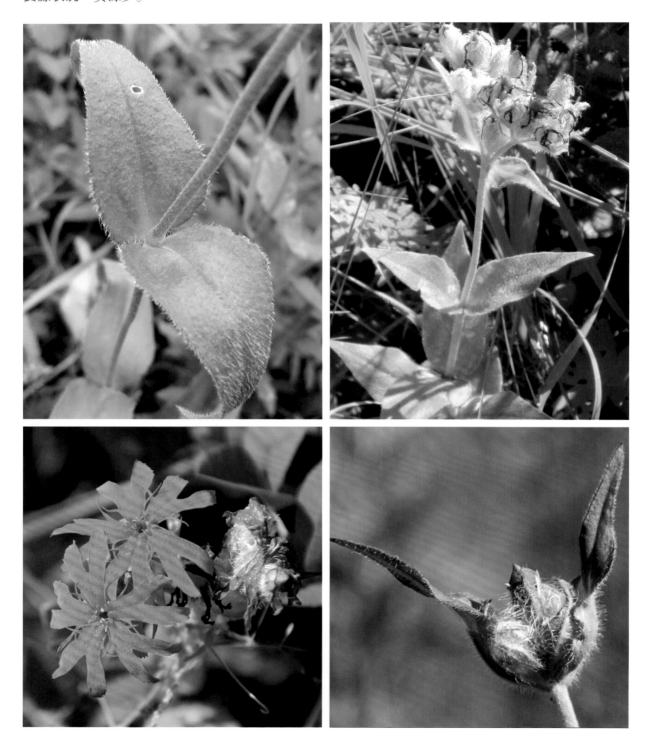

女娄菜 桃色女娄菜、王不留行
Silene aprica Turcx. ex Fisch. et Mey.

形态特征　一至二年生草本，高达 70（~100）cm，全株密被灰色柔毛。茎单生或数个。基生叶倒披针形或窄匙形，基部渐窄成柄状；茎生叶倒披针形、披针形或线状披针形。圆锥花序直立；苞片披针形，渐尖，草质，具缘毛；花萼卵状钟形，密被柔毛，纵脉绿色，萼齿三角状披针形；花瓣白色或淡红色，爪倒披针形，具缘毛，瓣片倒卵形，2 裂；副花冠舌状；雌雄蕊柄极短或近无，被柔毛，花丝基部具缘毛，雄蕊及花柱内藏。蒴果卵圆形，与宿存萼近等长。花期 6~7 月，果期 7~8 月。

生境分布　生于山坡草地、灌丛、林下、河岸。分布于我国东北、华北、西北、华东、华中及西藏、四川、云南、贵州、广东。内蒙古大兴安岭各地均有分布。

药用部位　全草（女娄菜）入药。

采收加工　夏、秋季采收全草，晒干。

化学成分　全草含牡荆素、荭草素、女娄菜素等。

性味归经　味辛、苦，性平。归肝、脾经。

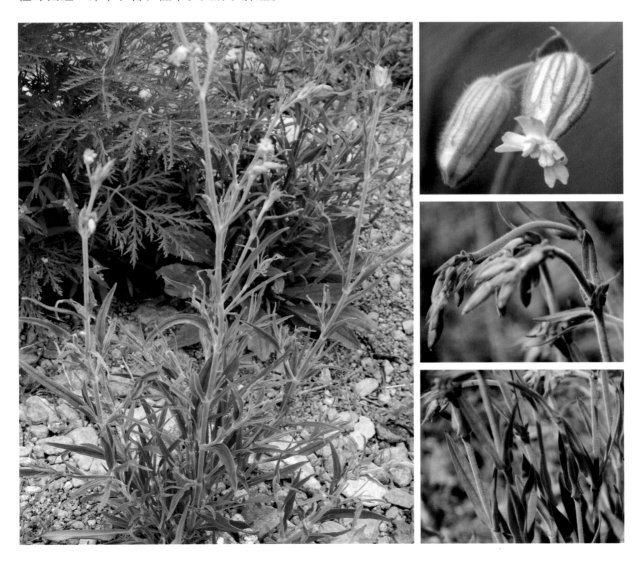

功能主治 活血调经，健脾行水，催乳。用于月经不调，乳少，小儿疳积，虚浮等。

用法用量 内服 9~15g，大剂量可用至 30g，水煎或研末；外用适量，鲜品捣敷。

资源状况 资源少。

山蚂蚱草 旱麦瓶草
Silene jenisseensis Willd.

形态特征 多年生草本，高 20~50cm。根粗壮，木质。茎簇生，直立或上升，不分枝，无毛或下部被短柔毛。基生叶簇生，狭倒披针形或倒披针状线形，顶端急尖或渐尖，基部渐狭成长柄，两面无毛，基部具缘毛；茎生叶对生。花两性；花序总状或狭圆锥状；苞片卵状披针形，边缘膜质，具缘毛；花萼钟形，具 10 条纵脉，脉端连合，有时带紫色，萼齿 5，三角形，具短缘毛；花瓣 5，白色

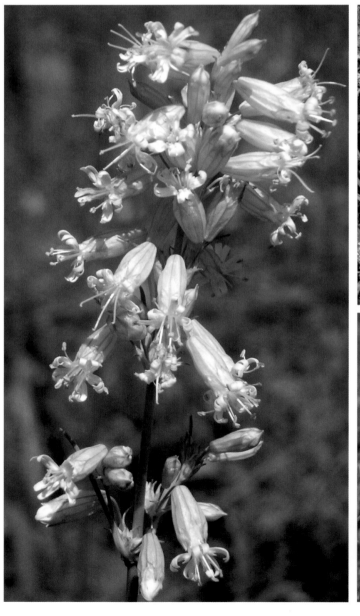

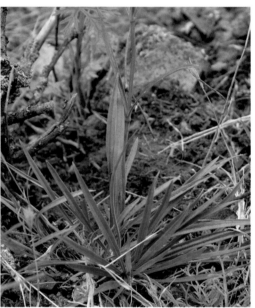

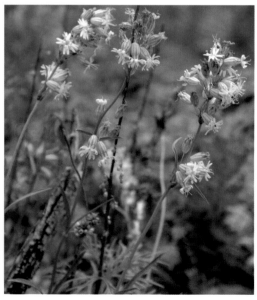

或淡绿白色，比萼长，瓣片 2 裂，裂至中部，爪狭倒披针形，无毛；副花冠长圆形；雄蕊 10，外露；花柱 3，伸出花冠外。蒴果卵形，顶端 6 齿裂。花期 7~8 月，果期 8~9 月。

生境分布 生于干旱山坡、草坡、林缘。分布于我国东北、华北、西北及山东。内蒙古大兴安岭各地均有分布。

药用部位 根（山银柴胡）入中药，又可入蒙药。

采收加工 秋季采挖根，洗净，晒干。

化学成分 全草含皂苷、黄酮，还含微量生物碱及蛋白质、淀粉、糖类等。

性味归经 中药：味甘、苦，性凉。蒙药：味苦、辛，性平。

功能主治 中药：清热凉血，除骨蒸。用于阴虚血热，虚劳骨蒸，阴虚久疟，小儿疳热，盗汗，赢瘦等。蒙药：开窍，清肺。用于肺热，耳聋，鼻塞，鼻干，鼻息肉等。

用法用量 中药：内服 5~15g，水煎或入丸、散剂。蒙药：多配方用。外感风寒及血虚无热者忌用。

资源状况 资源一般。

蔓茎蝇子草 | 毛萼麦瓶草 *Silene repens* Patr.

形态特征 多年生草本，高达50cm，全株被柔毛。根茎细长，匍匐。茎疏，丛生或单生。叶线状披针形、披针形或倒披针形，基部渐窄，两面被柔毛，具缘毛，中脉明显。聚伞花序顶生或腋生，小聚伞花序对生；苞片披针形；花萼筒状，常带紫色，被柔毛，萼齿卵形，先端钝，边缘膜质，具缘毛；花瓣白色，爪倒披针形，内藏，瓣片平展，倒卵形，2 浅裂或深裂达中部；副花冠长圆形；雌雄蕊柄被柔毛，雄蕊微伸出，花柱 3，伸出。蒴果卵圆形，短于宿存萼，6 齿裂。花期 6~7 月，果期 8~9 月。

生境分布 生于山坡草地、林下、灌丛中、沟谷或水边。分布于我国东北、华北、西北及四川、河南。内蒙古大兴安岭各地均有分布。

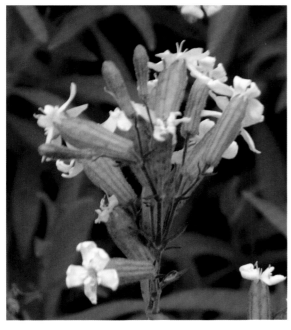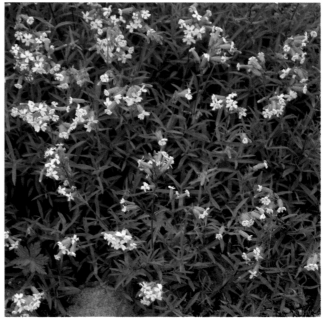

药用部位 全草（普坡孜）、花及果（下泡子）入藏药，全草入朝药。

采收加工 夏季采收全草，晒干。

应 用 藏药：全草用于肺结核，疟疾发热，肠炎，痢疾，月经过多，淋病等。花及果用于月经过多。朝药：全草用于胃炎，肺结核，鼻炎等。

资源状况 资源一般。

白玉草 狗筋麦瓶草
Silene venosa (Gilib.) Aschers.

形态特征 多年生草本，高 40~90cm，全株无毛，呈灰绿色。茎直立，丛生，上部分枝，节部膨大。叶披针形至卵状披针形；茎下部叶基部渐狭成短柄，先端急尖或渐尖，边缘具刺状微齿，中脉明显；茎上部叶无柄，基部抱茎，边缘平滑。花顶生，形成较稀疏的大型聚伞花序；花梗下垂，与萼等长或比萼短；萼筒广卵形，膜质，膨大成囊泡状，无毛，具 20 条脉，常带紫堇色，萼齿三角形，先端急尖，边缘具白色微毛；花瓣白色，平展，约比萼长出半倍，瓣片 2 深裂，几乎裂达基部，瓣片及爪部之间无鳞片状附属物；雄蕊超出花冠。蒴果略呈球形，平滑有光泽，6 齿裂。花期 7~8 月，果期 8~9 月。

生境分布 生于草甸、江岸草地、山谷灌丛间、撂荒地，亦为田间杂草。分布于我国东北及内蒙古、西藏。内蒙古大兴安岭各地均有分布。

药用部位 全草（狗筋麦瓶草）入药。

采收加工 夏、秋季采收全草，晒干。

化学成分 根富含皂苷。

应 用 用于妇科病，丹毒和祛痰。

资源状况 资源一般。

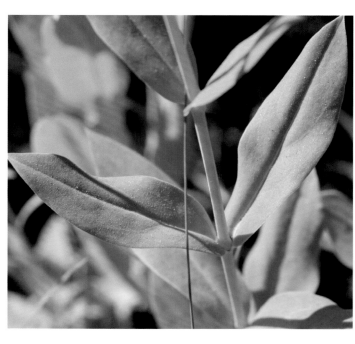
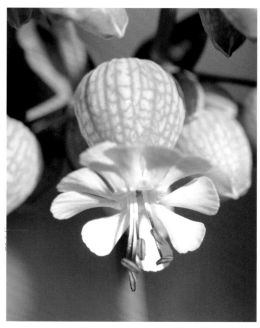

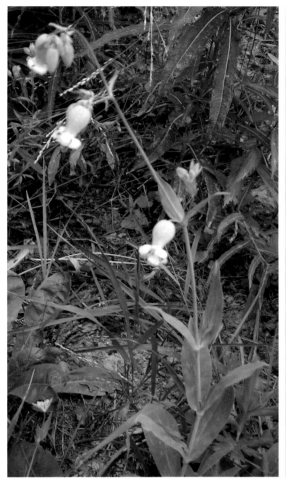
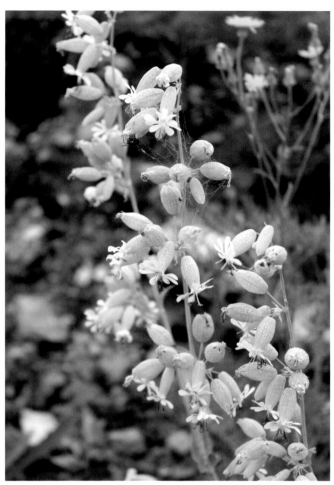

叉歧繁缕

叉繁缕、双歧繁缕、歧枝繁缕

Stellaria dichotoma L.

形态特征　多年生草本，高 15~30（~60）cm，全株呈扁球形，被腺毛。主根粗壮，圆柱形。茎丛生，圆柱形，多次二歧分枝，被腺毛或短柔毛。叶片卵形或卵状披针形，顶端急尖或渐尖，基部圆形或近心形，微抱茎，全缘，两面被腺毛或柔毛，稀无毛。聚伞花序顶生，具多数花；花梗细。蒴果宽卵形，比宿存萼短。花期 6~7 月，果期 7~8 月。

生境分布　生于干旱荒山坡、岩石缝中。分布于我国东北、华北、西北。内蒙古大兴安岭各地均有分布。

药用部位　根（叉歧繁缕）或全草入药。

采收加工　夏、秋季采挖根或采收全草，除去泥土，晒干。

性味归经　味甘，性微寒。归肝、肾经。

功能主治　清热凉血，清虚热。用于阴虚潮热，骨蒸，结核潮热，久疟发热等。

用法用量　内服 6~12g，水煎。

资源状况　资源一般。

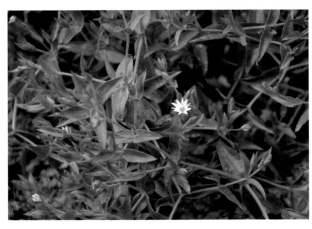
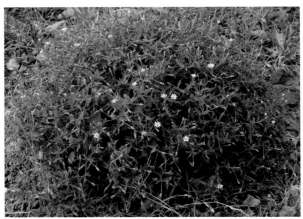

繁缕 | 鸡儿肠、鹅耳伸筋、鹅肠菜
Stellaria media (L.) Villars

形态特征 直立或平卧的一年生草本，高 10~30cm。茎纤弱，基部多分枝，茎上有 1 行短柔毛，其余部分无毛。叶卵形，顶端锐尖，有或无叶柄。花单生叶腋，或呈顶生疏散的聚伞花序；花梗花后不下垂；萼片 5，披针形，有柔毛，边缘膜质；花瓣 5，白色，比萼片短，2 深裂，裂至近基部；雄蕊 10；子房卵形，花柱 3~4。蒴果卵形或矩圆形，顶端 6 裂。花期 6~7 月，果期 7~8 月。

生境分布 生于居民区附近、田野旁或溪边草地。我国广布种，全国仅新疆暂时未见记录。内蒙古大兴安岭各地均有分布。

药用部位 全草（繁缕）入药。

采收加工 夏、秋季采收全草，除去杂质，晒干。

化学成分 全草含皂苷、黄酮及酚酸类化合物等。

性味归经 味微苦、甘、酸，性凉。归肝、大肠经。

功能主治 清热解毒，化瘀止痛，催乳。用于肠炎，痢疾，肝炎，阑尾炎，产后瘀血腹痛，子宫收缩痛，牙痛，头发早白，乳汁不下，乳腺炎，跌打损伤，疮疡肿毒等。

用法用量 内服 25~50g，水煎；外用适量，鲜品捣烂敷患处。

资源状况 资源一般。

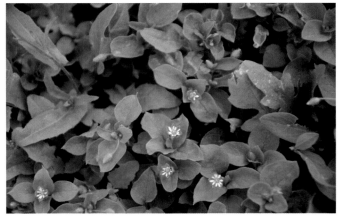
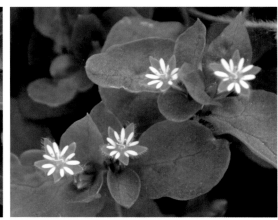

缫瓣繁缕 | 垂梗繁缕、鸭嘴菜
Stellaria radians L.

形态特征　多年生草本，高 40~60cm，全株伏生绢毛。茎直立，四棱形。叶宽披针形或长圆状披针形，稀为椭圆状披针形，顶端渐尖或长渐尖，下表面毛较密，中脉明显，边缘近全缘。二歧聚伞花序顶生，稍大型；苞片草质，小型，叶状；萼片长圆状卵形或长卵形，顶端稍钝，背面密被伏生绢毛；花瓣白色，宽倒卵状楔形，掌状 5~7 中裂，裂片近线形；雄蕊 10，短于花瓣；子房广椭圆状卵形，花柱 3。蒴果卵形，带光泽，比萼长。花期 6~7 月，果期 7~8 月。

生境分布　生于灌丛、林缘、林中、林中草甸、山谷草甸、湿草甸、沼泽草甸、沼泽。分布于我国东北及内蒙古、河北。内蒙古大兴安岭各地均有分布。

药用部位　全草（垂梗繁缕）入药。

采收加工　夏季采收全草，晒干。

功能主治　清热解毒。用于感冒、咳嗽、肺内感染、支气管炎、胸膜炎、肝炎、产后瘀血作痛、乳汁不下、乳腺炎、便秘、跌打损伤等；外治疖疮。

资源状况　资源一般。

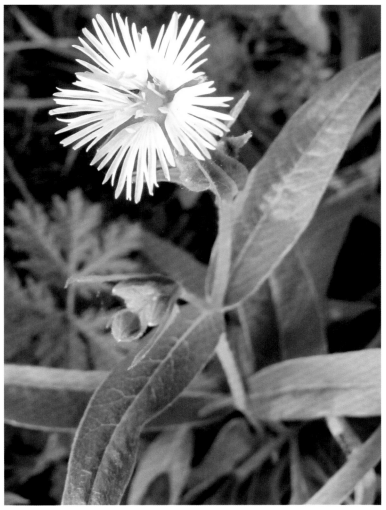
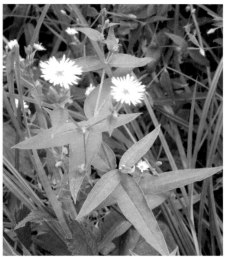
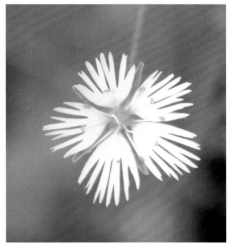

麦蓝菜

王不留行、麦蓝子
Vaccaria hispanica (Miller) Rauschert

形态特征　一年生草本，高达 70cm。茎上部分枝，灰绿色，无毛。叶卵状披针形或披针形，基部圆形或近心形，具 3 条脉，被白粉。伞房状聚伞花序；花梗细；苞片披针形，中脉绿色；花萼具 5 棱，绿色，棱间近膜质，后期膨大成球形，萼齿三角形；花瓣淡红色，爪窄楔形，瓣片窄倒卵形，微凹，有时微具缺刻；雄蕊内藏；花柱线形，微伸出。蒴果宽卵球形。花期 6~7 月，果期 7~8 月。

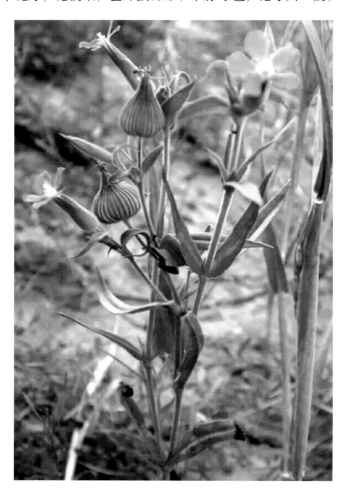

生境分布　生于铁路沿线、麦田、耕地边、荒地。分布于我国东北、华北、西北及山东、江苏、安徽、江西、湖南、湖北、河南、西藏、云南、贵州。内蒙古大兴安岭扎兰屯市有分布。

药用部位　种子（王不留行）入药。

采收加工　秋季采收全草，打下种子，除去杂质，晒干。

化学成分　种子含三萜皂苷、黄酮苷及植酸钙镁、磷脂、豆甾醇等。

性味归经　味苦，性平。归肝、胃经。

功能主治　活血通经，下乳消痈。用于妇女经行腹痛，经闭，乳汁不通，乳痈，痈肿等。

用法用量　内服 6~10g，水煎。孕妇忌服，失血、崩漏者必须忌之。

资源状况　资源少。

藜科 Chenopodiaceae

野滨藜 | 三齿粉藜
Atriplex fera (L.) Bunge

形态特征 一年生草本。茎直立或外倾，高 20~80cm，四棱形，或下部近圆柱形，有条棱及条纹，稍有粉，分枝细瘦，斜升。叶互生，叶片卵状矩圆形至卵状披针形，全缘，较少在中部以下有波状钝锯齿，两面有粉，均为灰绿色，先端钝或短渐尖，基部宽楔形至楔形。团伞花序腋生，花单性；雄花花被 4 裂，雄蕊 4，早落；雌花包在特化成蝌蚪状的苞片内，无花被，果时苞片两面各具 1~2 个棘状突起。花、果期 7~9 月。

生境分布 生于湖滨、河滩、居民区附近、路边荒地。分布于我国东北、华北、西北。内蒙古大兴安岭额尔古纳市、牙克石市、莫力达瓦旗、阿荣旗、扎兰屯市、扎赉特旗、科尔沁右翼前旗均有分布。

药用部位 全草（野滨藜）入药。

采收加工 夏、秋季采收全草，晒干。

性味归经 味甘、酸，性平。

功能主治 利水涩肠。用于腹泻。

资源状况 资源少。

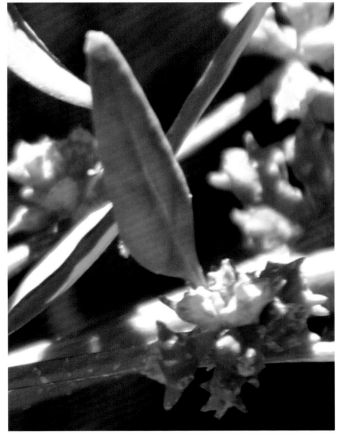
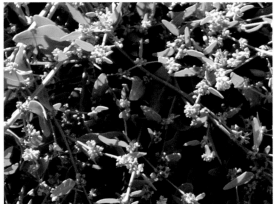
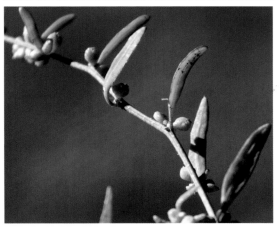

轴藜 | *Axyris amaranthoides* L.

形态特征 一年生草本，高 20~80cm。茎直立，幼时密生星状毛，果期毛脱落，分枝纤细，斜升。叶互生，有短柄；叶片披针形或卵状披针形，全缘，先端急尖或渐尖，基部楔形，下表面密生星伏毛或毛脱落。花单性，雌雄同株。雄花数朵簇生于叶腋，于枝或茎上部集成穗状花序；花被片 3；雄蕊 3。雌花数朵集生于叶腋，位于枝条下部；花被片 3，白色，膜质，果期增大，包围果实。胞果直立，长椭圆形或倒卵形，灰黑色，顶端有一冠状附属物。花、果期 8~9 月。

生境分布 生于居民区附近、草地、路边荒地或田间。分布于我国东北、华北及陕西、甘肃、青海、新疆。内蒙古大兴安岭各地均有分布。

应　　用 果实清肝明目，祛风消肿。

资源状况 资源丰富。

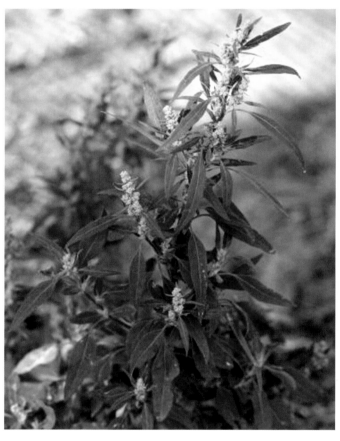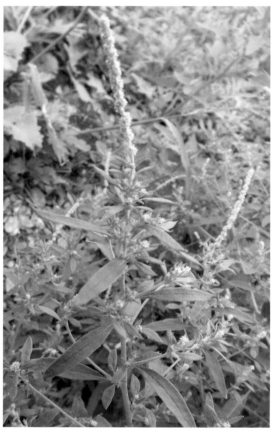

藜 | 灰条菜、灰藋
Chenopodium album L.

形态特征 一年生草本，高 60~120cm。茎直立，粗壮，有棱及绿色或紫红色的条纹，多分枝，枝上升或开展。叶有长叶柄；叶片菱状卵形至披针形，先端急尖或微钝，基部宽楔形，边缘常有不整齐的锯齿，下表面生粉粒，灰绿色。花两性，数朵集成团伞花簇，多数花簇排成腋生或顶生的圆锥状花序；花被片 5，宽卵形或椭圆形，具纵隆脊和膜质的边缘，先端钝或微凹；雄蕊 5；柱头 2。胞果完全包于花被内或顶端稍露，果皮薄，和种子紧贴。花、果期 7~9 月。

生境分布　生于居民区附近、路边荒地及田间。我国广布种。内蒙古大兴安岭各地均有分布。

药用部位　全草（灰菜）入药。

采收加工　夏季采收全草，洗净，切段，晒干。

化学成分　全草含挥发油，叶含酸类化合物及谷甾醇、二十九烷、油醇、蜡等，根含甜菜碱、氨基酸、甾醇和油脂等，种子含油。

性味归经　味甘，性平；有小毒。

功能主治　清热利湿，止痒透疹。用于风热感冒，痢疾，腹泻，龋齿痛，皮肤湿毒瘙痒，麻疹不透等。

用法用量　内服 30~60g，水煎；外用适量，煎水洗，或鲜品捣烂用布包上蒸热敷，亦可擦涂。

资源状况　资源丰富。

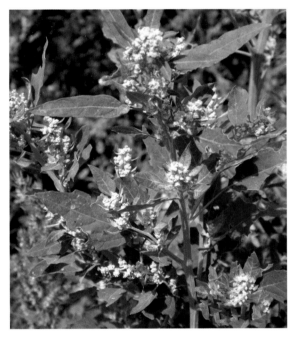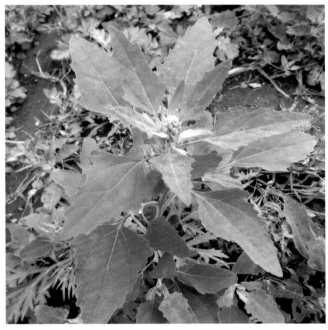

灰绿藜　*灰菜*
Chenopodium glaucum L.

形态特征　一年生小草本，高 10~35cm。茎自基部分枝，分枝平卧或上升，有绿色或紫红色的条纹。叶矩圆状卵形至披针形，先端急尖或钝，基部渐狭，边缘有波状牙齿，上表面深绿色，下表面灰白色或淡紫色，密生粉粒。花序穗状或复穗状，顶生或腋生；花两性和雌性；花被片 3 或 4，肥厚，基部合生；雄蕊 1~2。胞果伸出花被外，果皮薄，黄白色。花、果期 7~9 月。

生境分布　生于撂荒地、耕地旁、居民区附近、路旁和水边轻盐碱地。分布于我国东北、华北、西北及江苏、浙江、湖南。内蒙古大兴安岭各地均有分布。

药用部位　全草（灰绿藜）入药。

采收加工　花期采集全草，晒干。

应　　用　同藜。

资源状况　资源一般。

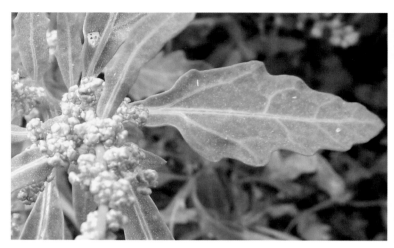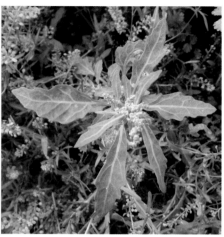

杂配藜
大叶藜、血见愁
Chenopodium hybridum L.

形态特征　一年生草本，高 40~120cm。茎直立，粗壮，基部通常不分枝，无毛，有条棱，枝条细长，斜伸。叶大型，叶片宽卵形或卵状三角形，先端急尖或渐尖，基部略呈心形或近圆形，边缘有不整齐的裂片。花序圆锥状，顶生或腋生；花两性，兼有雌性；花被片 5，卵形，先端圆钝，基部合生，边缘膜质，背部具纵隆脊；雄蕊 5；柱头 2。胞果双凸镜形，果皮膜质。花期 7~8 月，果期 8~9 月。

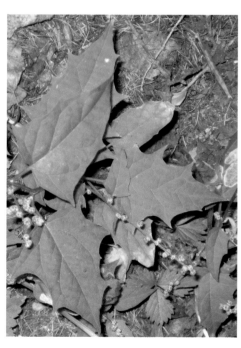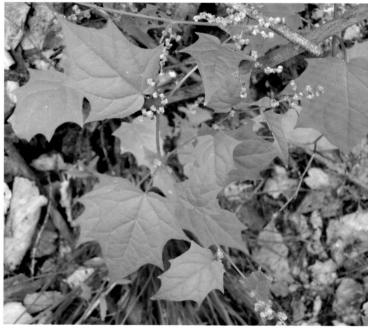

生境分布　生于阳向的林缘草地、山坡灌丛中。分布于我国东北、华北、西北及浙江、河南、四川、云南、西藏。内蒙古大兴安岭各地均有分布。

药用部位　地上部分（大叶藜）入药。

采收加工　夏、秋季割取地上部分，切碎，晒干或鲜用。

性味归经　味甘，性平。

功能主治　调经，止血，活血。用于月经不调，崩漏，咯血，肺结核咯血，尿血，衄血等。

用法用量　内服 3~9g，水煎或熬膏；外用适量，鲜品捣敷。

资源状况　资源少。

刺藜　红刺藜
Dysphania aristata (Linnaeus) Mosyakin & Clemants

形态特征　一年生草本，植物体通常呈圆锥形，高 10~40cm，无粉，秋后常带紫红色。茎直立，圆柱形或有棱，具色条，无毛或稍有毛，有多数分枝。叶条形至狭披针形，全缘，先端渐尖，基部收缩成短柄，中脉黄白色。复二歧式聚伞花序生于枝端及叶腋，最末端的分枝针刺状；花两性，几无柄；花被裂片 5，狭椭圆形，先端钝或骤尖。胞果顶基扁，圆形；果皮透明，与种子贴生。种子横生，顶基扁，周边截平或具棱。花期 7~8 月，果期 8~9 月。

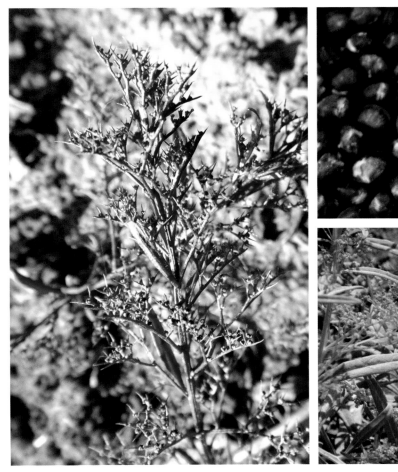
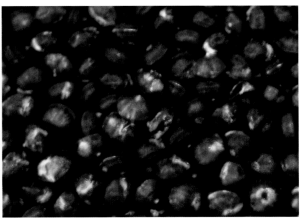
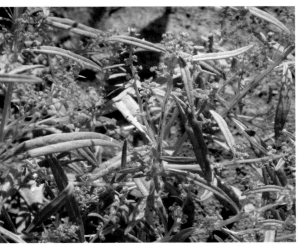

生境分布　生于撂荒地、耕地旁。分布于我国东北、华北、西北及山东、河南、四川。内蒙古大兴安岭各地均有分布。

药用部位　全草（刺藜）入药。

采收加工　夏、秋季采集全草，洗净，晒干。

性味归经　味淡，性平。

功能主治　活血，祛风止痒。用于月经过多，痛经，闭经，过敏性皮炎，麻疹等。

用法用量　内服 6~9g，水煎；外用适量，煎水洗。

资源状况　资源一般。

地肤　扫帚苗、扫帚菜
Kochia scoparia (L.) Schrad.

形态特征　一年生草本，高 50~100cm。茎直立，多分枝，分枝斜上，淡绿色或浅红色，生短柔毛。叶互生，披针形或条状披针形，两面生短柔毛。花两性或雌性，通常单生或 2 朵生于叶腋，集成稀疏的穗状花序；花被片 5，基部合生，果期自背部生三角状横突起或翅；雄蕊 5；花柱极短，柱头 2。胞果扁球形，包于花被内。花期 7~8 月，果期 8~9 月。

生境分布　生于路边、荒地、田边。我国广布种。内蒙古大兴安岭各地均有分布。

药用部位　果实（地肤子）入药。

采收加工　秋季割取全草，晒干打下果实，除去杂质，晒干。

化学成分　嫩苗富含胡萝卜素、蛋白质、脂肪、维生素 A、维生素 C 和碳水化合物，另外还含钾、钙、铁。

性味归经　味辛、苦，性寒。归肾、膀胱经。

功能主治　果实清热利湿，祛风止痒。用于小便涩痛，阴痒带下，风疹，湿疹，皮肤瘙痒。

用法用量　内服 9~15g，水煎；外用适量，煎水熏洗。

资源状况　资源一般。

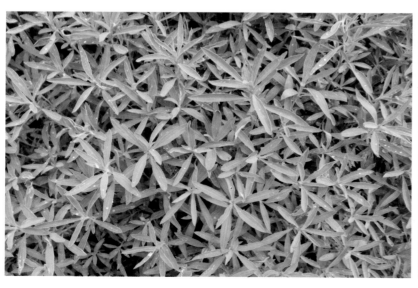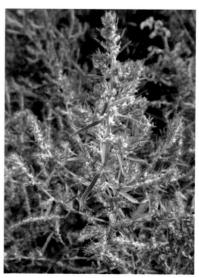

猪毛菜 | 扎蓬棵、刺蓬
Salsola collina Pall.

形态特征　一年生草本，高 30~100cm。枝淡绿色，生稀疏的短糙硬毛或无毛。叶丝状圆柱形，肉质，生短糙硬毛，先端有硬针刺。花序穗状，生于枝条上部；苞片宽卵形，先端有硬针刺；小苞片 2，狭披针形，比花被长；花被片 5，膜质，披针形，结果后背部生短翅或革质突起；花药矩圆形，顶部无附属物；柱头丝形，长为花柱的 1.5~2 倍。胞果倒卵形，果皮膜质。花期 7~9 月，果期 8~9 月。

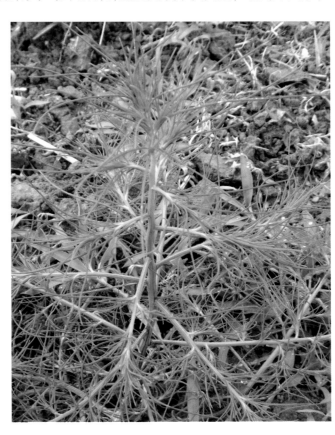

生境分布　生于路边、村旁、沟边或荒地。分布于我国东北、华北及宁夏、新疆、陕西、河南、山东、江苏、四川、云南、西藏。内蒙古大兴安岭各地均有分布。

药用部位　全草（猪毛菜）入药。

采收加工　夏、秋季开花时采收全草，除去泥沙，晒干，扎成捆。

化学成分　全草含甾醇糖苷和糖类、生物碱等。

性味归经　味淡，性凉。归肝经。

功能主治　平肝潜阳，润肠通便。用于高血压病，头痛，眩晕，失眠，肠燥便秘等。

用法用量　内服 15~30g，水煎或开水泡后代茶饮。

资源状况　资源少。

苋科 Amaranthaceae

反枝苋 | 苋菜
Amaranthus retroflexus L.

形态特征 一年生草本，高 20~80cm。茎直立，稍具钝棱，密生短柔毛。叶菱状卵形或椭圆状卵形，顶端微凸，具小芒尖，两面和边缘有柔毛。花单性或杂性，集成顶生和腋生的圆锥花序；苞片和小苞片干膜质，钻形；花被片白色，具一淡绿色中脉；雄花的雄蕊比花被片稍长；雌花花柱 3，内侧有小齿。胞果扁球形，小，淡绿色，盖裂，包裹在宿存花被内。花期 7~8 月，果期 8~9 月。

生境分布 生于居民区附近、草地、撂荒地、路旁。分布于我国东北、华北和西北。内蒙古大兴安岭各地均有分布。

药用部位 全草（反枝苋）及种子（青葙子）入药。

采收加工 夏季采收全草，晒干。秋季采收种子，晒干。

性味归经 全草味甘，性凉。种子味苦，性凉。

功能主治 全草清热明目，通利二便，收敛消肿，解毒治痢，抗炎止血。用于尿血，内痔出血，扁桃体炎，急性肠炎等。种子祛风热，清肝火。用于目赤肿痛，障翳，高血压，鼻衄，皮肤风热瘙痒，疥癞等。

用法用量 全草内服 5~15g，水煎。种子内服 3~15g，水煎；外用适量，研末调敷。

资源状况 资源丰富。

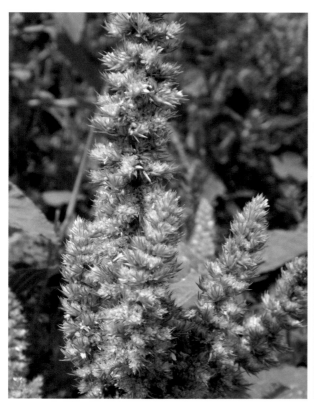
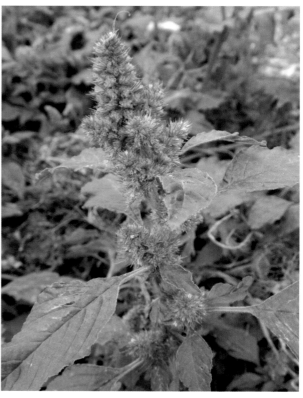

五味子科 Schisandraceae

五味子 | 北五味子
Schisandra chinensis (Turcz.) Baill.

形态特征 落叶木质藤本，除幼叶下表面被柔毛及芽鳞具缘毛外，其余部位无毛。叶膜质，宽椭圆形、卵形、倒卵形、宽倒卵形或近圆形，先端骤尖，基部楔形，上部疏生胼胝质浅齿，近基部全缘，基部下延成极窄翅。花被片 6~9，粉白色或粉红色，长圆形或椭圆状长圆形；雄蕊 5（6），离生，直立排列，无花丝或外 3 枚花丝极短；雌蕊群近卵圆形。聚合果长 1.5~8.5cm；小浆果红色，近球形或倒卵圆形；果皮具不明显腺点。花期 6~7 月，果期 7~8 月。

生境分布 生于河岸、溪边、山坡林下、阴坡岩石缝中。分布于我国东北、华北及甘肃、宁夏、湖北。内蒙古大兴安岭鄂伦春旗、莫力达瓦旗、阿荣旗、扎兰屯市、阿尔山市、扎赉特旗均有分布。

药用部位 果实（五味子）入药。

采收加工 秋季采收果实，晒干。

化学成分 果实含有五味子素类、五味子醇类等木脂素，还含有挥发性成分、有机酸、糖类、树脂、鞣质及柠檬醛、叶绿素、甾醇、维生素 C、维生素 E 等。

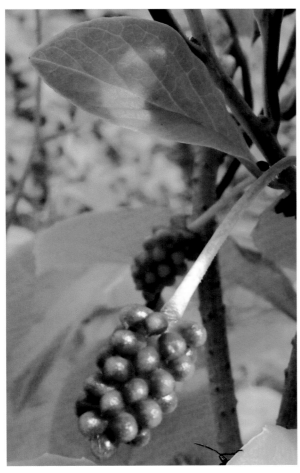
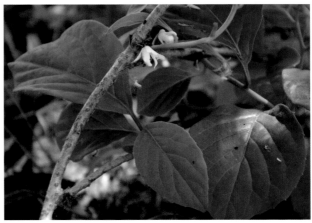
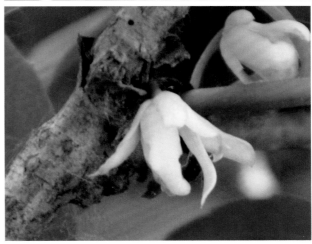

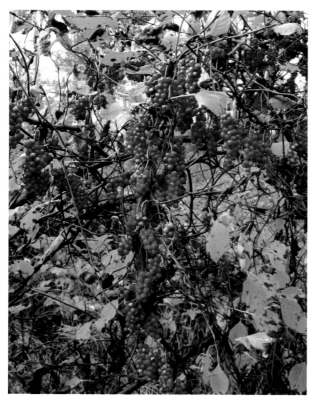 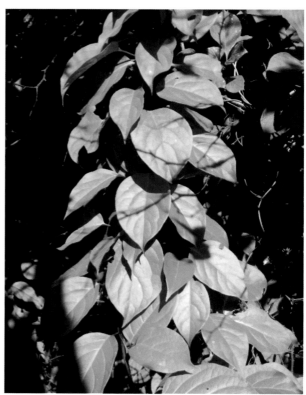

性味归经 味甘、苦，性平。归肺、肝经。

功能主治 收敛固涩，益气生津，补肾宁心。用于久嗽虚喘，梦遗滑精，遗尿尿频，久泻不止，自汗盗汗，津伤口渴等。

用法用量 内服 2~6g，水煎、研末或入丸、散剂；外用适量，研末掺或煎水洗。

资源状况 资源稀少。

毛茛科 Ranunculaceae

兴安乌头 | *Aconitum ambiguum* Reichb.

形态特征 多年生草本。茎高（28~）50~100cm，无毛。叶片为圆五角形，基部狭楔形，细裂至近中脉，末回裂片披针形至线形。总状花序稀疏，有（1~）3~5朵花；轴和花梗无毛；萼片紫蓝色，外面无毛，上萼片盔形；花丝有小齿2；心皮3~5，无毛。蓇葖果。花期8月，果期9月。

生境分布 生于林下、林缘。分布于我国大兴安岭。内蒙古大兴安岭额尔古纳市、根河市、鄂伦春旗、牙克石市均有分布。

药用部位 块根（兴安乌头）入药。

采收加工 春、秋季采挖块根，除去泥土，洗净，晒干。

应　　用 块根入药同北乌头。

资源状况 资源少。

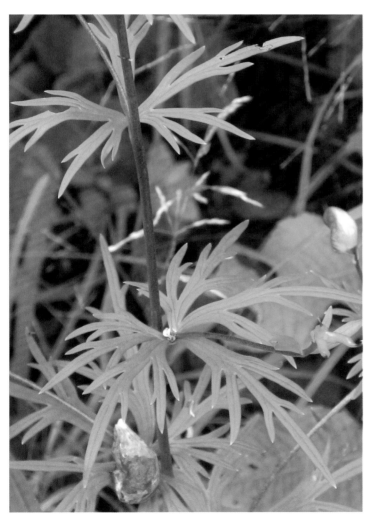
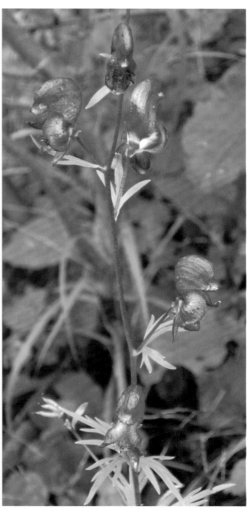

细叶黄乌头 牛扁 *Aconitum barbatum* Pers.

形态特征 根近直立，圆柱形。茎高达 90cm，茎和叶柄均被反曲而紧贴的短柔毛，分枝。基生叶 2~4，与茎下部叶均具长柄；叶片肾形或圆肾形，3 全裂，中裂片宽菱形，3 深裂，裂至近中脉，末回小裂片三角形或窄披针形，上表面疏被短毛，下表面被长柔毛。顶生总状花序，具密集的花；轴及花梗密被反曲紧贴的短柔毛；小苞片生花梗中部附近，窄三角形；萼片黄色，密被短柔毛，上萼片圆筒形，直，下缘近直；花瓣的唇长约 2.5mm，距比唇稍短，直或稍向后弯曲；心皮 3。蓇葖果疏被紧贴短毛。花、果期 7~8 月。

生境分布 生于林缘草地、山地草坡、多石处、林下。分布于我国东北、华北及新疆。内蒙古大兴安岭各地均有分布。

药用部位 块根（牛扁）入中药，又可入蒙药。

采收加工 春、秋季采挖块根，除去泥土，洗净，晒干。

化学成分 根含生物碱。

性味归经 中药：味苦，性温；有毒。蒙药：味辛、甘，性温；有毒。

功能主治 中药：祛风止痛，止咳，平喘，通经活络。用于慢性支气管炎，腰腿痛，关节肿痛等；外治疥癣，淋巴结结核。蒙药：杀"粘"，止痛，燥"希日乌素"。用于瘟疫，阵刺痛，粘"奇哈"，疹症，结喉，"发症"，中风，游痛症，痛风，牙痛，丹毒等。

用法用量 中药：内服 3~6g，水煎；外用适量，煎水洗。蒙药：多配方用。孕妇忌用，年老体弱者慎用。

资源状况 资源少。

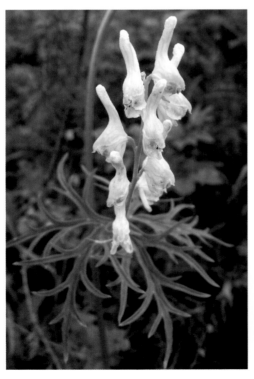
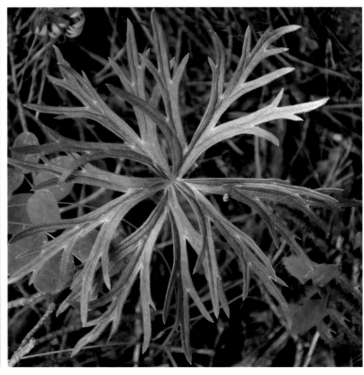

薄叶乌头 *Aconitum fischeri* Reichb.

形态特征　多年生草本。块根圆锥形。茎高 0.8~1.6m，直立或上部稍弯曲，被反曲的短柔毛。茎下部的叶有长柄；叶片近五角形，3 深裂，中央深裂片菱形，渐尖，3 裂稍超过中部，侧深裂片不等 2 深裂，下表面疏被弯曲的短柔毛；叶柄长 6.5~9cm，被反曲的短柔毛。花序总状，茎顶端花序具花 4~6，分枝的花序具花 2~3；花梗疏被反曲的短柔毛；小苞片生花梗中部附近，狭线形；萼片淡紫蓝色，外面无毛或几无毛；花瓣无毛，末端 2 浅裂，距长约 2mm，稍拳卷；心皮 3。蓇葖果无毛。花期 8 月，果期 9 月。

生境分布　生于河岸草地、小溪旁。分布于我国黑龙江、内蒙古。内蒙古大兴安岭各地均有分布。

药用部位　块根（薄叶乌头）入药。

采收加工　春、秋季采挖块根，洗净，炮炙后用。

性味归经　味辛、苦，性热；有毒。

功能主治　搜风胜湿，散寒止痛。用于风湿寒痹。

用法用量　内服 1.5~6g，水煎。

资源状况　资源少。

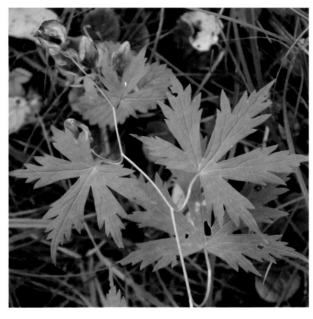 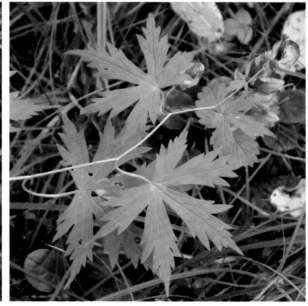

北乌头　蓝靰鞡花、草乌
Aconitum kusnezoffii Reichb.

形态特征　草本。块根圆锥形或胡萝卜形。茎高 80~150cm，无毛。茎中部叶的叶片五角形，3 全裂，中央裂片菱形，渐尖，近羽状深裂，小裂片三角形，上表面被微柔毛，下表面无毛。花序常分枝，具多数花，无毛；小苞片条形；萼片 5，紫蓝色，外面几乎无毛，上萼片盔形，下萼片长圆形；花瓣无毛，距长 1~4mm，向后弯曲或近拳卷；雄蕊无毛，花丝全缘或有 2 枚小齿；心皮（4~）5，无毛。蓇葖果直。花期 7~8 月，果期 9 月。

生境分布　生于湿草地、山坡草地、林缘、林下。分布于我国东北、华北。内蒙古大兴安岭各地均有分布。

药用部位　块根（草乌）有巨毒，经炮制后可入中药，叶（草乌叶）也可入中药；嫩茎、叶、花及块根入蒙药。

采收加工　中药：春、秋季采挖块根，洗净，晒干。夏季采收叶，阴干。蒙药：夏季采嫩茎、叶，阴干。秋季花盛开时采收花，阴干。秋季采挖块根，除去残茎及须根，洗净，晒干。

化学成分　块根含二萜类生物碱，如乌头碱。

性味归经　中药：块根味辛、苦，性热；有大毒。归心、肝、肾、脾经。叶味辛、涩，性平；有小毒。蒙药：味辛、涩，性平；有小毒。

功能主治　中药：块根祛风除湿，温经止痛。用于风寒湿痹，关节疼痛，心腹冷痛，寒疝作痛及麻醉止痛等。叶清热，解毒，止痛。用于热病发热，泄泻腹痛，头痛，牙痛等。蒙药：用于瘟疫，阵刺痛，粘"奇哈"，疹症，结喉，"发症"，中风，游痛症，痛风，心"赫依"，牙痛，丹痛等。

用法用量　中药：块根一般炮制后用；外用宜生用，研末调敷或以醋、酒磨涂。叶内服 1~1.2g，多入丸、散剂。蒙药：多配方用。生品内服宜慎，孕妇禁用。

资源状况　资源一般。

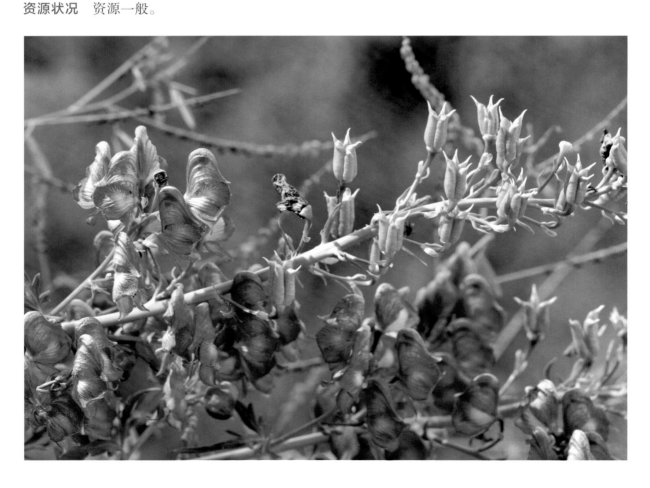

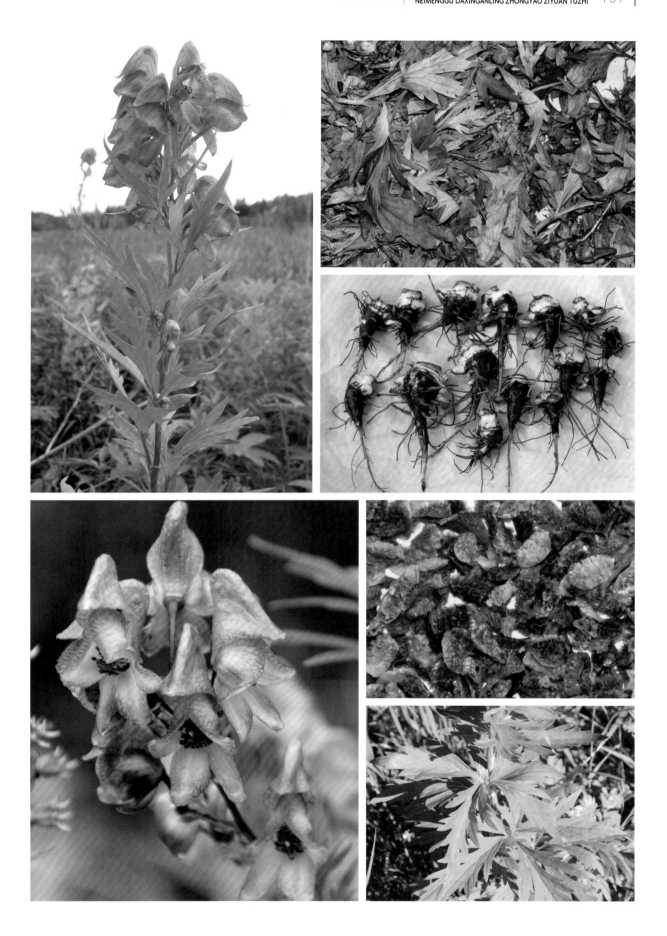

细叶乌头 | *Aconitum macrorhynchum* Turcz.

形态特征　多年生草本植物。块根胡萝卜形。茎高 60~100cm，上部有时扭曲，疏被反曲短柔毛。等距离生叶，叶片圆卵形，3 全裂，中裂片三角状卵形，近羽状全裂，末回小裂片线形，两面疏被短柔毛。总状花序生茎顶端及分枝顶端，有花 5~15；萼片紫蓝色，上萼片高盔形，侧萼片圆倒卵形；花瓣的爪疏被短毛，瓣片无毛，微凹，距长约 1mm；花丝全缘或有 2 枚小齿。花、果期 8~9 月。

生境分布　生于沼泽地、草甸。分布于我国黑龙江、吉林、内蒙古。内蒙古大兴安岭各地均有分布。

药用部位　块根（细叶乌头）入药。

采收加工　春、秋季采挖块根，除去泥土，洗净，晒干。

化学成分　块根含多种生物碱。

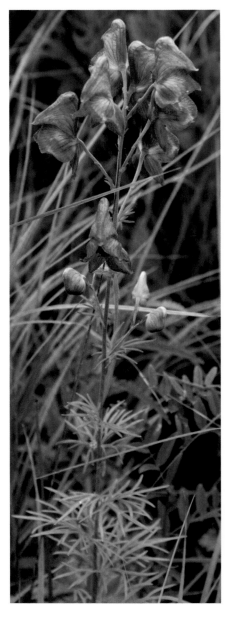
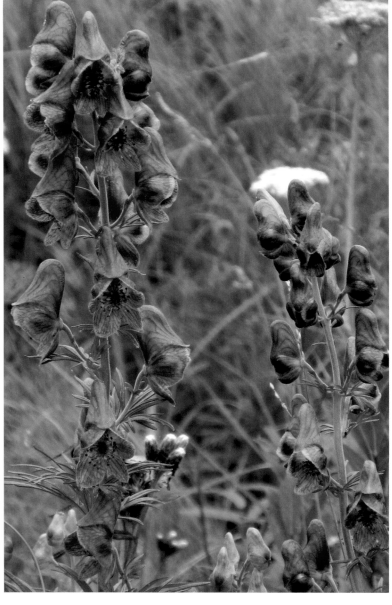

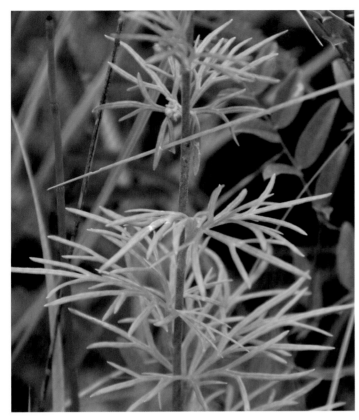
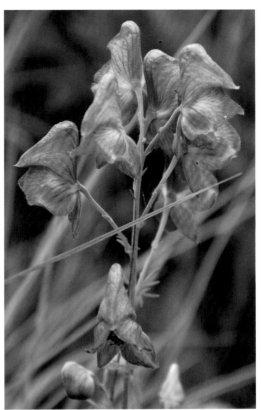

功能主治　祛风散寒，止痛消肿，通经活络，用于风湿性关节炎，半身不遂，肠胃虚寒痛，牙痛等；外敷麻醉。

用法用量　块根一般炮制后用；外用宜生用，研末调敷或以醋、酒磨涂。

资源状况　资源一般。

宽叶蔓乌头 _Aconitum sczukinii_ Turcz.

形态特征　多年生草本。块根倒圆锥形。茎缠绕，偶而下部近直立，疏被反曲的短柔毛。茎中部叶有短柄；叶片近圆形，3全裂，中央全裂片菱形或菱状卵形，侧裂片2深裂，裂片具短柄，上表面无毛，下表面疏被长毛。花序顶生或腋生，轴和花梗均密被伸展的柔毛；苞片小，线形；萼片蓝色，外面被稍密的短柔毛，上萼片高盔形，稍凹，稍向上斜展，外缘近垂直；花瓣无毛，距头状，向后弯曲或近拳卷；心皮5或3。蓇葖果直。花、果期7~9月。

生境分布　生于河岸、山地草坡、林中。分布于我国东北及内蒙古。内蒙古大兴安岭额尔古纳市、根河市、鄂伦春旗、牙克石市、扎兰屯市、阿尔山市均有分布。

药用部位　块根（宽叶蔓乌头）入药。

采收加工　夏、秋季采挖块根，除去须根、残茎，以清水漂洗3天，每日换水2次，切片，晒干。

性味归经　味麻，性温；有剧毒。

功能主治　祛风，散寒，止痛，止痉。用于风寒湿痹，关节疼痛，神经痛，四肢拘挛，半身不遂，疮疡肿毒等。

用法用量　内服 0.3~0.6g，水煎；外用适量，研末调敷、磨涂或浸酒搽。使用时应严格掌握剂量，孕妇禁服，酒浸剂只宜外用。

资源状况　资源少。

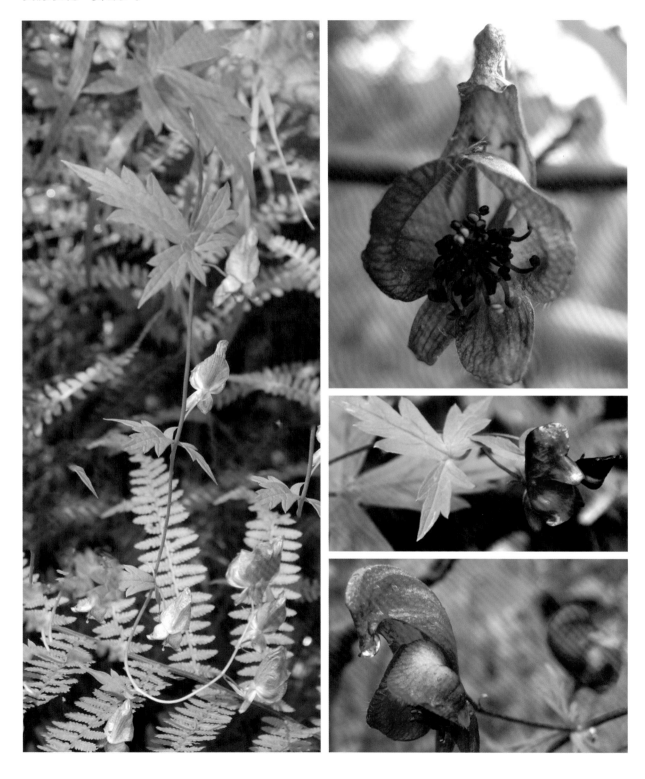

红果类叶升麻 | *Actaea erythrocarpa* Fisch.

形态特征　多年生草本。根茎横走，坚实，黑褐色，生多数细根。茎高 60~70cm，圆柱形。茎下部叶为三回三出近羽状复叶，叶片三角形，顶生小叶卵形至宽卵形，3 裂，侧生小叶斜卵形，不规则 2~3 深裂。总状花序密集，萼片倒卵形，花瓣匙形。果实红色。花期 6~7 月，果期 8~9 月。

生境分布　生于山坡林下、林间草地。分布于我国东北、华北。内蒙古大兴安岭额尔古纳市、根河市、鄂伦春旗、牙克石市均有分布。

应　　用　朝鲜族民间将全草用于胃炎，胃癌，肠炎，十二指肠溃疡。国外民间用于气喘，甲状腺肿大，疟疾等。根用于杀灭蛆蝇。

资源状况　资源少。

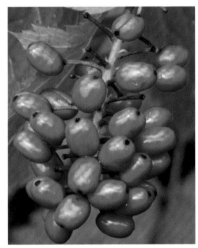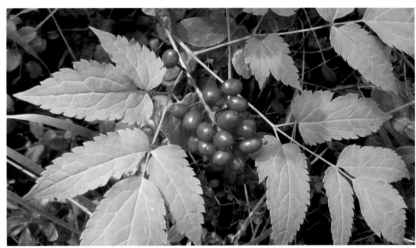

尖萼耧斗菜 | 血见愁、猫爪花 *Aquilegia oxysepala* Trautv. et Mey.

形态特征　茎高达 80cm，近无毛或被极疏柔毛。基生叶具长柄，二回三出复叶，小叶宽菱形或菱状倒卵形，3 裂，具少数圆齿，两面无毛或下表面疏被柔毛；茎生叶较小。花序具花 3~5；萼片紫色，窄卵形；花瓣瓣片黄白色，宽长圆形，距紫色，末端向内钩曲；雄蕊与瓣片近等长，退化雄蕊10，排成 1 轮，长圆状披针形；心皮 5，子房被短柔毛。蓇葖果。花期 6~7 月，果期 7~8 月。

生境分布　生于林缘、河岸草地。分布于我国东北及内蒙古。内蒙古大兴安岭各地均有分布。

药用部位　全草（耧斗菜）及根入药。

采收加工　6~8 月采挖全草，除去泥土，洗净，晒干。秋季采收根，洗净，晒干。

性味归经　全草味微苦、辛、甘，性平。

功能主治　全草调经，活血，凉血止血，清热解毒。用于痛经，崩漏，痢疾等。根止血杀虫等。

用法用量　全草内服 3~6g，水煎或熬膏。

资源状况　资源少。

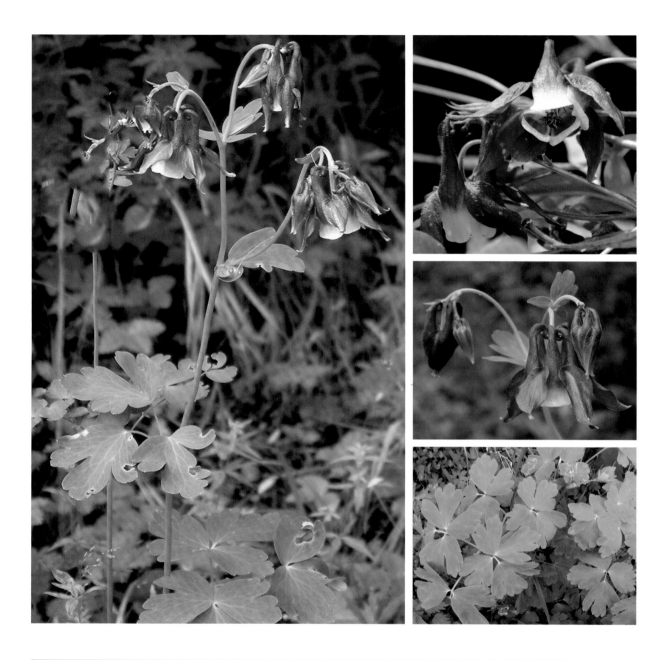

小花耧斗菜 血见愁
Aquilegia parviflora Ledeb.

形态特征　多年生草本，高 30~60cm。茎上部分枝，无毛或近无毛。基生叶革质，多数，二回二出复叶，倒卵形至椭圆形，顶端 2~3 浅裂或不分裂，裂片钝圆，有光泽，边缘向背面反卷。茎下部常无叶；茎中上部的叶一至二回三出复叶，与基生叶近同形；茎上部叶一回三出复叶或单叶 3 深裂，小叶或叶裂片披针形至线状披针形，全缘。单歧聚伞花序；花较小；萼片蓝紫色至紫红色；花瓣白色，距蓝紫色，先端稍弯。蓇葖果。花期 5~6 月。

生境分布　生于林缘、开阔的坡地或林下。分布于我国黑龙江、内蒙古。内蒙古大兴安岭各地均有分布。

药用部位　全草（小花耧斗菜）入药。

采收加工　夏、秋季采收全草，晒干。

性味归经　味苦、微甘，性平。

功能主治　调经止血，清热解毒。用于月经不调，痛经，痢疾，腹痛，功能失调性子宫出血等。

用法用量　内服 9~15g，水煎。

资源状况　资源少。

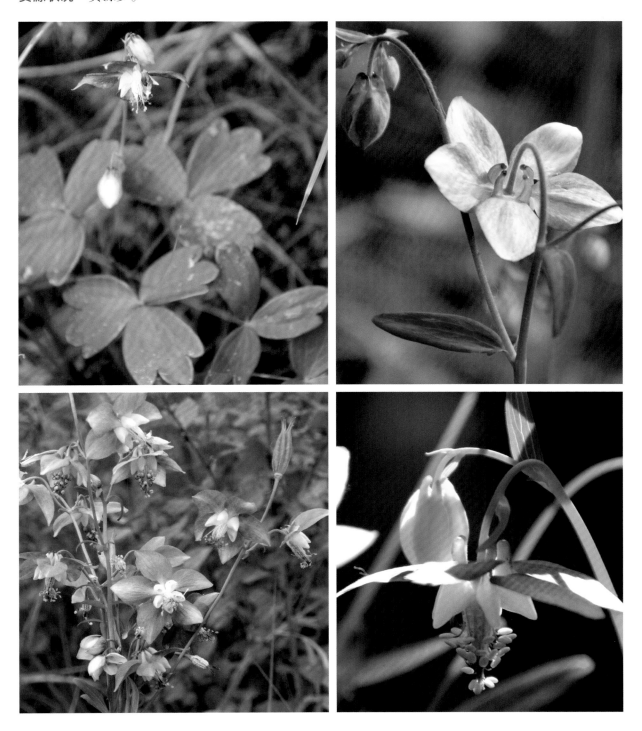

耧斗菜

绿色耧斗菜
Aquilegia viridiflora Pall.

形态特征 多年生草本。根圆柱形。茎高 15~50cm，上部常分枝，被短柔毛和腺毛。基生叶为二回三出复叶，小叶楔状倒卵形，3 裂，裂片常具 2~3 枚圆齿，下表面疏生短柔毛或几乎无毛；叶柄长达 18cm。茎生叶较小。花序具 3~7 朵花；萼片 5，黄绿色，卵形，外面被柔毛；花瓣 5，黄绿色，瓣片顶端近截形，距直或稍弯；雄蕊伸出，多数，退化雄蕊膜质；子房密生腺毛，花柱与子房近等长。花期 6~7 月，果期 7~8 月。

生境分布 生于山地岩石缝中或山顶阳向草地。分布于我国东北、华北及山东、江苏、陕西、甘肃、宁夏、青海。内蒙古大兴安岭各地均有分布。

药用部位 全草（耧斗菜）入药。

采收加工 6~7 月采挖全草，洗净，晒干。

性味归经 味苦、微甘，性平。

功能主治 调经止血。用于月经不调，痛经，功能失调性子宫出血，产后出血过多等。

用法用量 内服 3~9g，水煎。

资源状况 资源少。

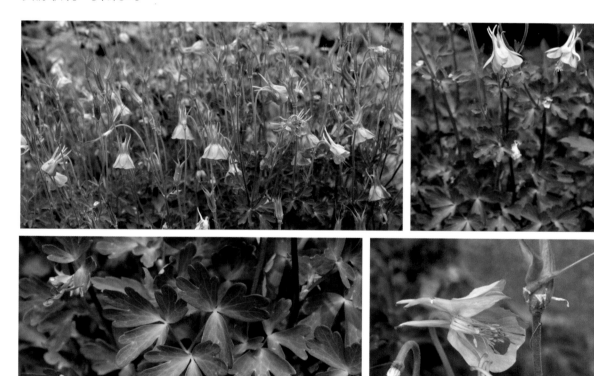

北侧金盏花 | 顶冰花、冰凉花
Adonis sibirica Patr. ex Ledeb.

形态特征　多年生草本，除心皮外，全部无毛。根茎粗。茎高约 40cm，基部有鞘状鳞片。茎中部和上部叶约 15，无柄，卵形或三角形，二至三回羽状细裂，末回裂片线状披针形，有时有小齿。花大；萼片黄绿色，圆卵形，顶部变狭；花瓣黄色，狭倒卵形，顶端近圆形或钝，有不等大的小齿；花药狭长圆形。瘦果有稀疏短柔毛，宿存花柱向下弯曲。花期 5~6 月，果期 6 月。

生境分布　生于山坡草地、阳向林缘草地。分布于我国黑龙江、内蒙古、新疆。内蒙古大兴安岭额尔古纳市、根河市、鄂伦春旗、陈巴尔虎旗、鄂温克族自治旗、牙克石市、莫力达瓦旗均有分布。

药用部位　全草（北侧金盏花）入药。

采收加工　夏季采收全草，晒干。

应　　用　有毒。强心，利尿，镇静。用于充血性心力衰竭、心脏性水肿和心房纤维性颤动。

资源状况　资源少。

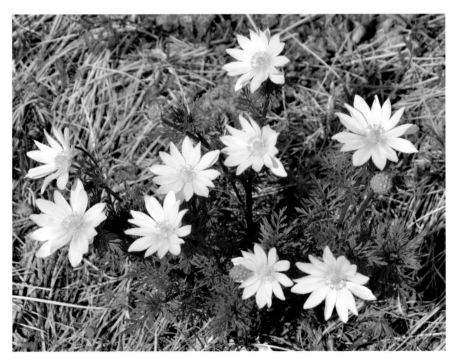
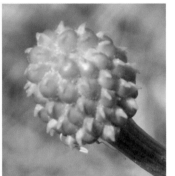
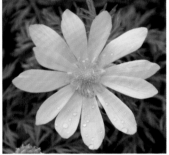

二歧银莲花 | 草玉梅
Anemone dichotoma L.

形态特征　多年生草本。基生叶 1，通常不存。花葶高 35~60cm，疏生短柔毛；总苞苞片 2，上表面几乎无毛，下表面被短柔毛，3 深裂，裂至近基部，裂片近等长，狭楔形，在上部不明显 3 浅裂或不分裂，具少数锐牙齿；花序二至三回二歧状分枝，一回分枝近等长或不等长，长 9~14cm，二回分枝长 1~10cm；小总苞苞片似总苞苞片，近等大或较小；萼片 5，白色或带粉红色，倒卵形或椭圆形；无花瓣；雄蕊多数，花丝条形；心皮约 30，无毛。瘦果扁，宽椭圆形。花期 6~7 月。

生境分布 生于草甸、湿草地、林中。分布于我国黑龙江、吉林、内蒙古。内蒙古大兴安岭各地均有分布。

药用部位 根茎（二歧银莲花）入药。

采收加工 秋季采挖根茎，除去泥土，洗净，晒干。

性味归经 味苦，性微寒。

功能主治 舒筋活血，清热解毒。用于跌打损伤，风湿性关节炎，痢疾等；外治疮痈。

用法用量 内服 3~9g，水煎；外用适量，捣敷。

资源状况 资源丰富。

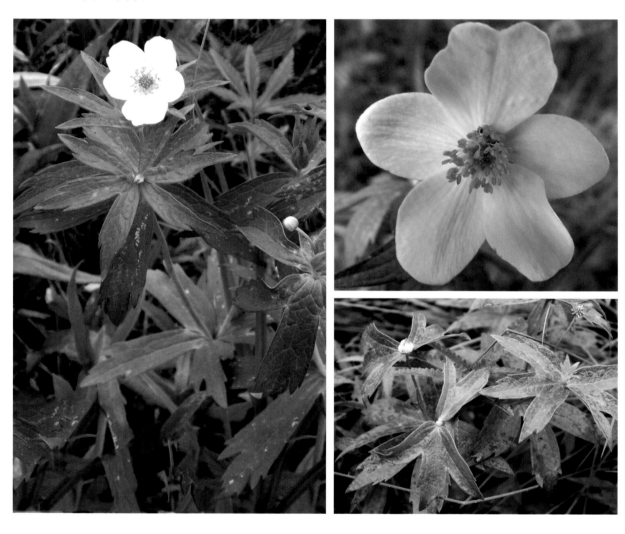

大花银莲花 林生银莲花
Anemone sylvestris Linnaeus

形态特征 植株高 18~50cm。根茎垂直或稍斜。基生叶 3~9，有长柄；叶片心状五角形，3 全裂，中全裂片近无柄或有极短柄，菱形或倒卵状菱形，3 裂至近中部，二回裂片不分裂或浅裂，有稀疏牙齿，侧全裂片斜扇形，2 深裂，上表面近无毛，下表面沿脉疏被短柔毛；叶柄有柔毛。花葶 1，直立；苞片 3，基部截形或圆形；花梗 1，有短柔毛；萼片 5（~6），白色，倒卵形，外面密被绢状短柔毛；心皮多数。聚合果有短柄，密被长绵毛。花期 6~7 月。

生境分布　生于山地林下、林缘、灌丛及沟谷草甸。分布于我国东北及内蒙古、河北、新疆。内蒙古大兴安岭各地均有分布。

药用部位　全草（大花银莲花）入蒙药。

采收加工　夏季花盛开时采收全草，除去杂质，洗净泥土，晒干。

性味归经　味辛、苦，性热、轻、糙、燥、锐。

功能主治　破痞，消食，燥"希日乌素"，排脓，祛腐，杀虫。用于寒痞，食积，寒性"希日乌素"症，瘰疬，黄水疮等。

用法用量　多配方用；外用适量，研末调敷患处。

资源状况　资源少。

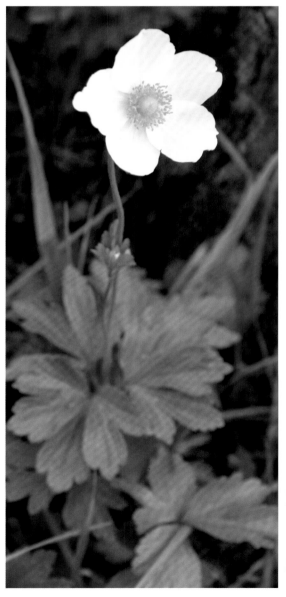
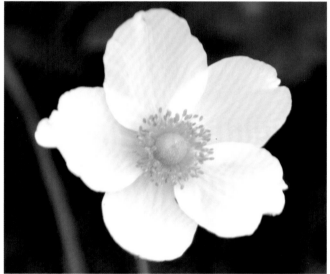
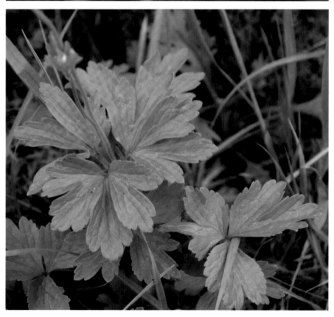

白花驴蹄草
肾叶唐松草、马尾黄连
Caltha natans Pall.

形态特征　水生草本，无毛。茎长 20~50cm 或更长，分枝。叶在茎上等距排列，具长柄；叶片肾形或心形，先端圆形，基部深心形，全缘或边缘波状，或在中部以下具浅牙齿。花序生于茎或分枝顶端，具（2~）3~5 朵花；萼片白色或带粉红色，倒卵形；无花瓣；雄蕊多数，花药椭圆形；心皮（10~）20~30，无柄。蓇葖果。花期 7 月，果期 8~9 月。

生境分布　生于浅水水泡、沼泽。分布于我国黑龙江及内蒙古。内蒙古大兴安岭各地均有分布。

药用部位　全草（白花驴蹄草）入药。

采收加工　夏季采收全草，晒干。

化学成分　全草含碱类、酯类、苷类、酸类化合物及叶黄素等，叶含原白头翁素、原阿片碱。

性味归经　味辛、微苦，性凉。归脾、肺经。

功能主治　清热利湿，解毒。用于中暑，尿路感染等；外治烧烫伤，毒蛇咬伤等。

用法用量　内服 3~9g，水煎；外用适量，研末撒患处。

资源状况　资源一般。

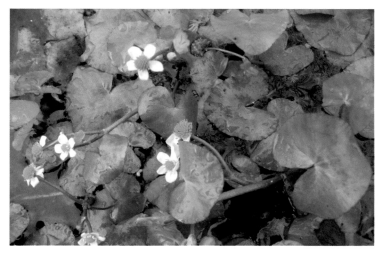 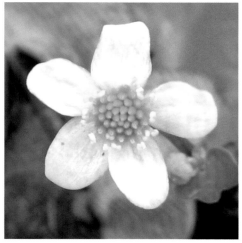

三角叶驴蹄草
驴蹄草、马蹄草、马蹄叶
Caltha palustris L. var. *sibirica* Regel

形态特征　多年生草本，全株无毛。茎高 20~40cm，实心。基生叶 3~7，叶草质或近纸质，宽三角状肾形，基部宽心形，下部具牙齿，余微波状或近全缘。茎或分枝顶部具 2 朵花，单歧聚伞花序；苞片三角状心形，具牙齿；花梗长（1.5~）2~10cm；萼片 5，黄色，倒卵形或窄倒卵形；心皮（5~）7~12，无柄。蓇葖果。花期 5~6 月，果期 7~8 月。

生境分布　生于山谷溪边、湿草甸、河岸、沼泽草甸。分布于我国东北、华北及山东。内蒙古大兴安岭各地均有分布。

药用部位　全草（驴蹄草）入药。

采收加工　夏、秋季采收全草，洗净，鲜用或晒干。

化学成分　全草含白头翁素和其他植物碱，花含萜类皂苷，叶含原白头翁素、原阿片碱，根含嚏根草碱、嚏根草毒素。

性味归经　味辛、微苦，性凉。归脾、肺经。

功能主治　祛风，解暑，活血化肿。用于伤风感冒，中暑发痧，跌打损伤，烧烫伤等。

用法用量　内服 9~15g，水煎；外用适量，捣烂敷或拌酒糟烘热外敷，或煎水洗。

资源状况　资源丰富。

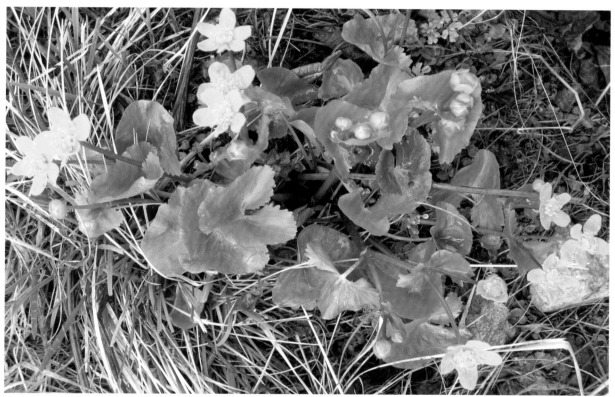

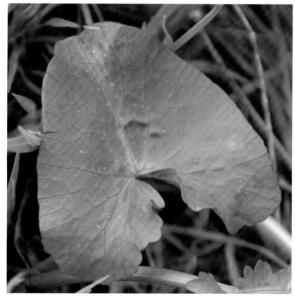

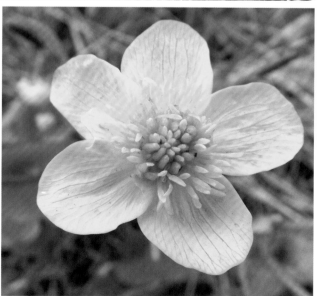

兴安升麻 北升麻
Cimicifuga dahurica (Turcz. ex Fischer et C. A. Meyer) Maxim.

形态特征 多年生草本。根茎粗壮。茎高达 1m 以上。茎下部叶为二回或三回三出复叶，叶三角形，顶生小叶宽菱形，3 深裂，具锯齿，侧生小叶长椭圆状卵形，稍斜；茎上部叶似下部叶，但较小，具短柄。花雌雄异株；花序复总状，雄花序具分枝 7~20，雌花序稍小，分枝少；序轴及花梗被灰色腺毛及短毛；萼片宽椭圆形或宽倒卵形；退化雄蕊叉状 2 深裂，顶端具 2 个乳白色的空花药；心皮 4~7，疏被毛或近无毛。蓇葖果。花期 7~8 月，果期 8~9 月。

生境分布 生于山坡林下、林缘灌丛、山坡疏林或草地中。分布于我国华北及黑龙江、内蒙古。内蒙古大兴安岭各地均有分布。

药用部位 根茎（升麻）入药。

采收加工 秋季采挖根茎，除去泥沙，晒至须根干时，燎去或除去须根，晒干。

化学成分 根含醇类、苷类、酸类化合物等。

性味归经 味辛、微甘，性微寒。归肺、脾、胃、大肠经。

功能主治 发表透疹，清热解毒，升举阳气。用于风热头痛，齿痛，口疮，咽喉肿痛，麻疹不透，阳毒发斑，脱肛，子宫脱垂等。

用法用量 内服 3~10g，水煎。阴虚阳浮，喘满气逆及麻疹已透者忌服，服用过量可产生头晕、震颤、四肢拘挛等。

资源状况 资源一般。

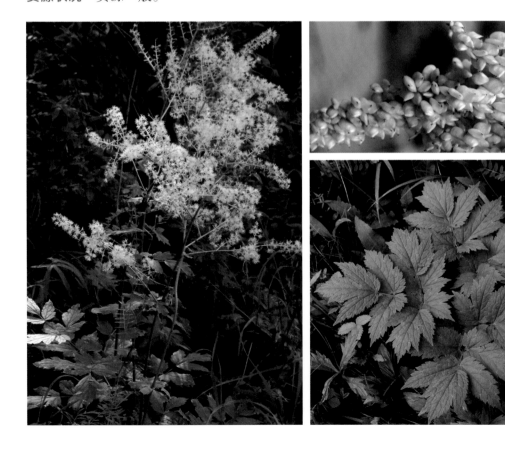

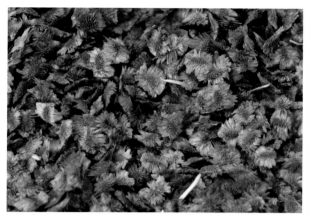
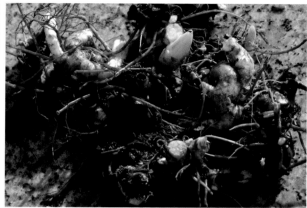

单穗升麻
野菜升麻
Cimicifuga simplex Wormsk.

形态特征 多年生草本。茎高 1~1.5m，花序以下无毛。叶互生，下部的茎生叶具长柄，为二至三回三出近羽状复叶，小叶狭卵形或菱形，分裂或不裂，边缘有不规则锯齿，下表面沿脉疏生柔毛；叶柄长达 26cm。花序细长，长达 35cm，无分枝或下部生少数短分枝，密生腺毛和短柔毛；萼片白色，宽椭圆形；退化雄蕊椭圆形，顶端膜质，二浅裂，雄蕊多数；心皮 2~7，密生短柔毛。花期 7~8 月，果期 8~9 月。

生境分布 生于河岸草甸、林缘草地、河岸灌丛。分布于我国东北、华北及陕西、甘肃、四川、湖北、云南、浙江、广东。内蒙古大兴安岭各地均有分布。

药用部位 根茎（单穗升麻）入药。

采收加工 春、秋季采挖根茎，除去泥土，洗净，晒干。

性味归经 味甘、辛、微苦，性凉。

功能主治 散风解毒，升阳发表。用于咳嗽。

资源状况 资源一般。

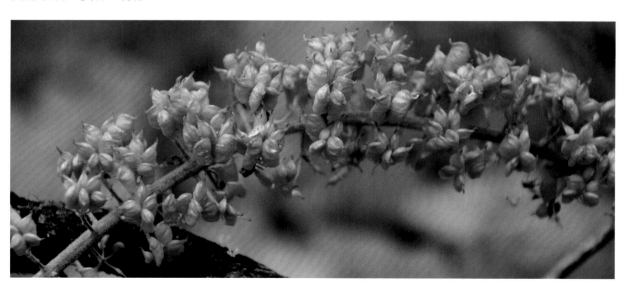

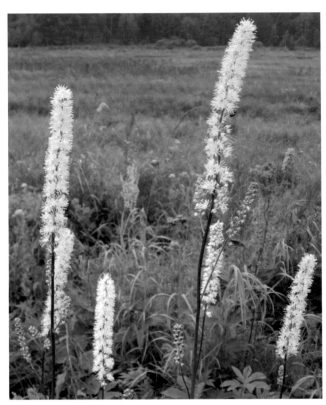
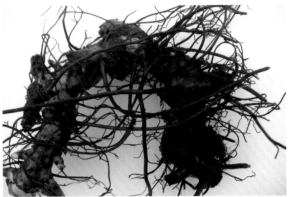
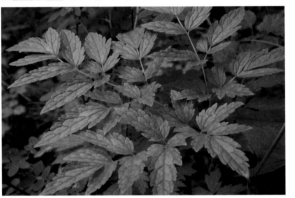

宽芹叶铁线莲 *Clematis aethusifolia* Turcz. var. *latisecta* Maxim.

形态特征　多年生草质藤本，具细棱，稍带光泽，疏被柔毛或近无毛。叶柄细长，稍弯曲，疏被柔毛，叶三至四回三出羽状分裂，最终裂片椭圆形至椭圆状披针形，先端短尖，两面及边缘疏被短柔毛，背面叶脉明显。聚伞花序，常常因两侧花芽不开放而为单生花；花梗细长，疏被柔毛，基部具叶状苞，顶端下弯；花萼钟形或狭钟形，萼片 4，淡黄色，长圆形或狭长圆形，脉纹明显，外面疏被柔毛，沿边缘密被短柔毛，里面无毛，先端短渐尖，稍向外反卷；雄蕊约为萼片的 1/2；心皮多数（20 左右）被毛。瘦果卵形。花期 7~8 月，果期 9 月。

生境分布　生于山坡灌丛。分布于我国东北、华北、西北。内蒙古大兴安岭鄂伦春旗、阿荣旗、扎兰屯市均有分布。

药用部位　全草（宽芹叶铁线莲）入中药，又可入蒙药。

采收加工　夏季花盛开时采收全草，晒干，切段。

性味归经　中药：味辛、苦，性温；有毒。蒙药：味辛、微甘，性热、轻、锐、燥、糙；有毒。

功能主治　中药：祛风除湿，活血止痛。用于风湿关节痛，筋骨拘挛，寒湿脚气，疮癣肿毒等。蒙药：破痞，助温，燥"希日乌素"，消肿，祛腐，止泻，排脓。用于肝热，肺热，肠刺痛，热泻等。

用法用量　中药：内服 3~9g，水煎或入丸、散剂；外用适量，捣敷或煎水熏洗患处。蒙药：多配方用；外用适量，研末调敷患处。本品有毒，中药多作外洗药，内服勿过量。

资源状况　资源少。

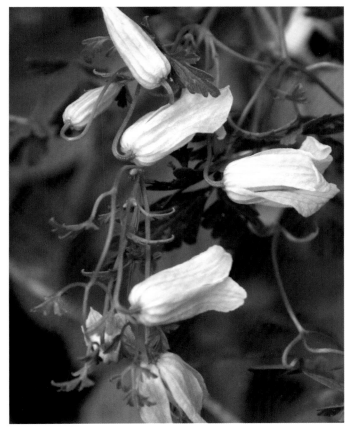
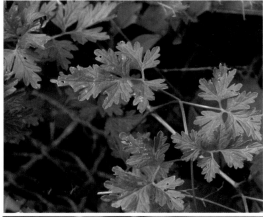
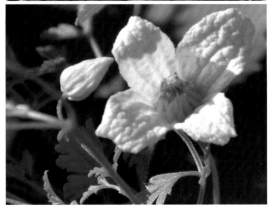

短尾铁线莲

林地铁线莲
Clematis brevicaudata DC.

形态特征 木质藤本。枝被柔毛。二回羽状复叶或二回三出复叶，小叶薄纸质，卵形或窄卵形，先端渐尖或长渐尖，基部圆形或浅心形，疏生牙齿，不裂或 3 浅裂，两面近无毛或疏被柔毛。花序腋生和顶生，具 4~25 朵花；苞片卵形；萼片 4，白色，开展，倒卵状长圆形，被平伏柔毛，内面疏被毛；雄蕊无毛，花药窄长圆形，顶端钝。瘦果椭圆形，被毛。花期 7~9 月。

生境分布 生于灌丛、林下。分布于我国东北、华北、华中及陕西、宁夏、甘肃、青海、西藏、云南、四川。内蒙古大兴安岭鄂温克族自治旗、鄂伦春旗、莫力达瓦旗、阿荣旗、扎兰屯市、阿尔山市均有分布。

药用部位 藤茎（山木通）入中药，又可入蒙药。

采收加工 中药：夏、秋季采收藤茎，除去须根及枝叶，洗净泥土，晒干。蒙药：四季采收藤茎，除去粗皮，切段阴干。

性味归经 中药：味微苦，性凉；有小毒。蒙药：味苦，性凉、轻、糙。

功能主治 中药：利尿，消肿。用于浮肿，小便不利，尿血等。蒙药：清热，止泻，止痛。用于肝热，肺热，肠刺痛，热泻等。

用法用量 中药：内服 5~10g，水煎或入丸、散剂。蒙药：多配方用。

资源状况 资源少。

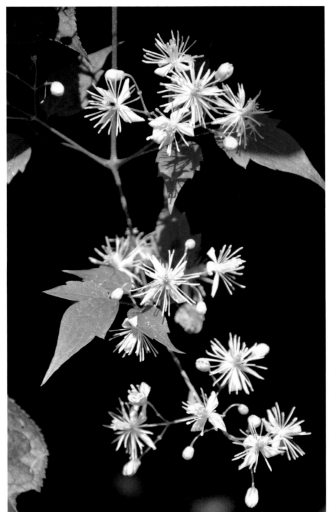
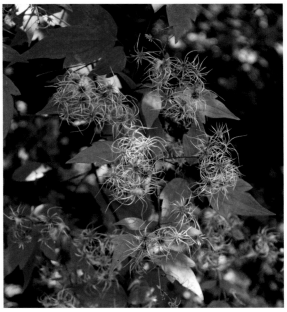
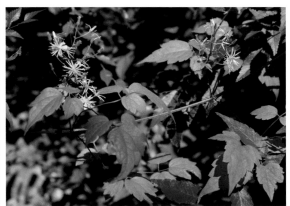

褐毛铁线莲

褐紫铁线莲
Clematis fusca Turcz.

形态特征　藤本。茎暗紫色，变无毛。叶对生，为一回羽状复叶；小叶5~7，顶生小叶通常退化成卷须，其他小叶卵形或卵状椭圆形，下部的小叶有时2或3裂，全缘，网脉明显，下表面疏被柔毛。聚伞花序具1~3朵花，几乎无总花梗；苞片3全裂或不裂，卵形或披针形；花萼钟形，萼片4，呈暗紫色，卵形，顶端急尖，边缘密生绒毛；无花瓣；雄蕊多数，花药和花丝的上部密生柔毛；心皮多数。瘦果卵形，生长柔毛。花期6~7月，果期8~9月。

生境分布　生于山坡草地、林缘、河岸草地或林内。分布于我国东北及内蒙古、河北、山东。内蒙古大兴安岭鄂伦春旗、莫力达瓦旗、阿荣旗、扎兰屯市、阿尔山市、扎赉特旗、科尔沁右翼前旗均有分布。

应　　用　全草活血祛瘀，消肿止痛。

资源状况　资源少。

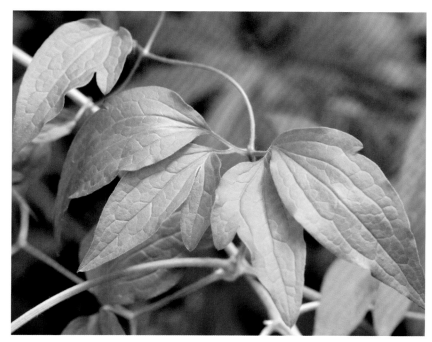
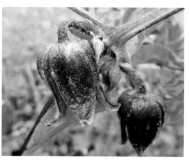
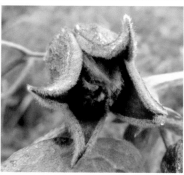

棉团铁线莲

野棉花、棉花子花
Clematis hexapetala Pall.

形态特征　多年生直立草本。茎高达 1m，疏被柔毛。叶一至二回羽状全裂，裂片革质，线状披针形、线形或长椭圆形，基部楔形，全缘，两面疏被柔毛或近无毛，网脉隆起。花序顶生和腋生，3 至多朵花；苞片叶状或披针形；萼片（4）5~6（~8），白色，平展，窄倒卵形，被绒毛；雄蕊无毛，花药窄长圆形，顶端具小尖头。瘦果倒卵圆形，被柔毛。花期 7~8 月。

生境分布　生于干山坡、山坡草地。分布于我国东北、华北及河南、湖北、陕西、甘肃、宁夏。内蒙古大兴安岭各地均有分布。

药用部位　根及根茎（威灵仙）入中药，又可入蒙药。

采收加工　中药：秋季采挖根及根茎，除去杂质，洗净泥土，晒干。蒙药：夏季花盛开时采挖根及根茎，除去杂质，晒干。

化学成分　根中含三萜皂苷、黄色油状物及常春藤皂苷元、白头翁素、谷甾醇等，叶含香豆素、黄酮（如山奈酚等）及生物碱、挥发油、树脂等。

性味归经　中药：味辛、咸，性温。归膀胱经。蒙药：味辛、微甘，性热、轻、锐、燥、糙；有毒。

功能主治　中药：祛风湿，通经络。用于风湿痹痛，肢体麻木，筋脉拘挛，屈伸不利等。蒙药：破痞，助温，燥"希日乌素"，消肿，止泻，祛腐，排脓。用于寒痞，食积，"希日乌素"症，水肿，寒泻，疮疡，肠痈等。

用法用量　中药：内服 6~10g，水煎或入丸、散剂；外用适量，煎水熏洗患处。蒙药：多配方用。本品久服易伤正气，体弱者慎用。

资源状况　资源丰富。

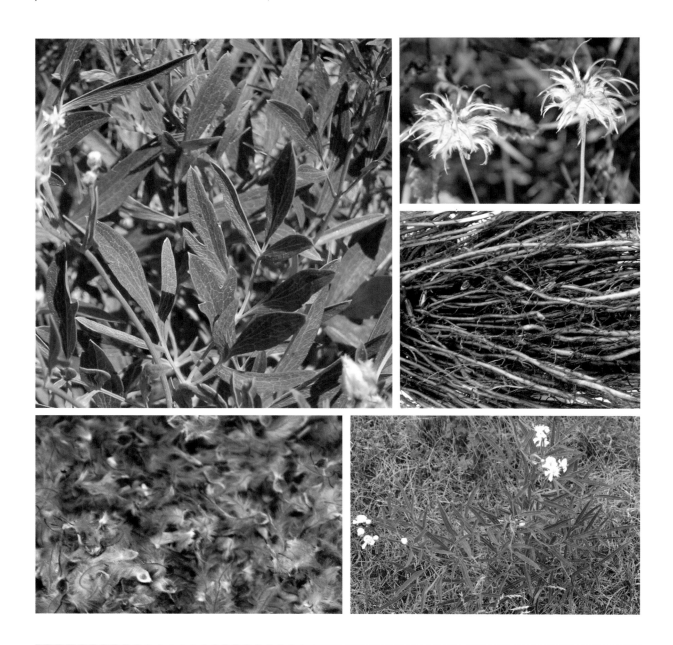

长瓣铁线莲

大瓣铁线莲
Clematis macropetala Ledeb.

形态特征　藤本。叶长达 15cm，为二回三出复叶；小叶具柄，狭卵形，先端渐尖，基部楔形至圆形，不裂或 3 裂，边缘有锯齿，近无毛。花单个，顶生；花萼钟形，蓝色，萼片 4，狭卵形，两面有短柔毛；无花瓣；退化雄蕊花瓣状，少数至多数，披针形，长等于萼片或比萼片稍短，雄蕊多数，花丝匙状条形至条形，边缘生长柔毛；心皮多数。瘦果卵形，稍扁，有灰白色柔毛。花期 6~7 月，果期 7~8 月。

生境分布　生于山坡多石处、林缘、林中。分布于我国东北、华北、西北。内蒙古大兴安岭除根河市无分布外，其他地方均有分布。

应　　用　全草入蒙药同宽芹叶铁线莲。

资源状况　资源少。

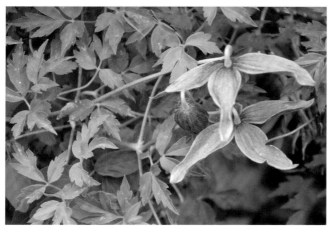
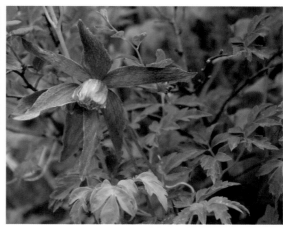

西伯利亚铁线莲

花木通、关山木通
Clematis sibirica Miller

形态特征 木质藤本。枝无毛，具不明显纵棱 4~6。二回三出复叶与 1 朵花自老枝腋芽中生出；小叶草质或薄纸质，卵形或披针形，先端渐尖或尖，基部宽楔形或圆形，具锯齿或小牙齿，两面疏被毛或上表面无毛。花单生；萼片 4，黄色或白色，斜展，窄长圆形、长圆形或窄倒卵形，两面被柔毛；退化雄蕊线状匙形，长约为萼片之半。瘦果倒卵圆形，被毛。花期 5~6 月。

生境分布 生于山坡林下、林缘。分布于我国黑龙江、内蒙古、宁夏、新疆、青海、甘肃。内蒙古大兴安岭额尔古纳市、根河市、鄂伦春旗、牙克石市、阿荣旗、扎兰屯市、阿尔山市均有分布。

药用部位 茎、枝入药。

采收加工 夏、秋季采收茎、枝，切段，晒干。

性味归经 味苦，性微寒；无毒。

功能主治 清心火，泻湿热，通血脉。用于尿道炎，小便不利等。

用法用量 内服 4~8g，水煎。

资源状况 资源少。

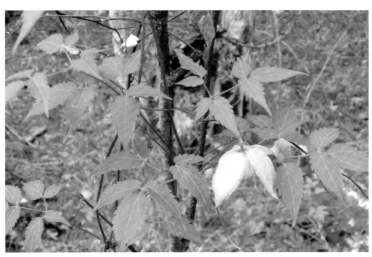
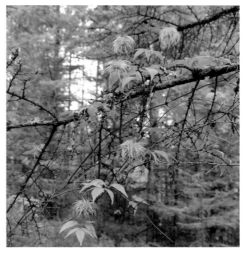

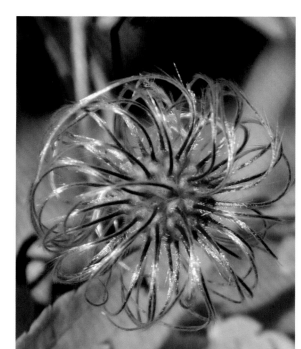
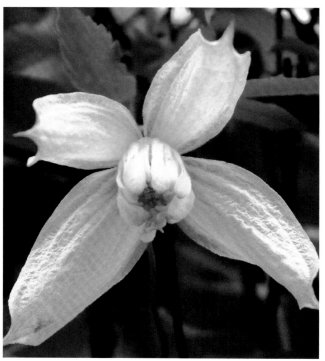

辣蓼铁线莲 | *Clematis terniflora* DC. var. *mandshurica* (Rupr.) Ohwi

形态特征 草质藤本，长达 1m，圆柱形，具细肋棱。茎和分枝除节上有白色柔毛外，其余部位无毛或近无毛。叶对生，三出羽状复叶；小叶片 5 或 7，有时 3，卵形或卵状披针形，基部圆形、楔形或歪形，小，顶端渐尖或锐尖，很少钝，无微凹，上表面无毛，网脉明显，下表面近无毛。圆锥状聚伞花序腋生或顶生，多花，花序较长而挺直；花序梗、花梗近无毛或稍有短柔毛；萼片 4~5，白色，长圆形或狭倒卵形，萼片外面除边缘有绒毛外，其余部位无毛或稍有短柔毛；雄蕊多数，无毛。瘦果较小。花期 7~8 月，果期 8~9 月。

生境分布 生于林缘、山坡灌丛、阔叶林下。分布于我国东北及内蒙古、山西。内蒙古大兴安岭莫力达瓦旗、鄂伦春旗均有分布。

药用部位 根（威灵仙）入药。

采收加工 春、秋季采挖根，除去泥土，洗净，晒干。

化学成分 根含常春藤皂苷元、铁线莲皂苷乙、铁线莲皂苷丙等。

性味归经 味辛、咸，性温。归膀胱、肝经。

功能主治 镇痛，利尿。用于风湿性关节炎，半身不遂，水肿，神经痛，偏头痛，颜面神经麻痹，鱼刺鲠喉等。叶有抑菌作用。全草可作农药。

用法用量 内服 5~10g，水煎或入丸、散剂；外用适量，煎水熏洗患处。

资源状况 资源少。

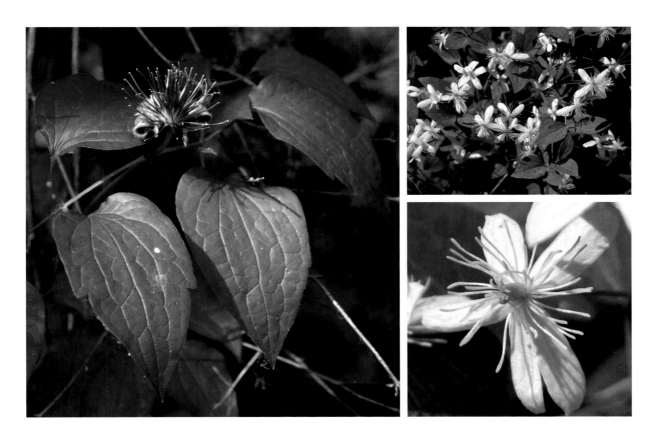

翠雀
鸽子花、飞燕草
Delphinium grandiflorum L.

形态特征　多年生草本。茎高 35~65cm。基生叶和茎下部叶具长柄；叶片多圆肾形，3 全裂，裂片细裂，小裂片条形。总状花序具 3~15 朵花；轴和花梗被反曲的微柔毛；小苞片条形或钻形；萼片 5，蓝色或紫蓝色，距通常较萼片稍长，钻形；花瓣 2，有距；退化雄蕊 2，瓣片宽倒卵形，微凹，有黄色髯毛，雄蕊多数；心皮 3。花期 7~8 月，果期 8~9 月。

生境分布　生于山坡草地、灌丛。分布于我国东北、华北及河南、四川、青海。内蒙古大兴安岭各地均有分布。

药用部位　全草（翠雀）、根入药。

采收加工　夏季采收全草，除去泥土，漂洗，切段，晒干。秋季采挖根，洗净，晒干。

化学成分　地上部分含生物碱及甲基牛扁亭碱，根含牛扁碱、甲基牛扁亭碱等。

性味归经　全草味苦，性温；有大毒。

功能主治　全草泻火止痛，杀虫。用于牙痛，关节疼，疮肿溃疡，疥癣，灭虱等。根用于牙痛等。

用法用量　外用适量，煎水含漱、捣汁浸洗或研末调水擦。全草有毒，中毒后会出现呼吸困难，血液循环障碍，肌肉、神经麻痹或产生痉挛的现象。

资源状况　资源一般。

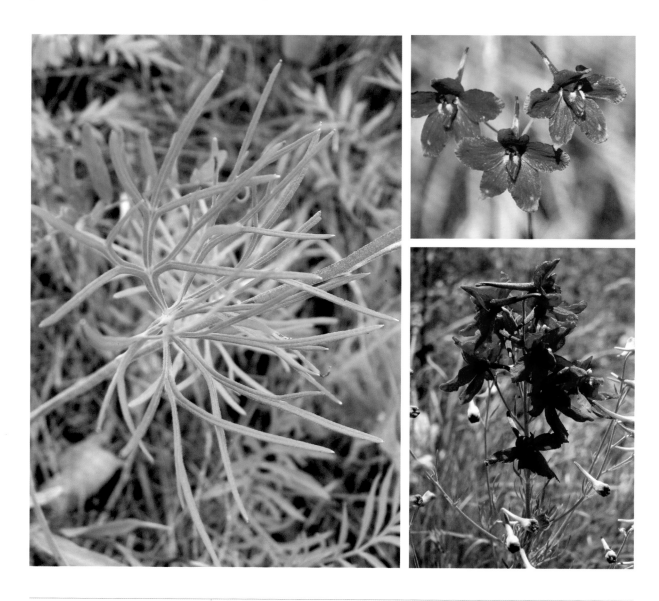

东北高翠雀花

科氏飞燕草
Delphinium korshinskyanum Nevski

形态特征 多年生草本。茎高 55~90cm，上部无毛，中部以下被开展或稍向下斜展的白色长硬毛，等距生叶。基生叶及茎下部叶有长柄；叶片肾状五角形，3 深裂，两表面沿脉疏被糙毛。总状花序狭长，有（12~）18~25 朵花；轴及花梗无毛；苞片披针状线形，有长缘毛；小苞片与花邻接，披针形或披针状线形，疏被长缘毛；萼片脱落，蓝紫色，椭圆状卵形，无毛或疏被长缘毛，距圆锥状钻形，直或末端稍向下弯曲；花瓣黑褐色，顶端 2 浅裂；退化雄蕊黑褐色，瓣片卵形，2 浅裂，上部有长缘毛，腹面中央有黄色长髯毛，雄蕊无毛；心皮 3，无毛。蓇葖果。花期 7~8 月。

生境分布 生于山地草甸或林间草地。分布于我国黑龙江、内蒙古。内蒙古大兴安岭各地均有分布。

应　　用 全草用于疥癣，疮肿。

资源状况 资源一般。

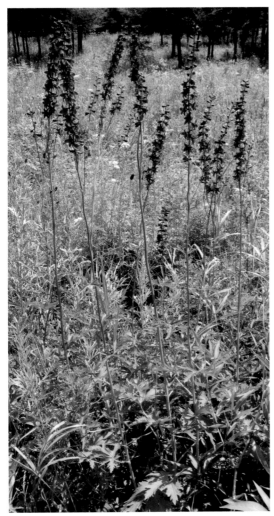
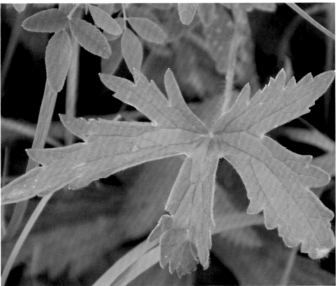
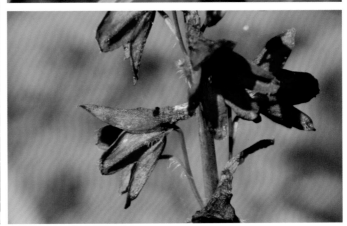

长叶碱毛茛

黄戴戴
Halerpestes ruthenica (Jacq.) Ovcz.

形态特征 匍匐茎细长。叶具长柄，无毛，宽梯形或卵状梯形，先端近平截，疏生钝齿或微 3 裂，基部近平截或宽楔形。花葶高达 24cm，疏被柔毛；花 1~3 朵顶生；萼片窄卵形；花瓣 6~12，倒卵状披针形；雄蕊 50~78，为花瓣的 1/3。聚合果卵球形，瘦果紧密排列，斜倒卵圆形。花、果期 7~8 月。

生境分布 生于盐碱沼泽地、水泡旁或湿草地。分布于我国东北、华北、西北。内蒙古大兴安岭额尔古纳市、陈巴尔虎旗、鄂温克族自治旗、牙克石市均有分布。

药用部位 全草（黄戴戴）入蒙药。

采收加工 夏季花期采挖全草，洗净，晒干。

性味归经 味辛，性温。

功能主治 解毒，温中止痛。用于咽喉病。

资源状况 资源少。

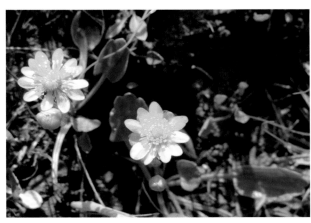
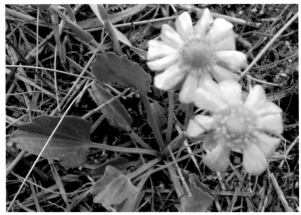

碱毛茛

水葫芦苗、圆叶碱毛茛

Halerpestes sarmentosa (Adams) Komarov & Alissova

形态特征　叶多数基生；叶柄稍有毛；叶片纸质，近圆形、肾形或宽卵形，宽稍大于长，叶缘有圆齿 3~7，有时达 10 枚圆齿，或 3~5 裂，基部圆心形、截形或宽楔形，无毛。花葶 1~4，高 5~15cm，无毛；苞片线形；花两性，单朵顶生；萼片 5，卵形，无毛，绿色，反折，早落；花瓣 5，狭椭圆形，黄色，与萼片近等长，先端圆，基部有爪，爪上端有点状蜜槽；雄蕊多数。瘦果小而极多，有 3~5 条纵肋，无毛，喙极短，呈点状。花、果期 7~9 月。

生境分布　生于沼泽地、水泡边、河边湿地。分布于我国东北、华北、西北及山东、河南、西藏、四川。内蒙古大兴安岭各地均有分布。

药用部位　全草（水葫芦苗）入中药，又可入蒙药。

采收加工　7~9 月采收全草，洗净，晒干。

性味归经　中药：味甘、淡，性寒。蒙药：味微甘、辛，性寒。

功能主治　中药：利水消肿，祛风除湿。用于水肿，腹水，小便不利，风湿痹痛等。蒙药：清热，续断。用于骨热，关节筋脉酸痛，金伤等。

用法用量　中药：内服 1.5~4.5g，水煎。蒙药：多配方用。

资源状况　资源少。

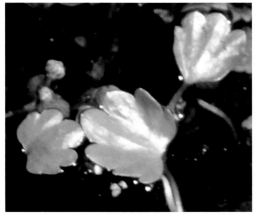
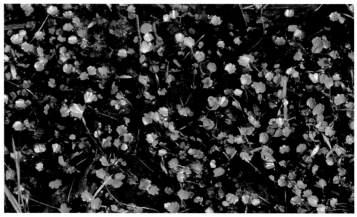

蓝堇草 | *Leptopyrum fumarioides* (L.) Reichb.

形态特征 一年生草本。直根不分枝，具少数侧根。茎数条，无毛或近无毛。一至二回三出复叶，小叶再一至二回细裂，基生叶具长柄，茎生叶叶柄较短。单歧聚伞花序；花辐射对称；萼片5，花瓣状，淡黄色，椭圆形，近二唇形；雄蕊10~15，花丝近丝状，花药近球形；心皮6~20，无毛。蓇葖果直立，线状长椭圆形，具宿存花柱。花期5~6月，果期6~7月。

生境分布 生于撂荒地、路边、干燥草地。分布于我国东北、华北、西北。内蒙古大兴安岭各地均有分布。

应　　用 全草用于心血管病，肠胃病及伤寒等。

资源状况 资源少。

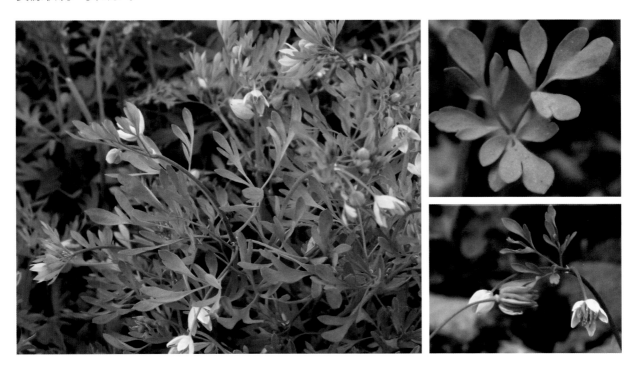

兴安白头翁 | 猫爪子花、毛姑朵花
Pulsatilla dahurica (Fisch.) Spreng.

形态特征 多年生草本。基生叶7~9，叶片轮廓卵形，二回3全裂，一回中央裂片具长柄，再3全裂，一回侧生裂片较小，具短柄，不等的3裂，二回中央裂片3裂，小裂片楔状条形，疏生牙齿或浅裂，二回侧生裂片不等的2或3深裂。花葶在开花时顶部稍弯曲或下垂，疏被白色柔毛；总苞叶掌状深裂，裂片线形至线状披针形；花蓝紫色，通常不开展；萼片6，紫色，狭卵形，先端不开展，外面密被短柔毛。瘦果，宿存花柱有伸展的柔毛。花期5~6月，果期6~7月。

生境分布 生于山坡草地、林间空地、路旁砾石地。分布于我国黑龙江、吉林、内蒙古。内蒙古大兴安岭额尔古纳市、根河市、鄂伦春旗、牙克石市、阿荣旗、扎兰屯市、阿尔山市均有分布。

药用部位　根（白头翁）入药。

采收加工　春、秋季采挖根，除去泥土，洗净，晒干。

化学成分　根含原白头翁素及三萜皂苷等。

性味归经　味苦，性寒。

功能主治　清热解毒，凉血止痢，燥湿杀虫。用于热毒痢疾，鼻衄，血痔，带下，阴痒，痈疮，瘰疬等，对阿米巴痢疾有显著的治疗效果。

用法用量　内服 9~15g，水煎。

资源状况　资源一般。

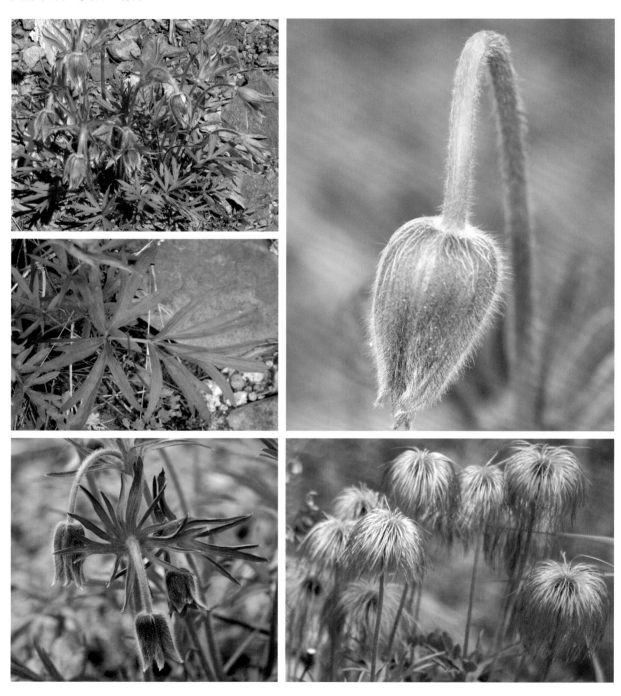

掌叶白头翁

老公花、毛姑朵花
Pulsatilla patens (L.) Mill. subsp. *multifida* (Pritzel) Zamelis

形态特征　多年生草本。基生叶 5，开花时发育，叶片 3 全裂，再细裂，中裂片 3 深裂，线状披针形至狭线形。花葶直立或稍弯曲，被开展的长柔毛；总苞钟形，密被长柔毛，裂片狭线形；花梗有长柔毛，果期明显延长；花直立，开展，蓝紫色、淡蓝紫色或白色，长圆状卵形，外面被长柔毛，先端略扭曲状反转；雄蕊比萼片短 1/2~2/3，花药黄色。瘦果近纺锤形，有柔毛，宿存花柱有向上展的长柔毛。花期 5~6 月，果期 6~7 月。

生境分布　生于山地草坡、草地、干山坡。分布于我国黑龙江、内蒙古、新疆。内蒙古大兴安岭各地均有分布。

药用部位　根（白头翁）入药。

应　　用　同兴安白头翁。

资源状况　资源一般。

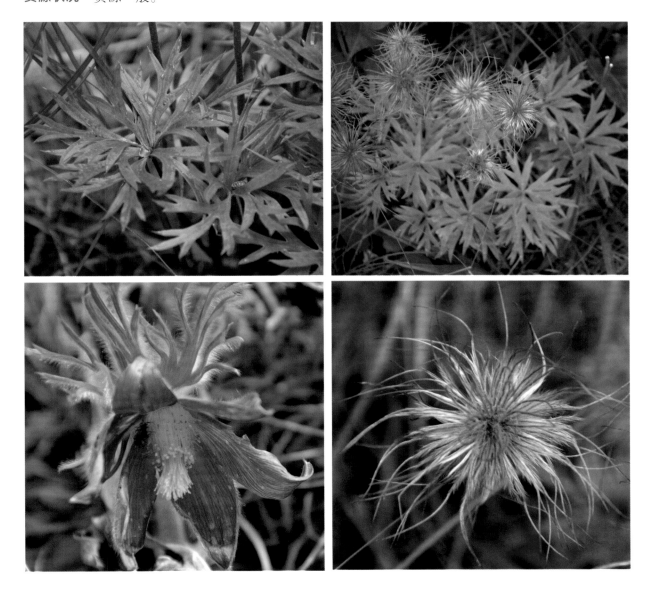

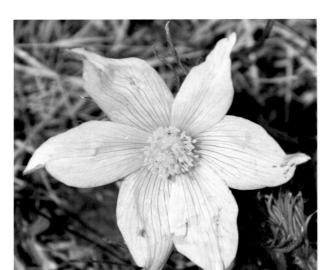
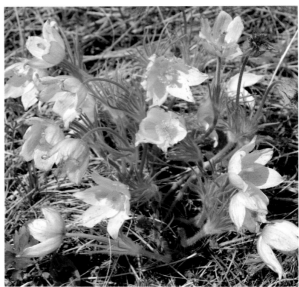

细叶白头翁
老公花、毛姑朵花
Pulsatilla turczaninovii Kryl. et Serg.

形态特征　植株高达 25cm。基生叶 4~5，具长柄，三回羽状复叶，叶片窄椭圆形，有时卵形，羽片 3~4 对；茎下部叶具柄；茎上部叶无柄，卵形，二回羽状细裂，末回裂片线状披针形或线形，上表面毛脱落，下表面疏被柔毛。花葶被柔毛；总苞钟状，苞片细裂；花直立，开展；萼片 6，蓝紫色、白色，卵状长圆形或椭圆形，外面密被长柔毛，先端反卷或扭曲状反卷；雄蕊比萼片短，花药黄色。瘦果纺锤形，密被长柔毛，宿存花柱被向上斜展的长柔毛。花期 5~6 月，果期 6~7 月。

生境分布　生于山地草坡、林缘草地、干旱多石的坡地。分布于我国东北及河北、内蒙古、宁夏、新疆。内蒙古大兴安岭各地均有分布。

药用部位　根茎（白头翁）、地上部分入中药，全草入蒙药。

采收加工　中药：春、秋季采挖根茎，除去泥土，洗净，晒干。蒙药：春、夏季采收全草，晒干。

化学成分　根含皂苷及白头翁皂苷、胡萝卜苷、白头翁素。

性味归经　中药：根味苦，性寒。归胃、大肠经。地上部分味苦，性寒，归肝、胃经。蒙药：味辛、甘，性温；有毒。

功能主治　中药：根清热解毒，凉血止痢，燥湿杀虫。用于细菌性痢疾，阿米巴痢疾，痔疮出血，淋巴结结核等。地上部分泻火解毒，止痛，利尿消肿。用于风火牙痛，四肢关节疼痛。蒙药：杀"粘"，止痛，燥"希日乌素"。用于寒痹，寒性"希日乌素"症，黄水疮，食积等。

用法用量　中药：根内服 9~15g，鲜品 30~60g，水煎。地上部分内服 9~15g，水煎。蒙药：多配方用。孕妇忌用，年老体弱者慎用。

资源状况　资源丰富。

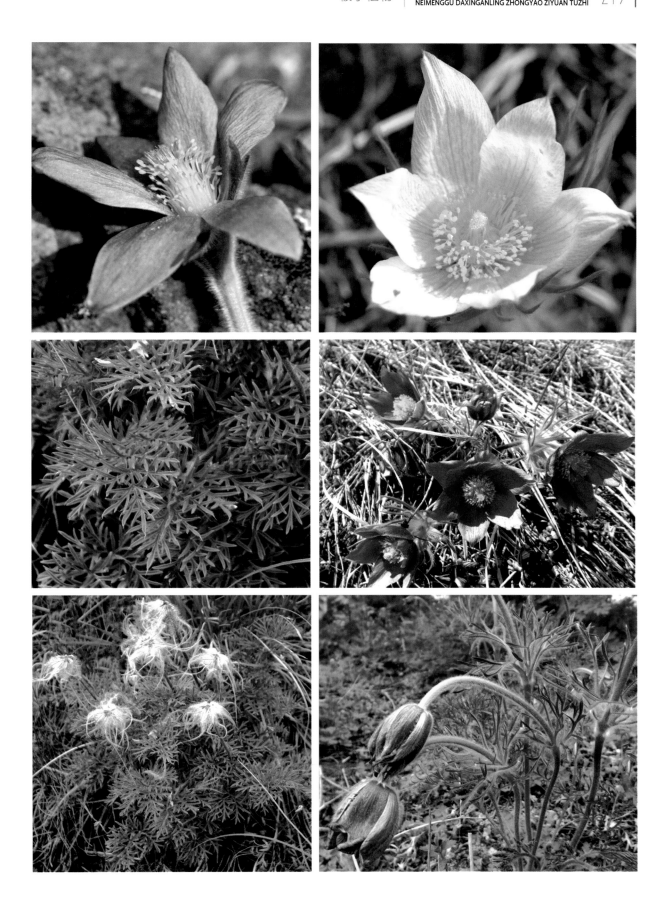

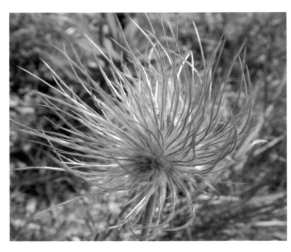
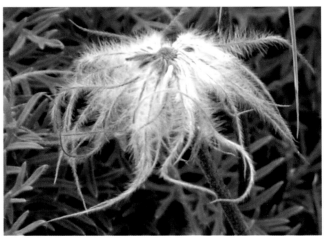

茴茴蒜

回回蒜毛茛
Ranunculus chinensis Bunge

形态特征　多年生草本。茎高 15~50cm，与叶柄均被有伸展的淡黄色糙毛。叶为三出复叶，基生叶和下部叶具长柄；叶片宽卵形，中央小叶具长柄，3 深裂，裂片狭长，上部生少数不规则的锯齿，侧生小叶具短柄，不等的 2 或 3 裂；茎上部叶渐变小。花序具疏花；萼片 5，淡绿色，船形，外面疏被柔毛；花瓣 5，黄色，宽倒卵形。聚合果长圆形。花、果期 7~9 月。

生境分布　生于溪边、湿草地或草甸。我国除福建、台湾、广东、海南、广西无分布外，其他各地均广泛分布。内蒙古大兴安岭各地均有分布。

药用部位　全草（茴茴蒜）入药。

采收加工　夏季采收全草，除去泥土，洗净，鲜用或晒干。

化学成分　含乌头碱、飞燕草碱、银莲花素等。

性味归经　味辛、苦，性温；有小毒。归肝经。

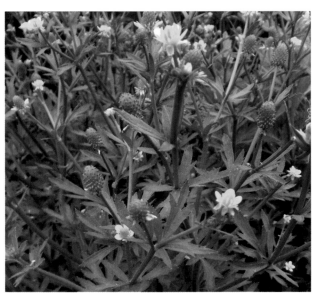
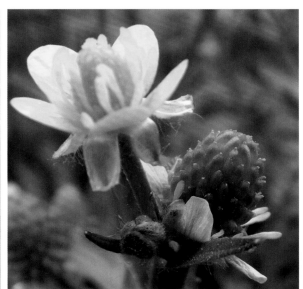

功能主治　消炎，止痛，截疟，杀虫。用于肝炎，肝硬化，疟疾，胃炎，溃疡，哮喘，疮癞，牛皮癣，风湿关节痛，腰痛等。

用法用量　内服 3~9g，水煎（需久煎）；外用适量，鲜草捣汁或煎水洗。全草有毒，误食后会导致口腔灼热、恶心、呕吐、腹部巨痛，严重者可致呼吸衰竭而死亡。

资源状况　资源一般。

毛茛
老虎脚迹、野芹菜
Ranunculus japonicus Thunb.

形态特征　多年生草本。茎高 30~60cm，与叶柄均被有伸展的柔毛。基生叶和茎下部叶有长柄，叶柄长达 15cm；叶片五角形，基部心形，3 深裂，中央裂片宽菱形或倒卵形，3 浅裂，疏生锯齿，侧生裂片不等 2 裂。茎中部叶具短柄，上部叶无柄，3 深裂。花序具数朵花；萼片 5，淡绿色，船状椭圆形，外被柔毛；花瓣 5，黄色，倒卵形，基部具蜜槽；雄蕊和心皮均多数。聚合果近球形。花期 6~7 月。

生境分布　生于草甸、湿草地、溪边。我国除海南、西藏无分布外，其他各地均广泛分布。内蒙古大兴安岭各地均有分布。

药用部位　全草（毛茛）入药。

采收加工　夏、秋季采收全草，宜鲜用或切段晒干。

性味归经　味辛，性温；有毒。

功能主治　止痛，利湿，消肿，退翳，解毒。用于疟疾，黄疸，偏头痛，胃痛，风湿关节痛，鹤膝风，痈肿，恶疮，疥癣，牙痛，火眼等。据文献资料记载，毛茛具抗肿瘤作用，以新鲜毛茛为好，根为最佳，叶次之，保存时间久的毛茛枯枝效果差。

用法用量　外用适量，捣汁或捣烂敷患处及穴位上，需以纱布包好再敷，易发疱。

资源状况　资源丰富。

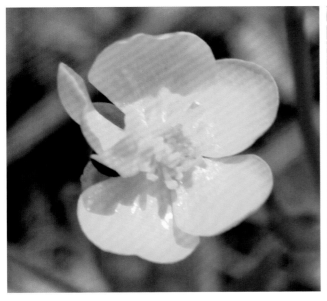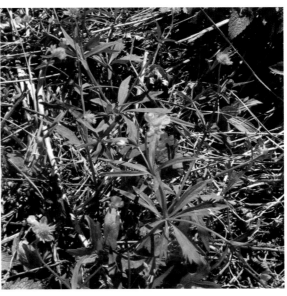

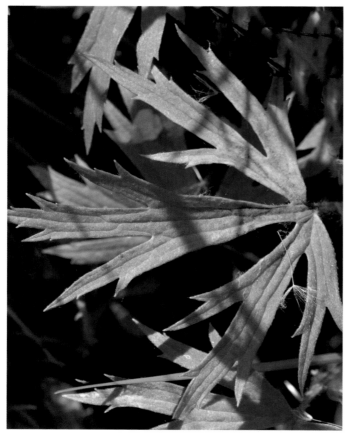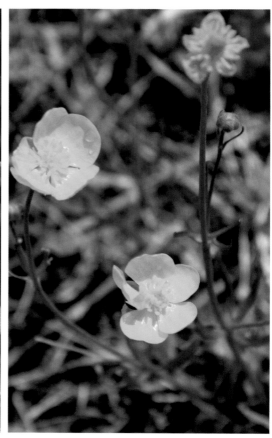

匍枝毛茛 野芹菜、鸭爪芹
Ranunculus repens L.

形态特征 多年生草本。匍匐茎细长，茎高达 60cm，近无毛或疏被毛。基生叶为三出复叶，小叶具柄，顶生小叶宽菱形，基部宽楔形，3 深裂，疏生齿，侧生小叶斜，不等 2 裂，两面无毛或上表面疏被柔毛，叶柄长 7~20cm；茎生叶似基生叶，较小。花序顶生，具 2 至数朵花；花托被柔毛；萼片 5，卵形；花瓣 5，倒卵形；雄蕊多数。瘦果扁，斜倒卵圆形，无毛，具窄边，具宿存花柱。花期 6~7 月。

生境分布 生于河岸草地、溪边、湿草地。分布于我国东北及内蒙古、山西、新疆、云南。内蒙古大兴安岭各地均有分布。

药用部位 全草（匍枝毛茛）入药。

采收加工 夏季采收全草，晒干。

化学成分 全草含有毛茛碱类、毛茛苷类化合物及牡荆苷、肥皂草素、新牡荆素等。

应　　用 利湿，消肿，止痛，截疟，杀虫。国外民间用于瘰疬及止血。

资源状况 资源丰富。

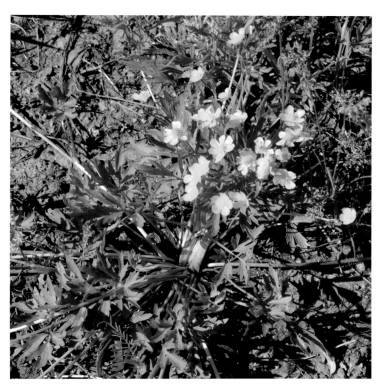
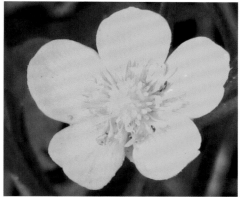
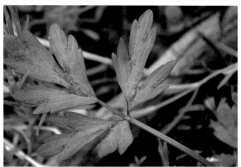

石龙芮

石龙芮毛茛
Ranunculus sceleratus L.

形态特征　一年生草本。茎高 15~45cm，疏生短柔毛或变无毛。基生叶和下部叶具长柄，叶片宽卵形，3 深裂，有时裂达基部，中央裂片菱状倒卵形，3 浅裂，全缘或有疏圆齿，侧生裂片不等的 2 或 3 裂；茎上部叶变小，裂片狭倒卵形，3 裂。花序常具较多的花，花小；萼片 5，淡绿色，船形，外面被短柔毛；花瓣 5，黄色，狭倒卵形，基部蜜槽不具鳞片；雄蕊 10~20；心皮 70~130，无毛，花柱短。聚合果矩圆形。花期 6~7 月，果期 8 月。

生境分布　生于溪边、湖边、水泡边、浅水处、湿草地。我国除海南、青海、西藏无分布外，其他各地均广泛分布。内蒙古大兴安岭各地均有分布。

药用部位　全草（石龙芮）入药。

采收加工　夏季采收，洗净，晒干或鲜用。

化学成分　全株含原白头翁素、没食子酚，另外还含胆碱、生物碱、不饱和甾醇、鞣质、黄酮及多种色胺衍生物和氨基酸等。

性味归经　味苦、辛，性平；有毒。归心、肺经。

功能主治　清热解毒，消肿散结，止痛，截疟。用于痈疖肿毒，毒蛇咬伤，痰核瘰疬，风湿关节肿痛，牙痛，疟疾等。

用法用量　内服 3~9g，水煎，或内服 1~1.5g，炒研为散；外用适量，捣敷或煎膏涂患处及穴位。本品有毒，内服宜慎。

资源状况　资源一般。

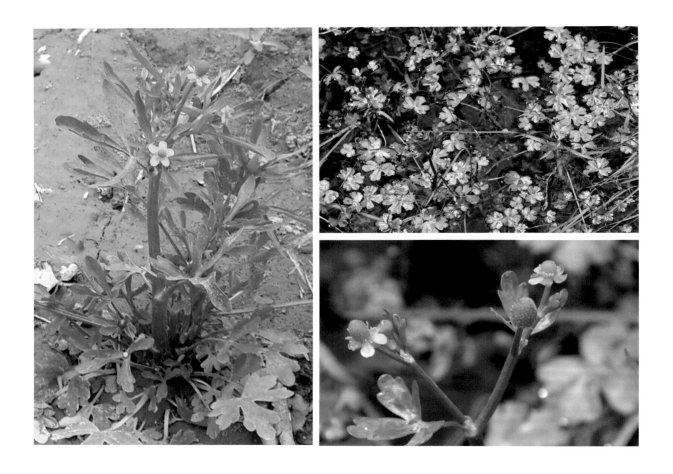

唐松草 翼果唐松草、马尾连
Thalictrum aquilegifolium Linn. var. *sibiricum* Linnaeus

形态特征 植株全部无毛。茎粗壮，高 60~150cm，分枝。基生叶在开花时枯萎。茎生叶为三至四回三出复叶；小叶草质，顶生小叶倒卵形或扁圆形，顶端圆或微钝，基部圆楔形或不明显心形，3浅裂，裂片全缘或有 1~2 枚牙齿，两面脉平，或在下表面脉稍隆起；叶柄有鞘；托叶膜质，不裂。圆锥花序伞房状，有多数密集的花；萼片白色或外面带紫色，宽椭圆形，早落；雄蕊多数。瘦果倒卵形，有 3 条宽纵翅，基部突变狭，宿存柱头长 0.3~0.5mm。花期 7~8 月，果期 8~9 月。

生境分布 生于山地林缘草地、林中、路旁。分布于我国东北、华北及浙江、山东。内蒙古大兴安岭各地均有分布。

药用部位 根（唐松草）入药。

采收加工 春、秋季采挖根，剪去地上茎叶，洗净，晒干。

性味归经 味苦，性寒。归肺、心、肝、脾、胃、大肠经。

功能主治 清热泻火，燥湿解毒。用于热病心烦，湿热泻痢，肺热咳嗽，目赤肿痛，痈肿疮疖，败毒抗癌等。据文献资料记载，唐松草具有抗肿瘤的作用。

用法用量 内服 4.5~15g，水煎；外用适量，捣敷。

资源状况 资源一般。

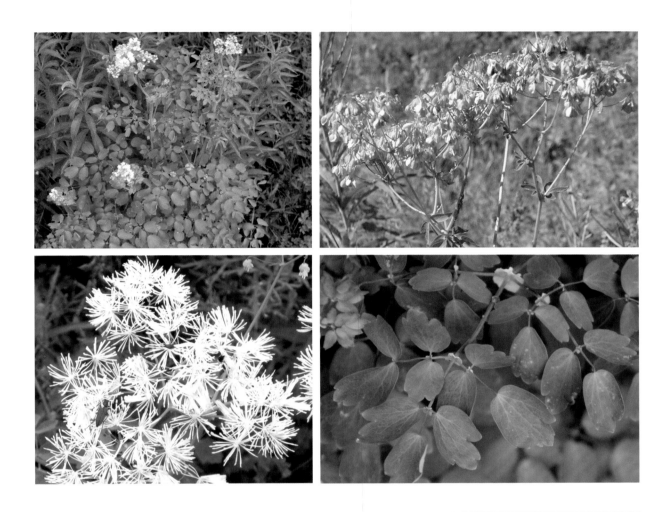

贝加尔唐松草

球果唐松草
Thalictrum baicalense Turcz.

形态特征　多年生草本，无毛。茎高 50~120cm。茎下部叶为三回三出复叶；小叶宽倒卵形、宽菱形，有时宽心形，3 浅裂，裂片具粗牙齿，脉在下表面隆起。复单歧聚伞花序近圆锥状，萼片椭圆形或卵形，无花瓣，雄蕊 10~20。瘦果具短柄，宽椭圆球形，稍扁，纵肋 8，稍隆起。花期 6~7 月。

生境分布　生于林下、林缘、山坡草地。分布于我国东北、华北及河南、湖北、陕西、甘肃、青海、西藏。内蒙古大兴安岭各地均有分布。

药用部位　根及根茎（贝加尔唐松草）入药。

采收加工　秋季采挖根及根茎，除去泥土，洗净，晒干。

化学成分　根含小檗碱。

性味归经　味苦，性寒。

功能主治　清热燥湿，解毒，祛风，凉血。用于痢疾，目赤，肝炎，麻疹，痈肿疮疖，结膜炎等。本品可代替"黄连"用。

用法用量　内服 3~9g，水煎；外用适量，研末调敷。

资源状况　资源一般。

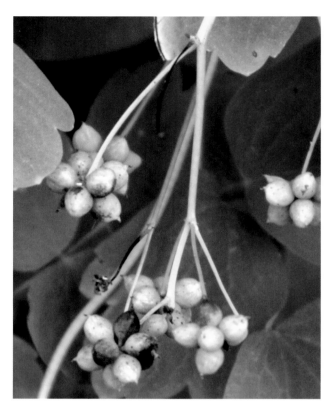
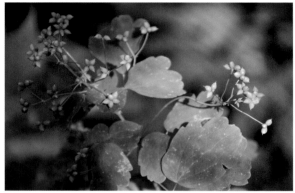
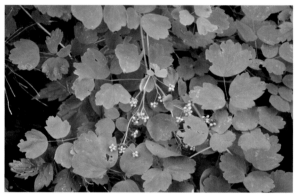

腺毛唐松草

香唐松草
Thalictrum foetidum L.

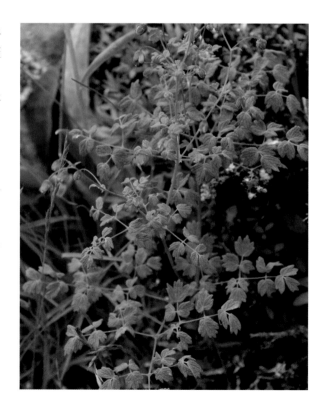

形态特征 多年生草本。茎高 20~100cm，无毛或几无毛。茎中部叶为三回近羽状复叶；小叶菱状宽卵形、卵形或宽倒卵形，3 浅裂，疏生牙齿，下表面灰绿色，沿脉生短毛。花序圆锥状，具多数或少数花，有微柔毛；萼片 5，淡黄绿色，卵形；无花瓣；雄蕊多数。瘦果扁，半倒卵形，纵肋 8，宿存柱头长约 1mm。花期 6~7 月。

生境分布 生于山坡草地或高山多石砾处。分布于我国东北、华北、西北及四川、云南、西藏。内蒙古大兴安岭额尔古纳市、阿尔山市均有分布。

药用部位 根及根茎（腺毛唐松草）入藏药。

采收加工 春、秋季采挖根及根茎，除去泥土，晒干。

应　　用 用于病毒性肝炎，结膜炎，痢疾，痈疽，疮疖等。

资源状况 资源少。

东亚唐松草
小果白蓬草、穷汉子腿
Thalictrum minus L. var. *hypoleucum* (Sieb. et Zucc.) Miq.

形态特征　植株全体无毛。茎高 20~66cm，自下部或中部分枝。基生叶有长柄，为二至三回三出复叶；小叶草质，下表面粉绿色，顶生小叶近圆形，顶端圆，基部圆形或浅心形，不明显 3 浅裂，边缘有浅圆齿，侧生小叶的基部斜心形，脉在下表面隆起，脉网明显；叶柄细，有细纵槽，基部有短鞘；托叶膜质，半圆形，全缘。复单歧聚伞花序圆锥状；花梗丝形；萼片 4，白色或淡堇色，倒卵形。瘦果无柄，圆柱状长圆形，有 6~8 条纵肋，宿存花柱长 1~1.2mm，顶端通常拳卷。花期 6~7 月，果 8~9 月。

生境分布　生于林下、林缘、山坡草地。分布于我国东北及内蒙古、江西、安徽、江苏、浙江。内蒙古大兴安岭各地均有分布。

药用部位　根（秋唐松草）入药。

采收加工　秋季采挖根，除去泥土，洗净，晒干。

化学成分　根含唐松草碱和唐松草任碱，叶含黄酮及唐松草素。

性味归经　味苦，性寒；有小毒。

功能主治　清热解毒，除湿。用于牙痛，急性皮炎，湿疹，热盛心烦，痢疾，结膜炎，咽喉炎，胸膈饱胀，痔疮出血，痈肿疮疖等。

用法用量　内服 6~9g，水煎；外用适量，研粉撒。

资源状况　资源少。

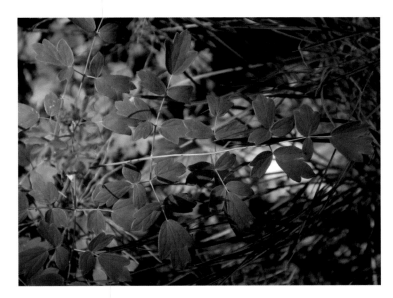

瓣蕊唐松草
肾叶唐松草、马尾黄连
Thalictrum petaloideum L.

形态特征　多年生草本植物，全株无毛。茎高 20~80cm，上部分枝。基生叶数枚，有短柄或稍长的柄，为三至四回三出复叶或羽状复叶；小叶草质，形状变异很大，顶生小叶倒卵形、宽倒卵形、菱形或近圆形，先端钝，基部圆楔形或楔形，3 浅裂至 3 深裂，裂片全缘，叶脉平，脉网不明显；叶柄基部有鞘。花序伞房状，有少数或多数花；萼片 4，白色，早落，卵形；雄蕊多数。瘦果卵形，有 8 条纵肋，宿存花柱长约 1mm。花期 6~7 月。

生境分布　生于山坡草地、干山坡、灌丛。分布于我国东北、华北、西北及山东、河南、四川、湖北、安徽、浙江。内蒙古大兴安岭各地均有分布。

药用部位　根（瓣蕊唐松草）入中药，种子入蒙药。

采收加工　中药：夏、秋季采收根，除去泥土，洗净，晒干。蒙药：秋季采收种子，除去杂质，晒干。

性味归经　中药：味苦，性寒。归肝、胃、大肠经。蒙药：味微甘，性平、轻、糙、钝、燥。

功能主治　中药：清热解毒，健胃消食，清肝明目。用于黄疸型肝炎，腹泻，痢疾，渗出性皮炎，消化不良，胃痛，结膜红肿，小儿热病及痘疹不出等。蒙药：消食，开胃，清肺，镇"赫依"。用于黄疸型肝炎，胃痛，腹泻，痢疾，肠炎，消化不良，目赤肿痛，小儿热病及痘疹不出等。

用法用量　中药：内服 3~9g，水煎；外用适量，研末撒患处。蒙药：多配方用。

资源状况　资源一般。

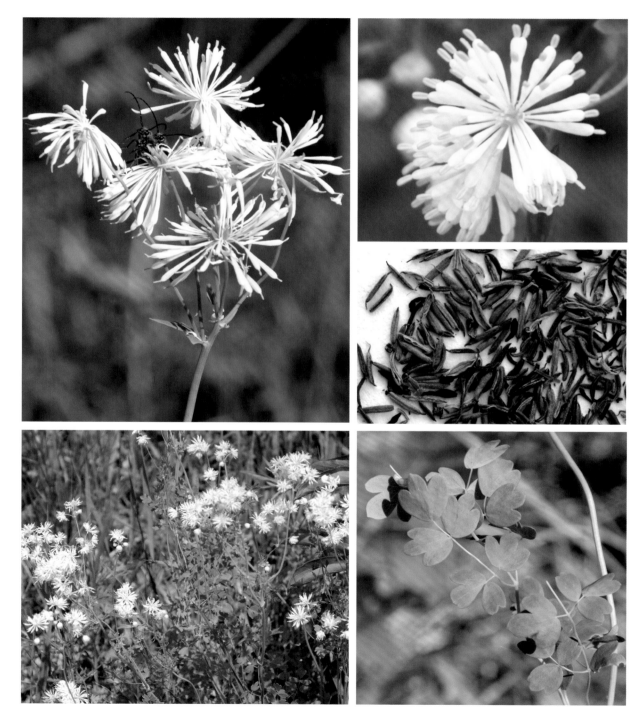

箭头唐松草 | 水黄连
Thalictrum simplex L.

形态特征　全株无毛。茎高 54~100cm，不分枝或在下部分枝。茎生叶向上近直展，为二回羽状复叶；茎下部叶的叶片长达 20cm，小叶较大，圆菱形、菱状宽卵形或倒卵形，基部圆形，3 裂，裂片顶端钝或圆形，有圆齿，脉在下表面隆起，脉网明显，有稍长的柄；茎上部的叶渐变小，小叶倒卵形或楔状倒卵形，基部圆形、钝或楔形，裂片顶端急尖，无柄。圆锥花序，分枝与轴成 45° 斜上升；花梗长达 7mm；萼片 4，早落，狭椭圆形；雄蕊约 15。瘦果狭椭圆球形或狭卵球形，有 8 条纵肋。花期 7~8 月。

生境分布　生于草甸、湿草地。分布于我国东北及内蒙古、新疆。内蒙古大兴安岭各地均有分布。

药用部位　全草（箭头唐松草）入药。

采收加工　夏、秋季采收全草，洗净，晒干。

化学成分　地上部分含唐松草宁碱类化合物等，种子含箭头唐松草碱。

性味归经　味苦，性寒；无毒。

功能主治　清湿热，解毒。用于黄疸，痢疾，哮喘，麻疹合并肺炎，鼻疳眉赤，热疮等。

用法用量　内服 3~9g，水煎；外用适量，研末调涂。

资源状况　资源一般。

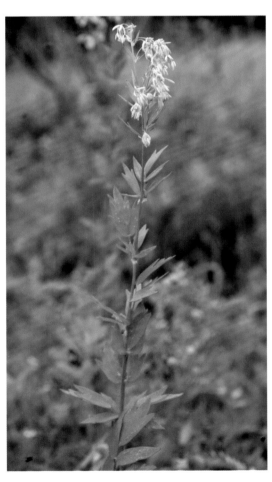
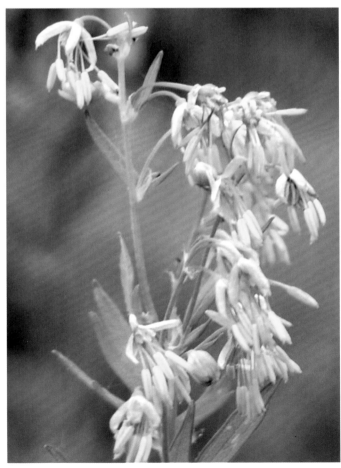

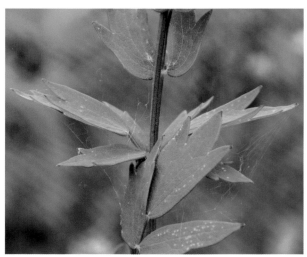
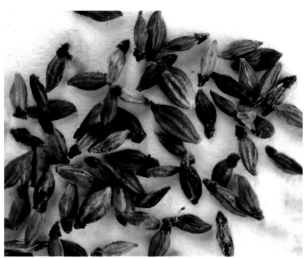

展枝唐松草 猫爪子
Thalictrum squarrosum Steph. et Willd.

形态特征 多年生草本，无毛。茎高 60~100cm，常自中部分枝。茎下部叶及中部叶具短柄，近向上直展，为二至三回近羽状复叶；叶片长 8.5~18cm，小叶倒卵形、宽倒卵形或圆卵形，通常 3 裂，裂片卵形或狭卵形，全缘或具 2~3 枚小牙齿，下表面被白粉，脉平或稍隆起。圆锥花序稍呈伞房状，近二叉状分枝；花梗长 1.5~3cm；萼片 4，淡黄绿色，狭卵形；无花瓣；雄蕊多数。瘦果近纺锤形，伸直或稍弯曲，有 8 条纵肋。花期 7~8 月。

生境分布 生于干山坡、林缘、草甸。分布于我国东北、华北及陕西、甘肃、青海。内蒙古大兴安岭各地均有分布。

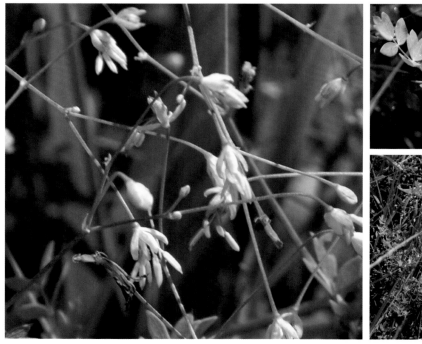
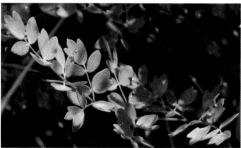
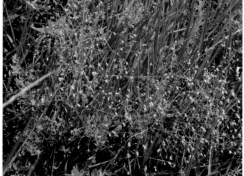

药用部位　全草（展枝唐松草）入药。

采收加工　夏季采收全草，晒干。

性味归经　味苦，性平。

功能主治　清热解毒，健胃制酸，发汗。用于头痛，头晕，吐酸水，烧心等。

用法用量　内服 3~9g，水煎。

资源状况　资源一般。

短瓣金莲花
旱金莲、金梅草
Trollius ledebourii Reichenbach

形态特征　多年生草本植物，植株无毛，高达 1m。茎疏生叶 3~4。基生叶 2~3，具长柄；叶片五角形，基部心形，3 全裂，裂片分开，中裂片菱形，先端尖，3 裂，裂至近中部或稍过中部，具小裂片及三角形小牙齿，侧裂片斜扇形，不等 2 深裂，裂至近基部。茎生叶与基生叶相似，上部叶较小，无柄。单花顶生，或 2~3 朵生成聚伞花序；萼片 5~8，黄色，干时非绿色，外层椭圆状卵形、倒卵形或椭圆形，稀窄椭圆形，先端圆；花瓣 10~22，较雄蕊长，较萼片短，线形，先端窄；心皮 20~28。蓇葖果。花期 6~7 月，果期 7 月。

生境分布　生于草甸、湿草地、林间草地、河岸草地。分布于我国东北及内蒙古。内蒙古大兴安岭各地均有分布。

药用部位　花（金莲花）入药。

采收加工　6~7 月采收花，阴干。

性味归经　味苦，性凉。

功能主治　清热解毒，抑菌，消炎，止血。用于急、慢性扁桃体炎，急性中耳炎，急性鼓膜炎，急性结膜炎，急性淋巴管炎等。

用法用量　内服 3~6g，水煎；外用适量，煎水含漱。

资源状况　资源丰富。

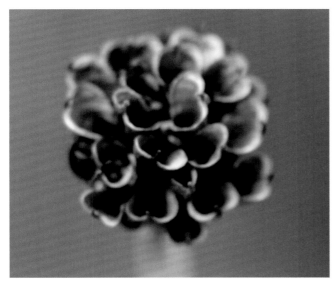
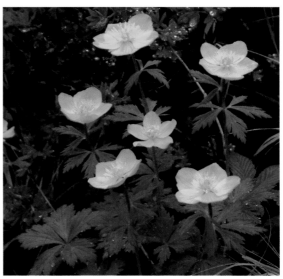

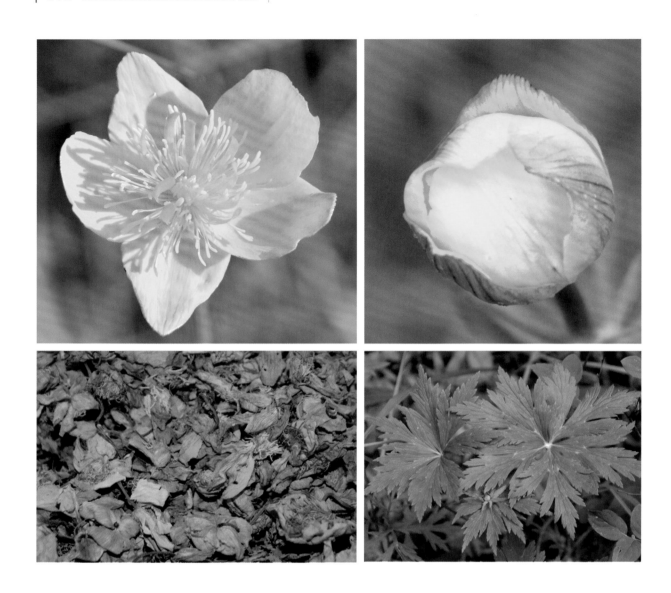

长瓣金莲花
旱金莲、金梅草
Trollius macropetalus Fr. Schmidt

形态特征　植株无毛，高达 1m。基生叶 2~4，具长柄；叶片五角形，基部心形，3 全裂，裂片分开，中裂片菱形，先端尖，3 裂，裂至近中部或稍过中部，具小裂片及三角形小牙齿，侧裂片斜扇形，不等 2 深裂，裂至近基部。茎生叶与基生叶相似，上部叶较小，无柄。萼片 5~7，金黄色，宽卵形或倒卵形，先端圆，具不明显小齿；花瓣稍长于萼片或超出萼片达 8mm，有时与萼片近等长，先端窄；心皮 20~40。蓇葖果具宿存花柱。花、果期 7~9 月。

生境分布　生于草甸、湿草地。分布于我国东北及内蒙古。内蒙古大兴安岭阿尔山市有分布。

药用部位　花（金莲花）入药。

采收加工　7 月采收花，阴干。

化学成分　花富含生物碱和黄酮。

性味归经　味苦，性凉。

功能主治　消炎止渴，清喉利咽，清热解毒，排毒养颜。用于上呼吸道感染，扁桃体炎，中耳毒火，咽喉肿痛，疫病口疮，疔肿疖痈等。

用法用量　内服 3~6g，水煎；外用适量，煎水含漱。

资源状况　资源少。

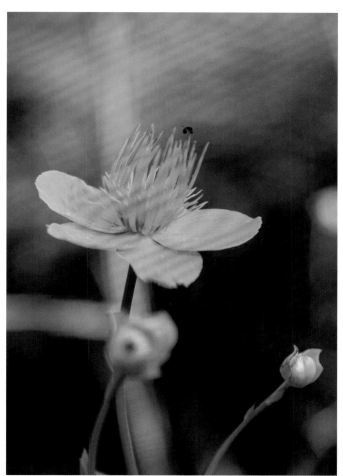
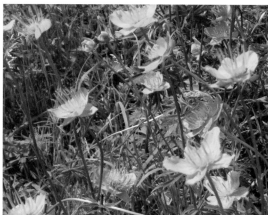
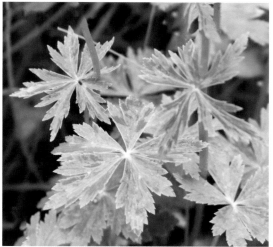

小檗科 Berberidaceae

大叶小檗
小檗、黄芦木
Berberis ferdinandi-coburgii Schneid.

形态特征 常绿灌木，高约 2m。老枝具棱槽，散生黑色疣点。茎刺细弱，三分叉，长 7~15mm，腹面具槽。叶革质，椭圆状倒披针形，长 4~9cm，宽 1.5~2.5cm，先端急尖，具 1 枚刺尖，基部楔形，上表面栗色，有光泽，中脉和侧脉凹陷，下表面棕黄色，中脉和侧脉隆起，两面网脉显著，不被白粉，叶缘平展，有时微向背面反卷，每边具 35~60 枚刺齿；叶柄长 2~4mm。花 8~18 朵簇生，黄色；花梗细弱；小苞片红色；外萼片披针形，内萼片卵形；花瓣狭倒卵形。浆果黑色，椭圆形或卵形，顶端具明显的宿存花柱。花、果期 6~9 月。

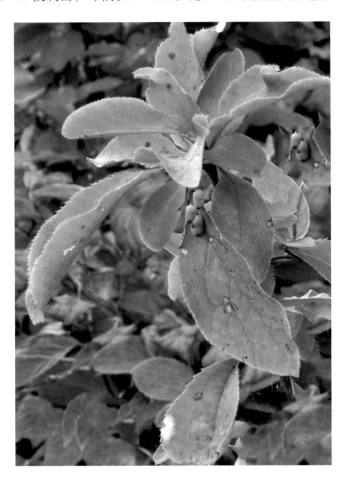

生境分布 生于山坡灌丛。分布于我国东北、华北及陕西、宁夏、甘肃、新疆、山东、河南、四川。内蒙古大兴安岭鄂伦春旗有分布。

药用部位 根皮及茎皮（小檗）入药。

采收加工 春、秋季采收根皮及茎皮，除去枝叶、须根及泥土，将皮剥下，分别切片，晒干。

化学成分 根含小檗碱。

性味归经 味苦，性寒；无毒。

功能主治 清热燥湿，泻火解毒。用于细菌性痢疾，胃肠炎，消化不良，黄疸，肝硬化腹水，尿路感染，急性肾炎，扁桃体炎，口腔炎，支气管炎等。

用法用量 内服 5~15g，水煎或炖肉；外用适量，煎水滴眼或研末撒，亦可煎水热敷。

资源状况 资源稀少。

西伯利亚小檗
刺叶小檗
Berberis sibirica Pall.

形态特征 落叶灌木，高 0.5~1m。老枝暗灰色，无毛；幼枝被微柔毛，具条棱，带红褐色。茎刺 3-5-7 分叉，细弱。叶纸质，倒卵形、倒披针形或倒卵状长圆形，先端圆钝，具刺尖，基部楔形，上表面深绿色，下表面淡黄绿色，不被白粉，两面中脉、侧脉和网脉明显隆起，侧脉 4~5 对，叶缘有时略呈波状，每边具 4~7 枚硬直的刺状牙齿。花单生，黄色；花梗无毛；萼片 2 轮，外萼片长圆状卵形，内萼片倒卵形；花瓣倒卵形，先端浅缺裂，基部具 2 枚分离的腺体。浆果倒卵形，红色，顶端无宿存花柱，不被白粉。花期 6~7 月，果期 7~8 月。

生境分布　生于干旱的岩石缝中、石砾山坡。分布于我国东北及内蒙古、新疆、河北、山西。内蒙古大兴安岭额尔古纳市、根河市、鄂伦春旗、扎兰屯市、阿尔山市均有分布。

药用部位　根皮及茎皮（三颗针）入中药，又可入蒙药。

采收加工　春、秋季采收根皮及茎皮，除去枝叶、须根及泥土，将皮剥下，分别切片，晒干。

化学成分　根含小檗胺、大叶小檗碱、药根碱、木兰花碱、小檗碱、掌叶防己碱、异汉防己碱、非洲防己碱、氧化小檗碱、尖刺碱等。

性味归经　中药：味苦，性寒；无毒。

功能主治　中药：清热燥湿，泻火解毒。用于急性肠炎，痢疾，黄疸，热痹，瘰疬，肺经实火，痈肿疮疖，血崩等。蒙药：清热，解毒，止泻，止血，明目。用于痛风，麻风，皮肤瘙痒，吐血，毒热等。

用法用量　中药：内服 3~9g，水煎。蒙药：多配方用。

资源状况　资源少。

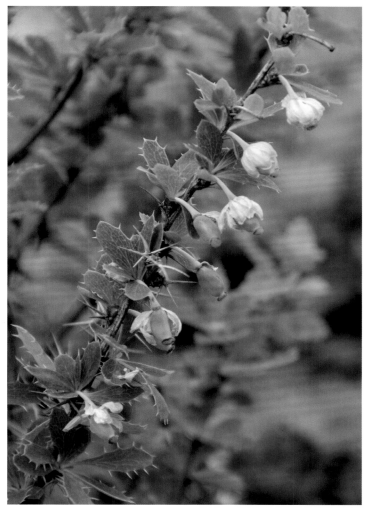
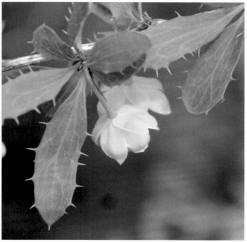
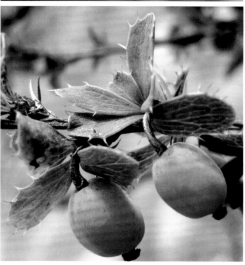

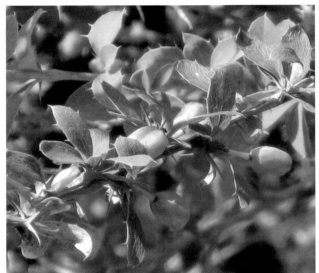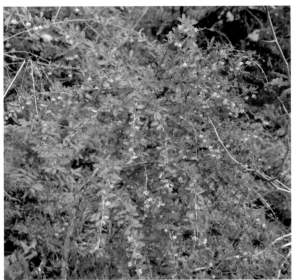

防己科 Menispermaceae

蝙蝠葛 _{北豆根}
蝙蝠葛 北豆根
Menispermum dauricum DC.

形态特征　缠绕性落叶木质藤本，长达 13m。小枝带绿色，有细纵条纹。叶圆肾形或卵圆形，长宽约相等，顶端急尖或渐尖，基部浅心形或近于截形，边缘近全缘或 3~7 浅裂，无毛，下表面苍白色，掌状脉 5~7 条；叶柄盾状着生。花单性，雌雄异株；花序圆锥状，腋生；花黄绿色；雄花萼片 6 枚左右，覆瓦状排列；花瓣 6~8，卵形，边缘稍内卷，较萼片小；雄蕊 12，或更多，花药球形。果实核果状，圆肾形，成熟时黑紫色。花期 7 月，果期 8~9 月。

生境分布　生于山地灌丛中或攀缘于岩石上。分布于我国东北、华北和华东。内蒙古大兴安岭各地均有分布。

药用部位　根（北豆根）入药。

采收加工　秋季采挖根，洗净，晒干。

化学成分　根和茎含山豆根碱、蝙蝠葛碱、汉防己碱等。

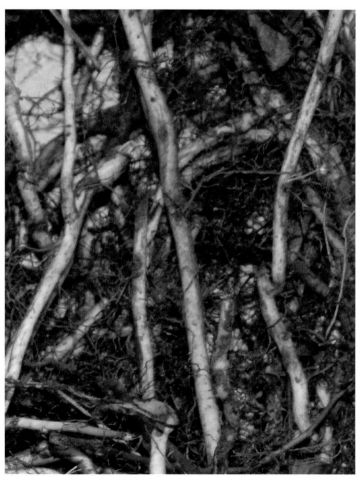

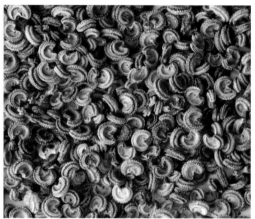

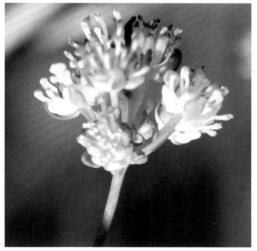

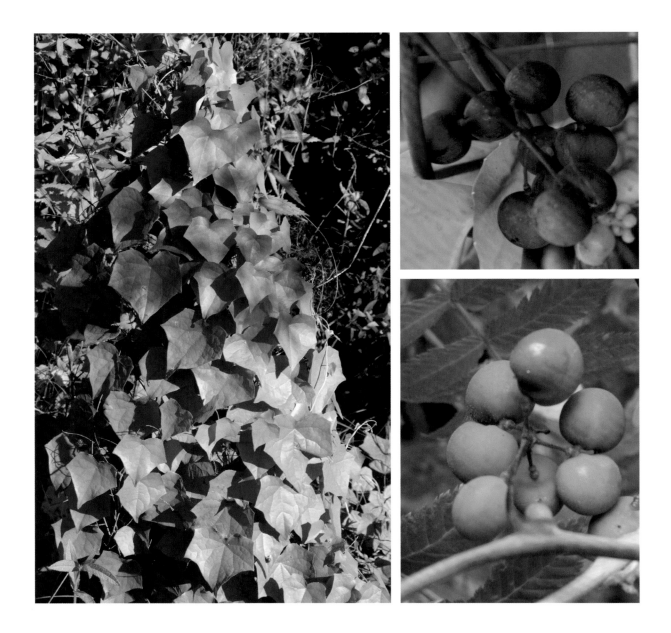

性味归经　味苦、辛，性寒；有小毒。归肺、胃、大肠经。

功能主治　清热解毒，祛风止痛。用于咽喉肿痛，热毒泻痢，风湿痹痛等。

用法用量　内服 3~9g，水煎；外用适量，捣敷或煎水加酒熏洗。脾虚便溏者不宜使用。

资源状况　资源一般。

睡莲科 Nymphaeaceae

睡莲
子午莲
Nymphaea tetragona Georgi

形态特征　多年生水生草本。根茎粗短。叶漂浮，薄革质或纸质，心状卵形或卵状椭圆形，基部具深弯缺，全缘，上表面深绿色，光亮，下表面带红色或紫色，两面无毛，具小点。花直径 3~5cm；花梗细长；萼片 4，宽披针形或窄卵形，宿存；花瓣 8~17，白色，宽披针形、长圆形或倒卵形；柱头辐射状，裂片 5~8。浆果球形，被宿存萼片所包被。花期 7~8 月，果期 8~9 月。

生境分布　生于湖泊、水泡。我国从东北至云南，西至新疆皆有分布。内蒙古大兴安岭各地均有分布。

药用部位　花（睡莲）及根茎入药。

采收加工　花期采收花，阴干。秋季采挖根茎，洗净泥土，晒干。

化学成分　根茎含没食子酸。

性味归经　花味甘、微辛，性平。归肝、脾经。

功能主治　花平肝息风，清热解暑。用于中暑，酒醉，烦渴，小儿惊风等。根茎强壮，收敛。用于肾炎。

用法用量　花内服 7~14g，水煎；外用适量。

资源状况　资源一般。

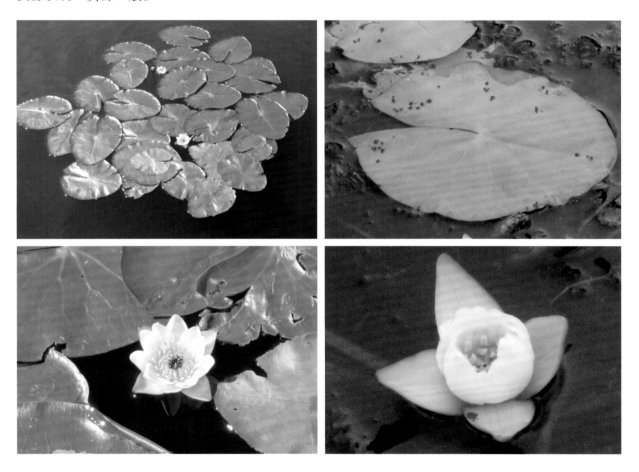

芍药科 Paeoniaceae

芍药
白芍
Paeonia lactiflora Pall.

形态特征 多年生草本。根粗壮，分枝黑褐色。茎高 40~70cm，无毛。下部茎生叶为二回三出复叶，上部茎生叶为三出复叶；小叶窄卵形、椭圆形或披针形，先端渐尖，基部楔形或偏斜，具白色的骨质细齿，两面无毛，下表面沿叶脉疏生短柔毛。花数朵，生茎顶和叶腋，直径 8~11.5cm；苞片 4~5，披针形，不等大；萼片 4，宽卵形或近圆形；花瓣 9~13，倒卵形，白色，有时基部具深紫色的斑块；花丝黄色。蓇葖果顶端具喙。花期 6~7 月，果期 8~9 月。

生境分布 生于山地草地、阳向山坡林下、林缘、草甸。分布于我国东北、华北及山东、河南、陕西、宁夏、甘肃、四川、湖北、江西。内蒙古大兴安岭各地均有分布。

药用部位 根（赤芍）入中药，又可入蒙药。

采收加工 春、秋季采挖根，除去泥土，洗净，晒干。

化学成分 根含芍药苷和安息香酸。

性味归经 中药：味苦，性微寒。归肝经。蒙药：味苦，性凉。

功能主治 中药：清热凉血，散瘀止痛。用于热入血营，温毒发斑，吐血衄血，目赤肿痛，肝郁胁痛，经闭，痛经，癥瘕腹痛，跌扑损伤，痈肿疮疡等。蒙药：清热凉血，止痛。用于经闭，痛经。跌打损伤，痈肿疮疡等。

用法用量 中药：内服 6~12g，水煎。蒙药：内服 3~5g，研末冲服或入丸、散剂。不宜与藜芦同用。

资源状况 资源丰富。

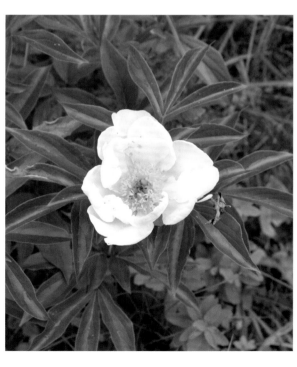
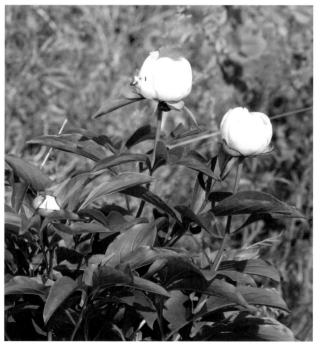

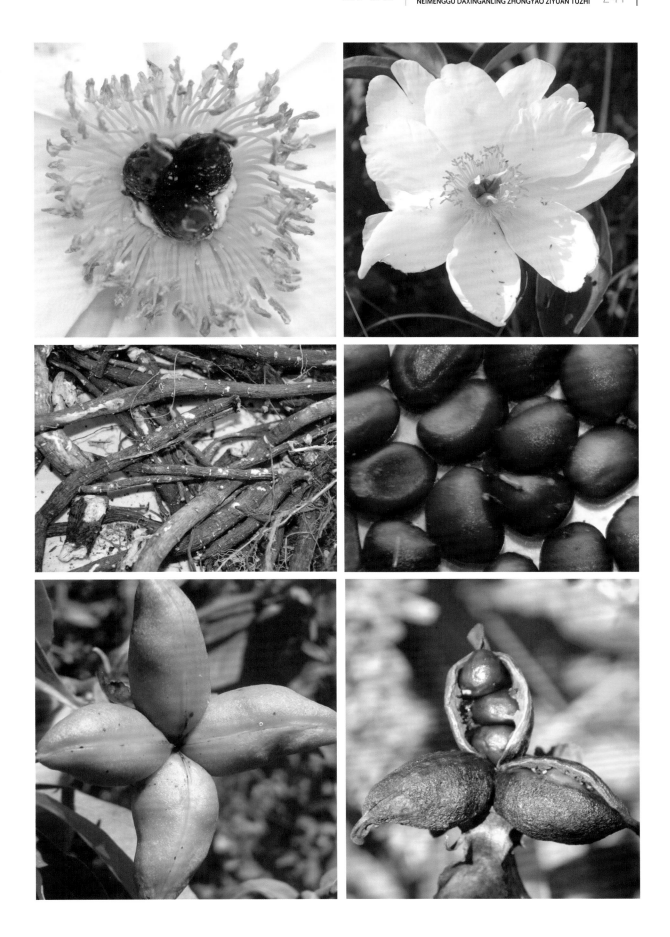

草芍药 | 山芍药、野芍药
Paeonia obovata Maxim.

形态特征 多年生草本。茎高 40~60cm，无毛，基部生数枚鞘状鳞片。叶 2~3，最下部的为二回三出复叶，上部为三出复叶或单叶；顶生小叶倒卵形或宽椭圆形，顶端短尖，基部楔形，全缘，上表面深绿色，下表面淡绿色，无毛或沿叶脉疏生柔毛，侧生小叶较小，椭圆形。花顶生，直径 5~9cm；花瓣 6，白色、红色、紫红色，倒卵形；雄蕊多数，花丝淡红色，花药长圆形；花盘浅杯状，包住心皮基部；心皮 2~4，无毛。蓇葖果成熟时果皮反卷，呈红色。花期 6~7 月，果期 9 月。

生境分布 生于山坡草地及林缘。分布于我国东北、华中及山西、河北、四川、贵州、江西、浙江、安徽、陕西、宁夏。内蒙古大兴安岭鄂伦春旗有分布。

药用部位 根（赤芍）入药。

采收加工 春、秋季采挖根，除去根茎、须根及泥沙，晒干。

化学成分 含芍药苷、苯甲酸、葡萄糖等。

性味归经 味苦，性凉。归肝、心、胃、大肠经。

功能主治 败毒抗癌，清热凉血，祛瘀止痛。用于癌瘤积毒，血热炎症，血瘀疼痛等。

用法用量 内服 4~10g，水煎或入丸、散剂。

资源状况 资源稀少。

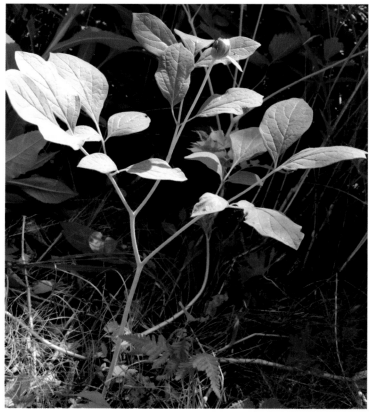
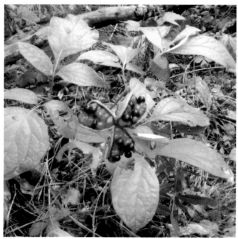
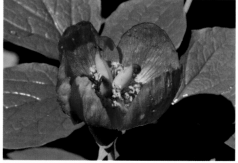

藤黄科 Guttiferae

黄海棠 | 红旱莲、长柱金丝桃、牛心茶
黄海棠 | *Hypericum ascyron* L.

形态特征　多年生草本。叶披针形、长圆状披针形、长圆状卵形或椭圆形，基部楔形或心形，抱茎，无柄，下表面疏被淡色的腺点。花序近伞房状或窄圆锥状，顶生；花直径（2.5~）3~8cm，平展或外弯；萼片卵形、披针形或椭圆形；花瓣金黄色，倒披针形，极弯曲，宿存；雄蕊5束，每束具雄蕊约30枚；花柱5，自基部至上部的4/5处分离。蒴果卵球形或卵球状三角形，深褐色。花期7~8月，果期8~9月。

生境分布　生于山坡林下、林缘、草丛、草甸、溪边及河岸草甸。我国除新疆、青海、海南无分布外，其余各地均产。内蒙古大兴安岭各地均有分布。

药用部位　全草（红旱莲）入药。

采收加工　夏、秋季采收全草，切碎，晒干。

性味归经　味苦，性寒；无毒。

功能主治　凉血止血，清热解毒。用于吐血，子宫出血，外伤出血，疮疖痈肿，风湿，痢疾，月经不调等。

用法用量　内服 5~9g，水煎；外用适量，捣烂或绞汁涂敷患处。

资源状况　资源少。

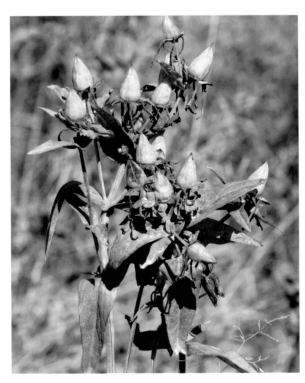
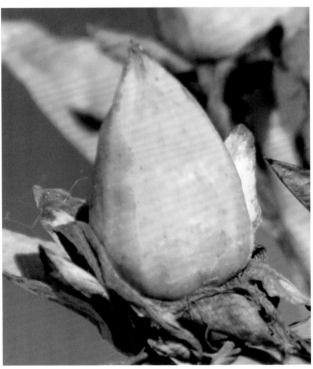

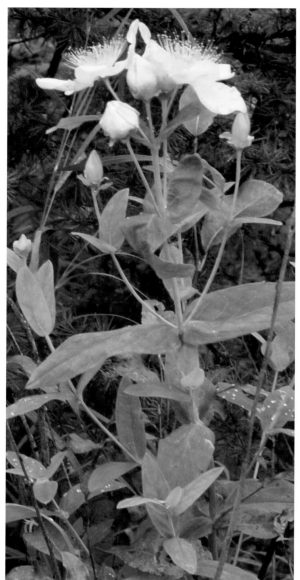
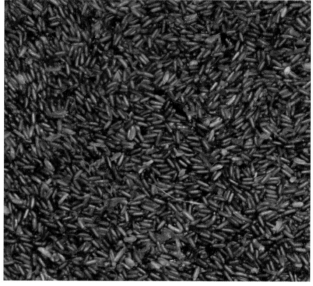
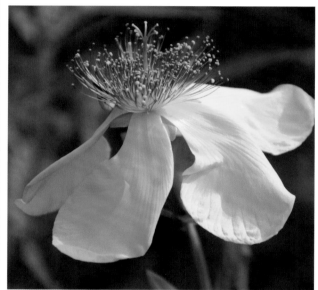

短柱黄海棠 短柱金丝桃
Hypericum ascyron L. subsp. *gebleri* (Ledebour) N. Robson

形态特征　本种与黄海棠区别为本种花直径 2.5~4cm；花柱长为子房的 1/2，为蒴果的 1/5，花柱自基部 5 裂。种子一侧具较宽的翼。

生境分布　生于山坡林下、林缘、灌丛、草丛、草甸、溪旁及河岸湿地等。我国除新疆及青海无分布外，其他各地均产。内蒙古大兴安岭各地均有分布。

药用部位　全草（短柱黄海棠）入药。

采收加工　夏、秋季采收全草，切碎，晒干。

应　　用　同黄海棠。

资源状况　资源少。

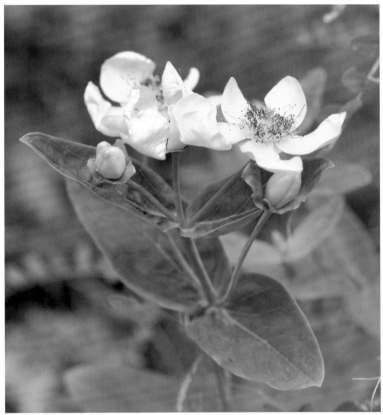
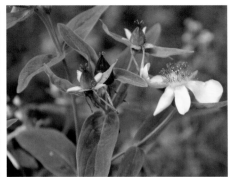
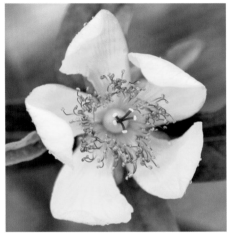

赶山鞭　乌腺金丝桃、稳心草
Hypericum attenuatum Choisy

形态特征　多年生草本。茎疏被黑色腺点。叶卵状长圆形、卵状披针形或长圆状倒卵形，先端钝或渐尖，基部渐窄或微心形，微抱茎，无柄，侧脉 2 对。花序近伞房状或圆锥状，顶生；花直径 1.3~1.5cm；萼片卵状披针形，先端尖，散生黑色腺点；花瓣淡黄色，长圆状倒卵形，先端钝，疏被黑色腺点，宿存；雄蕊 3 束，每束具雄蕊约 30 枚；花柱 3，基部离生。蒴果卵球形或长圆状卵球形，具条状腺斑。花期 7~8 月，果期 8~9 月。

生境分布　生于干旱荒山坡、林缘、灌丛。分布于我国东北、华北、华东、中南。内蒙古大兴安岭各地均有分布。

药用部位　全草（赶山鞭）入药。

采收加工　夏季采收全草，晒干。

化学成分　种子含油、淀粉，全株含黄酮苷。

性味归经　味苦，性平。

功能主治　凉血止血，活血止痛，解毒消肿。用于吐血，咯血，崩漏，外伤出血，风湿痹痛，跌打损伤，痈肿疔疮，乳痈肿痛，乳汁不下，烧烫伤，蛇虫咬伤等。

用法用量　内服 9~15g，水煎；外用适量，捣烂或干粉撒敷患处。

资源状况　资源稀少。

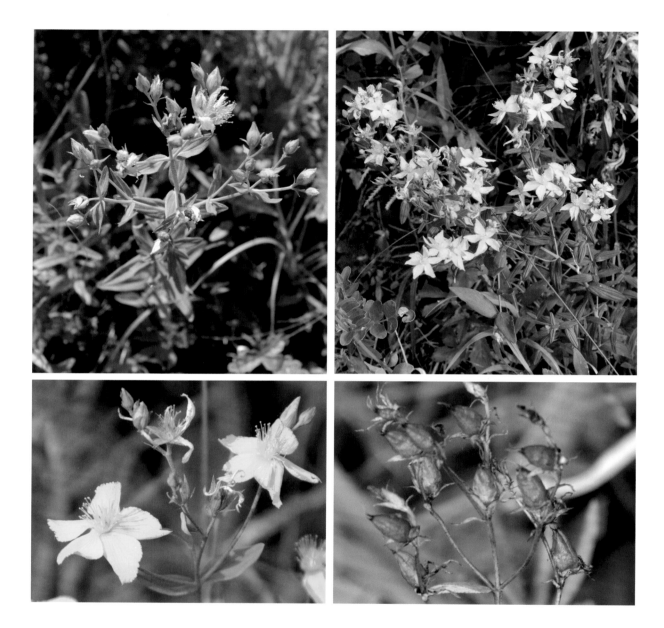

茅膏菜科 Droseraceae

圆叶茅膏菜 | 圆叶毛毡苔、毛毡苔、捕虫草
Drosera rotundifolia L.

形态特征　多年生草本。茎短小。叶基生，具长柄，呈莲座状排列；叶片圆形或扁圆形，边缘具长头状黏腺毛，上表面腺毛较短，下表面常无毛；叶柄长 1~6cm；托叶膜质。聚伞花序花葶状，1~2 条，常有分叉，长 8.5~21cm，具花 3~8；苞片小，不裂，线形或钻形；花萼 5 裂，下部合生；花瓣 5，白色，匙形；雄蕊 5；子房椭圆形，花柱 3~4。蒴果 3~4 瓣裂。花、果期 7~8 月。

生境分布　生于苔藓沼泽中。分布于我国黑龙江、吉林、内蒙古、浙江、福建、江西、湖南、广东、广西。内蒙古大兴安岭额尔古纳市有分布。

药用部位　全草入药。

采收加工　7~8 月采收全草，洗净，鲜用或晒干。

化学成分　全草含葡萄糖苷、黄酮苷及茅膏醌、白花素、槲皮素、杨梅树皮素等。

性味归经　味辛、甘，性平。归肺经。

功能主治　祛痰，镇咳，平喘，止痢。用于咳嗽，哮喘，百日咳，痢疾等。对流行性感冒病毒及金黄色葡萄球菌有抑制作用，也可作祛痰药，用于治疗支气管炎。

用法用量　内服 10~15g，水煎。

资源状况　资源特别稀少。

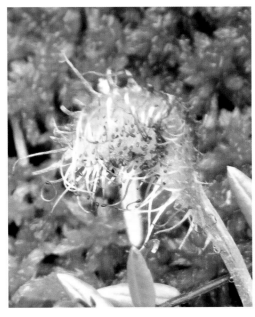
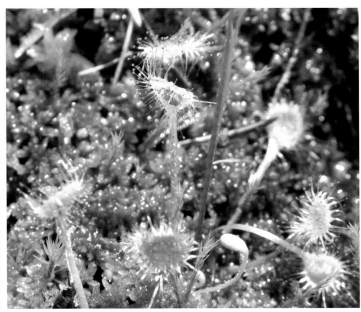

罂粟科 Papaveraceae

白屈菜 土黄连、雄黄草
Chelidonium majus L.

形态特征 多年生草本，具黄色汁液。茎高 30~60cm，分枝，有短柔毛，后变无毛。叶互生，羽状全裂，全裂片 2~3 对，不规则深裂，深裂片边缘具不整齐缺刻，上表面近无毛，下表面疏生短柔毛，有白粉。花数朵，近伞状排列；苞片小，卵形；萼片 2，早落；花瓣 4，黄色，倒卵形，无毛；雄蕊多数；雌蕊无毛。蒴果条状圆筒形。花、果期 6~9 月。

生境分布 生于河岸草地、山谷、林缘、居民区附近、草地或石缝中。分布于我国东北、华北及湖北、陕西、甘肃、青海、新疆。内蒙古大兴安岭各地均有分布。

药用部位 全草（白屈菜）入药。

采收加工 6~7 月采收全草，放置通风干燥处。

化学成分 植株橙黄色汁液中含多种生物碱、皂苷及强心苷，另外还含白屈菜酸、苹果酸、柠檬酸、琥珀酸、胆碱、甲胺、组胺、酪胺、黄酮醇、白屈菜醇等。

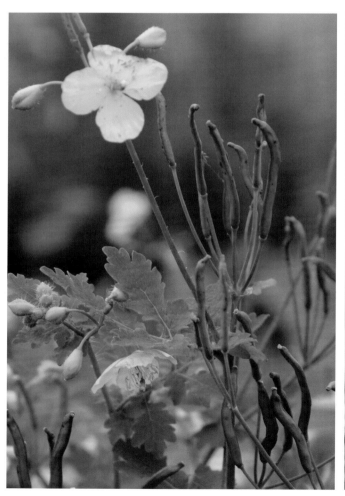
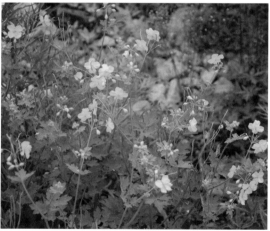
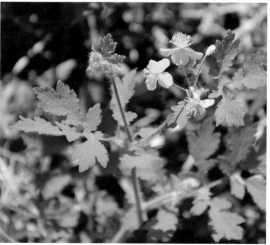

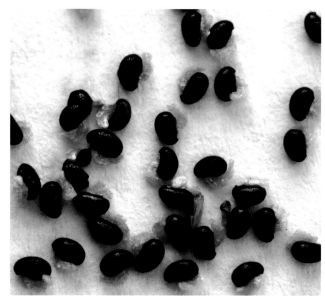
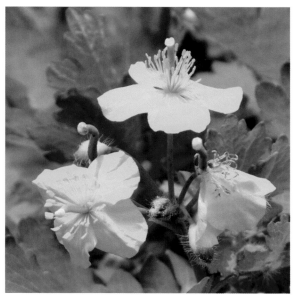

性味归经　味苦，性凉；有毒。归肺、胃经。

功能主治　解痉止痛，止咳平喘。用于胃脘挛痛，咳嗽气喘，百日咳等。

用法用量　内服 9~18g，水煎；外用宜鲜品捣敷或涂汁。

资源状况　资源一般。

角茴香 | 咽喉草、麦黄草、黄花草
Hypecoum erectum L.

形态特征　一年生草本，高达 30cm。基生叶倒披针形，长 3~8cm，羽状细裂，裂片线形，先端尖，叶柄基部具鞘；茎生叶同基生叶，较小。花茎多，二歧聚伞花序；苞片钻形；萼片卵形；花瓣淡黄色，无毛，外面 2 枚倒卵形或近楔形，先端 3 浅裂，中裂片三角形，内面 2 枚倒三角形，中裂片窄匙形；花丝宽线形，花药长圆形；柱头 2 深裂。果长圆柱形，顶端渐尖，两侧稍扁，2 瓣裂。花、果期 6~8 月。

生境分布　生于干燥山坡、草地、砾质碎石地、河边沙地。分布于我国东北、华北及新疆、山东、河南、陕西、宁夏。内蒙古大兴安岭额尔古纳市、牙克石市、莫力达瓦旗、阿荣旗、扎兰屯市、阿尔山市均有分布。

药用部位　全草（角茴香）入药。

采收加工　夏季采收全草，晒干。

化学成分　全草含角茴香碱类化合物及原阿片碱、黄连碱、别隐品碱等。

性味归经　味苦、辛，性凉。

功能主治　清热解毒，镇咳止痛。用于感冒发热，咳嗽，咽喉肿痛，肝热目赤，肝炎，胆囊炎，痢疾，关节疼痛等。

用法用量　内服 6~9g，水煎；或内服 1~1.5g，研末。

资源状况　资源少。

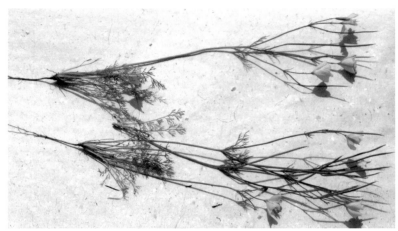
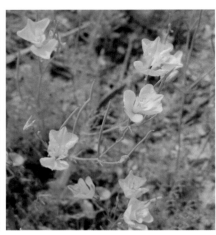

北紫堇 | *Corydalis sibirica* (L. F.) Pers.

形态特征 多年生草本，高达 50cm，全株无毛。主根窄圆柱形。茎具棱，多分枝。基生叶少，叶具长柄，叶片为二回三出羽状全裂，最终裂片为倒披针形或矩圆形，灰绿色。总状花序有少数花；苞片披针形或条形；花黄色；萼片 2，鳞片状，早落；花瓣 4，2 轮排列，外轮上方 1 枚连距长约为 6mm，背面有龙骨状突起，距圆筒形，长约 3mm，末端钝圆，下方 1 枚近楔形，内轮 2 枚顶端靠合，具长爪。蒴果倒披针形或长矩圆形。花、果期 6~8 月。

生境分布 生于林缘、林间、沟谷溪边、河滩石砾地。分布于我国黑龙江及内蒙古。内蒙古大兴安岭额尔古纳市、鄂伦春旗、牙克石市、莫力达瓦旗、阿荣旗、扎兰屯市、阿尔山市均有分布。

药用部位 全草（北紫堇）入蒙药。

采收加工 夏、秋季花果期采收全草，除去杂质，阴干。

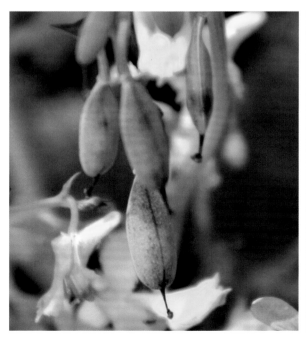
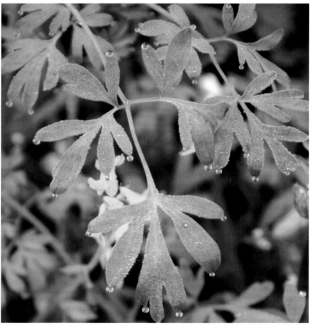

性味归经　味苦，性寒。

功能主治　清热，平息"协日"，愈伤，消肿。用于流行性感冒，瘟疫，隐热，伤热，烫伤等。

用法用量　多配方用。

资源状况　资源少。

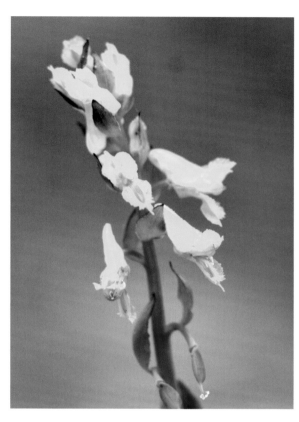
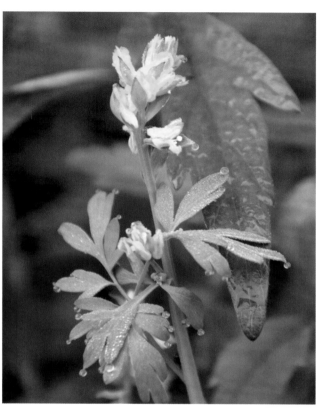

齿瓣延胡索 | 蓝雀花、蓝花菜、元胡
Corydalis turtschaninovii Bess.

形态特征　多年生草本，高达 30cm。块茎球形，有时瓣裂。茎直立或斜伸，不分枝，基部以上具 1 枚反卷的大鳞片。茎生叶 2，二回或近三回三出，小叶宽椭圆形、倒披针形或线形，全缘，具粗齿，深裂或篦齿状。总状花序具 6~20（~30）朵花；苞片楔形，篦齿状多裂，与花梗近等长；花冠蓝色、白色或紫蓝色，距圆筒状。蒴果线形。花期 5~6 月，果期 6~7 月。

生境分布　生于草甸、河岸、林缘和林间空地。分布于我国东北、华北及山东。内蒙古大兴安岭各地均有分布。

药用部位　块茎（延胡索）入药。

采收加工　春、夏季采收块茎，除去泥土，洗净，晒干。

化学成分　含延胡索甲素、延胡索乙素、延胡索丙素、延胡索丁素、豆甾醇、棕榈酸、油酸、亚油酸、亚油烯酸及皂苷、脂肪酸等。

性味归经　味辛、苦，性温。归肝、胃经。

功能主治 活血，散瘀，理气，止痛。用于心腹腰膝诸痛，月经不调，癥瘕，崩中，产后血晕，恶露不尽，跌打损伤等。

用法用量 内服 15~30g，水煎或入丸剂。孕妇忌服。

资源状况 资源一般。

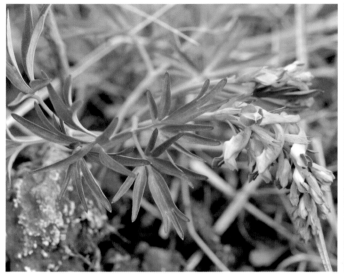
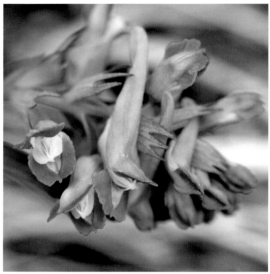
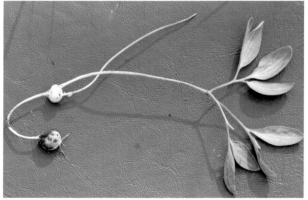
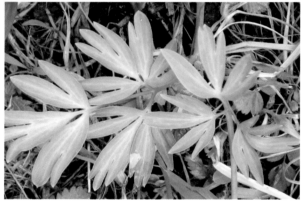

野罂粟 野大烟 *Papaver nudicaule* L.

形态特征 多年生草本。茎、叶含白色乳汁。叶全部基生，近二回羽状深裂，叶片轮廓狭卵形或卵形，一回深裂片卵形或披针形，最终小裂片狭矩圆形、披针形或狭三角形，两面被刚毛；叶柄两侧具狭翅，被刚毛。花葶1至多条，高 10~45cm，圆柱形，被刚毛；萼片2，早落；花瓣4，宽楔形或倒卵形，具浅波状圆齿及短爪，淡黄色、黄色或橙黄色。蒴果倒卵形，被刚毛，孔裂。花期 5~7 月，果期 7~8 月。

生境分布 生于向阳荒山坡、山坡草地、林缘、路旁。分布于我国东北、华北及陕西、新疆。内蒙古大兴安岭各地均有分布。

药用部位 果壳（野罂粟壳）及带花全草入中药，花入蒙药。

采收加工　中药：秋季采收成熟果实，晒干。夏、秋季采收带花全草，除去杂质，晒干。蒙药：夏季花盛开时采摘花，除去杂质，阴干。

化学成分　花含姆拉明碱、野罂粟素，叶含氰苷类化合物。

性味归经　中药：果壳味酸、涩、微苦，性微寒；有毒。蒙药：花味甘、苦，性凉。

功能主治　中药：果壳镇痛，敛肺止咳，止泻固涩。用于神经性头痛，偏头痛，胃痛，痛经，久咳，喘息，慢性肠炎，泻痢，便血，遗精，带下等。蒙药：花镇痛，凉血。用于胸刺痛，血热，搏热等。

用法用量　中药：果壳内服 3~6g，水煎。蒙药：花多配方用。本品有毒，勿过量服及久服。

资源状况　资源一般。

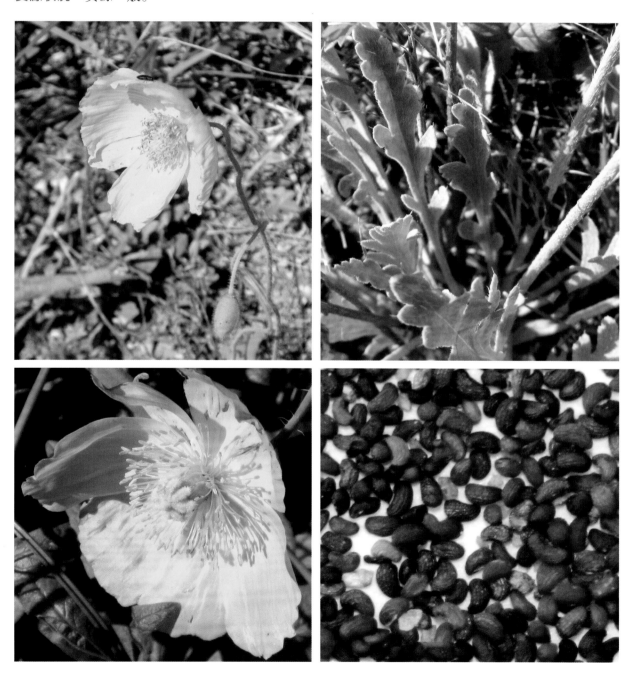

黑水罂粟 *Papaver nudicaule* L. var. *aquileqioides* Fedde f. *amurense* (Busch) H. Chuang

形态特征　多年生草本，植株高 40~60cm，全株密被硬伏毛。叶基生，有较长的叶柄；叶片卵形或长卵形，质稍肥厚，羽状深裂，裂片 2~3 对，卵形、长卵形或披针形，边缘有不同深度的羽状缺刻，两面疏生短硬毛。花葶单生或数条；花顶生；花蕾弯垂，卵形或球形；萼片 2，早落；花瓣 4，白色，广倒卵形，顶端微波状；雄蕊多数；子房倒卵形，柱头呈辐射状，8~16 裂。蒴果倒卵形至近球形，无毛。花期 6~7 月，果期 7 月。

生境分布　生于向阳干山坡、山沟路旁、石砾质地、河岸、路旁。分布于我国内蒙古、黑龙江、吉林。内蒙古大兴安岭额尔古纳市、根河市、鄂伦春旗、阿尔山市均有分布。

药用部位　全草及未成熟果实（黑水罂粟）入药。

采收加工　花期割取全草，晒干。夏末秋初采收果实，晒干。

性味归经　果实酸、苦，性凉。

功能主治　果实止咳，镇痛，止泻。用于久喘，喘息，头痛，痛经，泄泻，痢疾等。

资源状况　资源稀少。

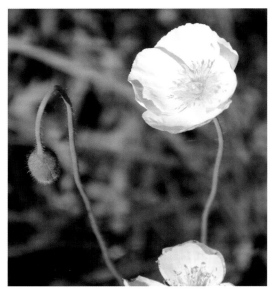 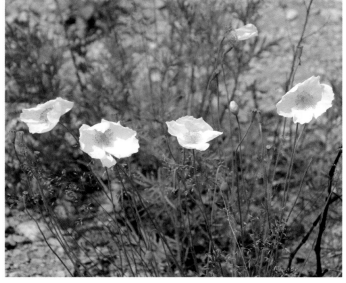

岩罂粟 *Papaver nudicaule* L. var. *saxatile* Kitag.

形态特征　植株高 20~30cm。叶一至二回羽状分裂，裂片狭细，长圆形至线形，宽 0.5~2mm。花较小；花瓣长 1.5~2cm，黄色、淡黄色或橘黄色。蒴果长 0.8~1.3cm。

生境分布　生于干旱荒山坡。分布于我国东北、华北。内蒙古大兴安岭各地均有分布。

应　　用　同野罂粟。

资源状况　资源少。

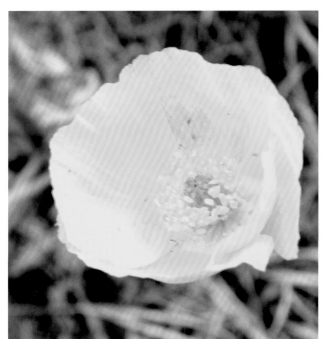
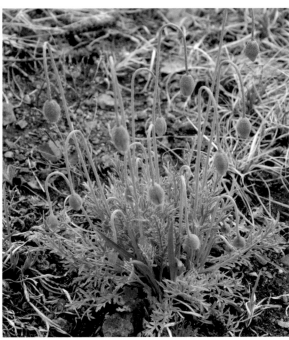

十字花科 Brassicaceae

垂果南芥
野白菜、南芥
Arabis pendula L.

形态特征 多年生草本，高 20~80cm。茎、叶疏生粗硬毛和星状毛。茎直立，基部木质化，不分枝或分枝。下部叶矩圆形或矩圆状卵形，先端渐尖，基部窄耳状，稍抱茎，边缘具齿牙或波状齿；上部叶无柄，窄椭圆形或披针形，近抱茎，几乎全缘或具细锯齿。总状花序顶生，疏且长，花白色。长角果条形，扁平，伸展且下垂，具 1 条脉。花期 7~8 月，果期 8~9 月。

生境分布 生于居民区附近、撂荒地、林缘、灌丛、河岸及路旁杂草地。分布于我国东北、华北、西北、西南。内蒙古大兴安岭各地均有分布。

药用部位 果实（垂果南芥）入药。

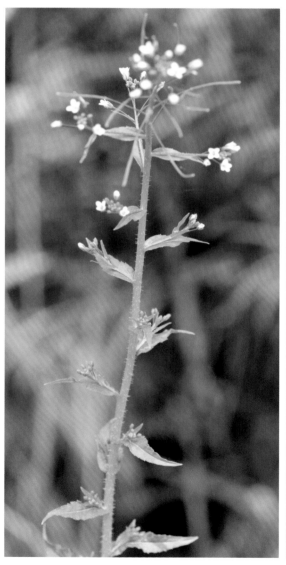
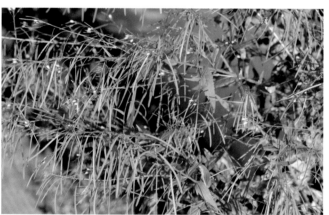
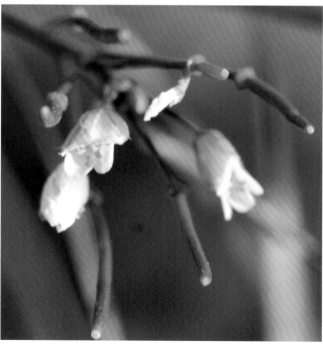

采收加工　秋季采收果实，洗净，鲜用或晒干。

性味归经　味辛，性平。

功能主治　清热，解毒，消肿。用于疮痈肿毒。

用法用量　内服 3~9g，水煎；外用适量，煎水熏洗患处。

资源状况　资源少。

荠

三角菜
Capsella bursa-pastoris (L.) Medic.

形态特征　一年生或二年生草本，高 20~50cm，稍有分枝毛或单毛。茎直立，有分枝。基生叶丛生，大头羽状分裂，顶生裂片较大，侧生裂片较小，狭长，先端渐尖，浅裂或有不规则粗锯齿，具长叶柄；茎生叶狭披针形，基部抱茎，边缘有缺刻或锯齿，两面有细毛或无毛。总状花序顶生和腋生，花白色。短角果倒三角形或倒心形，扁平，先端微凹，有极短的宿存花柱。花期 5~6 月，果期 6~7 月。

生境分布　生于路旁、居民区附近、撂荒地。我国广布种。内蒙古大兴安岭各地均有分布。

药用部位　全草（荠菜）、花序（荠菜花）、种子（荠菜子）入药。

采收加工　夏、秋季采收全草、种子，晒干。

性味归经　全草味甘，性平。花序味甘，性凉。种子味甘，性平；无毒。

功能主治　全草和脾，利水，止血，明目，镇静。用于痢疾，水肿，淋病，乳糜尿，吐血，便血，血崩，月经过多，目赤疼痛等。全草所含的二硫酚硫酮具有抗癌作用。花序凉血，止血，清热利尿。用于痢疾，高血压，乳糜尿，水肿及各种出血证等。种子祛风，明目。用于目痛，青盲，障翳，黄疸等。

用法用量　全草内服 9~15g，鲜品 30~60g，水煎。种子内服 9~15g，水煎。

资源状况　资源一般。

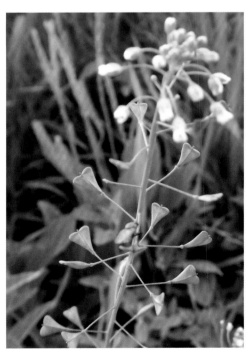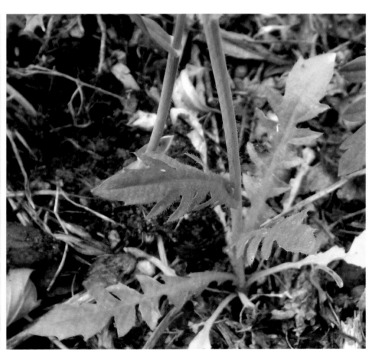

白花碎米荠
假芹菜
Cardamine leucantha (Tausch) O. E. Schulz

形态特征　多年生草本，高达 75cm，全株被毛。根茎细，延伸，无鳞片和匍匐茎。茎单一，成"之"字形曲折。茎生叶 4~7，羽状；叶柄基部不呈耳状；顶生小叶披针形或卵状披针形，先端渐尖，基部楔形，有不整齐锯齿，侧生小叶 2~3 对，与顶生小叶相似，基部偏斜，小叶柄短，稀无，最上部叶为 3 枚小叶，较小，无柄，基部楔形，叶干后膜质。花序顶生和腋生；花瓣白色，匙形或长圆状楔形；柱头扁球形。长角果直立开展。花期 6~7 月，果期 7~8 月。

生境分布　生于河岸草地、山谷沟边阴湿处、湿草地。分布于我国东北、华北及陕西、宁夏、甘肃、贵州、湖南、湖北、河南、江苏、安徽、浙江、江西。内蒙古大兴安岭各地均有分布。

药用部位　根茎（菜子七）或全草入药。

采收加工　秋季采挖根茎，除去泥土，洗净，晒干。夏季采收全草，晒干。

性味归经　味辛、甘，性平。

功能主治　清热解毒，化痰止咳，活血止痛，利肝明目，凉血清肠。用于咳嗽痰喘，小儿百日咳，月经不调，跌打损伤等。

用法用量　内服 10~15g，水煎。

资源状况　资源少。

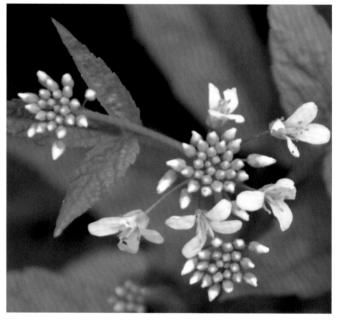
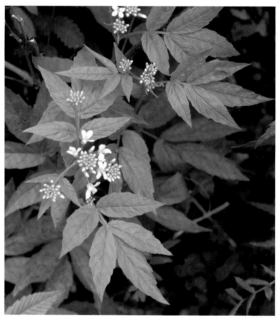

水田碎米荠
苹果草、水田荠、水芥菜
Cardamine lyrata Bunge

形态特征　多年生草本，高 30~60cm，全株无毛。茎直立，稀分枝，有棱角。匍匐茎上的叶有柄，宽卵形，边缘浅波状，中部以上全缘；茎生叶大头羽状分裂，顶生裂片宽卵形，长 6~25mm，基部耳状，侧生裂片 2~4（~7）对，近无柄，卵形或宽卵形，边缘浅波状或全缘，最下部 1 对裂片成托叶状。总状花序顶生，花白色。长角果条形，扁平，微弯，具宿存花柱。花期 6~7 月，果期 7~8 月。

生境分布　生于小溪边、浅水处、湿地、河岸低洼处。分布于我国东北、华北、华东、中南。内蒙古大兴安岭额尔古纳市、根河市、鄂伦春旗、牙克石市、阿荣旗、扎兰屯市、阿尔山市均有分布。

药用部位　全草（水田碎米荠）入药。

采收加工　夏季采收全草，晒干。

性味归经　味甘、微辛，性平。归肝、肾经。

功能主治　清热凉血，利湿，凉血调经，明目去翳。用于痢疾，吐血，目赤肿痛，月经不调，水肿，崩漏，角膜云翳等。

用法用量　内服 15~30g，水煎。

资源状况　资源丰富。

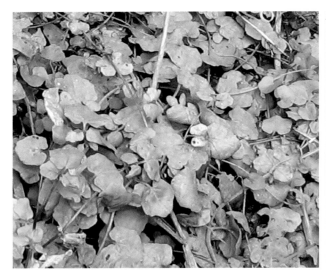
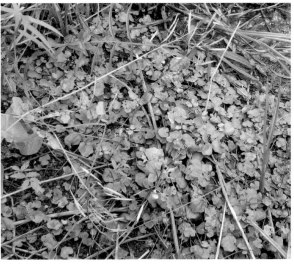

伏水碎米荠　*Cardamine prorepens* Fisch. ex DC.

形态特征　草本，高 55cm。根茎平卧，具匍匐茎。茎粗壮，单一或分枝，直立或下部匍匐，节上生须根和匍匐茎。基生叶的顶生小叶椭圆形或菱形，先端钝，基部楔形，边缘 3~7 圆裂，呈浅波状，侧生小叶 2~5 对，斜卵形，稍小，边缘 3~7 裂，呈浅波状，无柄；茎生叶叶柄基部不呈耳状，顶生小叶长圆形，长 1~3.5cm，边缘波状，先端钝，侧生小叶有或无柄，形状同顶生小叶。总状或复总状花序，顶生和腋生；萼片卵形；花瓣白色，倒卵状楔形。长角果斜升。花、果期 6~8 月。

生境分布　生于溪边、水泡或河岸湿地。分布于我国黑龙江、吉林、内蒙古。内蒙古大兴安岭各地均有分布。

药用部位　全草（水芥末）入药。

采收加工　春、夏、秋季采收全草，晒干或鲜用。

性味归经　味甘、微辛，性平。归肝、肾经。

功能主治　清热，凉血，明目，去翳，调经。用于角膜云翳，目赤，吐血，月经不调等。

用法用量　内服 15~30g，水煎。

资源状况　资源一般。

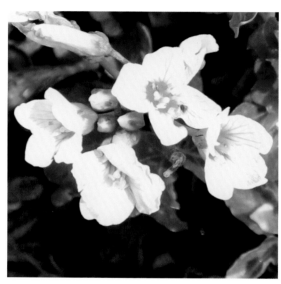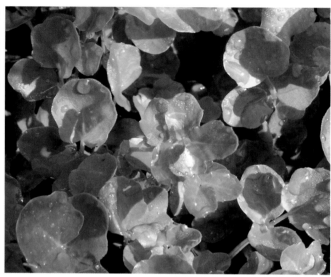

播娘蒿

野芥菜、南葶苈子
Descurainia sophia (L.) Webb ex Prantl

形态特征　一年生草本，高 30~70cm，有叉状毛。茎直立，多分枝，密生灰色柔毛。叶狭卵形，二至三回羽状深裂，末回裂片窄条形或条状矩圆形，下部叶有柄，上部叶无柄。花淡黄色；萼片 4，直立，早落，条形，外面有叉状细柔毛；花瓣 4，淡黄色。长角果窄条形，无毛。花、果期 6~8 月。

生境分布　生于路旁、居民区附近、撂荒地。分布于我国东北、华北、西北、华东及四川。内蒙古大兴安岭各地均有分布。

药用部位　种子（葶苈子）入中药，又可入蒙药。

采收加工　夏季果实成熟时采收植株，晒干，打下种子，簸去杂质，晒干。中药：生用或炒用。蒙药：生用。

化学成分　种子含挥发油、强心苷、脂肪油及亚麻酸、亚油酸、油酸、芥酸、棕榈酸、硬脂酸等。

性味归经　中药：味辛、苦，性大寒。归肺、膀胱经。蒙药：味苦、辛，性凉、钝、稀、轻、糙。

功能主治　中药：泻肺平喘，行水消肿。用于痰涎壅肺，喘咳痰多，胸胁胀满，不得平卧，胸腹水肿，小便不利等。蒙药：清热，解毒，止咳，祛痰，平喘。用于搏热，脏热，毒热，血热，"协日"热，肺感，咳嗽，气喘，肺心病等。

用法用量　中药：内服 3~10g，水煎或入丸、散剂。蒙药：多入丸、散剂。

资源状况　资源一般。

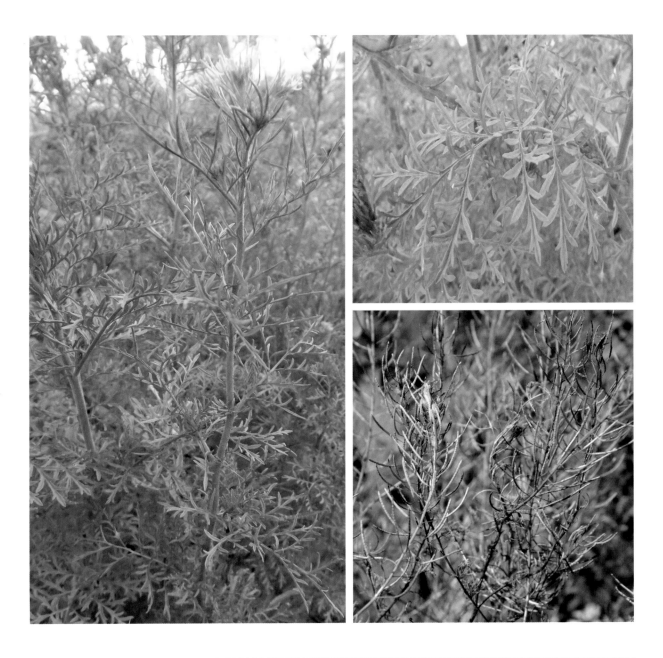

葶苈

葶苈子、宽叶葶苈、光果葶苈
Draba nemorosa L.

形态特征　一年生草本，高 4~25cm，全体具星状毛。茎不分枝或下部分枝。基生叶呈莲座状，倒卵状矩圆形，边缘具疏齿或几乎全缘；茎生叶卵形至卵状披针形，边缘具不整齐的齿状浅裂，两面密生灰白色柔毛和星状毛。总状花序顶生，花黄色。短角果近水平展出，矩圆形或椭圆形，有短柔毛或近无毛，花柱不宿存。花期 5~6 月，果期 6~7 月。

生境分布　生于田野、路旁及居民区附近。分布于我国东北、华北、西北及江苏、四川。内蒙古大兴安岭各地均有分布。

药用部位　种子（葶苈子）入药。

采收加工　6 月种子成熟，植株枯黄时采集，晒干，打下种子，筛净。

化学成分　种子含黑芥子苷。

性味归经　味苦、辛，性大寒。

功能主治　泻肺降气，祛痰平喘，利水消肿，泻逐邪。用于痰涎壅肺、喘咳痰多，胸胁胀满、不得平卧，胸腹水肿，小便不利，肺源性心脏病水肿等。

用法用量　内服 3~9g，水煎或入丸、散剂；外用适量，煎水洗或研末调敷。肺虚喘咳及脾虚肿满者忌服。

资源状况　资源一般。

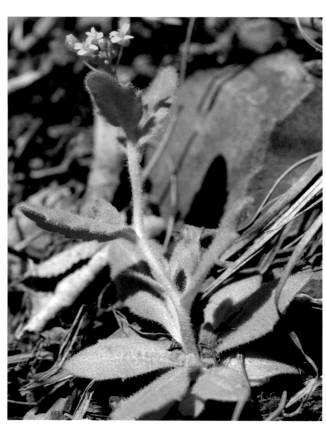
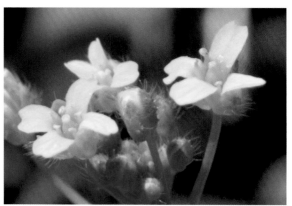
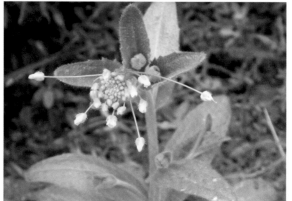

小花糖芥　桂竹糖芥
Erysimum cheiranthoides L.

形态特征　一年生草本，高 15~50cm，具伏生的二至四叉状毛。茎直立，不分枝或分枝。叶无柄或近无柄，披针形或条形，先端急尖，基部渐狭，全缘或深波状。总状花序顶生；花淡黄色；雄蕊 6，近等长。长角果侧扁，四角形或圆柱形，裂片具隆起的中肋，有散生星伏毛。花期 6~7 月，果期 8~9 月。

生境分布　生于路旁、耕地旁、居民区附近。我国除华南无分布外，其他各地均有分布。内蒙古大兴安岭各地均有分布。

药用部位　全草（糖芥）及种子（桂竹糖芥）入药。

采收加工　秋季可采收全草及种子，洗净，鲜用或晒干。

化学成分　全草含苷类化合物等。

性味归经　味酸、苦，性平；有小毒。

功能主治　强心利尿，健脾和胃，消食。用于心力衰竭，心悸，浮肿，消化不良等。

用法用量　内服 3~9g，水煎或研末。

资源状况　资源一般。

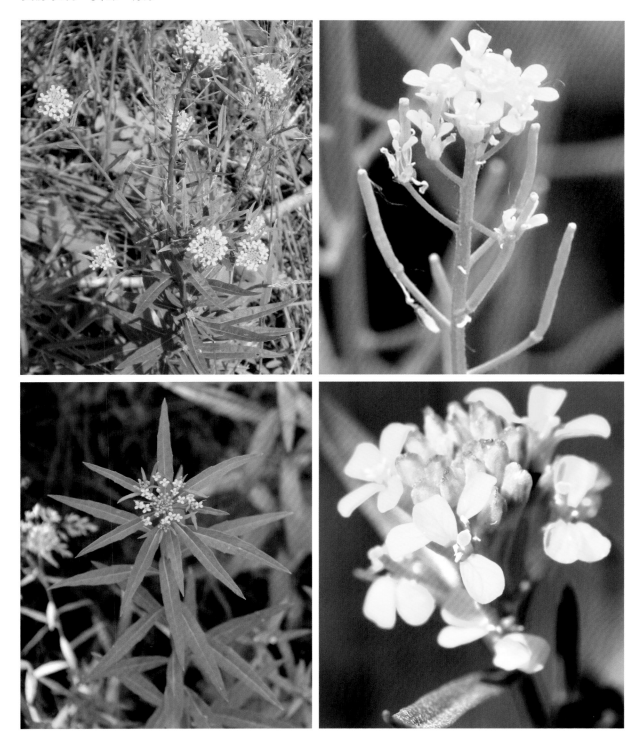

独行菜
腺茎独行菜
Lepidium apetalum Willdenow

形态特征　一年生或二年生草本，高 5~30cm。茎直立，分枝，有乳头状短毛。基生叶狭匙形，羽状浅裂或深裂，上部叶条形，有疏齿或全缘。总状花序顶生，果时伸长，疏松；花极小；萼片早落；花瓣丝状，退化；雄蕊 2~4。短角果近圆形或椭圆形，扁平，先端微缺，上部具极窄翅。花期 6~7 月，果期 7~8 月。

生境分布　生于路旁、沟边、居民区附近。分布于我国东北、华北、西北、西南。内蒙古大兴安岭各地均有分布。

药用部位　种子（葶苈子）入中药，又可入蒙药。

采收加工　8~9 月采收种子，晒干。7 月采收全草，晒干。

化学成分　种子含芥子苷及强心苷、脂肪油、蛋白质、糖类等。

性味归经　中药：味辛、苦，性大寒。归肺、膀胱经。蒙药：味辛、苦，性凉、钝、稀、轻、糙。

功能主治　中药：泻肺平喘，行水消肿。用于痰涎壅肺，喘咳痰多，胸胁胀满，不得平卧，胸腹水肿，小便不利等。蒙药：止咳，祛痰，平喘，清热，解毒。用于喘咳，肺感，搏热，脏热，毒热，"协日"热，血热，肺源性心脏病等。独行菜种子具强心作用，临床用于治疗慢性肺源性心脏病并发心力衰竭。

用法用量　中药：内服 3~9g，水煎或入丸、散剂。蒙药：多配方用。

资源状况　资源一般。

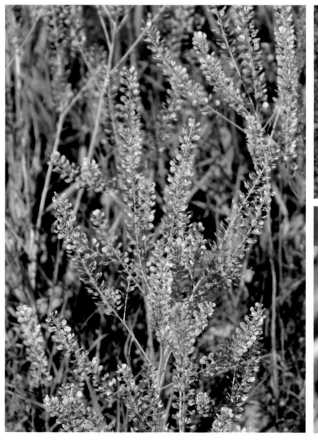

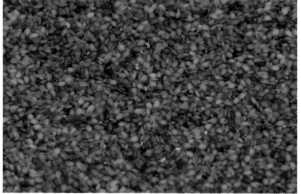

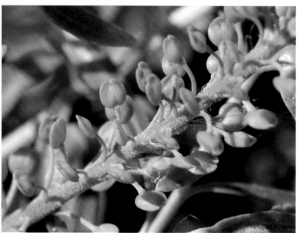

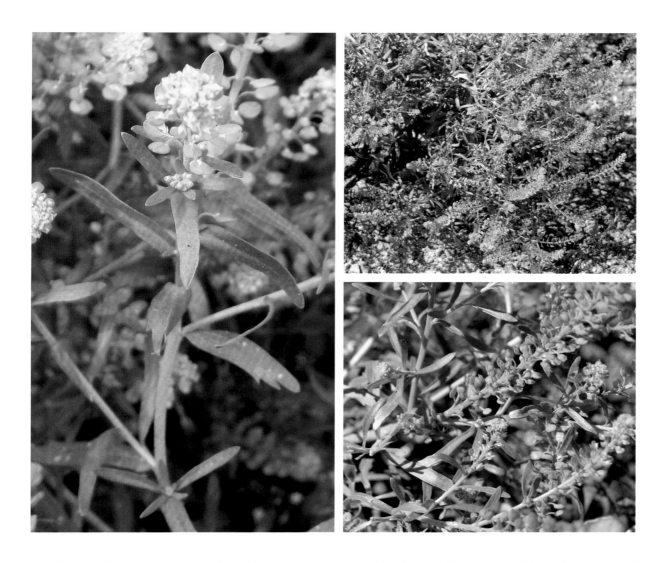

风花菜

湿生蒜菜、球果蒜菜
Rorippa globosa (Turcz.) Hayek

形态特征　一年生或二年生草本，高达 80cm，被白色硬毛或近无毛。茎单一，下部被白色长毛。茎下部叶具柄，上部叶无柄，长圆形或倒卵状披针形，两面被疏毛，基部短耳状，半抱茎，具不整齐粗齿。总状花序多数，顶生或腋生，圆锥状排列，无叶状苞片；花具长梗；萼片长卵形，开展，边缘膜质；花瓣黄色，倒卵形，基部具短爪；雄蕊 6，四强或近等长。短角果近球形，果瓣隆起，有不明显网纹；果柄纤细，平展或稍下弯。花期 6~7 月，果期 7~9 月。

生境分布　生于河岸、湿草地、路边、沟旁、草丛中。分布于我国东北、华北、华东、西南、华南。内蒙古大兴安岭各地均有分布。

药用部位　全草（风花菜）入药。

采收加工　夏、秋季采收全草，切段，晒干。

性味归经　性苦、辛，性凉。归心、肝、肺经。

功能主治　清热利尿，解毒，消肿。用于黄疸，水肿，淋病，咽痛，痈肿，烧烫伤等。

用法用量　内服 6~15g，水煎；外用适量，捣敷。
资源状况　资源一般。

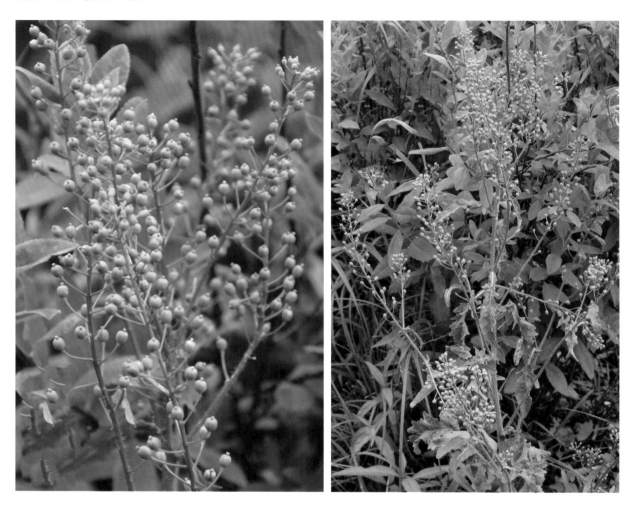

沼生荸菜 | 荸菜
Rorippa palustris (Linnaeus) Besser

形态特征　二年生或多年生草本，高 15~90cm。茎斜上，无毛或稍有毛，分枝。基生叶和下部叶羽状分裂，长达 12cm，顶生裂片较大，卵形，侧生裂片较小，5~8 对，边缘有钝齿，除叶柄和中脉疏生短毛外，其他部分无毛；花序下叶披针形，不分裂。总状花序顶生或腋生，花黄色。长角果圆柱状长椭圆形，弯曲。花期 6~7 月，果期 7~8 月。

生境分布　生于溪岸、水泡边、田边、路旁、潮湿地。分布于我国东北、华北、西北、西南及江苏。内蒙古大兴安岭各地均有分布。

药用部位　全草（风花菜）入药。

采收加工　7~8 月采收全草，切段，晒干。

性味归经　味苦、辛，性寒、凉。

功能主治　清热解毒，活血通经，利水消肿。用于黄疸，水肿，腹水，淋病，咽喉肿痛，痈肿，关节炎，烫伤等。

用法用量　内服 10~25g，水煎；外用适量，捣敷。

资源状况　资源一般。

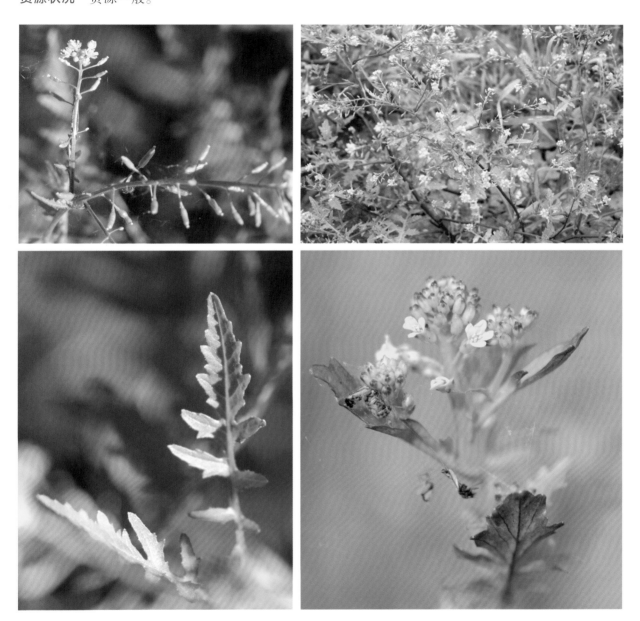

山荠荠

山遏蓝菜
Thlaspi cochleariforme de Candolle

形态特征　多年生草本，高达 30cm，无毛。根茎有残存的枯叶基。茎多数，直立。基生叶莲座状，匙形；茎生叶卵形或披针形，先端钝，基部箭形或心形，抱茎，全缘或齿不明显。总状花序；萼片卵形；花瓣白色，长圆状卵形。果序长达 16cm；短角果倒卵状楔形，顶端下凹，上部边缘有窄翅。花、果期 5~7 月。

生境分布　生于山坡草地、草甸、乱石坡中。分布于我国东北及内蒙古、河北、甘肃、西藏、新疆。内蒙古大兴安岭各地均有分布。

药用部位　全草（菥蓂）、种子（菥蓂子）入药。

采收加工　夏季采收全草，晒干。秋季采收果序，晒干，打下种子。

性味归经　全草味苦、甘，性平。种子味辛、苦，性微温。

功能主治　全草开脾合胃，调理中气，清热解毒。用于消化不良，脾胃不合，子宫出血，疮疖痈肿等。种子利肝明目，强筋骨。用于风湿痹痛，目赤肿痛等。

用法用量　全草内服 15~30g，水煎。种子内服 5~9g，水煎。

资源状况　资源一般。

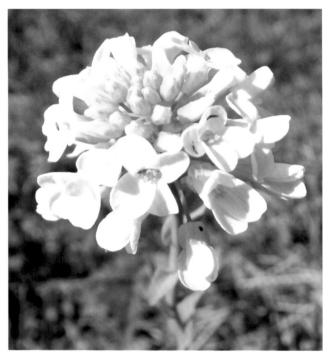
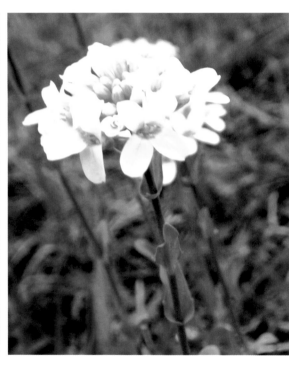

景天科 Crassulaceae

白八宝
白景天、白花景天
Hylotelephium pallescens (Freyn) H. Ohba

形态特征 多年生草本。根束生。根茎短，直立。茎直立，高20~60（~100）cm。叶互生，有时对生，长圆状卵形或椭圆状披针形，先端圆，基部楔形，几无柄，全缘或上部有不整齐的波状疏锯齿，叶面有多数红褐色斑点。复伞房花序顶生，分枝密；萼片5，披针状三角形，先端急尖；花瓣5，白色至浅红色，直立，披针状椭圆形，先端急尖；雄蕊10，对瓣的稍短，对萼的与花瓣同长或稍长；鳞片5，长方状楔形，先端有微缺。蓇葖果直立，披针状椭圆形，基部渐狭，分离，喙短，线形。花期7~8月，果期8~9月。

生境分布 生于河边石砾滩子及林下草地上。分布于我国东北、华北。内蒙古大兴安岭各地均有分布。

应　　用 全草（白景天）清热解毒，镇静止痛，活血化瘀，生津止渴。叶用于烧伤，创伤。

资源状况 资源少。

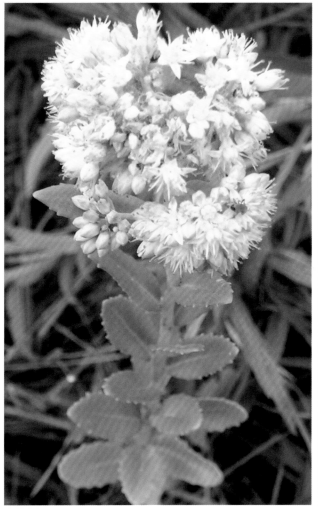
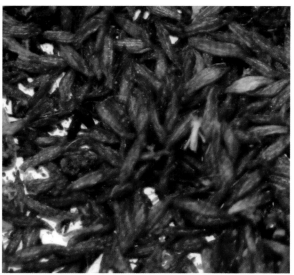
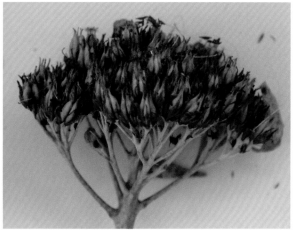

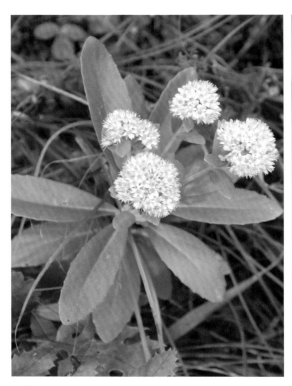 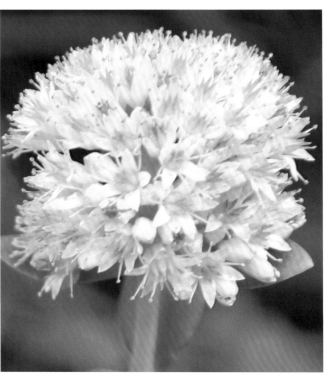

紫八宝

紫景天
Hylotelephium triphyllum (Haworth) Holub

形态特征 多年生草本。块根多数，呈胡萝卜状。茎直立，单生或少数聚生，高 16~70cm。叶互生，卵状长圆形至长圆形，先端急尖，钝，上部叶无柄，基部圆，下部叶基部楔形，边缘有不整齐的牙齿。花序伞房状，花密生；萼片 5，卵状披针形，先端尖，基部合生；花瓣 5，紫红色，长圆状披针形，急尖，自中部向外反折；雄蕊 10，与花瓣稍同长；鳞片 5，线状匙形，先端稍宽，有缺刻；心皮 5，直立，椭圆状披针形，两端渐狭，花柱短。花期 7~8 月，果期 9 月。

生境分布 生于向阳荒山坡、石坡地或林下阴湿的山沟边。分布于我国东北及内蒙古、新疆。内蒙古大兴安岭各地均有分布。

药用部位 全草（紫八宝）入药。

采收加工 7~8 月采收全草，晒干。

化学成分 地上部分和根含熊果酚苷。

性味归经 味甘、涩、微苦，性平。归心、肺、肾经。

功能主治 清热解毒，敛疮，祛风镇痛，补益心肾。用于疮疡痈疽，瘰疬，痔核，感冒头痛，风寒痹痛，痛风，肺炎，肺结核，心悸，虚劳，阳痿，妇女不孕，癫痫，神经障碍，便秘，虫积，食积，腱鞘炎等。

用法用量 内服 10~15g，水煎；外用适量，捣敷、制成软膏涂或鲜品绞汁搽洗。

资源状况 资源少。

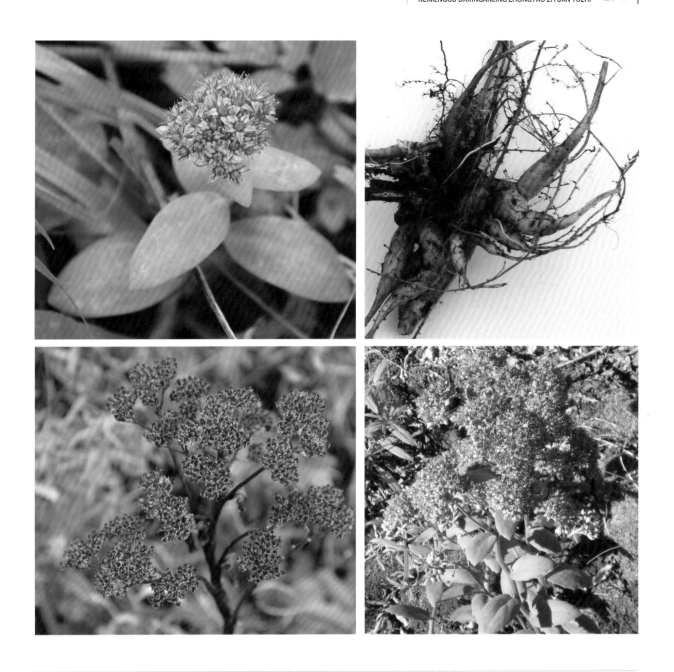

狼爪瓦松

辽瓦松、乾滴落
Orostachys cartilaginea Borissova

形态特征　二年生或多年生草本。莲座叶长圆状披针形，先端有软骨质的附属物，背凸出，白色，全缘，先端中央有白色软骨质的刺。花茎不分枝，高 10~35cm。茎生叶互生，线形或披针状线形，先端渐尖，有白色软骨质的刺，无柄。总状花序圆柱形，紧密多花；苞片线形至线状披针形，与花同长或较长，先端有刺；花梗与花同长或稍长；萼片 5，狭长圆状披针形，有斑点，先端呈软骨质；花瓣 5，白色，长圆状披针形，基部稍合生，先端急尖；雄蕊 10，较花瓣稍短；鳞片 5，近四方形，有短梗，喙丝状。花、果期 8~9 月。

生境分布 生于山坡岩石缝中及石质干山坡上。分布于我国东北及内蒙古、山东。内蒙古大兴安岭鄂伦春旗、扎兰屯市、阿尔山市均有分布。

药用部位 地上部分（瓦松）入药。

采收加工 夏、秋季采收地上部分，除去泥土、杂质，晒干。

化学成分 含大量草酸。

性味归经 味酸，性平；有毒。

功能主治 止血通经，止痢敛疮。用于泻痢，便血，痔疮出血，功能失调性子宫出血，诸疮痈肿等。

用法用量 内服 1.5~3g，水煎；外用适量，鲜品捣烂敷患处。

资源状况 资源少。

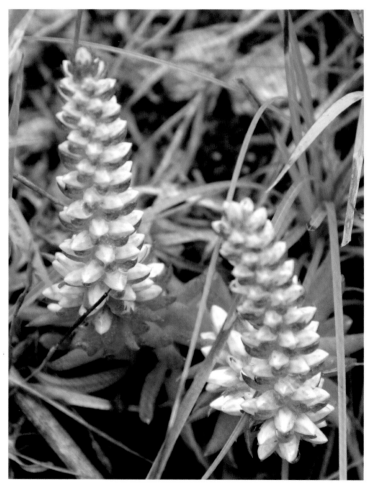
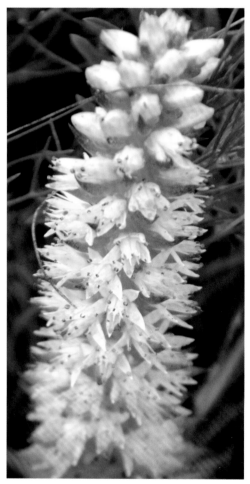

钝叶瓦松 *石莲华*
Orostachys malacophylla (Pallas) Fischer

形态特征 二年生草本。第一年植株有莲座丛，莲座叶先端不具刺，钝或短渐尖，长圆状披针形、倒卵形、长椭圆形至椭圆形，全缘。第二年自莲座丛中抽出花茎，花茎高 10~30cm。茎生叶互生，近生，较莲座叶为大，钝。花序紧密，总状，有时穗状，有时有分枝；苞片匙状卵形，常啮蚀状，上部的短渐尖；花常无梗；萼片 5，长圆形，急尖；花瓣 5，白色或带绿色，长圆形至卵状长圆形，边缘上部常带啮蚀状；雄蕊 10，较花瓣长，花药黄色；鳞片 5，线状长方形，先端有微缺；心皮 5，卵形，两端渐尖。蓇葖果 5。花期 7 月，果期 8~9 月。

生境分布　生于山坡岩石缝中。分布于我国东北及内蒙古、河北。内蒙古大兴安岭各地均有分布。

药用部位　地上部分（瓦松）入药。

采收加工　夏、秋季开花时采收，将全株连根拔起，除去根及杂质，反复晒几次至晒干，或鲜用。

化学成分　含大量草酸。

应　　用　止痛通经，止痢，敛疮。

资源状况　资源一般。

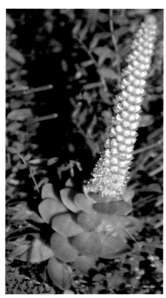 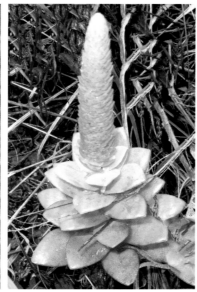 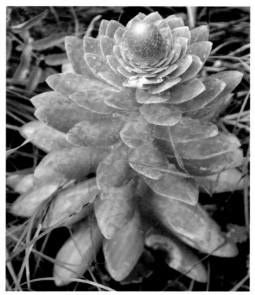

黄花瓦松 | *Orostachys spinosa* (Linnaeus) Sweet

形态特征　二年生草本。第一年有莲座丛，密被叶，莲座叶长圆形，先端有软骨质附属物，附属物呈半圆形，白色，中央有刺，刺长 2~4mm，白色。叶互生，宽线形至倒披针形，先端渐尖，有软骨质的刺，基部无柄。花茎高 10~30cm；花序顶生，狭长，呈穗状或总状；苞片披针形至长圆形，有刺尖；萼片 5，卵状长圆形，先端渐尖，有刺尖，有红色斑点；花瓣 5，黄绿色，卵状披针形，先端渐尖；雄蕊 10，较花瓣稍长，花药黄色；鳞片 5，近正方形，先端有微缺。蓇葖果 5，椭圆状披针形，直立。花期 7~8 月，果期 9 月。

生境分布　生于干山坡石缝中。分布于我国东北及内蒙古、西藏、新疆、甘肃。内蒙古大兴安岭各地均有分布。

药用部位　地上部分（瓦松）入药。

采收加工　夏、秋季开花时采收，将全株连根拔起，除去根及杂质，反复晒几次至干，或鲜用。

化学成分　含大量草酸。

性味归经　味酸、苦，性凉；有毒。归肝、肺经。

功能主治　清热解毒，止血，利湿，消肿。用于吐血、鼻衄，血痢，肝炎，疟疾，热淋，痔疮，湿疹，痈毒，疔疮，烧烫伤，疮口久不愈合等。

用法用量　内服 3~9g，水煎、捣汁或入丸剂；外用适量，捣敷、煎水熏洗或烧炭存性研末调敷。

资源状况　资源一般。

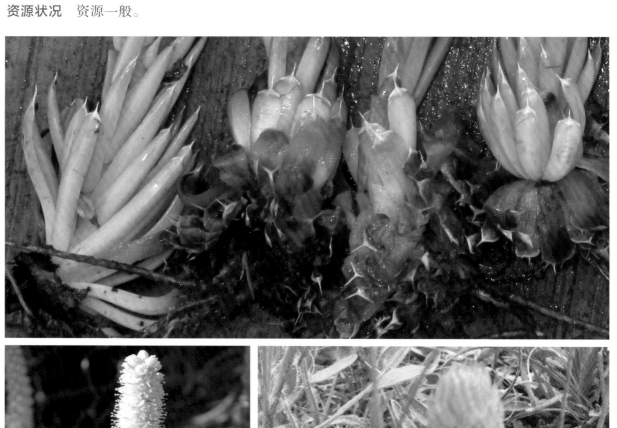

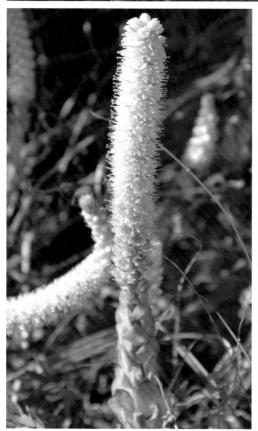

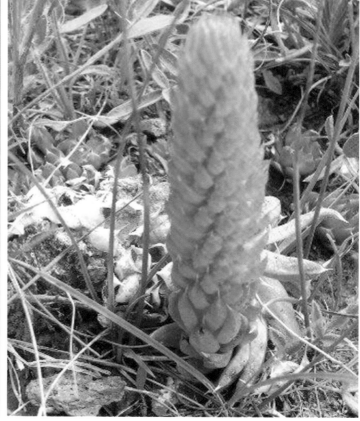

费菜

土三七、血山草
Phedimus aizoon (Linnaeus)' t Hart

形态特征　多年生草本。根茎短。粗茎高 20~50cm，直立，无毛，不分枝。叶互生，狭披针形、椭圆状披针形至卵状倒披针形，先端渐尖，基部楔形，边缘有不整齐的锯齿，叶坚实，近革质。聚伞花序有多朵花，水平分枝，平展，下托以苞叶；萼片 5，线形，肉质，不等长，先端钝；花瓣 5，黄色，长圆形至椭圆状披针形，有短尖；雄蕊 10，较花瓣短；鳞片 5，近正方形；心皮 5，卵状长圆形，基部合生，腹面凸出，花柱长钻形。蓇葖星芒状排列。种子椭圆形。花期 6~7 月，果期 8~9 月。

生境分布　生于干旱荒山坡、路旁、草地。分布于我国东北、华北、西北及四川、湖北、江西、安徽、浙江、江苏。内蒙古大兴安岭各地均有分布。

药用部位　全草（景天三七）及根入药。

采收加工　夏、秋季花期采收全草，切段，晒干。春、秋季采挖根，洗净，阴干。

化学成分　全草含有景天庚糖、蔗糖、果糖，根含齐墩果酸、β – 谷甾醇、熊果酸、熊果酚苷等。

性味归经　味甘、微酸，性平。归心、肝、脾经。

功能主治　消肿，定痛，止血，化瘀。用于吐血，衄血，便血，尿血，崩漏，乳痈，跌打损伤。汁液消肿止痛。外治蜂、蝎等蜇伤。

用法用量　内服 9~15g，鲜品 60~90g，水煎；外用适量，捣敷。肠胃虚弱，大便溏薄者忌用。

资源状况　资源一般。

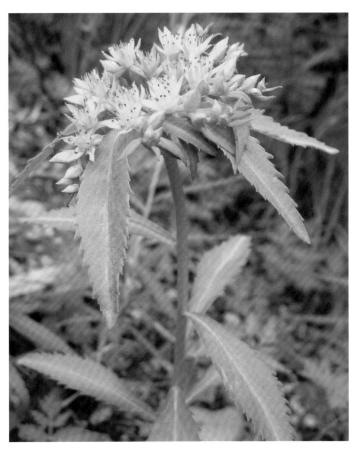
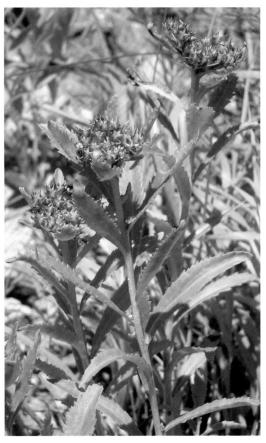

宽叶费菜 *Phedimus aizoon* (Linnaeus)' t Hart var. *latifolius* (Maximowicz) H. Ohba et al.

形态特征 本种的叶较费菜的宽大，呈广倒卵形、椭圆形或卵形，有时稍呈圆形，长 2~7cm，宽达 3cm，基部楔形，顶端圆钝。花期 7 月。

生境分布 生于林下、林缘。分布于我国东北、华北、华东。内蒙古大兴安岭各地均有分布。

应　　用 同费菜。

资源状况 资源少。

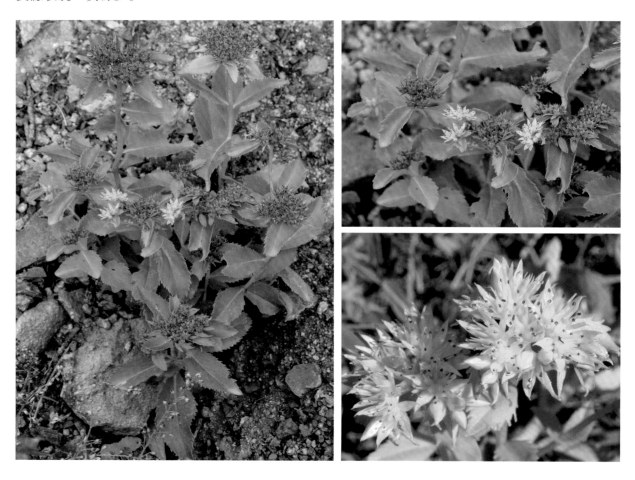

狭叶费菜 *Phedimus aizoon* (Linnaeus)' t Hart var. *yamatutae* (Kitagawa) H. Ohba et al.

形态特征 叶狭长圆状楔形或几乎为线形，宽不及 5mm。花期 6~7 月，果期 8 月。

生境分布 生于阴向山坡、草甸。分布于我国甘肃、陕西、山东、河北、内蒙古、吉林、黑龙江。内蒙古大兴安岭各地均有分布。

应　　用 同费菜。

资源状况 资源少。

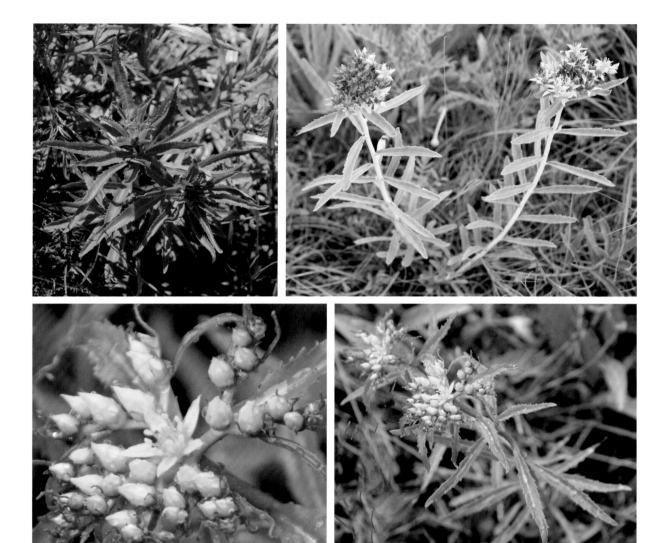

虎耳草科 Saxifragaceae

毛金腰 | 毛金腰子
Chrysosplenium pilosum Maxim.

形态特征　多年生草本，高 14~16cm。茎肉质，有柔毛，约有 2 对叶。叶对生，有柄，叶片近扇形，先端钝圆，边缘具不明显的波状圆齿，疏生短伏毛，基部宽楔形。不孕枝上部生有锈色柔毛，顶生叶阔卵形至近圆形，边缘具不明显的波状圆齿，两面有稀疏的短白毛。花茎疏生褐色柔毛。茎生叶对生，有柄，扇形，先端近截形，具不明显的波状圆齿，基部楔形，两面无毛；叶柄长约 3.5mm，具褐色柔毛。聚伞花序，分枝无毛；苞叶近扇形，先端钝圆至近截形，边缘具不明显波状圆齿，两面无毛，疏生褐色柔毛；花黄色，钟形；花梗无毛；萼片 4，阔卵形至近阔椭圆形，先端钝；雄蕊 8；无花盘。蒴果。花期 6~7 月。

生境分布　生于林下阴湿处。分布于我国东北及内蒙古东北部。内蒙古大兴安岭额尔古纳市、根河市均有分布。

应　　用　同五台金腰。

资源状况　资源稀少。

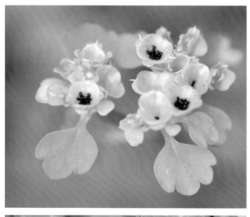

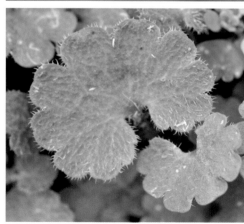

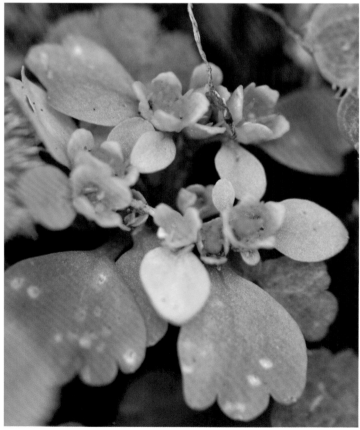

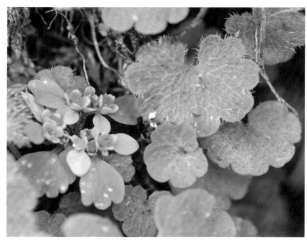
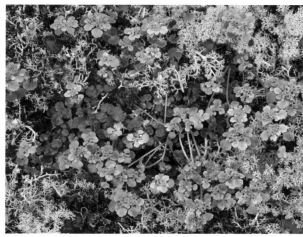

五台金腰

互叶金腰、金蝶草

Chrysosplenium serreanum Hand.-Mazz.

形态特征　多年生草本，高达 19.5cm，无褐色斑纹。匍匐枝具鳞叶。基生叶肾形或圆肾形，边缘具 8~11 枚圆齿，齿先端微凹，且具 1 个疣点，两面和边缘疏生柔毛，有时下表面无毛；叶柄长 2.5~4cm，疏生柔毛。茎生叶常 1 枚，稀无，肾形，具 5~9 枚圆齿，基部心形，多少具柔毛；叶柄长 1.5~4cm。聚伞花序；苞叶卵形、近宽卵形或扁圆形，具 2~7 枚圆齿，稀全缘，基部楔形或宽楔形，无毛，柄长 1~5mm；花黄色；花梗无毛或疏生柔毛；萼片花期近直立，近圆形或宽卵形，无毛；雄蕊 8；无花盘。蒴果顶端微凹，2 果瓣近等大。花、果期 5~7 月。

生境分布　生于山地沟谷、溪流旁、湿地。分布于我国东北、华北。内蒙古大兴安岭各地均有分布。

药用部位　全草（金腰子）入药。

采收加工　5~6 月采收全草，除去杂物，晒干。

应　　用　据国外文献报道，临床可用全草治疗尿路感染、膀胱炎、排尿困难、子宫脱垂、黄疸、血郁、出血证，还有促进伤口愈合及镇咳的作用，可作热病后的复壮剂。

资源状况　资源一般。

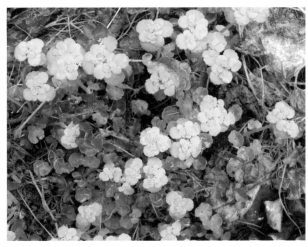
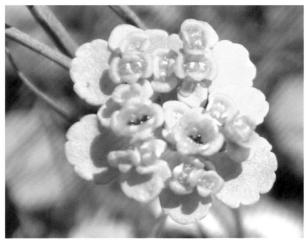

梅花草 | 苍耳七
Parnassia palustris L.

形态特征 多年生草本，高 12~20（~30）cm。基生叶 3 至多数，具柄；叶片卵形至长卵形，先端圆钝或渐尖，常带短头，基部近心形，边全缘，薄而微向外反卷，上表面深绿色，下表面淡绿色，常被紫色长圆形斑点；叶柄两侧有窄翼，具长条形紫色斑点；托叶膜质。茎 2~4 条，通常近中部具茎生叶 1，茎生叶与基生叶同形，其基部常有铁锈色的附属物，无柄，半抱茎。花单生于茎顶；萼片椭圆形或长圆形，密被紫褐色小斑点；花瓣白色，宽卵形或倒卵形，全缘，常有紫色斑点；雄蕊 5，花丝扁平，长短不等，花药椭圆形；退化雄蕊 5，呈分枝状，分枝长短不等，中间长，两侧短，具分枝（7~）9~11（~13），每枝顶端有球形腺体；子房上位，卵球形，花柱极短，柱头 4 裂。蒴果卵球形，干后有紫褐色斑点，呈 4 瓣开裂。花、果期 7~9 月。

生境分布 生于草甸、沼泽、湿草地、谷地灌丛。分布于我国东北、华北、陕西、甘肃、青海。内蒙古大兴安岭各地均有分布。

药用部位 全草（梅花草）入药。

采收加工 秋季采收全草，洗净，晒干。

化学成分 全草含山奈酚、芸香苷、金丝桃苷，茎尚含槲皮素的葡萄糖苷，根含生物碱。

性味归经 味苦，性凉。归肺、肝、胆经。

功能主治 清热凉血，解毒消肿，止咳化痰。用于细菌性痢疾，咽喉肿痛，百日咳，咳嗽痰多，黄疸型肝炎，脉管炎，疮痈肿毒。

用法用量 内服用量 3~9g，水煎或研末为散。

资源状况 资源一般。

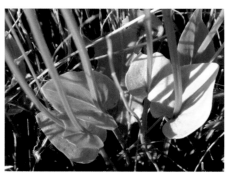
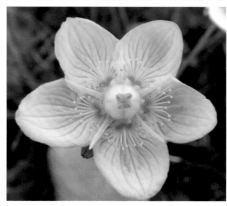
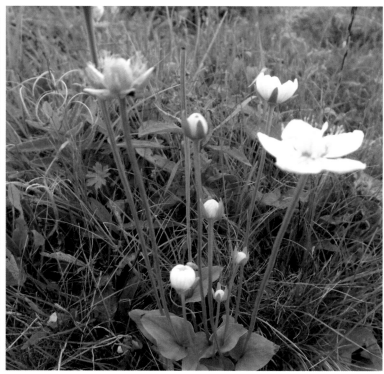

双刺茶藨子 | 灯笼果、楔叶茶藨子
Ribes diacanthum Pall.

形态特征　灌木，高 1~1.5m。枝密集，灰褐色，微剥裂；小枝淡褐色，平滑，节上有一对小刺。芽小型，带绿色。叶厚，革质，倒卵状楔形，基部楔形，掌状三出脉，上部宽，3 浅裂，裂片边缘具突尖的锯齿，上表面暗绿色，有光泽，下表面色稍淡，两面无毛；叶柄长 1~2cm。花绿黄色，单性，雌雄异株；总状花序长 2~4cm，10~20 朵花。雄花直径约 5mm；萼 5，深裂，裂片卵形；花瓣 5，比萼裂片短；苞片长圆状披针形，无毛；花柄具关节；花药近球形；子房不发育，花柱明显，柱头 2 裂。雌花比雄花小；雄蕊退化（无花丝），花药无花粉；子房近球形。浆果红色，球形。花期 5~6 月，果期 7~8 月。

生境分布　生于河岸、阳向荒山坡。分布于我国东北及内蒙古。内蒙古大兴安岭各地均有分布。

药用部位　果实（楔叶茶藨子）入药。

采收加工　秋季采收果实，晒干。

性味归经　味苦，性凉。归膀胱、心经。

功能主治　解毒消肿，疏风清热。用于火热滞于肌表，局部肿大疼痛，聚毒成块不易溃散，风热外袭，头身恶痛，发热，微恶风寒，舌苔薄黄，脉浮数，感冒等。

用法用量　内服 9~15g，水煎。

资源状况　资源少。

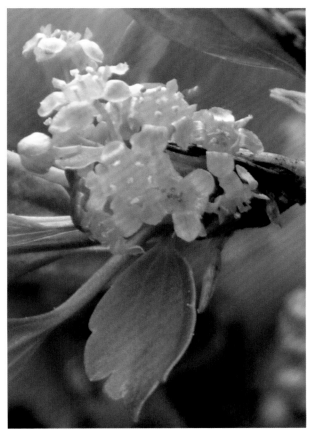
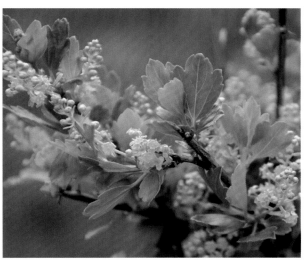
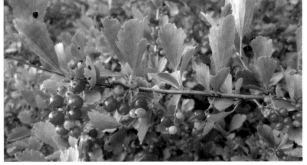

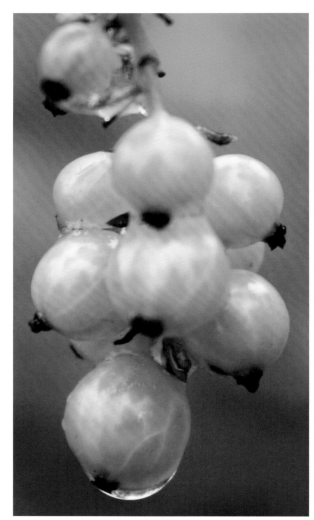
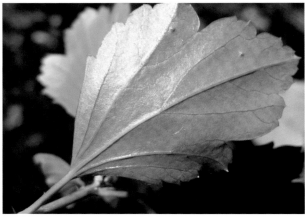
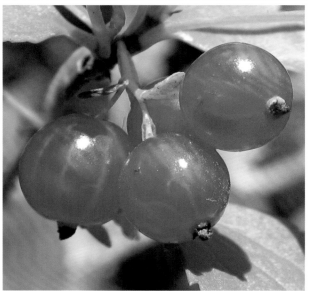

密穗茶藨子 | *Ribes liouanum* Kitang.

形态特征　灌木，高 0.5~1m。枝斜生，无刺，老枝暗灰紫色，幼枝淡红褐色，散生短毛。枝叶、果无黄色腺点。叶互生，近圆形或肾状圆形，3 浅裂，叶中裂片三角形，侧裂片与中裂片同形，稍短，基部浅心形或近截形，边缘具尖齿牙，上表面无毛，下表面沿脉具短绒毛；叶柄长 2~5cm，微带紫色，被短柔毛。浆果红色。花期 6 月，果期 7~8 月。

生境分布　生于河岸、小溪旁、林下。分布于我国大兴安岭。内蒙古大兴安岭额尔古纳市、鄂伦春旗均有分布。

应　　用　同黑茶藨子。

资源状况　资源稀少。

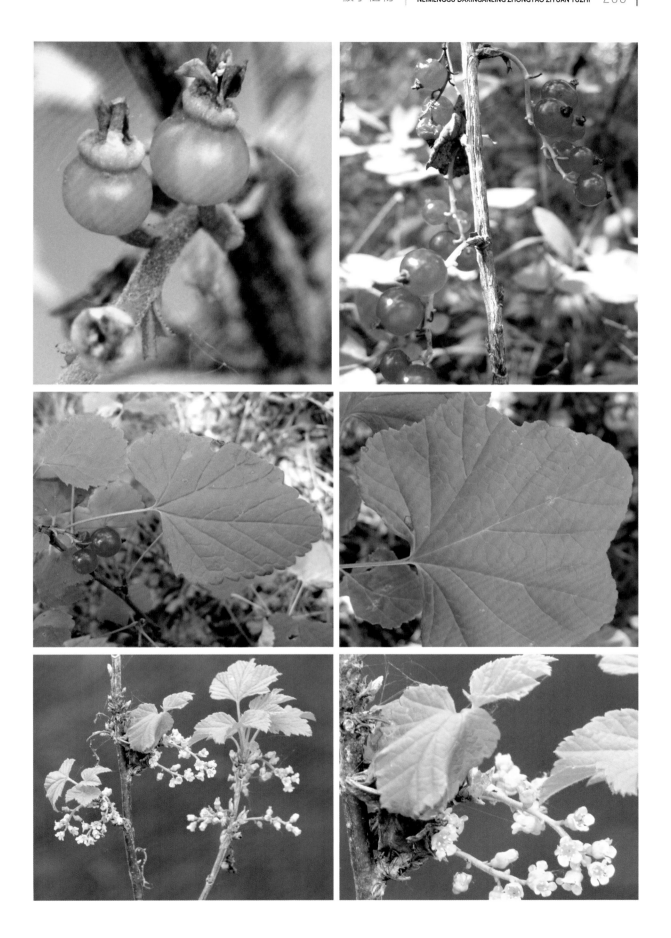

黑茶藨子 | 兴安茶藨、紫不老几、旱葡萄、黑加仑
Ribes nigrum L.

形态特征 落叶直立灌木，高达 1~2m。小枝无毛，幼枝具柔毛，被黄色腺体，无刺。芽被柔毛和黄色腺体。叶近圆形，基部心形，上表面幼时微具柔毛，下表面被柔毛和黄色腺体，掌状 3~5 浅裂，裂片宽三角形，具不规则粗锐齿；叶柄长 1~4cm，具柔毛，疏生腺体和少数羽状毛。花两性；总状花序长 3~5（~8）cm，下垂，具花 4~12；花序轴和花梗具柔毛，或混生稀疏的黄色腺体；花梗长 2~5mm；苞片披针形或卵圆形，具柔毛；花萼浅黄绿色或浅粉红色，具柔毛和黄色腺体，萼筒近钟形，萼片舌形，开展或反折；花瓣卵圆形或卵状椭圆形；花柱顶端 2 浅裂，稀几不裂。果近圆形，熟时黑色，疏生腺体。花期 5~6 月，果期 7~8 月。

生境分布 生于沟边、坡地针叶林或针阔叶混交林下。分布于我国东北及内蒙古、新疆。内蒙古大兴安岭额尔古纳市、根河市、鄂伦春旗、牙克石市、阿荣旗、扎兰屯市、阿尔山市均有分布。

药用部位 果实入药。

性味归经 味辛，性温。

功能主治 解毒。用于感冒。

用法用量 内服 9~15g，水煎。

资源状况 资源一般。

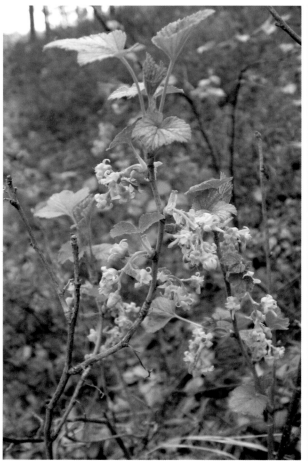
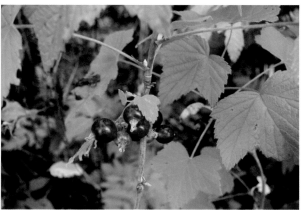
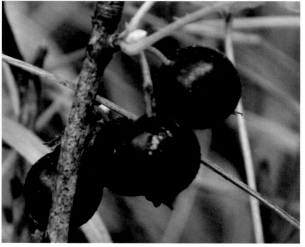

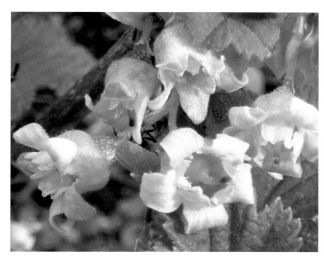 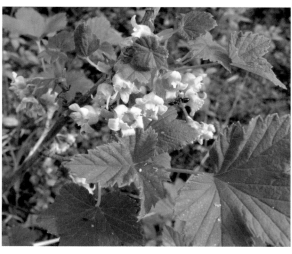

英吉利茶藨子 | *Ribes palczewskii* (Jancz.) Pojark.

形态特征　落叶灌木，高 0.5~1.5m。小枝无毛或微具柔毛，无刺。叶肾状圆形，稀近圆形，基部浅心形或近平截，上表面无毛，下表面疏生柔毛，脉上毛较密，掌状 3~5 浅裂，裂片宽三角形或宽卵状三角形，具粗锐齿；叶柄长 2~5cm，疏生柔毛，近基部常混生少数长腺毛。花两性；总状花序长2~5cm，直立，具 5~15 朵花；花序轴和花梗具柔毛，果期毛脱落；花梗长 1~3mm；苞片小，宽卵

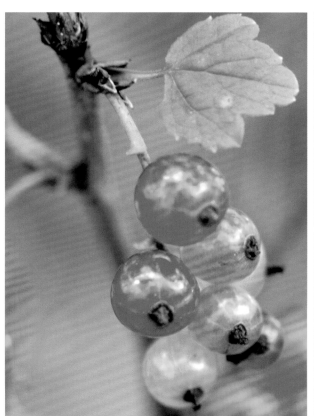 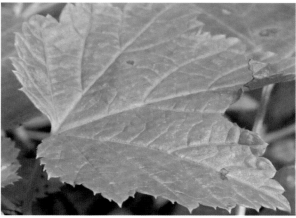 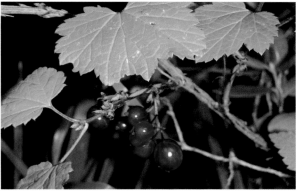

圆形或卵状圆形；花萼黄白色，无毛，萼筒浅杯形，萼片倒卵圆形或倒卵状舌形，边缘无睫毛，直立；花瓣近平截，浅黄色，下面无突出体；花柱顶端 2 浅裂。果近球形，红色，无毛。花期 5~6 月，果期 7~8 月。

生境分布 生于山坡落叶松林下、林缘。分布于我国黑龙江、内蒙古。内蒙古大兴安岭额尔古纳市、根河市、鄂伦春旗、牙克石市、扎兰屯市、阿尔山市均有分布。

应　　用 同黑茶藨子。

资源状况 资源一般。

水葡萄茶藨子 水葡萄
Ribes procumbens Pall.

形态特征 落叶蔓生小灌木，高 20~40cm。小枝无毛，疏生黄色腺点，无刺。叶圆肾形，基部平截或浅心形，上表面无毛，下表面散生黄色的芳香腺体，无毛，稀沿叶脉微具柔毛，掌状 3~5 裂，裂片卵圆形，具粗大钝齿；叶柄长 2~4cm，无毛或幼时疏生柔毛，具黄色腺体或混生疏腺毛。花两性；总状花序长 2~4cm，具花 6~12；花序轴和花梗无毛，花梗长 2~6mm；苞片宽三角状卵圆形，边缘微具柔毛或无毛，有时无苞片；花萼具柔毛，稀混生少数腺体，萼筒盆形，浅绿色，萼片卵圆形或卵状椭圆形，紫红色，具 3 条脉，常反折；花瓣近扇形或倒卵圆形，无毛；花柱不裂或柱头 2 裂。果卵球形，熟时紫褐色，无柔毛，疏生黄色腺体。花期 5~6 月，果期 7~8 月。

生境分布 生于灌丛沼泽、小溪旁、落叶松林下、河岸旁。分布于我国黑龙江、内蒙古。内蒙古大兴安岭额尔古纳市、根河市、鄂伦春旗、牙克石市、扎兰屯市、阿尔山市均有分布。

应　　用 同黑茶藨子。

资源状况 资源一般。

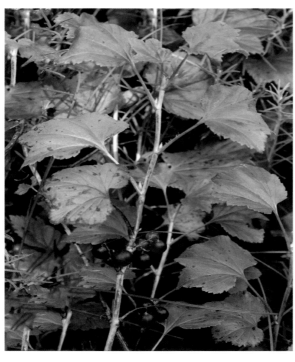 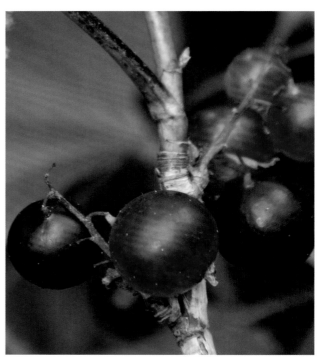

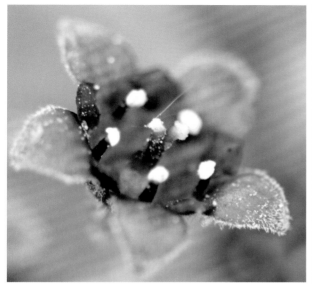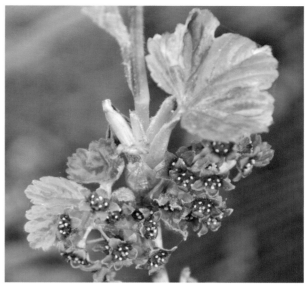

美丽茶藨子

小叶茶藨、酸麻子
Ribes pulchellum Turcz.

形态特征 灌木，高 1~2m。小枝褐色，通常在叶基具 1 对小刺。叶圆形，掌状 3 深裂或半裂，裂片尖或钝，基部截形或心形，上表面暗绿色，有短硬毛，下表面色淡，沿叶脉与叶缘有毛。花雌雄异株，总状花序有短柔毛，花带红色，萼片卵圆形，花柱 2 裂。浆果红色，近圆形。花期 5~6 月，果期 7~9 月。

生境分布 生于石质坡地灌丛中、多石砾山坡、沟谷。分布于我国东北、华北、西北。内蒙古大兴安岭阿荣旗、扎兰屯市均有分布。

应　　用 同黑茶藨子。

资源状况 资源稀少。

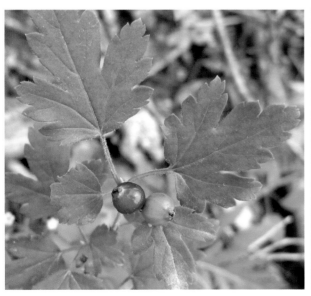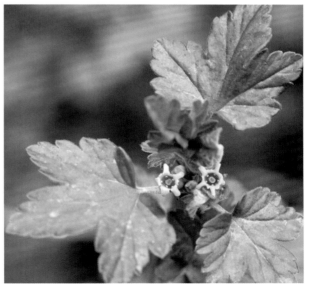

矮茶藨子 *Ribes triste* Pall.

形态特征 落叶矮小灌木，高 20~40（~80）cm。小枝无毛或微具柔毛，无刺。叶肾形或圆肾形，基部浅心形或近平截，两面无毛或下表面沿叶脉被柔毛，常 3（5）浅裂，裂片宽三角形，具粗锐齿；叶柄长 3~6cm，幼时微具柔毛，并散生长腺毛。花两性；总状花序疏散，长 2~4cm，俯垂，具花（3）5~7；花序轴和花梗具柔毛和稀疏腺毛，花梗长 2.5~4cm；苞片卵状圆形；花萼紫红色，无毛，萼片匙状圆形，边缘无睫毛，直立；花瓣近扇形或倒卵状四边形，红色或紫红色，下部无突出体；花柱深裂至中部或中部以下。果卵球形，红色，无毛，味酸多汁。花期 5~6 月，果期 7~8 月。

生境分布 生于山地林下。分布于我国东北及内蒙古。内蒙古大兴安岭鄂伦春旗有分布。

应　　用 同黑茶藨子。

资源状况 资源少。

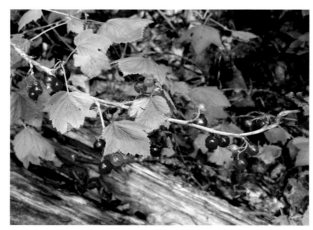 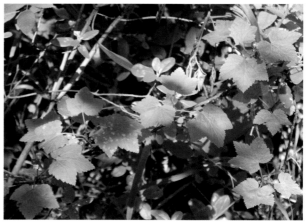

球茎虎耳草 高山虎耳草
Saxifraga sibirica L.

形态特征 多年生草本，高 6.5~25cm，具鳞茎。茎密被腺柔毛。基生叶具长柄，叶片肾形，7~9浅裂，裂片卵形、阔卵形至扁圆形，两面和边缘均具腺柔毛，叶柄基部扩大，被腺柔毛；茎生叶肾形、阔卵形至扁圆形，基部肾形、截形至楔形，5~9浅裂，两面和边缘均具腺毛。聚伞花序伞房状，具花 2~13，稀单花；花梗纤细，被腺柔毛；萼片直立，披针形至长圆形，背面和边缘具腺柔毛；花瓣白色，倒卵形至狭倒卵形，基部渐狭成爪，无痂体；花丝钻形；心皮 2，中下部合生，子房卵球形，花柱 2，柱头小。花、果期 6~8 月。

生境分布 生于阴向岩石缝中、山地林下、灌丛中。分布于我国东北及内蒙古、河北、山西、山东、新疆、云南、西藏。内蒙古大兴安岭额尔古纳市、牙克石市、扎兰屯市、阿尔山市均有分布。

药用部位 全草入药。

采收加工 夏季采收全草，晒干。

应　　用 全草清热解毒，凉血，祛风湿，消肿，止痛，生肌。

资源状况 资源少。

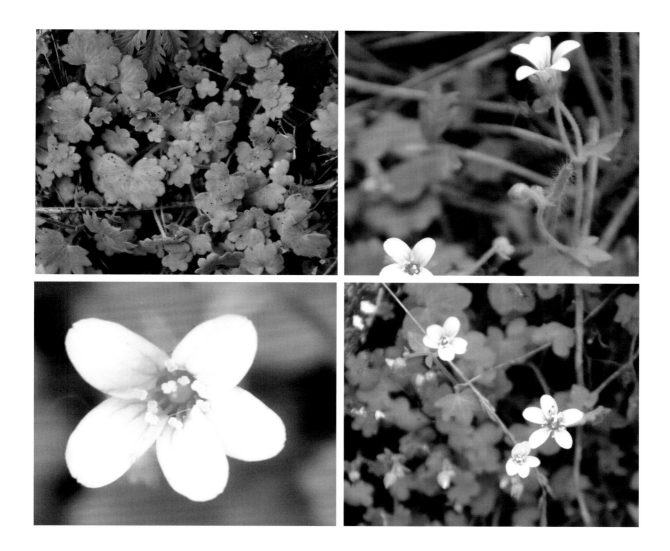

蔷薇科 Rosaceae

龙芽草 | 龙牙草 *Agrimonia pilosa* Ldb.

形态特征 多年生草本。根茎粗。茎高 30~100cm。茎、叶柄、叶轴、花序轴都有开展的长柔毛和短柔毛。叶为不整齐的单数羽状复叶，小叶通常 5~7，茎上部小叶 3，中间杂有很小的小叶，小叶片椭圆状倒卵形、菱状倒卵形至倒披针形，边缘锯齿粗大，下表面脉上或脉间疏生柔毛，并有金黄色腺点；茎上部的托叶肾形，有粗大齿牙，抱茎，下部的托叶披针形，常全缘。穗状总状花序生于枝顶，多花；苞片常 3 裂，2 枚小苞片 2~3 裂；花黄色；萼筒外面有槽和柔毛，顶端有 1 圈钩状刺毛；雄蕊约 10。果实倒圆锥状，顶端有钩状刺毛，有宿存萼。花、果期 7~9 月。

生境分布 生于溪边、路旁、草地、灌丛、林缘或疏林下。我国除海南及香港无分布外，其他各地均有分布。内蒙古大兴安岭各地均有分布。

药用部位 地上部分（仙鹤草）入药。

采收加工 夏季采收地上部分，除去泥土，洗净，晒干。

化学成分 全草含仙鹤草素、仙鹤草内酯及黄酮苷、葡萄糖苷、鞣质、挥发油等。

性味归经 味苦、涩，性平。归心、肝经。

功能主治 收敛止血，截疟，止痢，解毒，补虚。用于咯血，吐血，崩漏下血，疟疾，血痢，痈肿疮毒，阴痒带下，脱力劳伤等。近代药理研究表明，龙芽草汁液对金黄色葡萄球菌、大肠杆菌、福氏痢疾杆菌、伤寒杆菌均有抑制作用，并有很强的抗癌作用。根及冬芽用于驱绦虫。

用法用量 内服 6~12g，水煎；外用适量，鲜草捣敷或煎浓汁及熬膏涂患处。

资源状况 资源丰富。

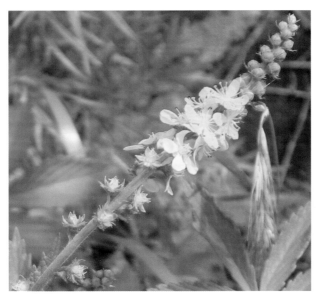
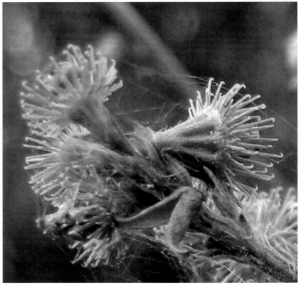

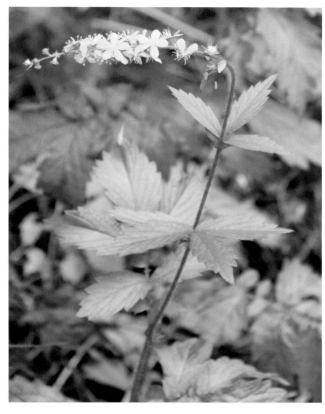
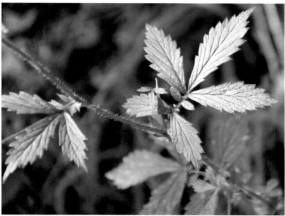
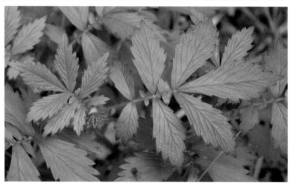

山杏 西伯利亚杏
Armeniaca sibirica (L.) Lam.

形态特征　灌木，高 1~2m。小枝淡红褐色或灰色。单叶互生，叶卵圆形或近圆形，先端尾尖，基部截形或近圆形，叶缘有细钝锯齿，两面无毛。花单生，先叶开放；花瓣白色或粉红色，倒卵形或近圆形。核果近球形，两侧稍扁，黄而带红晕，被短柔毛；果肉薄；果核被棱翅状突起，边缘极锐利，如刀刃状。花期 5~6 月，果期 7~8 月。

生境分布　生于干旱荒山坡、山地灌丛。分布于我国东北、华北及新疆、青海。内蒙古大兴安岭各地均有分布。

药用部位　种子（山杏）入药。

采收加工　夏季果熟时采摘，8 月可在树下扫取杏核，晒干，打碎核皮，取种子，晒干。

性味归经　味苦，性微温；有小毒。归肺、大肠经。

功能主治　降气止咳平喘，润肠通便。用于咳嗽气喘，胸满痰多，肠燥便秘。

用法用量　内服 5~10g，水煎或入丸、散剂，生品入煎剂后下；外用捣敷或烧核磨油涂。内服不宜过量，以免中毒。

资源状况　资源一般。

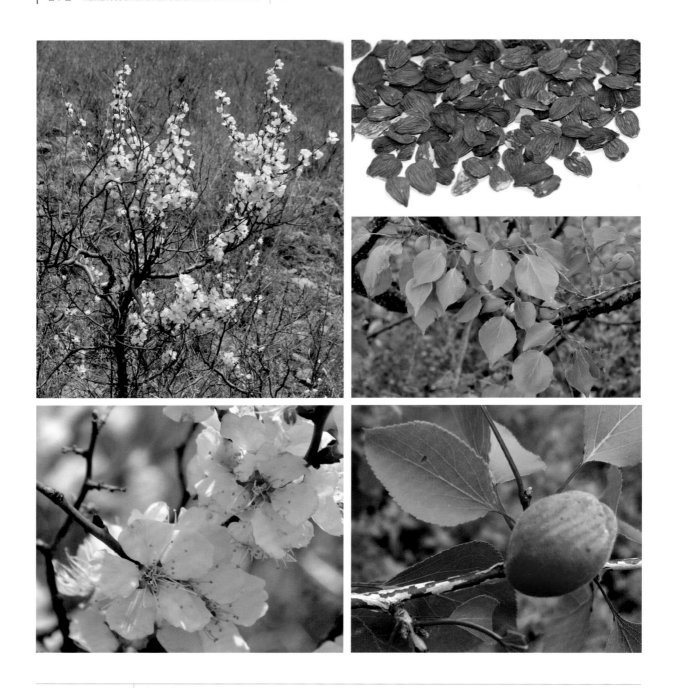

假升麻

高凉菜、棣棠升麻
Aruncus sylvester Kostel.

形态特征 多年生草本，基部木质化，高达3m。茎无毛。二回羽状复叶，稀三回；小叶3~9，菱状卵形、卵状披针形或长椭圆形，先端渐尖，稀尾尖，基部宽楔形，稀圆形，有不规则尖锐重锯齿，两面近无毛或沿边缘被疏柔毛。穗状圆锥花序，被柔毛或稀疏星状毛，渐脱落；苞片线状披针形，微被毛；萼片三角形，近无毛；花白色；萼筒杯状，微被毛，裂片三角形；花瓣倒卵形；雄花具雄蕊约20，雄蕊比花瓣长，有退化雌蕊；雌花心皮3，稀4。蓇葖果无毛，果梗下垂，萼裂片宿存。花期7~8月，果期8~9月。

生境分布　生于山坡林下、林缘。分布于我国东北及内蒙古、宁夏、河南、安徽、浙江、福建、江西、湖北、湖南、广西、贵州、云南、西藏、四川、甘肃、陕西。内蒙古大兴安岭额尔古纳市、根河市、鄂伦春旗、牙克石市、扎兰屯市、阿尔山市均有分布。

药用部位　根（棣唐升麻）及全草入药。

采收加工　春、秋季采挖根，洗净，晒干。夏季采收全草，晒干。

化学成分　根、叶中含野樱苷。

性味归经　味辛、涩，性平。

功能主治　补虚，收敛，解热，疏风解表，活血舒筋。用于跌闪损伤，劳伤筋骨疼痛等。

用法用量　内服 5~10g，水煎或入丸、散剂。

资源状况　资源丰富。

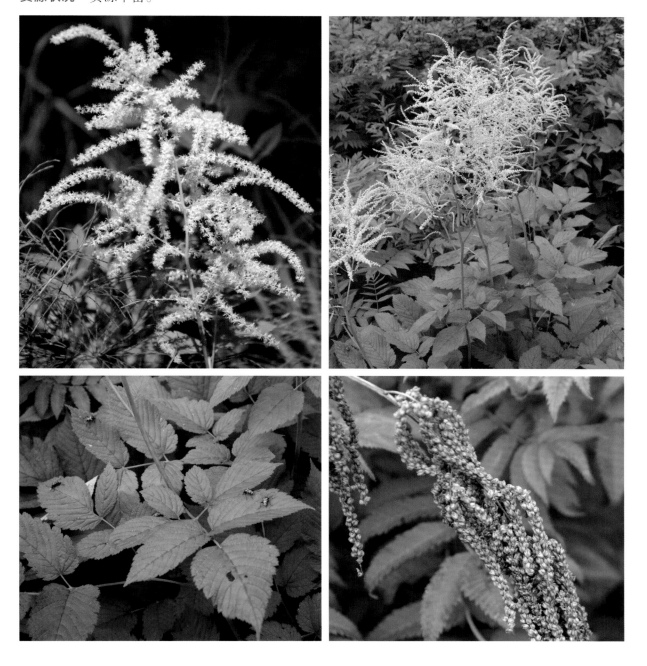

地蔷薇 追风蒿
Chamaerhodos erecta (L.) Bge.

形态特征 二年生草本，高 10~60cm，全株有长柔毛和腺毛。茎单生，直立，上部具分枝。基生叶 3 深裂，每裂片再 3~5 深裂，裂成小裂片，小裂片再次分裂成条形细裂片；茎生叶和基生叶相似，有短叶柄或近于无柄；托叶 3 深裂。圆锥花序有多朵花；花粉红色或白色；苞片常 3 裂；无副萼；花萼钟形或梨形，裂片卵状披针形；花瓣倒卵形，基部有短爪；雄蕊 5，与花瓣对生。瘦果卵球形，黑色。花、果期 6~8 月。

生境分布 生于向阳荒山坡、灌丛。分布于我国东北、华北及河南、陕西、甘肃、青海、新疆。内蒙古大兴安岭各地均有分布。

药用部位 全草（地蔷薇）入药。

采收加工 夏、秋季采收全草，晒干。

性味归经 味苦、微辛，性温。

功能主治 祛风湿。用于风湿性关节炎。

用法用量 外用适量，煎水洗患处。

资源状况 资源少。

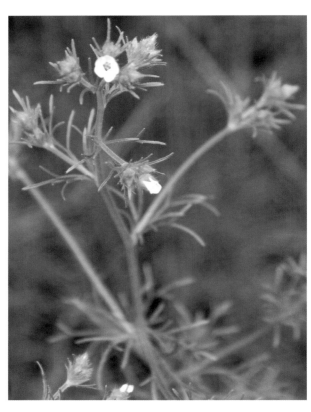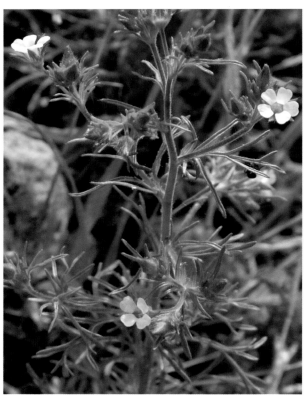

沼委陵菜 | 东北沼委陵菜
Comarum palustre L.

形态特征 多年生草本，高 20~70cm。根茎匍匐，分枝，木质。茎中空，下部弯曲，上部上升，稍上处分枝，淡红褐色，上部密生柔毛及腺毛。羽状复叶，小叶 5~7，上部的 3，椭圆形或矩圆形，先端圆钝，基部楔形，边缘有锐齿，下表面灰绿色，有柔毛，小叶无柄；叶柄呈鞘状抱茎；托叶卵形。伞房花序顶生或腋生，有 1 至数朵花；总花梗和花梗有柔毛和腺毛；花萼和花瓣皆紫色。瘦果卵形，黄褐色，扁平，无毛。花期 7~8 月，果期 8~9 月。

生境分布 生于沼泽或泥炭沼泽中。分布于我国东北及内蒙古、河北、新疆。内蒙古大兴安岭各地均有分布。

药用部位 全草（沼委陵菜）入药。

采收加工 夏季采收全草，晒干。

性味归经 味苦，性平。

功能主治 化痰止咳，解毒敛疮。用于肺痨咳嗽，黄疸，神经痛，牙痛，疮口久不愈合等。据文献记载，根茎治疗腹泻，其浸剂用于治疗胃癌和乳腺癌；叶煎剂洗伤口，可促进伤口愈合；全草含漱剂用于治疗牙痛和牙龈松动。

用法用量 内服 10~15g，水煎；外用适量，煎水洗、煎水含漱或鲜品捣敷。

资源状况 资源丰富。

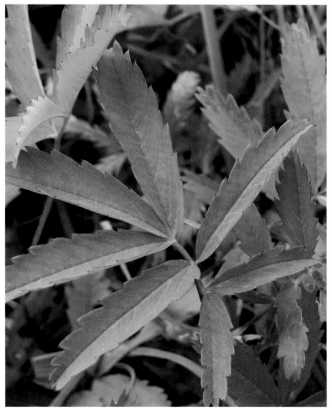
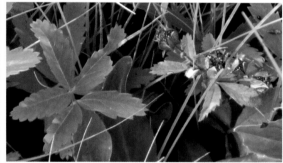
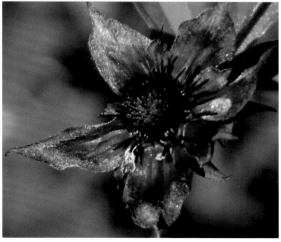

光叶山楂 面果
Crataegus dahurica Koehne ex Schneid.

形态特征　落叶灌木或小乔木，高达 6m。刺细长，长 1~2.5cm，有时无刺。小枝无毛。叶菱状卵形，稀椭圆状卵形至倒卵形，先端渐尖，基部下延，呈楔形或宽楔形，有细锐重锯齿，基部常近全缘，上半部有 3~5 对浅裂片；叶柄无毛。复伞房花序具多花；花序梗和花梗均无毛；萼筒钟状，外面无毛，萼片线状披针形，全缘，或有 1~2 对锯齿，无毛；花瓣白色，近圆形或倒卵形；雄蕊 20。果近球形或长圆形，橘红色或橘黄色，宿存萼片反折。花期 5~6 月，果期 8~9 月。

生境分布　生于河岸、草甸及山麓的兴安落叶松与白桦混交林中。分布于我国黑龙江、内蒙古。内蒙古大兴安岭各地均有分布。

药用部位　果实（光叶山楂）入药。

采收加工　秋季果实成熟变红色时采摘，晒干。

应　　用　果实健脾消食，生津止渴。用于冻伤，有扩张血管的作用。

资源状况　资源丰富。

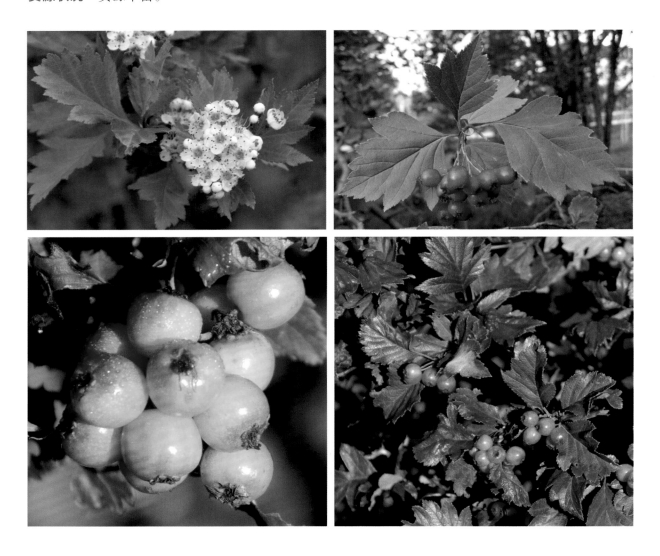

毛山楂 _{面果}
Crataegus maximowiczii Schneid.

形态特征　灌木或小乔木，高达 7m，无刺或有刺。小枝幼时密被灰白色柔毛，后脱落无毛，疏生长圆形皮孔。叶宽卵形或菱状卵形，长 4~6cm，先端急尖，基部楔形，有 3~5 对浅裂和疏生重锯齿，上表面疏被短柔毛，下表面密被灰白色长柔毛，沿脉较密；叶柄疏被柔毛；托叶膜质，半圆形或卵状披针形，有深锯齿，早落。复伞房花序，具多花；花序梗均被灰白色柔毛；苞片线状披针形。果球形，直径约 8mm，红色，幼时被柔毛，后脱落无毛；宿存萼片反折；小核 3~5，两侧有凹痕。花期 5~6 月，果期 8~9 月。

生境分布　生于山坡林下、河岸边。分布于我国东北及内蒙古。内蒙古大兴安岭各地均有分布。

药用部位　果实入药。

采收加工　秋季果实成熟变红色时采摘，晒干。

应　　　用　同光叶山楂。

资源状况　资源少。

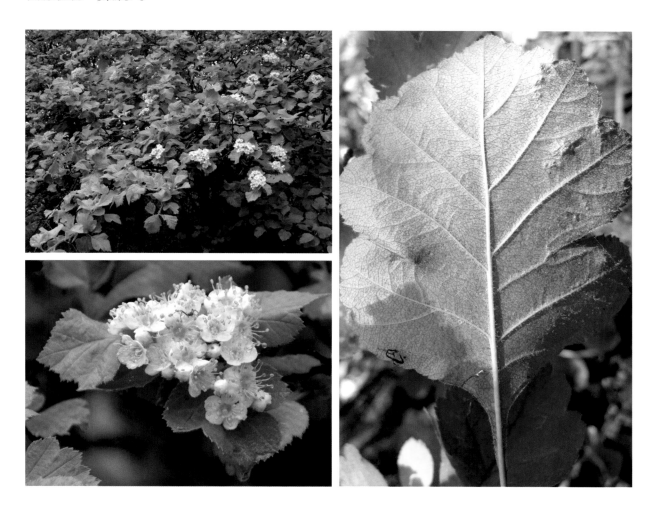

山楂
山里红、红果
Crataegus pinnatifida Bge.

形态特征 落叶乔木，高达6m。小枝紫褐色，无毛或近无毛，有刺，刺长1~2cm，有时无刺。叶宽卵形或三角状卵形，基部截形至宽楔形，有3~5枚羽状深裂片，边缘有尖锐重锯齿，下表面沿叶脉有疏柔毛；叶柄无毛。伞房花序有柔毛，花白色。梨果近球形，深红色，有浅白色斑点。花期5~6月，果期8~9月。

生境分布 生于山坡林缘或灌丛中。分布于我国东北、华北及宁夏、陕西、河南、山东、江苏、安徽。内蒙古大兴安岭除根河市无分布外，其他地方均有分布。

药用部位 果实（山楂）、叶入药。

采收加工 秋季采下果实，晒干，或压成饼状后晒干。夏季采收叶，晒干。

化学成分 果实主要成分为黄酮及有机酸，另外还含有磷脂、维生素C、维生素B_2等。

性味归经 果实味酸、甘，性微温。归脾、胃、肝经。叶味酸，性平。归肝经。

功能主治 果实消食健胃，行气散瘀，化浊降脂。用于肉食积滞，胃脘胀满，泻痢腹痛，瘀血经闭，产后瘀阻，心腹刺痛，胸痹心痛，疝气疼痛，高脂血症。焦山楂消食导滞作用增强。用于肉食积滞，泻痢不爽。叶活血化瘀，理气通脉，化浊降脂。用于气滞血瘀，胸痹心痛，胸闷憋气，心悸健忘，眩晕耳鸣，高脂血症。

用法用量 果实内服9~12g，水煎或入丸、散剂；叶内服9~12g，水煎。脾胃虚弱者慎服，孕妇不宜服用。

资源状况 资源少。

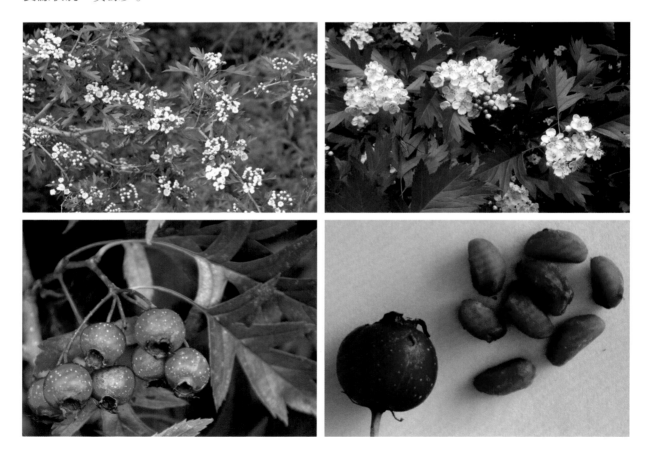

辽宁山楂 红果山楂、血红山楂
Crataegus sanguinea Pall.

形态特征　落叶灌木，稀小乔木，高达4m。刺短粗，长约1cm，亦常无刺。幼枝散生柔毛。叶宽卵形或菱状卵形，先端尖，基部楔形，常有3~5对浅裂片和重锯齿，裂片宽卵形，两面疏被柔毛，上表面毛较密，下表面脉上毛多；叶柄近无毛。伞房花序有多朵花，密集；花序梗和花梗均无毛或近无毛；苞片线形，早落；萼筒钟状，外面无毛，萼片三角形，全缘，稀有1~2对锯齿，无毛或内面先端微具柔毛；花瓣白色，长圆形；雄蕊20。果近球形，血红色，宿存萼片反折。花期5~6月，果期7~9月。

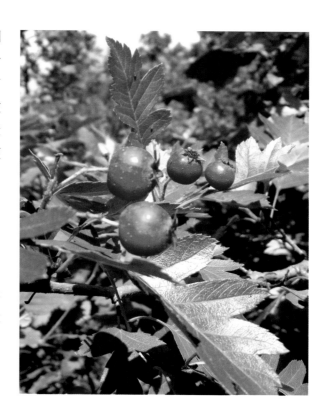

生境分布　生于山坡、林缘、路旁或河沟旁杂木林中。分布于我国东北、华北及新疆。内蒙古大兴安岭鄂伦春旗、阿荣旗、扎兰屯市均有分布。

药用部位　果实（辽宁山楂）入药。

采收加工　秋季果实成熟变红色时采摘，晒干。

应　　用　果实入药同山楂。

资源状况　资源少。

细叶蚊子草 *Filipendula angustiloba* (Turcz.) Maxim.

形态特征　多年生草本，高达1.2m。茎直立，有棱，无毛。基生叶为间断羽状复叶，有小叶2~5，顶生小叶大，常7~9裂，裂片披针形，先端渐尖，边缘有不规则尖锐锯齿或不明显裂片，侧生小叶与顶生小叶相似，较小，裂片较少，两面绿色，无毛；托叶草质，绿色，半心形，边缘有锯齿。圆锥花序顶生；花序梗几乎无毛或疏被柔毛；萼片卵形，外面无毛；花瓣白色，倒卵形或近长圆形；雄蕊多数，伸出花冠；心皮10，无毛。瘦果无柄，直立，扁长圆形，宿存萼片反卷。花期7~8月，果期8~9月。

生境分布　生于草甸、河边或湿地。分布于我国黑龙江、吉林、内蒙古。内蒙古大兴安岭额尔古纳市、根河市、鄂伦春旗、牙克石市、扎兰屯市、阿尔山市均有分布。

药用部位　全草入药。

采收加工　夏季采收全草，洗净，晒干。

应　　用　同蚊子草。

资源状况　资源少。

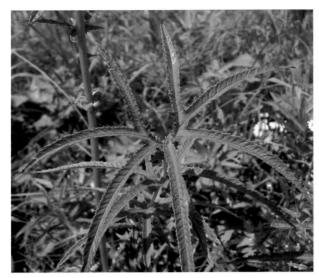
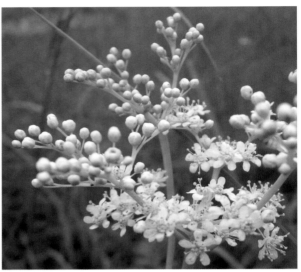

翻白蚊子草

合叶子
Filipendula intermedia (Glehn) Juzep.

形态特征 多年生草本，高 80~100cm。茎几乎无毛，有棱。叶为羽状复叶，有小叶 2~5 对，顶生小叶稍比侧生小叶大或几乎相等，常 7~9 裂，裂片狭窄，带形或披针形，边缘有整齐或不规则的锯齿，顶端渐尖，上表面无毛，下表面被白色绒毛，沿脉有疏柔毛，侧生小叶与顶生小叶相似，唯向下较小及裂片较少；叶柄几乎无毛；托叶草质，扩大，半心形，边缘有锯齿。圆锥花序顶生；花梗常被短柔毛；萼片卵形，顶端急尖或钝，外面密被短柔毛；花瓣白色，倒卵形。瘦果基部有短柄，直立，周围有 1 圈糙毛。花、果期 7~9 月。

生境分布 生于山麓、河岸草地、草甸。分布于我国东北及内蒙古。内蒙古大兴安岭各地均有分布。

药用部位 全草入药。

采收加工 夏季采收全草，洗净，晒干。

应 用 同蚊子草。

资源状况 资源丰富。

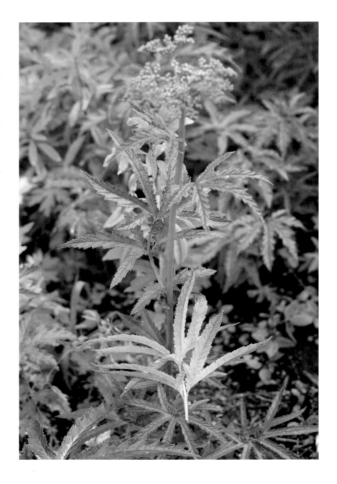

蚊子草 合叶子
Filipendula palmata (Pall.) Maxim.

形态特征　多年生草本，高约 1m。茎有棱，近无毛。羽状复叶，小叶 5，顶端的小叶特大，常掌状深裂，7~9 裂，侧生小叶较小，常 3~5 裂，基部 1 对小叶最小，常 3 裂，裂片先端渐尖，边缘有锯齿，下表面密生白色绒毛；托叶半心形。圆锥花序；花多而小，白色；总花梗和花梗无毛或近无毛；花萼外面无毛，裂片卵形；花瓣倒卵形，比萼裂片长；雄蕊多数；心皮 5~7。瘦果半月形，黄褐色，沿背、腹缝线有 1 圈柔毛，有短梗。花期 7~8 月，果期 8~9 月。

生境分布　生于山麓、河岸草地、草甸、林边草地或阔叶林中。分布于我国东北、华北。内蒙古大兴安岭各地均有分布。

药用部位　全草（蚊子草）入药。

采收加工　夏季采收全草，洗净，晒干。

化学成分　全草含黄酮、皂苷、鞣质、挥发油，叶含维生素 C，根含挥发油，果实含生物碱。

应　　用　全草的煎剂用于痛风，风湿，癫痫，冻伤及烧伤等，在妇科止血方面有良好的疗效。叶煎剂内服发汗，外治冻伤，烧伤。

资源状况　资源丰富。

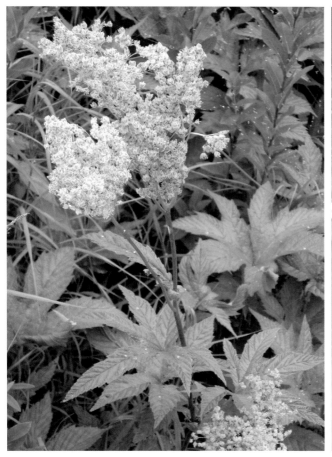
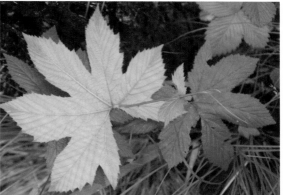
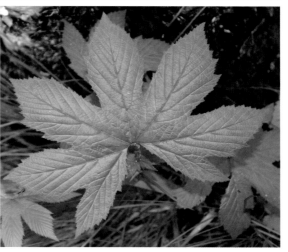

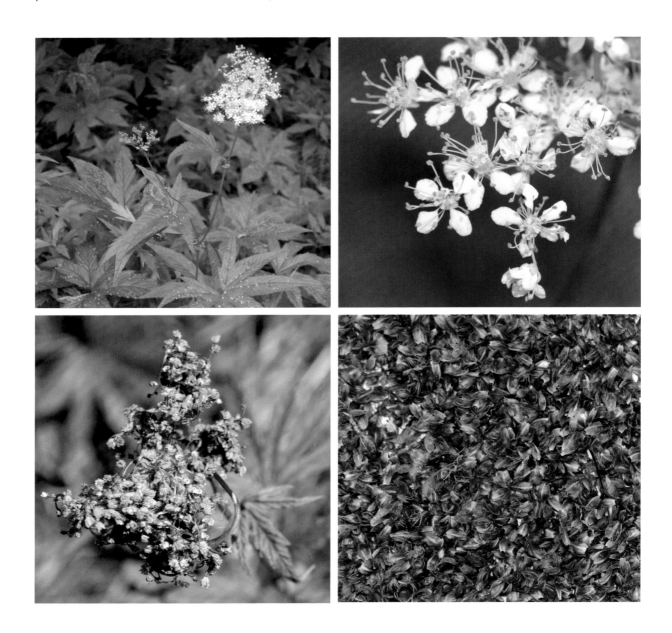

路边青 | 草本水杨梅、追风七、水杨梅
Geum aleppicum Jacq.

形态特征 多年生草本，高 40~80cm，全株有长刚毛。根多分枝。基生叶羽状全裂或近羽状复叶，顶裂片较大，菱状卵形至圆形，3 裂或具缺刻，先端急尖，基部楔形或近心形，边缘有大锯齿，两面疏生长刚毛，侧生叶片小，1~3 对，宽卵形，并有小叶片；茎生叶有叶 3~5，卵形，3 浅裂或羽状分裂；托叶卵形，有缺刻。花单生茎端，黄色。聚合果球形，宿存花柱先端有长钩刺。花期 7~8 月，果期 8~9 月。

生境分布 生于山坡草地、沟边、河滩、路旁、林间隙地或林缘。分布于我国东北、华北、西北、华中及山东、西藏、云南、贵州、四川、江西、福建。内蒙古大兴安岭各地均有分布。

药用部位 全草（蓝布正）入药。

采收加工 夏、秋季采收全草，切碎，晒干或鲜用。

性味归经 味甘、苦，性凉。归肝、脾、肺经。

功能主治 益气健脾，补血养阴，润肺化痰。用于气血不足，虚劳咳嗽，脾虚带下等；外治疔疮、痈肿。

用法用量 内服 9~30g，水煎；外用鲜品捣烂敷患处。孕妇忌服，脾胃虚寒者慎服。

资源状况 资源丰富。

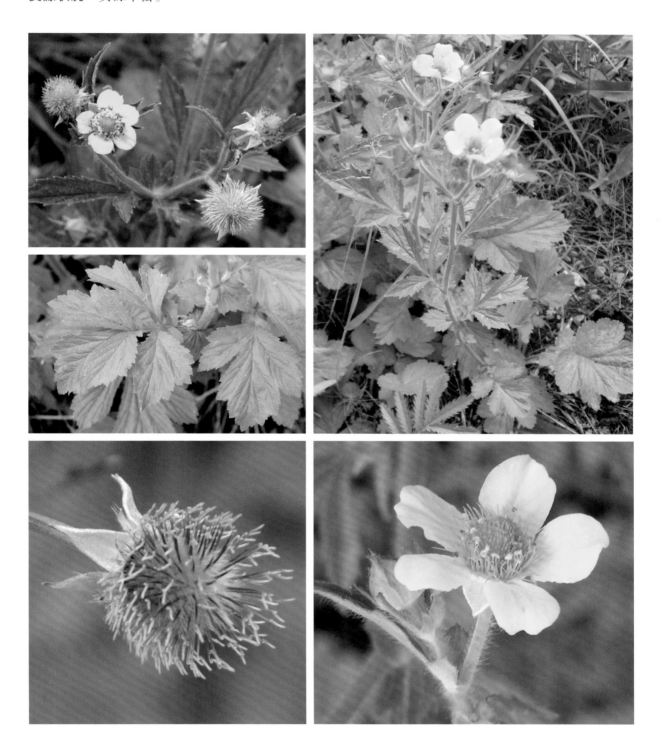

东方草莓 高粱果
Fragaria orientalis Lozinsk.

形态特征 多年生草本，有长匍匐茎，生柔毛。三出复叶，小叶近无柄，卵形或菱状卵形，少数倒卵形，先端圆形或近圆形，基部楔形，边缘有缺刻状锯齿，上表面散生柔毛，下表面灰绿色，有柔毛；叶柄细长，生柔毛。花序聚伞状；花托近球形，有柔毛，果期变为肉质多浆；花梗有柔毛；花白色，有苞片；副萼片比萼裂片小。聚合果半圆形，紫红色，具宿存伸展的萼裂片和副萼片；瘦果卵形，有脉。花期 5~6 月，果期 7~8 月。

生境分布 生于林下、林缘灌丛、林间草甸、河滩草甸、路旁。分布于我国东北、华北及陕西、甘肃、青海、四川、湖北。内蒙古大兴安岭各地均有分布。

药用部位 果实（东方草莓）入中药，全草入蒙药。

采收加工 中药：夏、秋季果实成熟时采收，除去杂质，晒干备用。蒙药：夏、秋季采收全草，晒干备用。

化学成分 全草含黄酮及大量鞣质。

性味归经 中药：味酸、微甘，性平。蒙药：味甘、酸，性平。

功能主治 中药：祛痰止咳，除湿止痒。用于咳嗽痰多，湿疹，肾结石等。蒙药：止血，祛痰，燥"希日乌素"，清"巴达干"，清"协日"。用于子宫出血，咳痰不爽，肺脓肿，"巴达干"病，"协日"病等。

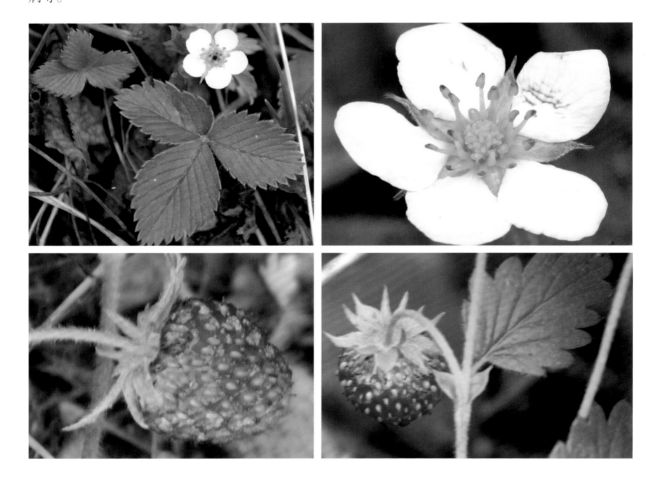

用法用量　中药：内服 9~12g，水煎；外用适量，煎水搽患处。蒙药：多入丸、散剂。
资源状况　资源丰富。

山荆子　山丁子、林荆子、山定子
Malus baccata (L.) Borkh.

形态特征　小乔木，高 4~5m，树冠广圆形。幼枝细弱，微曲，圆柱形，无毛，红褐色；老枝暗褐色。叶片椭圆形或卵形，先端渐尖，基部楔形或圆形，边缘有细锐锯齿；托叶膜质，披针形，两面无毛。伞形花序具花 4~6，无总梗；花瓣倒卵形，白色；雄蕊 15~20；花柱 5 或 4，基部有长柔毛，较雄蕊长。果实近球形，红色。花期 5~6 月，果期 8~9 月。
生境分布　生于山坡、河岸。分布于我国东北、华北及山东、陕西、甘肃、宁夏、青海、西藏、云南、贵州、广东。内蒙古大兴安岭各地均有分布。
药用部位　果实（山荆子）入药。
采收加工　8~9 月采集果实，晒干。
化学成分　果实含维生素 C。
性味归经　味甘、酸，性凉；无毒。
功能主治　润肺，生津，利痰，健脾，解酒。果实的粉剂和煎剂用于治疗胃肠疾病及各种感染。
用法用量　内服 15~30g，水煎、研末或酿酒。
资源状况　资源丰富。

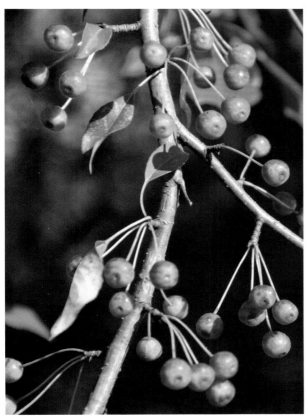
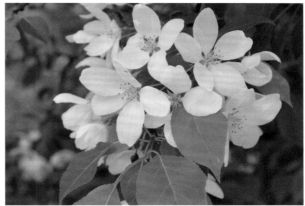
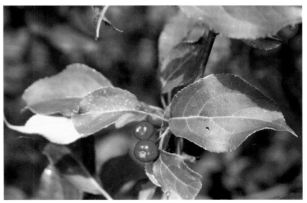

稠李 臭李子
Padus avium Miller

形态特征 落叶小乔木，高达 15m。树皮暗褐色，有斑纹。小枝紫褐色，嫩枝有毛或无毛。叶椭圆形至倒卵状圆形，先端锐尖或突尖，基部圆楔形或近圆形，有内弯或伸展的锯齿，上表面深绿色，下表面淡绿色，无毛，或脉腋有簇生毛；托叶长带形，与叶柄近等长，有齿，花后脱落。总状花序多数；花与叶同时开放；花瓣 5，白色，花瓣长为雄蕊的 2 倍以上。核果近球形，黑色或紫黑色，有光泽。花期 5~6 月，果期 8~9 月。

生境分布 生于河岸、林中、谷地。分布于我国东北、华北及新疆、河南、山东。内蒙古大兴安岭各地均有分布。

药用部位 种子（稠李）入药。

采收加工 秋季果实成熟色泽变黑时采摘，除去果肉，洗净，晒干。

性味归经 味甘、涩，性温。

功能主治 补脾，止泻。用于脾虚泄泻。种子炒后焙粉，用于暑湿水泻。

用法用量 内服 9~15g，水煎。

资源状况 资源丰富。

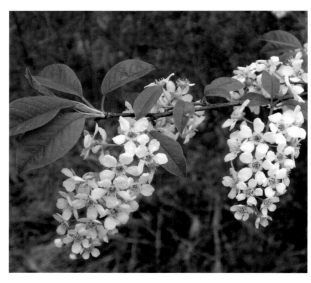
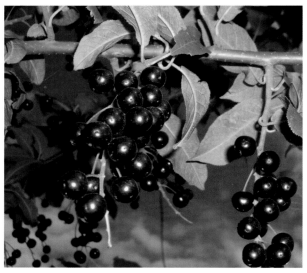

蕨麻 鹅绒委陵菜、人参果
Potentilla anserina L.

形态特征 多年生草本。根肉质，纺锤形。匍匐茎细长，节上生根，微生长柔毛。基生叶为羽状复叶，小叶 3~12 对，卵状矩圆形或椭圆形，先端圆钝，边缘有深锯齿，下表面密生白色绵毛，小叶叶间有极小的小叶片；叶柄长，有白毛；托叶膜质。茎生叶有少数小叶。花单生于长匍匐茎的叶腋，黄色；花梗有长柔毛。瘦果卵形，具洼点，背部有槽。花、果期 5~9 月。

生境分布　生于河岸、路边、山坡草地或草甸。分布于我国东北、华北、西北及西藏、四川、云南。内蒙古大兴安岭各地均有分布。

药用部位　块根（蕨麻）入药。

采收加工　夏季采挖块根，洗净，晒干。

性味归经　味甘，性平。归脾、胃经。

功能主治　补气血，健脾胃，生津止渴，利湿。用于病后贫血，营养不良，脾虚腹泻，风湿痹痛等。

用法用量　内服 25~50g，水煎。

资源状况　资源丰富。

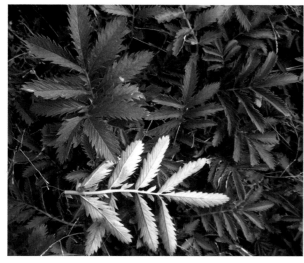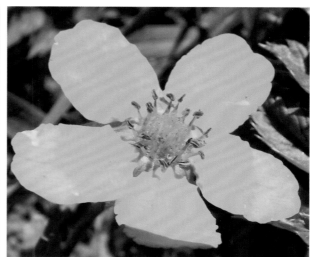

白萼委陵菜　白叶委陵菜、三出萎陵菜
Potentilla betonicifolia Poir.

形态特征　多年生草本。花茎直立或上升，高达 16cm，初被白色绒毛，后脱落无毛。基生叶掌状三出复叶，小叶长圆状披针形或卵状披针形，先端尖，基部楔形或近圆形，有多数圆钝的锯齿或急尖粗大的锯齿，上表面初被白色绒毛，后脱落无毛，下表面密被白色绒毛，沿中脉疏被绢状长柔毛；叶柄初被白色绒毛，后脱落无毛。茎生叶呈苞片状。聚伞花序圆锥状，多花，疏散；花梗被白色绒毛；萼片三角状卵形，先端尖，副萼片椭圆形，先端尖，比萼片短或近等长，外面被白色绒毛及稀疏长柔毛；花瓣黄色，倒卵形。瘦果有脉纹。花、果期 5~6 月。

生境分布　生于山坡草地、退化荒山、岩缝间。分布于我国东北、华北。内蒙古大兴安岭各地均有分布。

药用部位　地上部分入药。

采收加工　夏季采收地上部分，晒干。

性味归经　味苦、辛，性微温。

功能主治　利水消肿。用于各种水肿。

资源状况　资源少。

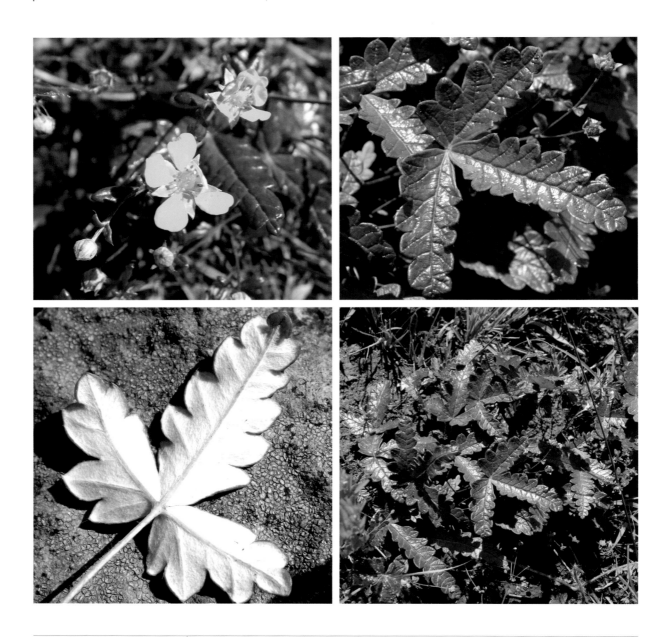

二裂委陵菜 叉叶委陵菜、光叉叶委陵菜
Potentilla bifurca L.

形态特征 多年生矮小草本。根茎木质化。茎多平铺，稀直立，自基部多分枝，茎和叶柄均有长柔毛。羽状复叶，基生叶有小叶 5~8 对，椭圆形或倒卵状矩圆形，先端圆钝，或常 2 裂，全缘，上表面无毛，下表面微生柔毛，小叶片无柄；茎生叶通常具小叶 3~7，叶柄短或无，托叶草质。聚伞花序具花 3~5，花梗生柔毛，花黄色，花托密生柔毛。瘦果小，无毛，光滑。花、果期 6~9 月。

生境分布 生于路旁、居民区附近、山坡草地。分布于我国东北、华北、西北及四川、西藏。内蒙古大兴安岭各地均有分布。

药用部位 幼芽垫状丛（地红花）入药。

采收加工　春季萌芽时采集幼芽垫状丛，晒干。

性味归经　味甘、微辛，性凉。

功能主治　止血，止痢。用于功能失调性子宫出血，产后出血过多，痔疮，痢疾等。

用法用量　内服 25~50g，水煎。

资源状况　资源丰富。

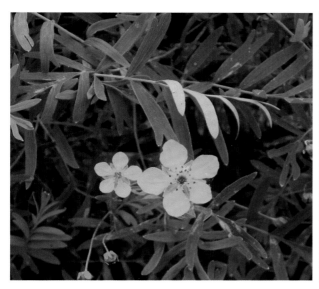 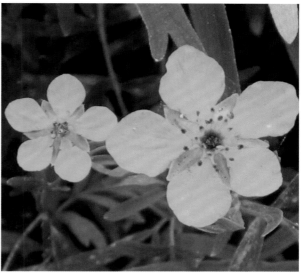

委陵菜
萎陵菜
Potentilla chinensis Ser.

形态特征　多年生草本，高 30~60cm。根肥大，木质化。茎丛生，直立或斜上，有白色柔毛。羽状复叶，基生叶有小叶 15~31，小叶矩圆状倒卵形或矩圆形，羽状深裂，裂片三角状披针形，下表面密生白色绵毛，叶轴有长柔毛；托叶和叶柄基部合生。茎生叶与基生叶相似。聚伞花序顶生，总花梗和花梗有白色绒毛或柔毛，花黄色。瘦果卵形，有肋纹，多数，聚生于有绵毛的花托上。花、果期 7~9 月。

生境分布　生于山坡草地、沟谷、林缘、灌丛或疏林下。分布于我国东北、华北、西北、西南。内蒙古大兴安岭额尔古纳市、鄂伦春旗、牙克石市、莫力达瓦旗、阿荣旗、扎兰屯市、阿尔山市均有分布。

药用部位　全草（委陵菜）入药。

采收加工　夏季采收全草，洗净，晒干。

化学成分　根含鞣质、蛋白质及五氧化二磷，嫩苗含维生素 C。

性味归经　味苦，寒。归肝、大肠经。

功能主治　清热解毒，凉血止痢。用于赤痢腹痛，久痢不止，痔疮出血，痈肿疮毒等。

用法用量　内服 9~15g，水煎、研末或浸酒；外用鲜品适量，煎水洗或捣烂敷患处。

资源状况　资源一般。

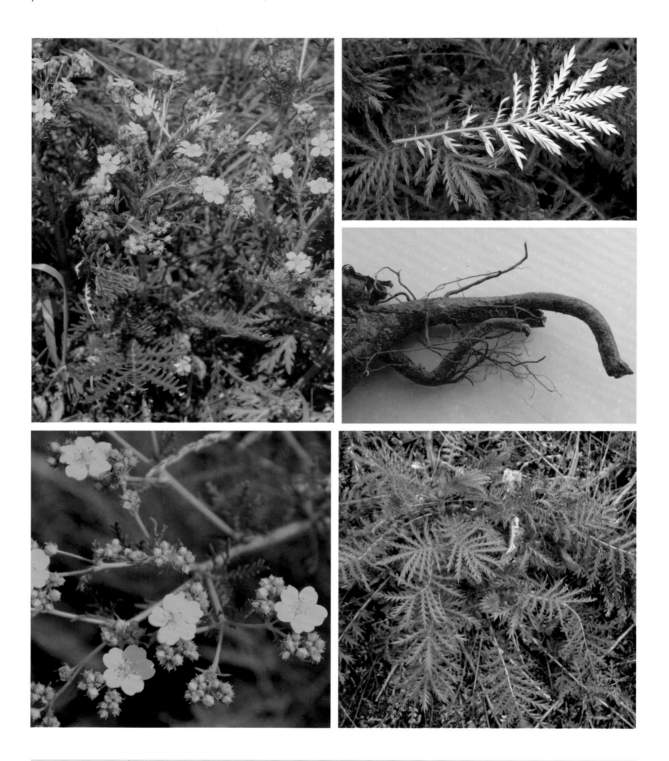

翻白草 鸡爪参、翻白委陵菜
Potentilla discolor Bge.

形态特征 多年生草本，高 15~40cm。根肥厚，纺锤形，两端狭尖。茎短而不明显。羽状复叶，基生叶斜上或平伸，小叶通常 5~9，矩圆形或狭长椭圆形，顶端的小叶稍大，边缘有缺刻状锯齿，上表面有长柔毛或近无毛，下表面密生白色绒毛；叶柄密生白色绒毛。茎生小叶通常三出。聚伞花序多花，排列稀疏；总花梗、花梗、副萼及花萼外面皆密生白色绒毛；花黄色。瘦果卵形，光滑。花、果期7~9月。

生境分布　生于荒地、山谷、沟边、山坡草地、草甸。我国广布种。内蒙古大兴安岭阿荣旗、扎兰屯市均有分布。

药用部位　全草（翻白草）入药。

采收加工　夏、秋季未开花前连根挖取全草，除净泥土，晒干。

化学成分　根含可水解鞣质及缩合鞣质，还含黄酮；全草含延胡索酸、没食子酸、原儿茶酸、槲皮素、柚皮素、山奈酚、间苯二酸等。

性味归经　味甘、微苦，性平；无毒。

功能主治　清热，解毒，止痢止血。用于痢疾，疟疾，肺痈，咯血，吐血，下血，崩漏，痈肿，疮癣，瘰疬等。经临床验证，本品对糖尿病有治疗功效。

用法用量　内服9~15g，鲜者50~100g，水煎或浸酒；外用适量，捣敷。脾胃虚寒及食少便溏者忌用。

资源状况　资源少。

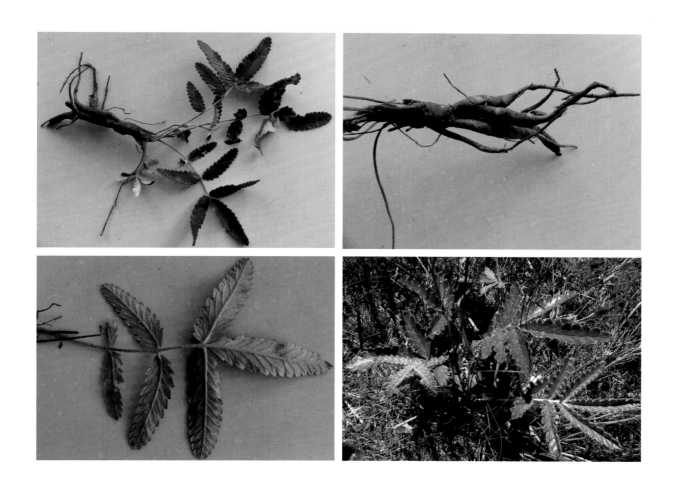

匍枝委陵菜　蔓委陵菜
Potentilla flagellaris Willd. ex Schlecht.

形态特征　多年生匍匐草本。匍匐枝长达 60cm，被伏生短柔毛或疏柔毛。基生叶掌状五出复叶，小叶无柄，小叶片披针形、卵状披针形或长椭圆形，基部楔形，有 3~6 枚缺刻状急尖锯齿，下部 2 枚小叶有时 2 裂，两面绿色，伏生稀疏短毛，后脱落，或在下表面沿脉伏生疏柔毛；叶柄被伏生柔毛或疏柔毛；托叶膜质，褐色，外面被稀疏长硬毛。匍匐枝的叶与基生叶相似；托叶草质，绿色，卵状披针形，常深裂。单花与叶对生；花梗被短柔毛；萼片卵状长圆形，外面被短柔毛及疏柔毛；花瓣黄色，先端微凹或圆钝，比萼片稍长。瘦果长圆状卵圆形，表面呈泡状突起。花、果期 6~9 月。

生境分布　生于草地、沟谷、林缘疏林下。分布于我国东北、华北及山东、宁夏、甘肃、青海、新疆。内蒙古大兴安岭各地均有分布。

药用部位　全草入药。

采收加工　夏季采收全草，晒干。

化学成分　根含鞣质、蛋白质及五氧化二磷，嫩苗含维生素 C。

性味归经　味苦，性寒。

功能主治　清热解毒，止血，止痢。用于赤痢腹痛，久痢不止，痔疮出血，痈肿疮毒等。

用法用量　内服 9~15g，水煎；外用鲜品适量，煎水洗或捣烂敷患处。

资源状况　资源一般。

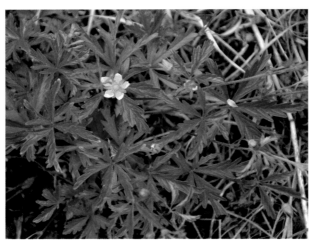
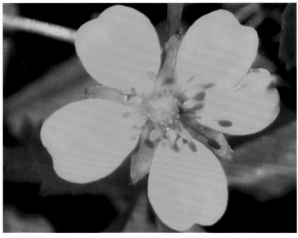

莓叶委陵菜　毛猴子、雉子莚
Potentilla fragarioides L.

形态特征　多年生草本。花茎多数，丛生，上升或铺散，长达 25cm，被长柔毛。基生叶羽状复叶，有小叶 2~3（~4）对，小叶有短柄或几无柄，小叶片倒卵形、椭圆形或长椭圆形，有多数急尖或圆钝的锯齿，近基部全缘，两面绿色，下表面沿脉毛较密，锯齿边缘有时密被缘毛；叶柄被疏柔毛。茎生叶常有小叶 3，小叶与基生叶小叶相似，或长圆形，先端有锯齿，下半部分全缘，叶柄短或几无柄。

伞房状聚伞花序顶生，多花，疏散；花梗纤细，被疏柔毛；萼片三角状卵形，副萼片长圆状披针形，与萼片近等长或稍短；花瓣黄色，倒卵形，先端圆钝或微凹。瘦果近肾形，有脉纹。花期 5~6 月，果期 6~8 月。

生境分布　生于山坡草地、草甸、路边草地、灌丛及疏林下。分布于我国东北、华北及河南、山东、江苏、安徽、江西、浙江、福建、湖北、湖南、广西、贵州、云南、四川、陕西、甘肃、宁夏。内蒙古大兴安岭各地均有分布。

药用部位　根（莓叶委陵菜）入药。

采收加工　秋季采挖根，洗净，晒干。

化学成分　根含 α- 儿茶素。

性味归经　味甘、微苦，性温。归肺、脾经。

功能主治　补阴虚，止血。用于疝气，月经过多，功能失调性子宫出血，产后出血等。

用法用量　内服 9~15g，水煎。

资源状况　资源一般。

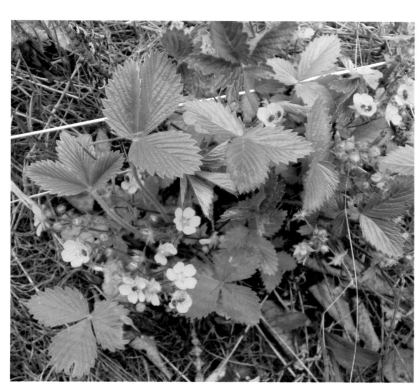
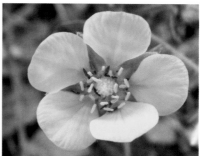
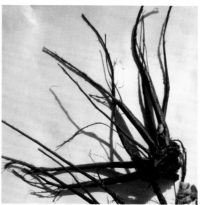

金露梅 | 金老梅、金蜡梅、药王茶
Potentilla fruticosa L.

形态特征　落叶灌木，高 0.5~1.5m。树皮灰色或褐色，纵向剥落。茎多分枝，小枝红褐色或灰褐色，幼时被长柔毛。奇数羽状复叶，小叶通常 5，稀 3 或 7，小叶片长圆状椭圆形、长圆状披针形或卵状披针形，先端锐尖，基部楔形，全缘，边缘平坦或反卷，两面绿色，疏被绢毛或柔毛，或脱落近于无毛；无柄；托叶薄膜质，宽大，外面被长柔毛或无毛。单花或数朵花呈伞房状生于枝顶，花黄色，花梗密被长柔毛，萼片卵形。瘦果卵圆形，棕褐色，密生长柔毛。花期6~9月，果期9~10月。

生境分布　生于沼泽、河岸草甸、灌丛、路旁。分布于我国东北、华北及青海、甘肃、四川、云南。内蒙古大兴安岭各地均有分布。

药用部位　叶、花、枝、根入中药，带花茎枝入蒙药。

采收加工　中药：夏季采收叶，晒干。7~8月采摘花，阴干。夏季采收枝及根，切段，晒干。蒙药：夏、秋季采收带花茎枝，阴干，生用或煅灰用。

性味归经　中药：叶味微甘，性平。花味苦，性凉。枝味微甘、涩，性平。根味微甘，性平。蒙药：味甘、涩，性平。

功能主治　中药：叶解暑，益脑清心，健胃消食，调经。用于中暑，眩晕，食滞，月经不调。花健脾化湿。用于消化不良，浮肿，赤白带下，乳腺炎。枝涩肠止泻。用于腹泻，痢疾等。根止血，解毒利咽。用于崩漏，口疮，咽喉肿痛等。蒙药：消食，止咳，消肿，燥"希日乌素"（煅灰用）。用于消化不良，咳嗽，水肿，"希日乌素"症，乳腺炎。据国外文献报道，金露梅在临床应用为：①枝作收敛剂，用于治疗腹泻和痢疾。②全草浸剂用于治疗腹绞痛。③根浸剂用于治疗子宫出血，含漱剂治疗口腔炎和喉炎。④叶、根或花浸剂和汤剂对肺结核有效，叶可代茶长期饮用。

用法用量　中药：叶、花、枝、根内服6~10g，水煎或泡水代茶饮；外用适量，鲜品捣敷。蒙药：多入丸、散剂。

资源状况　资源丰富。

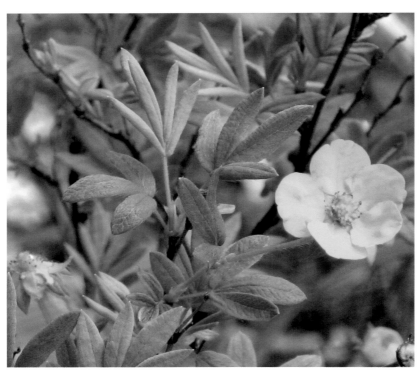
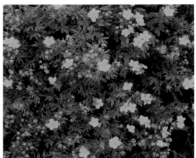
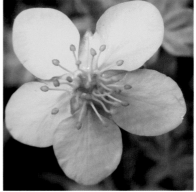

银露梅
银老梅、白花棍儿茶
Potentilla glabra Lodd.

形态特征　灌木，高 0.3~2m。树皮灰褐色，纵向剥落。小枝灰褐色，被稀疏柔毛。叶为羽状复叶，革质，小叶通常 5，稀 3，椭圆形、椭圆状阔卵形或椭圆状倒卵形，先端圆钝或急尖，基部楔形或宽楔形，边缘微向下反卷，全缘，两面绿色，被疏柔毛或几乎无毛；托叶薄膜质，淡黄褐色，披针形。单花或数朵花顶生；花梗细长，被疏柔毛；萼片卵形；花瓣白色，倒卵形，顶端圆钝。瘦果表面被毛。花期 6~7 月，果期 8~9 月。

生境分布　生于干旱岩石缝中。分布于我国黑龙江、华北及陕西、甘肃、青海、西藏、云南、四川、湖北、安徽。内蒙古大兴安岭额尔古纳市、根河市、鄂伦春旗、牙克石市、扎兰屯市、阿尔山市均有分布。

药用部位　茎、花、叶（白花棍儿茶）入药。

采收加工　春、秋季采收茎，晒干。7~8 月采摘花，阴干。夏季采收叶，晒干。

性味归经　味甘，性温。

功能主治　茎理气散寒，镇痛固齿，利尿消肿。用于风热牙痛，牙齿松动，浮肿等。花、叶健脾化湿，解暑，调经。用于消化不良，中暑，月经不调等。

用法用量　内服 6~9g，水煎；外用适量，外擦。

资源状况　资源少。

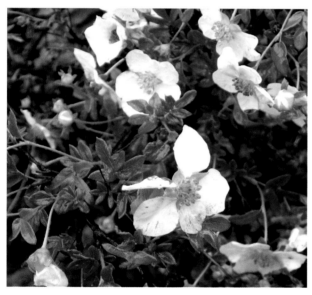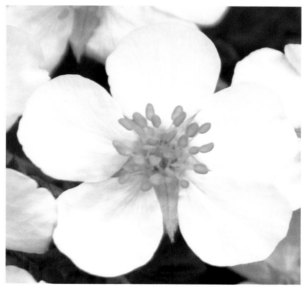

多裂委陵菜
细叶委陵菜
Potentilla multifida L.

形态特征　多年生草本，高 20~40cm。直根圆柱形，木质化。茎斜升、斜倚或近直立。茎、总花梗与花梗都被长柔毛和短柔毛。单数羽状复叶。基生叶和茎下部叶具长柄，有伏生短柔毛，通常有小叶 7，小叶片羽状深裂，几乎裂达中脉，狭长椭圆形或椭圆形，裂片条形或条状披针形，先端锐尖，边缘向下反卷，上表面伏生短柔毛，下表面被白色毡毛，沿主脉被绢毛。茎生叶与基生叶同形，但叶柄较短，小叶较少。伞房状聚伞花序生于茎顶；花萼密被长柔毛与短柔毛，萼片三角状卵形，先端渐尖，花萼各部果期增大；花瓣黄色，宽倒卵形。瘦果椭圆形，褐色，稍具皱纹。花、果期 7~9 月。

生境分布 生于山坡草地、沟谷或林缘。分布于我国东北、华北、西北及云南、四川、西藏。内蒙古大兴安岭各地均有分布。

药用部位 全草（多裂委陵菜）入药。

采收加工 夏、秋季采收全草，洗净，晒干。

性味归经 味甘、微苦，性寒。

功能主治 清热利湿，止血，杀虫。用于肝炎，蛲虫病，功能失调性子宫出血，外伤出血。

用法用量 内服 25~50g，水煎；外用适量，研末敷伤处。

资源状况 资源丰富。

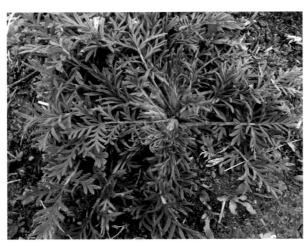 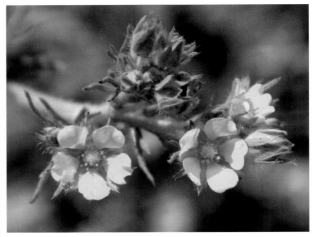

朝天委陵菜
伏委陵菜、铺地委陵菜
Potentilla supina L.

形态特征 一年生或二年生草本，高 10~50cm。茎平铺或倾斜伸展，分枝多，疏生柔毛。羽状复叶；基生叶有小叶 7~13，小叶倒卵形或矩圆形，先端圆钝，边缘有缺刻状锯齿，上表面无毛，下表面微生柔毛或近无毛；茎生叶与基生叶相似，有时为三出复叶，托叶阔卵形，3 浅裂。花单生于叶腋，黄色；花梗有柔毛；副萼片椭圆状披针形。瘦果卵形，黄褐色，有纵皱纹。花期 7~8 月，果期 8~9 月。

生境分布 生于路旁、水边、居民区附近、沙滩。我国广布种。内蒙古大兴安岭各地均有分布。

药用部位 全草（朝天委陵菜）入药。

采收加工 夏、秋季采收全草，洗净，晒干。

化学成分 全草含黄酮，根含鞣质。

性味归经 味苦，性寒。归肝、大肠经。

功能主治　滋补，收敛止血，清热解毒。用于感冒发热，肠炎，热毒泻痢，痢疾，血热及各种出血证等。
用法用量　内服 10~20g，水煎。
资源状况　资源一般。

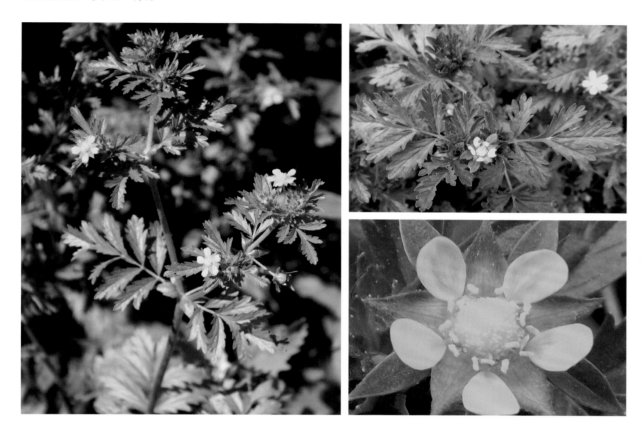

菊叶委陵菜
蒿叶委陵菜、砂地萎陵菜、叉菊萎陵菜
Potentilla tanacetifolia Willd. ex Schlecht.

形态特征　多年生草本，高 15~50cm。根木质化，基部有残存的棕色托叶。茎直立或倾斜开展，和叶柄及花序均生长柔毛和短柔毛。羽状复叶；基生叶的小叶 5~8 对，倒卵状矩圆形或矩圆形，顶端小叶片较大，边缘有缺刻状锯齿或浅裂，上表面近无毛，下表面有柔毛，小叶片无柄，托叶膜质。茎生叶通常有小叶 2~5 对，叶柄短，托叶椭圆形，2 深裂，裂片披针形。伞房状聚伞花序，大型，多花；花黄色；花萼外生有柔毛和腺点。瘦果矩圆状卵形，黄绿色，光滑。花、果期 7~9 月。
生境分布　生于山坡向阳处或草地。分布于我国东北、华北及陕西。内蒙古大兴安岭各地均有分布。
药用部位　全草（菊叶委陵菜）入药。
采收加工　夏、秋季采挖全草，晒干。
化学成分　根含鞣质。
功能主治　清热解毒，消炎止血。用于肠炎，痢疾，吐血，便血，感冒，疮痈肿毒等。
用法用量　内服 15~30g，水煎；外用适量，捣汁涂敷。
资源状况　资源丰富。

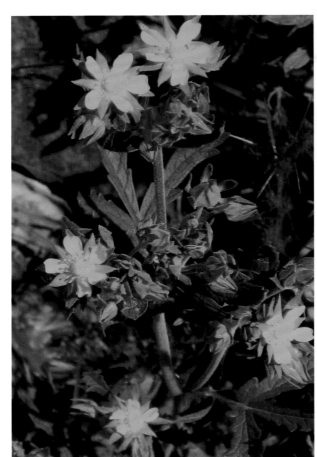
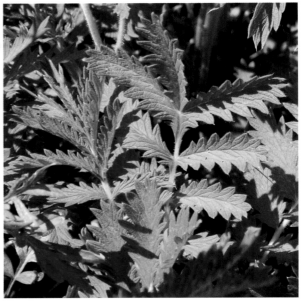
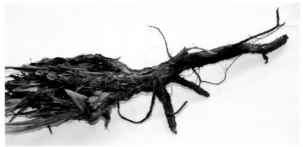

轮叶委陵菜 *Potentilla verticillaris* Steph. ex Willd.

形态特征　多年生草本。根长圆柱形。花茎丛生，直立，高 5~16cm，被白色绒毛及长柔毛。基生叶 3~5，小叶片羽状深裂或掌状深裂，几乎裂达叶轴，形成假轮生状，下部小叶片比上部小叶片稍短，裂片带形或窄带形，顶端急尖或圆钝，基部楔形，叶边反卷，上表面绿色，被疏柔毛或脱落几乎无毛，下表面被白色绒毛，沿脉疏被白色长柔毛；茎生叶 1~2，3~5 掌状全裂，裂片带形。聚伞花序疏散，具少花；花梗被白色绒毛；花黄色；萼片长卵形，顶端渐尖，副萼片狭披针形，急尖至渐尖，比萼片短或近等长，外被白色绒毛及长柔毛。瘦果光滑。花、果期 6~8 月。

生境分布　生于干旱山坡、干草地。分布于我国黑龙江、吉林、内蒙古、河北。内蒙古大兴安岭鄂温克旗、额尔古纳市、牙克石市、阿尔山市均有分布。

药用部位　全草入药。

采收加工　夏、秋季采收全草，晒干。

应　　用　同委陵菜。

资源状况　资源少。

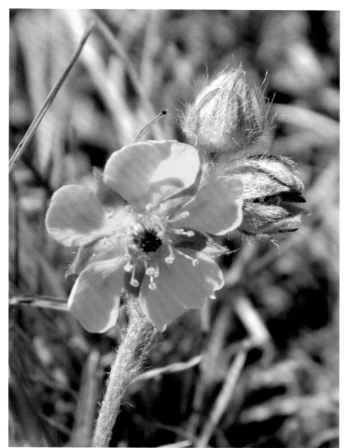
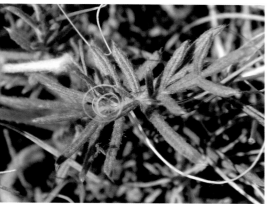
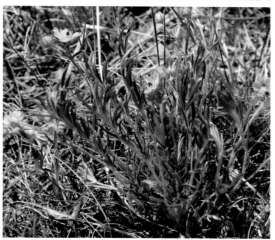

秋子梨

山梨、野梨、花盖梨
Pyrus ussuriensis Maxim.

形态特征　小乔木，高 10~14m，树冠宽阔。幼枝无毛，二年生枝黄灰色或紫褐色，老枝黄灰色或黄褐色，具稀疏皮孔。叶片近圆形、宽卵形，先端渐短尖，基部圆形或近心形，叶缘有刺芒状的尖锐锯齿。花序密集，有花 5~7；花白色；花瓣倒卵形；雄蕊 20，短于花瓣；花柱 5，离生，长于雄蕊。果球形，黄色或绿黄色，有褐色斑点。花期 5~6 月，果期 8~9 月。

生境分布　生于山坡、林缘。分布于我国东北、华北及山东、陕西、甘肃、新疆、浙江。内蒙古大兴安岭鄂伦春旗、莫力达瓦旗、阿荣旗、扎兰屯市均有分布。

药用部位　果实（秋子梨）、叶入中药，果实入蒙药。

采收加工　9 月采摘果实，切片，晒干。夏、秋季采收叶，阴干。

性味归经　中药：果实味甘、酸，性凉。蒙药：果实味酸，性凉、燥、锐、糙。

功能主治　中药：果实解热，祛痰。用于热病伤津，烦渴，消渴，热咳，痰热惊狂，噎嗝，便秘。叶利水消肿。蒙药：祛"巴达干"热，止泻。用于"巴达干"热，"巴达干宝日"，胸腹灼痛，吐酸水，厌食，口渴等。

用法用量　中药：果实内服 9~15g，水煎或制成梨膏。叶内服 15~25g，水煎。蒙药：多入丸、散剂。

资源状况　资源少。

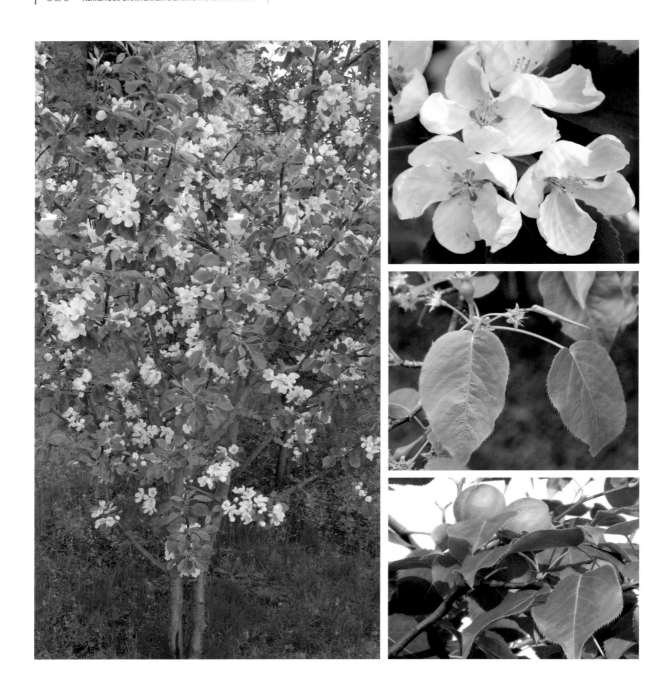

刺蔷薇
大叶蔷薇、刺玫果
Rosa acicularis Lindl.

形态特征　灌木，高达 1m。小枝圆柱形，稍弯曲，紫红色，有密细直刺，无毛。奇数羽状复叶，小叶 5~7，小叶片宽椭圆形或长圆形，先端尖，基部近圆形，边缘有单锯齿或不明显重锯齿，上表面深绿色，无毛，中脉和侧脉稍微下陷，下表面淡绿色，中脉和侧脉均突起，有柔毛，沿中脉毛较密；叶柄和叶轴有柔毛、腺毛和稀疏皮刺；托叶大，卵状披针形。花单生或 2~3 朵集生，粉红色，芳香；花梗无毛，密被腺毛；萼片披针形，先端长尾状，外面有腺毛和柔毛，里面有白柔毛；花瓣宽倒卵形。果长椭圆形、椭圆形或梨形，有明显颈部，橘红色。花期 6~7 月，果期 8~9 月。

生境分布 生于山坡林下、林缘、灌丛及砍伐后的针叶林迹地和路旁。分布于我国东北、华北及陕西、甘肃、新疆。内蒙古大兴安岭各地均有分布。

药用部位 果实、花、根（刺蔷薇）入中药，果实、根入蒙药。

采收加工 秋季采摘果实，阴干。夏季采摘花，阴干。四季均可采挖根，洗净，晒干。

性味归经 中药：果实味酸、苦，性温。归肝、脾、胃经。花味甘、酸、微苦，性温。根味苦、涩，性平。归肺、大肠经。蒙药：味甘、涩，性平。

功能主治 中药：果实活血调经。用于消化不良，食欲不振，脘腹胀痛，腹泻，动脉粥样硬化，肺结核咳嗽等。花理气和血。用于月经不调，痛经，崩漏，吐血，肋间神经痛等。根止咳，止血。用于咳嗽，痢疾，崩漏，跌打损伤等。蒙药：果实固精缩尿。用于遗精滑精，遗尿尿频，崩漏带下，毒热，热性"协日乌素"病，肝热，青腿病等。根清"协日"，消食，镇"赫依"。用于"赫依协日"症，"巴达干协日"症，脉病，咳嗽，胃"协日"症。

用法用量 中药：果实内服 6~10g，水煎；花内服 3~6g，水煎。根内服 5~15g，水煎；外用适量，捣敷。蒙药：内服 3~5g，煮散剂或入丸、散剂。

资源状况 资源丰富。

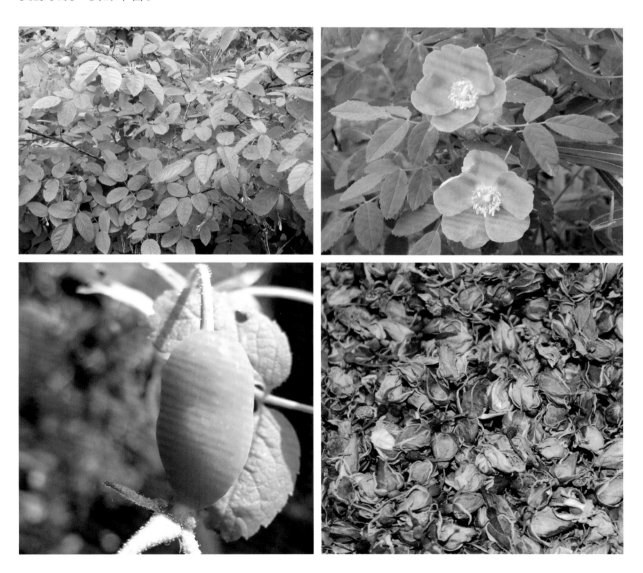

山刺玫
刺玫果、刺玫蔷薇、野玫瑰
Rosa davurica Pall.

形态特征　直立灌木，高 1~2m。枝无毛，小枝及叶柄基部常有成对的皮刺，刺弯曲，基部大。羽状复叶，小叶 5~7，矩圆形或长椭圆形，先端急尖或稍钝，基部宽楔形，边缘近中部以上有锐锯齿，上表面无毛，下表面灰绿色，有白霜、柔毛和腺体；托叶大部分附着于叶柄上，边缘、下表面及叶柄均被腺毛。花单生或数朵聚生，深红色；花梗具腺毛；柱头刚伸出花托口部。蔷薇果球形或卵形，红色。花期 6~7 月，果期 8~9 月。

生境分布　生于河岸草地、路旁、林缘、林下。分布于我国东北、华北及陕西、甘肃、四川、湖北。内蒙古大兴安岭各地均有分布。

药用部位　果实（刺玫果）、花、根入药。

采收加工　秋季采摘果实，阴干。夏季采摘花，阴干。四季均可采挖根，洗净，晒干。

应　　用　同刺蔷薇。

资源状况　资源丰富。

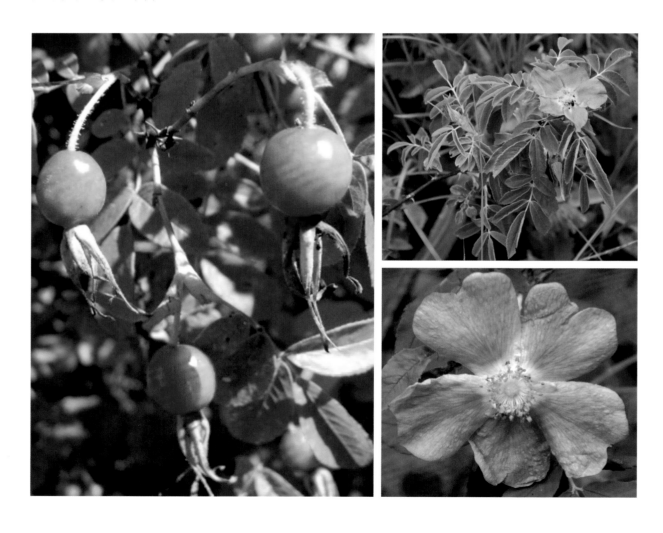

长白蔷薇 　刺梅果
Rosa koreana Kom.

形态特征　小灌木丛生，高约 1m。枝条密集，暗紫红色，密被针刺，针刺有椭圆形基部，当年生小枝上针刺较稀疏。小叶 7~11，小叶片椭圆形、倒卵状椭圆形或长圆状椭圆形，上表面无毛，下表面近无毛或沿脉微有柔毛；托叶倒卵状披针形，边缘有腺齿，无毛。花单生于叶腋，无苞片；花瓣白色或带粉色，倒卵形，先端微凹，基部楔形。果实长圆球形，橘红色，有光泽，宿存萼片直立。花期 5~6 月，果期 7~9 月。

生境分布　生于林缘、灌丛或山坡多石地。分布于我国东北及内蒙古。内蒙古大兴安岭鄂伦春旗有分布。

应　　用　同刺蔷薇。

资源状况　资源稀少。

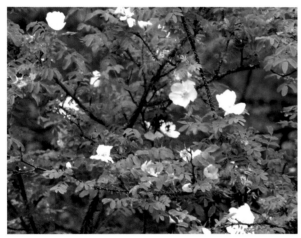
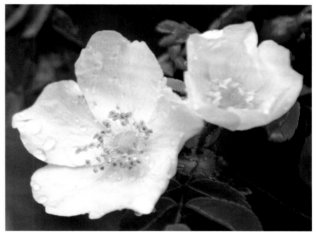

北悬钩子 　草托盘
Rubus arcticus L.

形态特征　草本，高通常 10~30cm。根匍匐，近木质。茎细弱，单生或有分枝，营养茎无鞭状匍枝。复叶具小叶 3，小叶片菱形至菱状倒卵形。花常单生，顶生，有时 1~2 朵腋生，两性或不完全单性；花萼陀螺状，外面有柔毛，萼片 5~10，卵状披针形至狭披针形；花瓣宽倒卵形，稀长圆形或匙形，紫红色。果实暗红色，宿存萼片反折。花期 6~7 月，果期 8~9 月。

生境分布　生于山坡林下、林缘、草甸、湿草地。分布于我国大兴安岭、小兴安岭及吉林长白山。内蒙古大兴安岭各地均有分布。

药用部位　果、叶、茎（北悬钩子）入中药，茎枝入蒙药。

采收加工　秋季采收果实，晒干。夏季采收叶，晒干。夏、秋季采收茎枝，晒干。

应　　用　果实补肝肾，明目，清凉止咳。茎枝入蒙药同库页悬钩子。

资源状况　资源丰富。

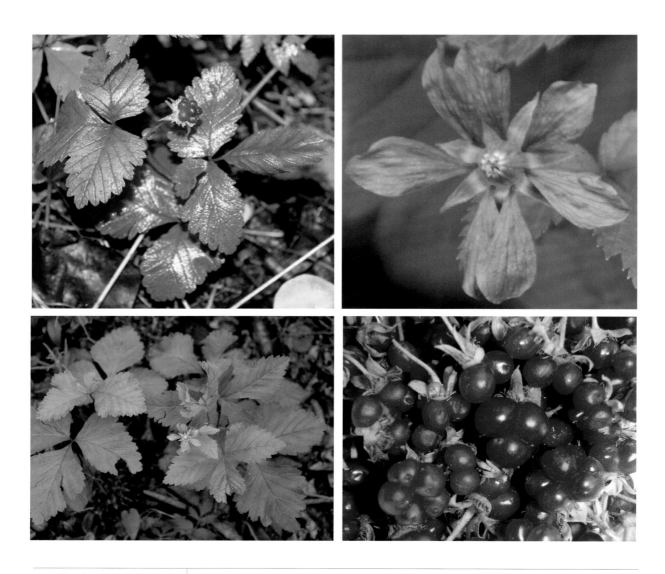

兴安悬钩子 *Rubus chamaemorus* L.

形态特征 多年生低矮草本。根茎匍匐，长而分枝。茎一年生，直立，高 5~30cm，基部具少数鳞叶，被柔毛和稀疏腺毛。基生叶肾形或心状圆形，上表面近无毛，下表面被柔毛，幼时有腺毛，5~7 浅裂，有不整齐的粗锐锯齿；叶柄被柔毛或幼时疏生腺毛；托叶离生，叶状，长圆形，老时无毛，幼时边缘疏生腺毛。花单生，雌雄异株，雄花较大；花梗被柔毛，幼时疏生腺毛；花萼具柔毛和腺毛，萼筒短，裂片 4~5，长圆形，花果期常直立开展；花瓣 4~5，倒卵形，先端常有凹缺，白色，比萼片长。雌花的雌蕊约 20，花柱长，无花药。雄花的雄蕊发达，花丝长线形，基部稍宽大；雌蕊不发育。果近球形，成熟时橙红色或带黄色，无毛。花期 6~7 月，果期 8~9 月。

生境分布 生于高海拔苔藓沼泽中、落叶松林下、灌丛中、溪边。分布于我国黑龙江、内蒙古。内蒙古大兴安岭额尔古纳市、根河市均有分布。

应　　用 茎枝（兴安悬钩子）入蒙药同库页悬钩子。

资源状况 资源一般。

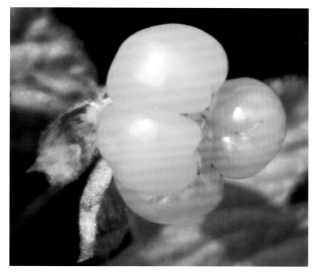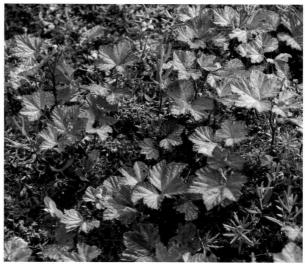

库页悬钩子

库叶悬钩子、白背悬钩子
Rubus sachalinensis Lévl.

形态特征　灌木，高 30~100cm。茎直立，枝土褐色，有短绒毛，具黄灰色或红色的密刺毛和直刺，当年生枝紫红色，有白粉。羽状三出复叶，互生，小叶片卵形、长圆状卵形，先端锐尖，基部圆形或微心形，顶生叶较两侧叶大，边缘具规则或不规则的小锯齿，上表面绿色，被短柔毛或近无毛，下表面被白色毡毛，沿脉常有小刺；托叶披针形。花序顶生或腋生，伞房状，具花 1~5；花梗被卷曲柔毛、腺毛和针刺；花萼外面密被卷曲柔毛、腺毛和针刺；花瓣 5，白色，倒披针形，花瓣短于萼片；雄蕊短于花柱。聚合果具多数红色小核果。花期 6 月，果期 8 月。

生境分布　生于山地林下、林缘灌丛、林间草甸和岩石缝中。分布于我国东北、华北及宁夏、新疆、青海。内蒙古大兴安岭额尔古纳市、根河市、鄂伦春旗、牙克石市、阿荣旗、扎兰屯市、阿尔山市均有分布。

药用部位　茎叶（库页悬钩子）、根、花及果实入中药，茎枝入蒙药。

采收加工　中药：夏季采收茎叶，晒干。春、秋季采挖根，洗净泥土，晒干，切段。6~7 月采收花，鲜用或晒干。秋季采收成熟果实，晒干，或置沸水中烫后，晒干。蒙药：春、秋、冬季采收茎枝，晒干。

化学成分　叶、果和茎含黄酮苷，果含苹果酸、柠檬酸、水杨酸、葡萄糖、蔗糖及果胶质、黏液质、染料、挥发油，果熟初期含维生素 C。

性味归经　中药：茎叶味苦、涩，性平。根味苦、涩，性平。花味苦，性平。果实味甘，性微温。蒙药：味甘、微辛，性平、软。

功能主治　中药：茎叶止血，解毒，消炎，祛风湿。用于吐血，鼻衄，痢疾，风湿腰腿痛。根止血止带。用于久痢滑泻不止。花解毒，安神。用于蛇蝎咬伤，失眠等。果实益肾，固精，缩尿。用于遗精，遗尿，尿频等。蒙药：止咳，清热，调元。用于感冒，未成熟热，搏热，咳嗽，"赫依"热等。

用法用量　中药：茎叶、根内服 15~30g，水煎。花内服 3~10g，水煎。果实内服 9~12g，水煎。蒙药：多入汤、散剂。

资源状况　资源一般。

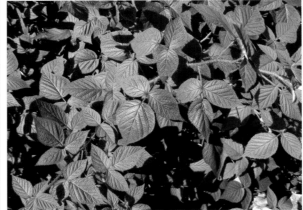

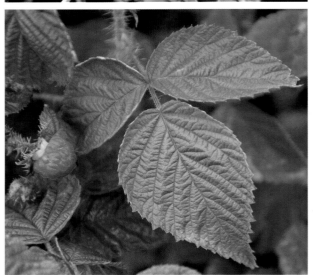

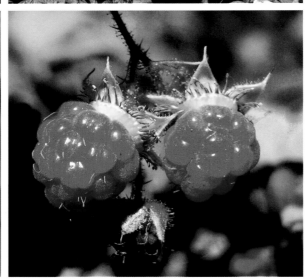

石生悬钩子
天山悬钩子
Rubus saxatilis L.

形态特征 多年生草本，高 20~30cm。基部有短柔毛和刺刚毛，有时混生腺毛。三出复叶，小叶菱状卵形，边缘有粗重锯齿，两面均散生柔毛；叶柄具短柔毛和刚毛；托叶卵形或条状披针形。伞房花序短，具花 3~10，有时 1~2 朵生于腋生的短枝上；总花梗和花梗密生短柔毛和刺刚毛；花白色；萼裂片卵形，先端尾尖，内外两面有柔毛；心皮 5~6。聚合果近球形，红色，具多皱的小核果 1~6。

生境分布 生于石砾地、灌丛中或针阔叶混交林下。分布于我国东北、华北及新疆。内蒙古大兴安岭各地均有分布。

药用部位 全草（小悬钩子）及果实入中药，茎入蒙药。

采收加工 中药：夏、秋季采收全草，晒干，切段。秋季采收成熟果实，放入沸水中微浸，捞出，晒干。蒙药：夏、秋季采割茎，除去嫩枝及叶，剥去外皮，阴干。

性味归经 中药：全草味苦、微酸，性平。果实味甘、酸，性温。蒙药：茎味甘、微辛，性平、软。

功能主治 中药：全草补肝健胃，祛风止痛。果实补肾固精。蒙药：止咳，清热，调元。用于感冒，未成熟热，搏热，咳嗽，"赫依"热等。

用法用量　中药：内服 6~9g，水煎。蒙药：多入汤、散剂。

资源状况　资源一般。

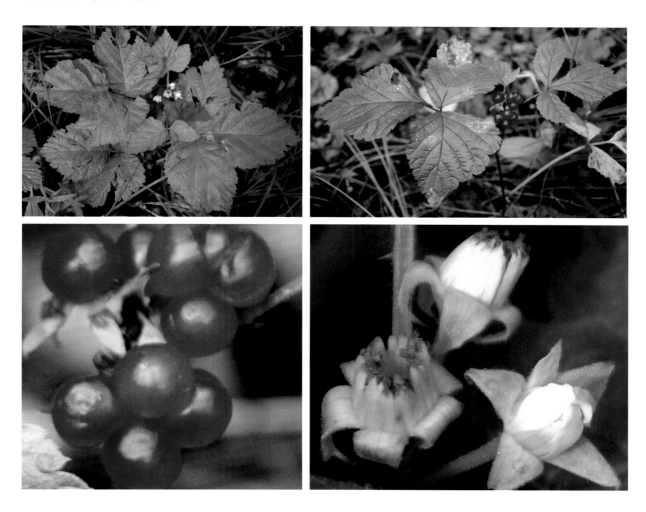

地榆
黄爪香
Sanguisorba officinalis L.

形态特征　多年生草本，高 1~2m。根粗壮。茎直立，有棱，无毛。单数羽状复叶；小叶 2~5 对，稀 7 对，矩圆状卵形至长椭圆形，长 2~6cm，宽 0.8~3cm，先端急尖或钝，基部近心形或近截形，边缘有圆而锐的锯齿，无毛，有小托叶；托叶包茎，有齿。花小，密集，顶生，呈圆柱形的穗状花序，有小苞片；萼裂片 4，花瓣状，紫红色。瘦果褐色，有细毛，有纵棱，包藏于宿存花萼内。花期 7~8 月，果期 8~9 月。

生境分布　生于草甸、山坡草地、林下、灌丛中或疏林下。我国除台湾、海南及香港无分布外，其他各地均有分布。内蒙古大兴安岭各地均有分布。

药用部位　根（地榆）入药。

采收加工　春、秋季采挖根，洗净，晒干。

化学成分　根中含多种鞣质化合物等。

性味归经　味苦、酸、涩，性微寒。归肝、大肠经。

功能主治　凉血止血，解毒敛疮。用于便血，痔血，血痢，崩漏，水火烫伤，痈肿疮毒等。

用法用量　内服 9~15g，水煎或入丸、散剂，亦可绞汁；外用适量，煎水或捣汁外涂，也可研末掺或捣烂外敷。虚寒者忌服。

资源状况　资源丰富。

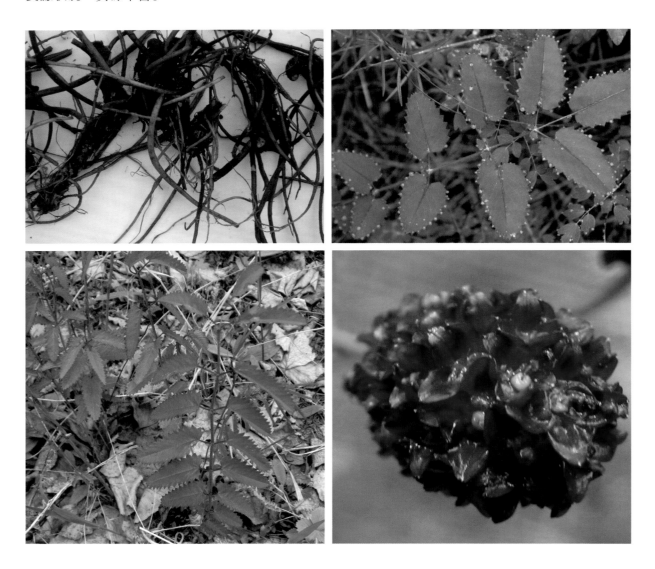

长蕊地榆　直穗粉花地榆
Sanguisorba officinalis L. var. *longifila* Kitag.

形态特征　多年生草本，高 30~120cm。根粗壮，多呈纺锤形，表面棕褐色或紫褐色，有纵皱纹及横裂纹。基生叶为羽状复叶，有小叶 4~6 对，小叶片有短柄，卵形或长圆状卵形，长 1~7cm，宽 0.5~3cm，顶端圆钝，稀急尖，基部心形至浅心形，边缘有多数锯齿，锯齿粗大圆钝，稀急尖，两面绿色，无毛；叶柄无毛或基部有稀疏腺毛。茎生叶较少，小叶片有短柄至几无柄，长圆形至长圆状披针形。穗状花序椭圆形、圆柱形或卵球形，直立；苞片膜质，披针形，顶端渐尖至尾尖，比萼片短或近等长，背面及边缘有柔毛；萼片 4，紫红色，椭圆形至宽卵形。果实包藏在宿存萼筒内，外面有斗棱。花、果期 7~9 月。

生境分布　生于草甸、沼泽化草甸、路旁、草原。分布于我国黑龙江、内蒙古。内蒙古大兴安岭各地均有分布。

药用部位　根（地榆）入药。

采收加工　春、秋季采挖根，除去泥土，洗净，晒干。

应　　用　同地榆。

资源状况　资源丰富。

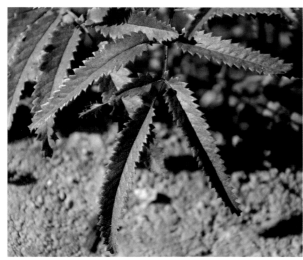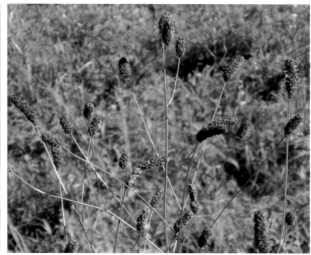

细叶地榆　垂穗粉花地榆
Sanguisorba tenuifolia Fisch. ex Link

形态特征　多年生草本，高达 1.5m。茎有棱，光滑。基生叶为羽状复叶，小叶 7~9 对，小叶有柄，带形或带状披针形，长 5~7cm，基部圆形、微心形或斜宽楔形，先端急尖或圆，有缺刻状急尖锯齿，两面绿色，无毛；叶柄无毛。茎生叶与基生叶相似。穗状花序长圆柱形，下垂；花序梗几乎无毛；苞片披针形，外面及边缘密被柔毛，比萼片短；萼片长椭圆形，粉红色。瘦果具 4 棱，无毛。花、果期 8~9 月。

生境分布　生于山坡草地、草甸、林缘、路旁。分布于我国东北及内蒙古、山东。内蒙古大兴安岭各地均有分布。

药用部位　根（地榆）入药。

采收加工　春、秋季采挖根，除去泥土，洗净，晒干。

应　　用　同地榆。

资源状况　资源丰富。

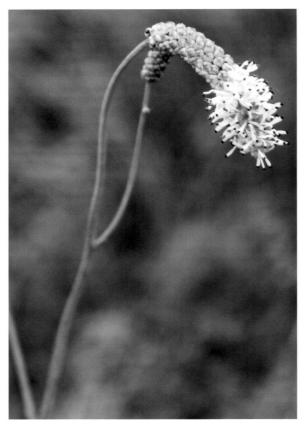 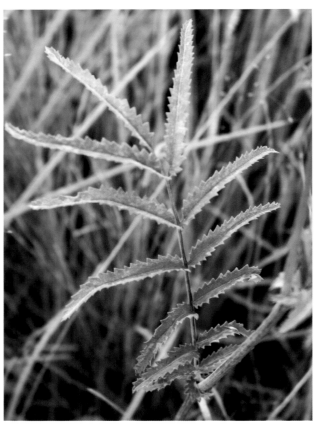

小白花地榆 *Sanguisorba tenuifolia* Fisch. ex Link var. *alba* Trautv. et Mey.

形态特征 多年生草本，高可达 150cm。根茎粗壮，分出较多细长根。茎有棱，光滑。基生叶为羽状复叶，有小叶 7~9 对，小叶有柄，带形或带状披针形，长 5~7cm，宽 1.5~1.7cm，基部圆形、微心形至斜阔楔形，顶端急尖至圆钝，边缘有多数缺刻状急尖锯齿，两面绿色，无毛；叶柄无毛；托叶膜质，褐色，外面光滑。茎生叶与基生叶相似，唯向上小叶对数逐渐减少，且较狭窄；托叶草质，绿色，半月形，边缘有缺刻状锯齿。穗状花序长圆柱形，通常下垂；花序梗几乎无毛；苞片披针形，外面及边缘密被柔毛，比萼片短；萼片长椭圆形，粉红色。瘦果具 4 棱，无毛。花、果期 8~9 月。

生境分布 生于湿地、草甸、林缘。分布于我国东北及内蒙古。内蒙古大兴安岭各地均有分布。

药用部位 根（地榆）入药。

采收加工 春、秋季采挖根，除去泥土，洗净，晒干。

应　　用 同地榆。

资源状况 资源丰富。

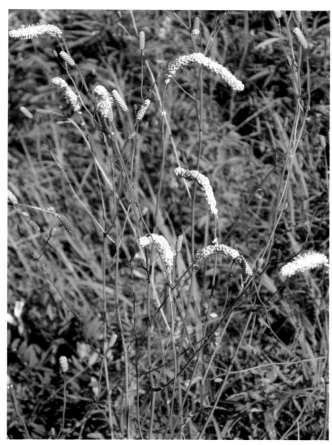
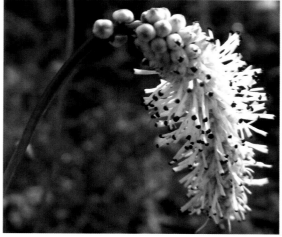
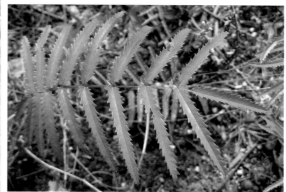

欧亚绣线菊 | 石棒绣线菊、石棒子
Spiraea media Schmidt

形态特征　直立灌木，高 0.5~2m。小枝灰褐色，无毛或近无毛。叶片椭圆形至披针形，先端急尖，稀圆钝，基部楔形，全缘或先端具锯齿 2~5，两面无毛或下表面脉腋间微有短柔毛；叶柄无毛。伞形总状花序无毛，具花 9~15；花白色；萼筒宽钟状，外面无毛，裂片卵状三角形；花瓣近圆形；雄蕊约 45，比花瓣长；子房具短柔毛，花柱短于雄蕊。蓇葖果较直立开张，外被短柔毛，具反折萼裂片。花期 5~6 月，果期 7~8 月。

生境分布　生于林下、多石山地、山坡草原、林中空地、灌丛。分布于我国东北及内蒙古、河北、河南、新疆。内蒙古大兴安岭各地均有分布。

药用部位　种子、叶、根（石棒绣线菊）入药。

采收加工　7~8 月采集种子，夏、秋季采收叶，春、秋季挖根，均晒干。

功能主治　祛风除湿，健脾，驱虫。用于风湿关节痛，脾虚吐泻，蛔虫病，带下等。

用法用量　内服 6~9g，水煎。

资源状况　资源丰富。

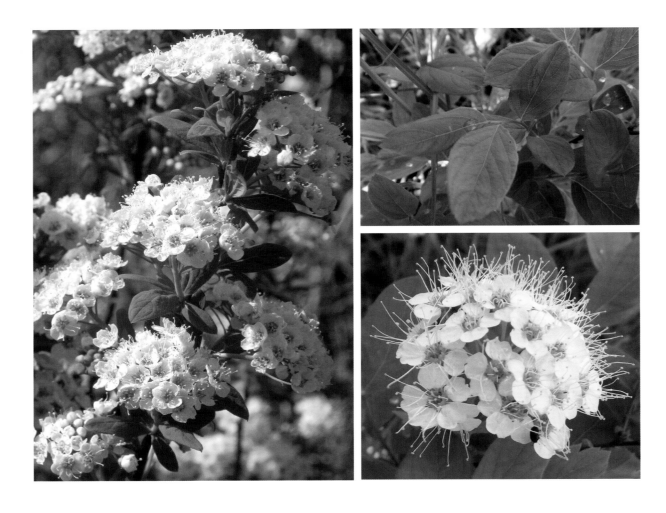

土庄绣线菊 | 柔毛绣线菊
Spiraea pubescens Turcz.

形态特征　灌木，高 1~2m。小枝开展，稍弯曲，褐黄色，幼时有短柔毛，后脱落。叶倒卵形或椭圆形，先端尖，基部宽楔形，边缘自中部以上有粗锯齿，有时 3 浅裂，上表面疏被毛，下表面被灰色短柔毛。伞形花序，具总花梗，有花 15~20；萼筒钟状，萼片卵状三角形；花瓣卵形、宽倒卵形，白色；雄蕊 25~30，约与花瓣等长；花盘圆盘形。蓇葖果开张，仅在腹缝线微被短绒毛。花期 5~6 月，果期 7~8 月。

生境分布　生于向阳或半阳处、林内、干旱岩坡灌丛中。分布于我国东北、华北及山东、河南、陕西、甘肃、四川、湖北、安徽。内蒙古大兴安岭各地均有分布。

采收加工　全年采收茎髓，晒干。

应　　用　茎髓（土庄绣线菊）利尿。用于水肿病。

资源状况　资源丰富。

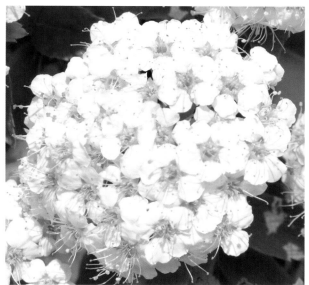
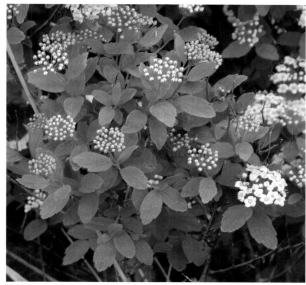

绣线菊

柳叶绣线菊、空心柳
Spiraea salicifolia L.

形态特征　直立灌木，高 1~2m。小枝稍有棱角，黄褐色，嫩枝具短柔毛。冬芽卵形或长圆状卵形，边缘有疏毛。叶长圆状披针形，先端突尖或渐尖，具锐锯齿，有时为重锯齿，两面无毛。圆锥花序生于枝顶，长圆形或金字塔形，有细短绒毛；花密集；萼筒钟状，萼片三角形；花瓣卵形，先端长圆钝，粉红色；雄蕊约 50，约长于花瓣的 2 倍；子房有疏短绒毛。蓇葖果直立，无毛，或仅沿腹缝线有短柔毛。花期 6~8 月，果期 8~9 月。

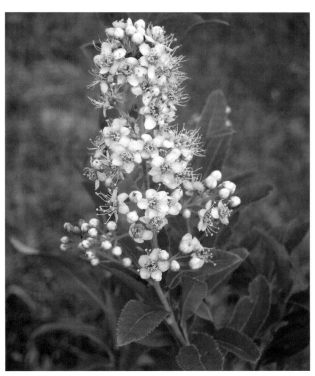
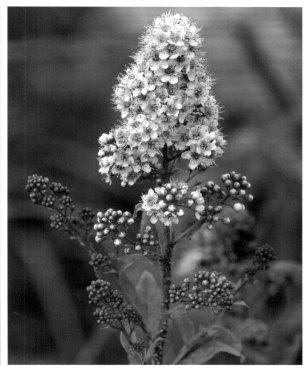

生境分布 生于草甸、沼泽、林缘、河岸林下。分布于我国东北、华北及山东。内蒙古大兴安岭各地均有分布。

药用部位 根（绣线菊）及嫩叶入药。

采收加工 全年采挖根，洗净，晒干。夏季采收嫩叶，晒干。

性味归经 味苦，性凉。

功能主治 清热解毒。用于目赤肿痛，头痛，牙痛，肺热咳嗽等；外治创伤出血。

用法用量 内服 50~100g，水煎；外用适量，捣烂敷患处。

资源状况 资源丰富。

绢毛绣线菊
绣线菊
Spiraea sericea Turcz.

形态特征 灌木，高达 2m。树皮条片状脱落。小枝幼时被柔毛，棕褐色。冬芽长卵形，先端渐尖，外被短柔毛。叶柄密被绢毛；叶片卵状椭圆形或椭圆形，基部楔形或圆楔形，先端急尖，有时具齿 3~5，全缘或在营养枝上有锯齿 2~4，上表面被稀疏短柔毛，下表面颜色较淡，被伏生长绢毛，羽状脉显著。伞房花序具花 15~20；花梗长；苞片线形；萼筒钟状，外面无毛，萼裂片卵形，先端较钝；花瓣近圆形，长宽几乎相等，白色；雄蕊或与花瓣等长或约长于花瓣的 1 倍；花柱比雄蕊短。蓇葖果直立张开，被短柔毛，花期 6 月，果期 8 月。

生境分布 生于干旱坡地、林中或林缘草地。分布于我国东北及内蒙古、山西、河南、陕西、宁夏、甘肃、四川。内蒙古大兴安岭额尔古纳市、根河市、鄂伦春旗、牙克石市、阿荣旗、扎兰屯市、阿尔山市均有分布。

药用部位 茎叶（绢毛绣线菊）入药。

采收加工 6~7 月采收茎叶，晒干，切段。

应   用 茎叶煎剂外洗，用于湿疹。

资源状况 资源一般。

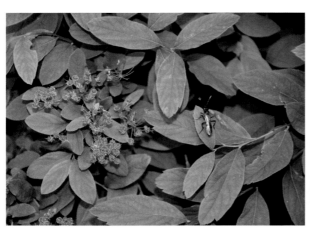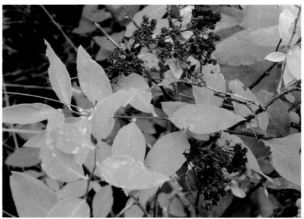

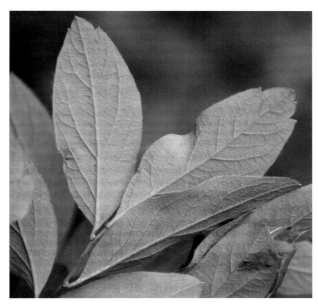
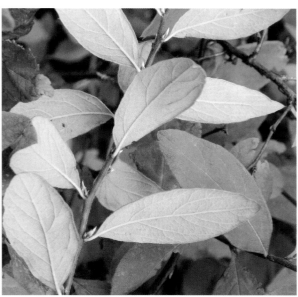

珍珠梅

东北珍珠梅、山高度梁条子
Sorbaria sorbifolia (L.) A. Br.

形态特征　灌木，高达 2m。奇数羽状复叶，互生；小叶 11~17 对，对生，披针形或卵状披针形，先端渐尖，稀尾尖，基部近圆形或宽楔形，边缘有尖锐重锯齿。复总状圆锥花序，顶生；花密集，花蕾珍珠状；花瓣白色；雄蕊 40~50，比花瓣长 1.5~2 倍。蓇葖果长圆形，果序冬季不脱落。花期 7~8 月，果期 9 月。

生境分布　生于林缘、林下、河岸、灌丛。分布于我国东北及内蒙古、河北、河南。内蒙古大兴安岭各地均有分布。

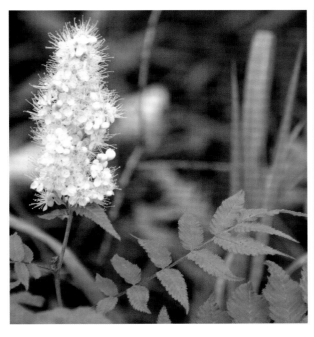
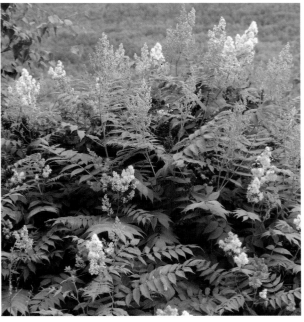

药用部位 茎皮、枝条和果穗（珍珠梅）入药。

采收加工 春、秋季采收茎皮及枝条，晒干。秋、冬季采摘果穗，晒干，研粉。

性味归经 茎皮味苦，性寒；有毒。归肝，肾经。

功能主治 茎皮活血散瘀，消肿止痛。用于骨折，跌打损伤，关节扭伤红肿疼痛，风湿性关节炎等。

用法用量 茎皮、果穗内服 0.6~1.2g，研粉；枝条内服 9~15g，水煎；外用适量，研粉调敷患处。

资源状况 资源丰富。

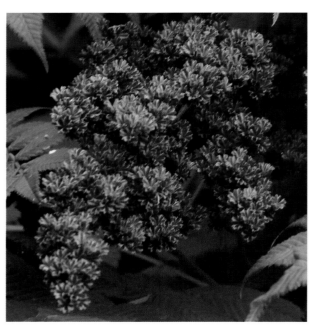 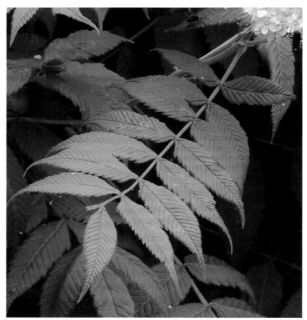

花楸树
山槐子、百华花楸、马加木
Sorbus pohuashanensis (Hance) Hedl.

形态特征 小乔木，高可达 14m。小枝粗，圆柱形。奇数羽状复叶，小叶 5~7 对，基部和顶部叶稍小，卵状披针形至椭圆状披针形，先端锐尖或短渐尖，基部偏斜圆形，叶缘有细锐锯齿，基部或中部以下近全缘，上表面无毛或疏生短柔毛，下表面苍白色，被白色柔毛或无毛。复伞房花序顶生；总花梗和花梗均被白色柔毛，后脱落；花白色。梨果球形，红色或橘红色。花期 5~6 月，果期 8~9 月。

生境分布 生于海拔 900m 以上的阴向山坡、山顶。分布于我国东北、华北及甘肃、陕西、山西、山东、安徽。内蒙古大兴安岭额尔古纳市、根河市、鄂伦春旗、牙克石市、扎兰屯市、阿尔山市均有分布。

药用部位 茎皮及果实（花楸树）入药。

采收加工 夏季采收茎皮，晒干。秋季采摘果实，晒干。

性味归经 茎皮味苦，性寒。归肺、大肠经。果实味甘、苦，性平。归肺、脾经。

功能主治 茎皮清肺止咳。用于肺结核，哮喘，咳嗽，慢性支气管炎，水肿。果实健脾补虚。用于胃火，维生素 A、维生素 C 缺乏症，体虚无力等。

用法用量 茎皮内服 9~15g，水煎。果实内服 30~60g，水煎。

资源状况 资源少。

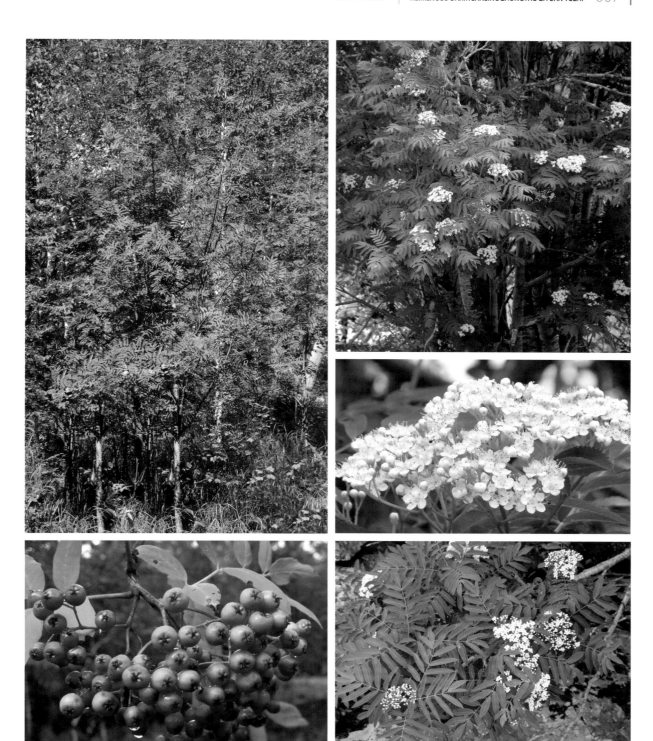

豆科 Fabaceae

两型豆
野毛扁豆、三籽两型豆、阴阳豆
Amphicarpaea edgeworthii Benth.

形态特征 一年生缠绕草本。茎纤细，被淡褐色柔毛。羽状复叶具小叶 3；叶柄长 2~5.5cm；顶生小叶菱状卵形或扁卵形，先端钝或急尖，基部圆形、宽楔形或平截，两面被白色伏贴柔毛，有基出脉 3，侧生小叶常偏斜。花二型。生于茎上部的为正常花，2~7 朵排成腋生的总状花序，除花冠外，各部均被淡褐色长柔毛；苞片膜质，卵形或椭圆形，腋内具花 1 朵，宿存；花萼筒状，5 裂；花冠淡紫色或白色，各瓣近等长。生于茎下部的为闭锁花，无花瓣。果二型，生于茎上部的为长圆形或倒卵状长圆形，被淡褐色毛。花期 7~8 月，果期 8~9 月。

生境分布 生于小溪旁、灌丛、山坡林下、草地。分布于我国东北、华北及山东、河南、安徽、江苏、浙江、福建、江西、湖北、湖南、贵州、四川、陕西、甘肃。内蒙古大兴安岭鄂伦春旗有分布。

药用部位 全草（两型豆）入药。

采收加工 夏季采收全草，晒干。

性味归经 味苦，性凉。归心经。

功能主治 消肿止痛，清热利湿。用于痈肿疮毒疼痛，头痛，骨痛，咽喉肿痛，妇人湿热带下，外伤疼痛，关节红肿疼痛，脘腹疼痛等。

用法用量 内服 6~12g，水煎；外用适量，煎水洗。

资源状况 资源稀少。

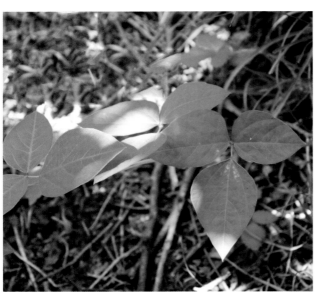
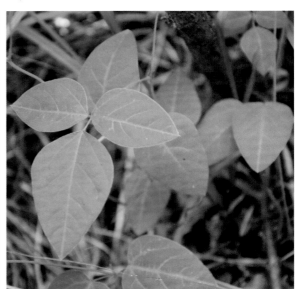

草木樨状黄耆
草木樨黄芪
Astragalus melilotoides Pall.

形态特征　多年生草本。根很深。茎直立，高 60~150cm，有疏柔毛。羽状复叶，小叶 3~7，矩圆形或条状矩圆形，先端截形，微凹，基部楔形，两面有短柔毛，叶轴有短柔毛；托叶披针形。总状花序腋生；花多，疏生，小；萼钟状，萼齿 5，三角形，有黑色和白色短柔毛；花冠白色或带粉红色，龙骨瓣带紫色，旗瓣无爪，较翼瓣及龙骨瓣稍长；子房无毛，无柄。荚果小，近圆形。花期 7~8 月，果期 8~9 月。

生境分布　生于向阳山坡、路旁草地或草甸草原。分布于我国东北、华北及河南、山东、陕西、甘肃、宁夏、青海、四川。内蒙古大兴安岭除根河市无分布外，其他地方均有分布。

药用部位　全草（草木樨状黄耆）入药。

采收加工　夏、秋季采收全草，切段，晒干。

性味归经　味苦，性微寒。

功能主治　祛风湿。用于风湿关节痛、四肢麻木等。

用法用量　内服 9~20g，水煎。

资源状况　资源少。

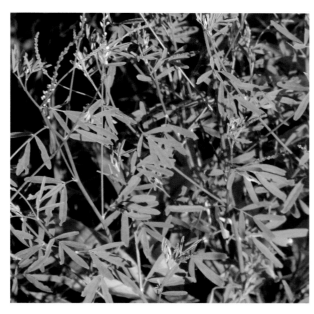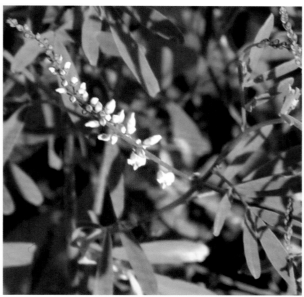

蒙古黄耆
黄耆
Astragalus penduliflorus Lam. subsp. *mongholicus* (Bunge) X. Y. Zhu

形态特征　多年生草本。主根长而粗壮。茎直立，高 40~80cm。羽状复叶，小叶 12~18 对，小叶小，长 5~10mm，宽 3~5mm，宽椭圆形、椭圆形或矩圆形，两端近圆形，上表面无毛，下表面密生短柔毛；托叶披针形。总状花序腋生；总花梗较叶长；花多数；萼钟状，外面密生短柔毛，萼齿披针形，与萼管近等长；花冠黄色；子房无毛。荚果无毛，膜质，膨胀，半卵圆形，先端有短喙，有长子房柄，有显著网纹，无毛，下垂。花期 6~7 月，果期 7~9 月。

生境分布　生于阳向山坡草地、路旁。分布于我国华北及黑龙江、吉林。内蒙古大兴安岭额尔古纳市、鄂温克族自治旗、陈巴尔虎旗、鄂伦春旗、牙克石市、扎兰屯市、阿尔山市均有分布。

药用部位　根（黄芪）入药。

采收加工　春、秋季采挖根，除去泥土，洗净，晒干。

应　　用　同黄耆。

资源状况　资源少。

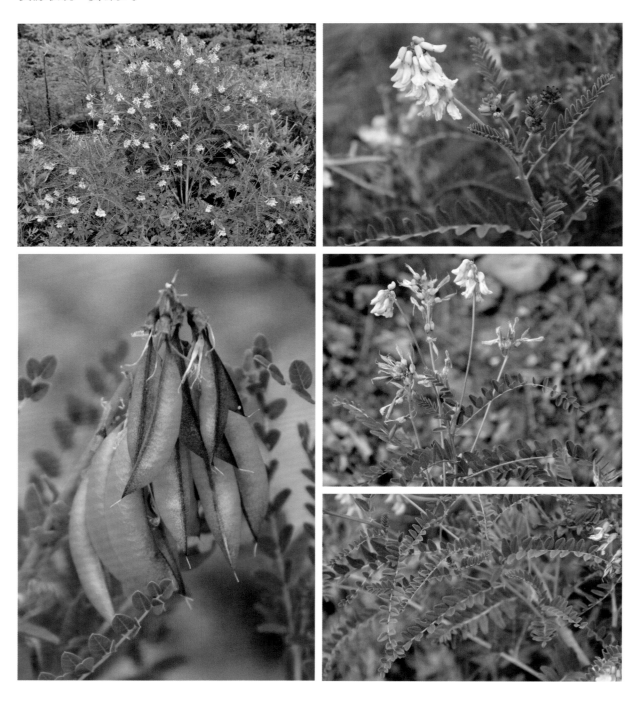

黄耆

膜荚黄芪、东北黄耆、东北黄芪
Astragalus Penduliflorus Lam. subsp. *mongholicus* (Bunge) X. Y. Zhu var. *dahuricus* (Fisch. ex DC.) X. Y. Zhu

形态特征　多年生草本，株高 50~80cm。主根深长，棒状，浅棕黄色。茎直立，上部多分枝。奇数羽状复叶互生；小叶 6~13 对，小叶片椭圆形或长卵圆形，长 7~30mm，宽 3~12mm，先端钝尖，截形或具短尖头，全缘，下表面被白色长柔毛；托叶披针形或三角形。总状花序腋生；小花梗被黑色硬毛；花萼钟形，萼齿 5；花冠蝶形，淡黄色；雄蕊 10，二体；子房被疏柔毛。荚果膜质，膨胀，半卵圆形，先端尖刺状，被黑色短毛。花期 6~7 月，果期 7~9 月。

生境分布　生于向阳山坡草地、路旁、林下。分布于我国东北、华北及陕西、甘肃、青海、四川、西藏。内蒙古大兴安岭各地均有分布。

药用部位　根（黄芪）入药。

采收加工　春、秋季采挖根，洗净，晒干，打捆或切片。

化学成分　根含蔗糖、葡萄糖醛酸、黄芪多糖、苦味素、胆碱、黄芪皂苷、甜菜碱、叶酸及黄酮、黏液质、黄烷化合物和数种氨基酸，另外还含硒、硅、锌、钴、铜、钼等多种元素。

性味归经　味甘，性微温。归肺、脾经。

功能主治　补气升阳，固表止汗，利水消肿，生津养血，行滞通痹，托毒排脓，敛疮生肌。用于气虚乏力，食少便溏，中气下陷，久泻脱肛，便血崩漏，表虚自汗，气虚水肿，内热消渴，血虚萎黄，半身不遂，痹痛麻木，痈疽难溃，久溃不敛等。黄耆具有增强非特异性免疫功能，增加红细胞数，保肝，增强精子活力，抗疲劳，减缓自然衰老，强心，调节血压，抗病毒性心肌炎，抗溃疡，抗肿瘤，抗骨质疏松等作用。

用法用量　内服 9~30g，大剂量可用至 100~200g，水煎。

资源状况　资源稀少。

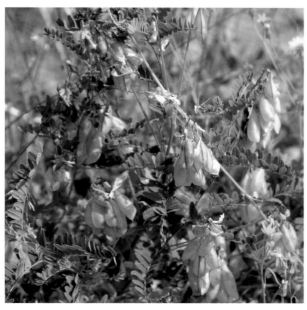
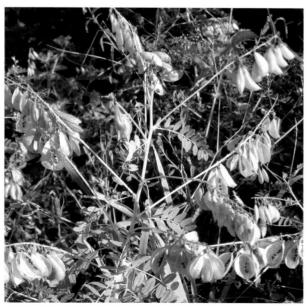

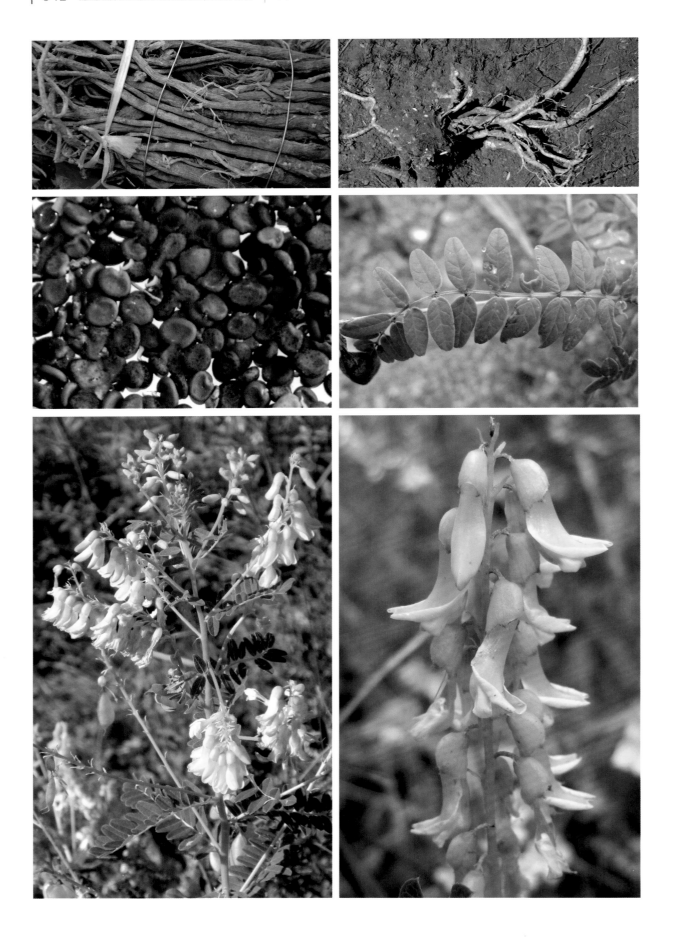

斜茎黄耆 二人抬、直立黄芪
Astragalus laxmannii Jacquin

形态特征   多年生草本，高 20~50cm。根较粗壮，暗褐色。茎数个至多数丛生，上升或斜上，稍有毛或近无毛。奇数羽状复叶，具 4~11 对小叶，小叶长圆形、近椭圆形或狭长圆形，基部圆形或近圆形，先端钝或圆，有时稍尖，表面疏生短伏毛，背面毛较密；托叶三角状，渐尖，基部彼此稍连合或有时分离。总状花序于茎上部腋生；花多数，密集，蓝紫色、近蓝色或红紫色，稀近白色；苞片狭披针形或三角形，通常明显比萼筒短；萼筒状钟形，被黑褐色毛或白色毛，萼齿狭披针形，或被刚毛状。荚果长圆状，具 3 条棱，背部凹入成沟，顶端具下弯的短喙，两面被黑色、褐色或白色毛，或彼此混生。花期 7~8 月，果期 8~9 月。

生境分布   生于向阳草地、山坡、灌丛、林缘及草原轻碱地上。分布于我国华北、西北及黑龙江、吉林。内蒙古大兴安岭各地均有分布。

药用部位   种子（沙苑子）入药。

采收加工   秋后种子成熟时采收果序，搓取种子，晒干。

性味归经   味甘，性温。

功能主治   益肾固精，补干明目。用于肝肾不足，腰膝酸软，神经衰弱，头昏目眩，遗精、早泄，遗尿，尿频等。

用法用量   内服 5~15g，水煎或入丸、散剂。

资源状况   资源丰富。

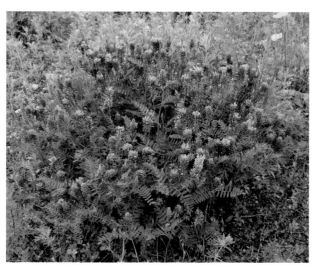 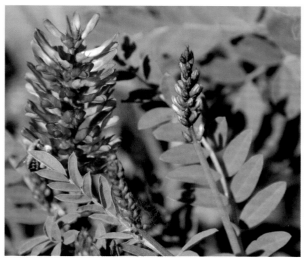

野大豆 蓟豆、乌豆、野黄豆
Glycine soja Sieb. et Zucc.

形态特征   一年生缠绕草本。茎细瘦，各部有黄色长硬毛。小叶 3，顶生小叶卵状披针形，先端急尖，基部圆形，两面生白色短柔毛，侧生小叶斜卵状披针形；托叶卵状披针形，急尖，有黄色柔毛，小托叶狭披针形，有毛。总状花序腋生；花梗密生黄色长硬毛；萼钟状，密生长毛，裂片5，三角状披针形、披针形，先端锐尖，有黄色硬毛；花冠紫红色。荚果矩形，密生黄色长硬毛。花期7月，果期8~9月。

生境分布 生于湿草地、河岸草地、山坡草地。分布于我国东北、华北、华中及宁夏、甘肃、陕西、山东、江苏、浙江、安徽、福建、江西、湖南、贵州、四川、云南。内蒙古大兴安岭鄂伦春旗、莫力达瓦旗、阿荣旗、扎兰屯市均有分布。

药用部位 全草、种子（涝豆）入中药，带果全草入蒙药。

采收加工 秋季采收全草，洗净，晒干。果实成熟时，采收种子，除去杂质，晒干。

性味归经 中药：全草味甘，性微寒。种子味甘，性温。蒙药：味甘、微苦，性凉、燥、轻、柔。

功能主治 中药：全草健脾益肾，止汗。用于自汗，盗汗，风痹多汗等。种子平肝，明目，强身壮体。用于头晕，目昏，肾虚腰痛，筋骨疼痛，小儿消化不良等。蒙药：清肺，解毒，止血，治伤，益肾。用于肺脓肿，咯血，肾热，毒热，创伤等。

用法用量 中药：全草内服30~120g，水煎或入丸、散剂。种子内服10~30g，水煎或入丸、散剂。蒙药：多入丸、散剂。

资源状况 资源少，国家二级重点保护野生植物。

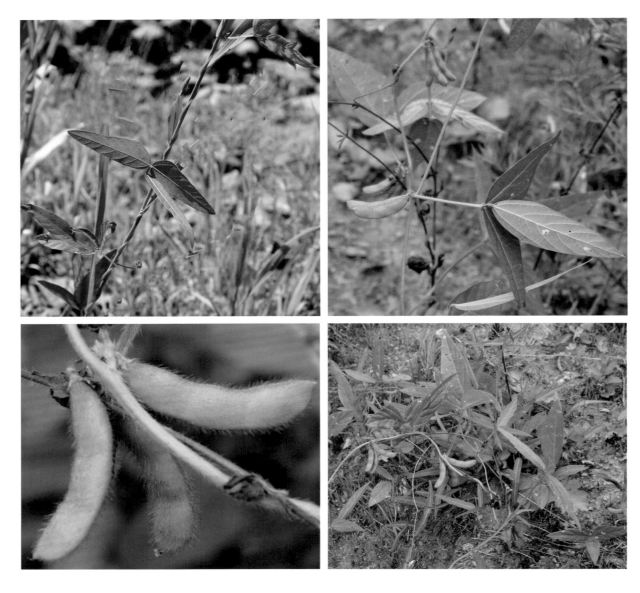

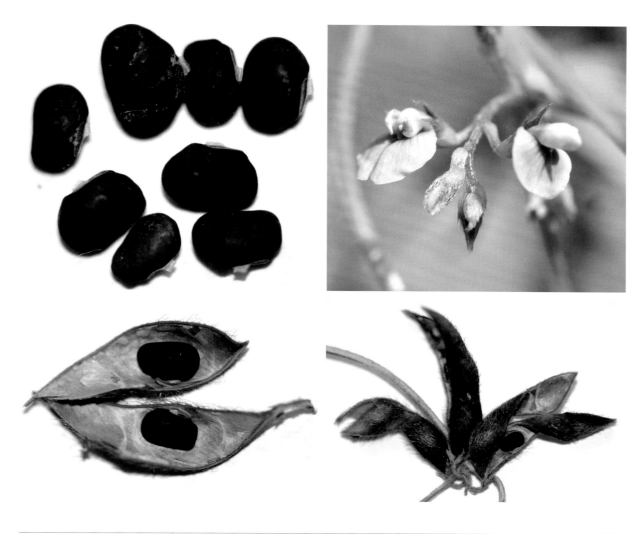

少花米口袋

小米口袋、地丁
Gueldenstaedtia verna (Georgi) Boriss.

形态特征　多年生草本。分茎短，长 2~3cm，具宿存托叶。羽状复叶，小叶 7~19，长圆形或披针形，先端钝头或急尖，具细尖，两面被疏柔毛；叶柄被白色疏柔毛；托叶三角形，基部合生。伞形花序有花 2~4；花序梗约与叶等长；苞片长三角形，小苞片线形，长约为萼筒的 1/2；花萼钟状，被白色疏柔毛，萼齿披针形；花冠红紫色，旗瓣瓣片卵形，先端圆，微缺，基部渐窄成瓣柄，翼瓣瓣片斜倒卵形，先端斜截，具短耳，龙骨瓣瓣片倒卵形。荚果长圆筒状，被长柔毛，成熟后毛稀疏，开裂。花期 5 月，果期 6~7 月。

生境分布　生于路边草地、河岸草地。分布于我国东北及内蒙古、河北。内蒙古大兴安岭各地均有分布。

药用部位　全草（甜地丁）入药。

采收加工　夏季采收全草，晒干。

性味归经　味苦、辛，性寒。

功能主治　清热解毒，消痈肿。用于疔疮痈肿，肠痈。

用法用量　内服 10~50g，水煎；外用适量，鲜草捣烂敷患处或煎水洗患处。

资源状况　资源少。

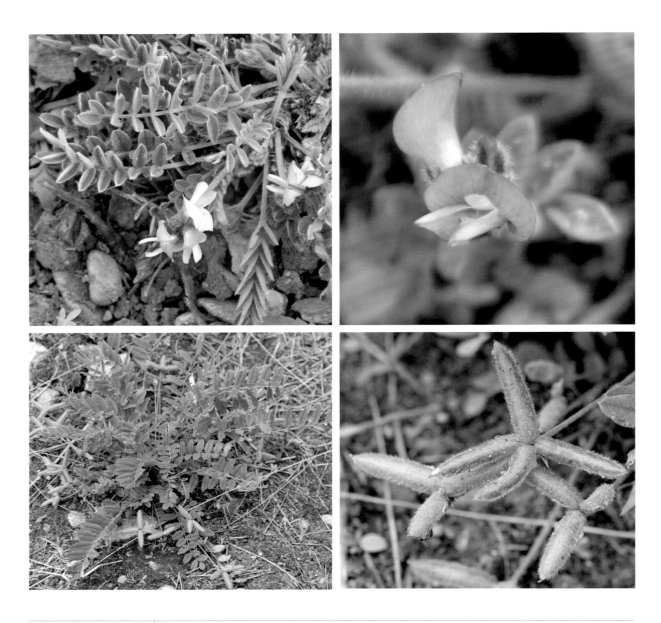

山岩黄耆 | 山岩黄芪
Hedysarum alpinum L.

形态特征 多年生草本，高 40~120cm。羽状复叶，小叶 11~23，披针形或宽披针形，先端钝，基部近圆形，上表面无毛，下表面有白色柔毛，叶轴有疏毛；托叶膜质，披针形。总状花序腋生；花多数，密集；花萼钟状，萼齿三角形，较萼筒短，疏生柔毛；花冠紫色，旗瓣无爪，翼瓣有短爪，与旗瓣等长或较旗瓣稍长，龙骨瓣长于旗瓣和翼瓣，有爪；子房无毛，花柱细长，弯曲。荚果不开裂，有荚节 1~5，荚节椭圆形，两面具网状脉纹，无毛。花期 7~8 月，果期 8~9 月。

生境分布 生于草甸、沼泽地、沼泽化草甸。分布于我国黑龙江、吉林、内蒙古、河北及山西。内蒙古大兴安岭各地均有分布。

药用部位 根（山岩黄耆）入药。

采收加工 夏、秋季采挖根，除去泥土，洗净，晒干。

性味归经　味甘，性温。

功能主治　补气固表，利尿，托毒排脓，生肌敛疮。用于气短心悸，倦怠，乏力，自汗，盗汗，久泻，脱肛，子宫脱垂，体虚浮肿，慢性肾炎，痈疽难溃，溃久不敛等。

用法用量　内服 6~15g，大剂量要用至 30g，水煎。

资源状况　资源丰富。

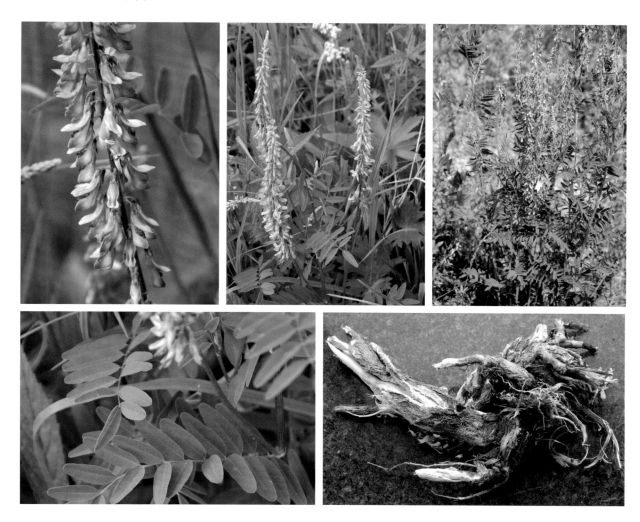

鸡眼草
掐不齐、三叶人字草
Kummerowia striata (Thunb.) Schindl.

形态特征　一年生草本。茎平卧，长 30cm，茎和分枝有白色向下的毛。叶互生，小叶 3，倒卵形、倒卵状矩圆形或矩圆形，主脉和叶缘疏生白色毛；托叶长卵形，宿存。花 1~3，腋生；小苞片 4，1 枚生于花梗的关节之下，另 3 枚生于萼下；萼钟伏，深紫色；花冠淡红色。荚果卵状矩圆形，通常较萼稍长或长达 1 倍，外面有细短毛。花期 7 月，果期 8 月。

生境分布　生于路旁沙质地、草地。分布于我国东北及内蒙古、河北、江苏、福建、广东、湖南、湖北、贵州、四川、云南。内蒙古大兴安岭除根河市无分布外，其他地方均有分布。

药用部位　全草（鸡眼草）入药。

采收加工　夏、秋季采收全草，洗净，切细，晒干，亦可鲜用。

性味归经　性凉，味苦。归胃、大肠经。

功能主治　清热解毒、活血、利湿止泻。用于胃肠炎，痢疾，肝炎，夜盲，尿路感染，跌打损伤，疔疮疖肿，感冒发热，暑湿吐泻，湿热黄疸，热淋，白浊等。

用法用量　内服 15~30g，水煎。

资源状况　资源少。

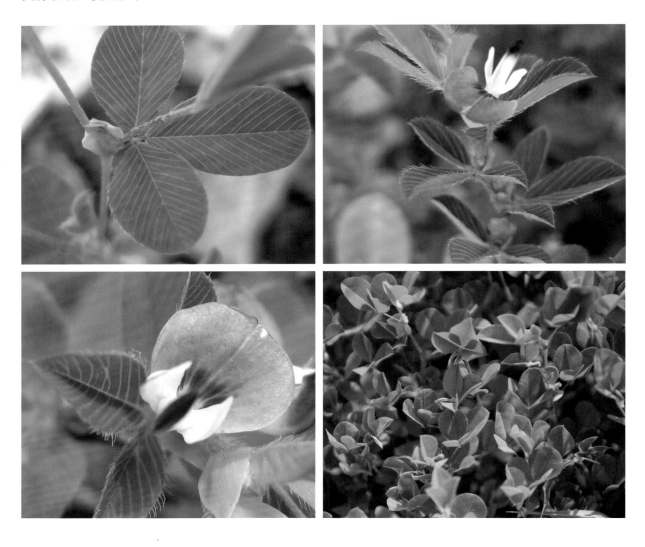

三脉山黧豆　具翅香豌豆
Lathyrus komarovii Ohwi

形态特征　多年生草本，高 40~70cm。根茎细长，横走。茎直立，有时有分枝，具狭翅，无毛。叶具（2）3~5 对小叶，叶轴具狭翅，末端具短针刺，小叶狭卵形、狭椭圆形至披针形，有时狭倒卵形至倒披针形，先端渐尖，具细尖，基部楔形或宽楔形，上表面绿色，下表面灰绿色，两面无毛，具平行脉 3~5；托叶半箭形，有时稍具齿。总状花序具花 3~8，短于叶；花梗短，基部有膜质苞片，花时宿存；萼钟状，无毛；花紫色，瓣片近圆形。荚果线形，黑褐色，无毛。花期 6~7 月，果期 7~8 月。

生境分布　生于草甸、林缘。分布于我国东北及内蒙古。内蒙古大兴安岭各地均有分布。

药用部位　全草（三脉山黧豆）入药。

采收加工　夏季采收全草，晒干。

应　　用　全草用于黄疸，尿少，外伤。

资源状况　资源少。

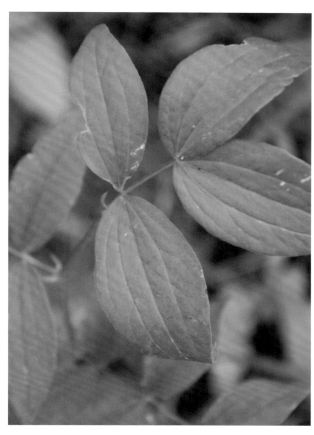 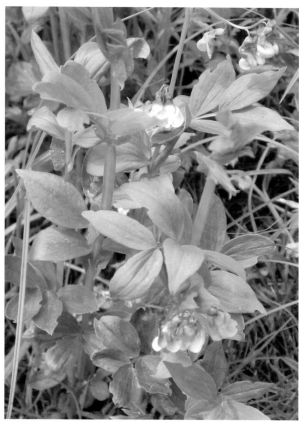

山黧豆 ┃ 五脉山黧豆、五脉香豌豆
Lathyrus quinquenervius (Miq.) Litv.

形态特征　多年生草本。茎及枝具明显的翅，高 10~40cm。羽状复叶，小叶 2~6，披针形，先端急尖，有小尖头，基部圆形，上表面无毛，下表面有白色疏柔毛，有 5 条明显的纵脉，叶轴具翅，顶端有卷须，幼时有柔毛；托叶条状，基部戟形。总状花序腋生，具花 3~7；花梗有短柔毛；萼钟状，萼齿 5，三角形，急尖，有柔毛；花冠红紫色；子房有黄色长硬毛，无子房柄，花柱里面有白色髯毛。荚果线形。花期 6~7 月，果期 8~9 月。

生境分布　生于草甸。分布于我国东北、华北及山东、河南、陕西、甘肃、宁夏、青海、四川、云南、湖北。内蒙古大兴安岭各地均有分布。

药用部位　全草（山黧豆）、种子入药。

采收加工　花期采收全草，秋季采收种子，均晒干。

性味归经　味辛，性温。归肝、胃经。有毒植物，为种子有毒。

功能主治　祛风除湿，活血止痛，温中散寒，解表散寒。用于风寒湿痹，关节游走疼痛，腰膝疼痛，跌打损伤，闪挫扭伤，各种外伤疼痛，牙痛，胃寒呕吐等。

用法用量　内服 3~10g，水煎。

资源状况　资源丰富。

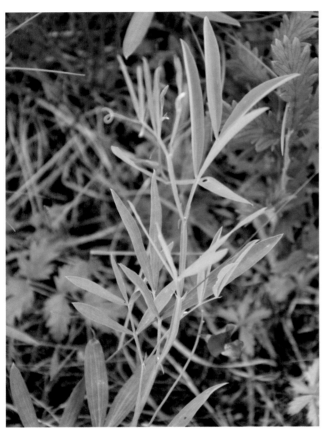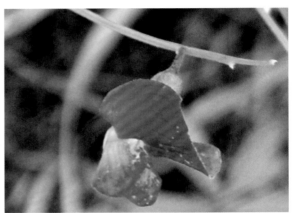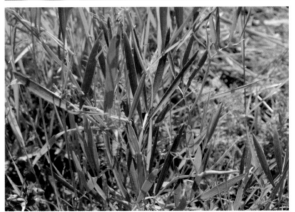

胡枝子

二色胡枝子、随军茶

Lespedeza bicolor Turcz.

形态特征　灌木，高 0.5~2m。小叶 3，顶生小叶宽椭圆形或卵状椭圆形，先端圆钝，有小尖，基部圆形，上表面疏生平伏短毛，下表面毛较密，侧生小叶较小。总状花序腋生，较叶长；花梗无关节；萼杯状，萼齿 4，披针形，与萼筒近等长，有白色短柔毛；花冠红紫色，旗瓣无爪，翼瓣有爪，龙骨瓣与旗瓣等长，基部有长爪。荚果斜卵形，网脉明显，有密被短柔毛。花期 7~8 月，果期 8~9 月。

生境分布　生于山坡林下、林缘、灌丛及杂木林间。分布于我国东北、华北及河南、山东、江苏、安徽、浙江、福建、江西、湖北、湖南、广东、广西、贵州、四川、陕西、甘肃、青海、宁夏。内蒙古大兴安岭除根河市无分布外，其他地方均有分布。

药用部位　根、茎叶、花入药。

采收加工　夏、秋季采挖根，晒干。夏、秋季采收茎叶，鲜用或切段晒干。7~8 月采收花，阴干。

化学成分　含槲皮素、山奈酚、三叶豆苷及氨基酸、鞣质，种子含儿茶精、表儿茶精及中性脂类、糖脂类、磷脂类化合物等。

性味归经　根味甘，性平。归心、肝经。茎叶味甘，性平。归心、肝经。花味甘，性平。

功能主治　根祛风除湿，活血止痛，止血止带，清热解毒。用于感冒发热，风湿痹痛，跌打损伤，鼻衄，赤白带下，流注肿毒等。茎叶润肺清热，利水通淋，止血。用于感冒发热，肺热咳嗽，眩晕头痛，小便不利，便血，尿血，吐血等。花清热止血，润肺止咳。用于便血，咳嗽等。

用法用量　根、茎叶及花内服 9~15g，鲜品 30~60g，水煎或炖肉。

资源状况　资源丰富。

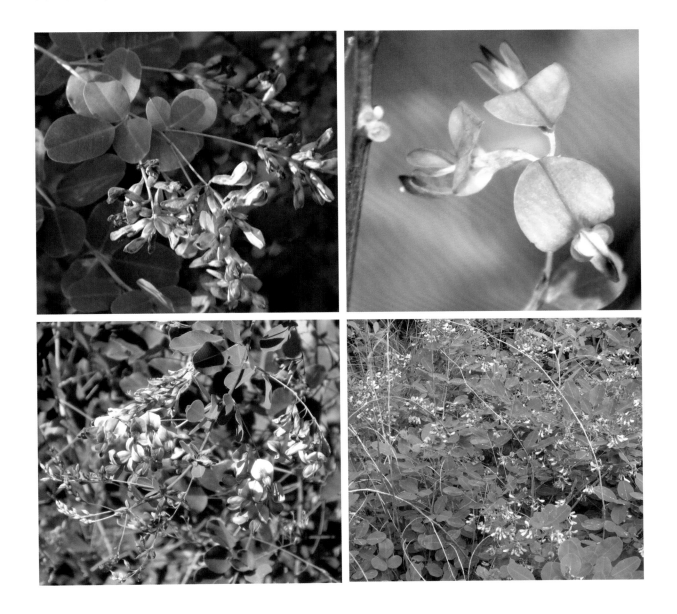

兴安胡枝子 | 尖叶胡枝子
Lespedeza davurica (Laxmann) Schindler

形态特征 小灌木，高达 1m。枝有短柔毛。小叶 3，顶生小叶披针状矩形，先端圆钝，有短尖，基部圆形，上表面无毛，下表面密生短柔毛；托叶条形。总状花序腋生，短于叶；花梗无关节；无瓣花簇生于下部枝条的叶腋；小苞片条形；花萼浅杯状，萼齿 5，披针形，几乎与花瓣等长，有白色柔毛；花冠黄绿色，旗瓣矩圆形，翼瓣较短，龙骨瓣长于翼瓣。荚果倒卵状矩形，有白色柔毛。花期 7~8 月，果期 8~9 月。

生境分布 生于干山坡、草地、路旁。分布于我国东北、华北、西北、华中及云南。内蒙古大兴安岭除根河市无分布外，其他地方均有分布。

药用部位 全草（兴安胡枝子）入药。

采收加工 夏季采收全草，切段，晒干。

性味归经 味辛，性温。

功能主治 解表散寒，通经活络。用于外感风寒，发热，咳嗽等。

用法用量 内服 15~30g，水煎。

资源状况 资源丰富。

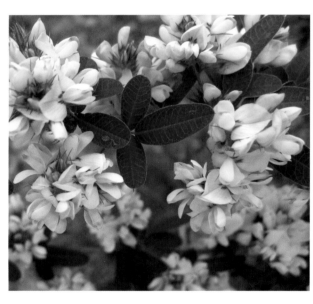 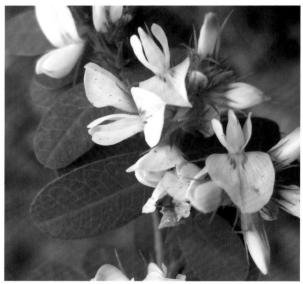

尖叶铁扫帚 | 达乌里胡枝子
Lespedeza juncea (L. f.) Pers.

形态特征 小灌木，高达 1m，全株被贴伏柔毛。叶具小叶 3，小叶倒披针形、线状长圆形或窄长圆形，先端稍尖或钝圆，有小刺尖，基部楔形，边缘稍反卷，上表面近无毛，下表面密被贴伏柔毛。总状花序稍超出叶；花 3~7，排列较密集，近似伞形花序；花序梗长；花萼 5 深裂，裂片披针形，被白色贴伏毛，花开后具明显的 3 条脉；花冠白色或淡黄色，旗瓣基部带紫斑，龙骨瓣先端带紫色，旗瓣、翼瓣与龙骨瓣近等长，有时旗瓣较短；闭锁花簇生于叶腋，近无梗。荚果宽卵形，两面被白色贴伏柔毛，稍超出宿存萼。花期 7~8 月，果期 8~9 月。

生境分布　生于干山坡、山坡灌丛中。分布于我国东北、华北及宁夏、青海、甘肃、陕西、山东、河南、湖北。内蒙古大兴安岭各地均有分布。

药用部位　全株（尖叶铁扫帚）入药。

采收加工　夏季采收全株，晒干。

性味归经　味苦、涩，性微寒。

功能主治　止泻利尿，止血。用于痢疾，遗精，吐血，子宫下垂等。

用法用量　内服 9~15g，水煎。

资源状况　资源丰富。

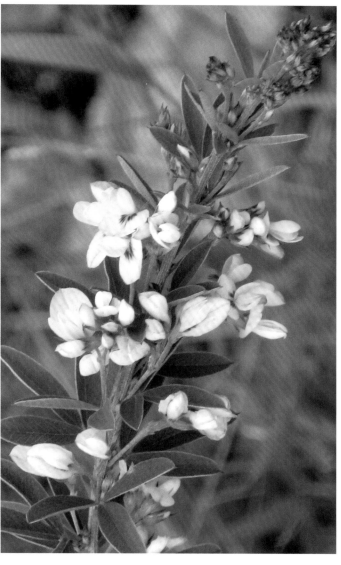
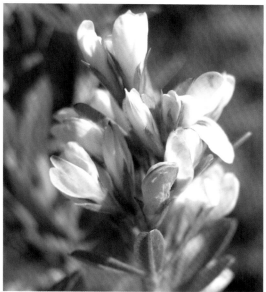
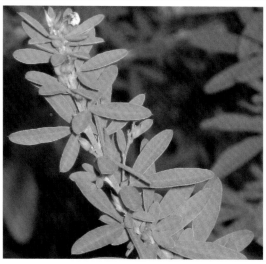

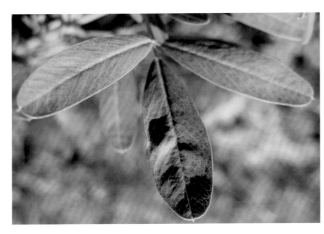
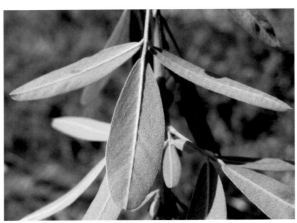

野苜蓿 | 黄花苜蓿
Medicago falcata L.

形态特征 多年生草本，多分枝，有微毛，高 30~70cm。叶具小叶 3，小叶椭圆形至倒披针形，先端钝圆或微凹，顶端有中肋突出，上部叶缘具锯齿，下表面有疏柔毛，侧生小叶较小；托叶披针形，先端尖。花 10 余朵簇生成短总状花序；花萼钟形，有白色柔毛，萼齿披针形，先端尖；花冠黄色，较萼长。荚果扁，矩形，弯曲，有柔毛。花期 6~7 月，果期 8~9 月。

生境分布 生于沙质偏旱的耕地、山坡、草原及河岸杂草丛。分布于我国华北及黑龙江、山东、河南、陕西、宁夏、甘肃、新疆、西藏。内蒙古大兴安岭各地均有分布。

药用部位 全草（野苜蓿）入中药，又可入蒙药。

采收加工 夏、秋季采收全草，晒干。

性味归经 中药：味甘、微苦，性平。

功能主治 中药：宽中下气，健脾补虚，利尿退黄，舒筋活络。用于脾虚腹胀，消化不良，浮肿，黄疸，风湿痹痛等。蒙药：用于胸腹胀满，消化不良，小便不利，浮肿等。

用法用量 中药：内服 9~15g，水煎，或 3~4.5g，研末。蒙药：多入丸、散剂。

资源状况 资源一般。

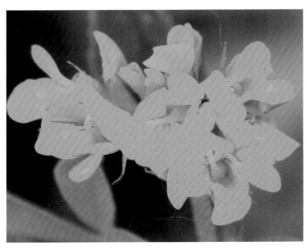
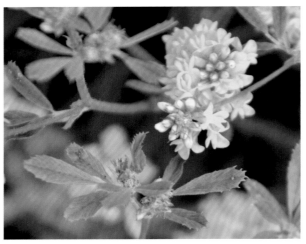

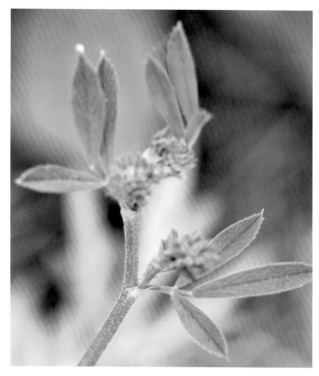
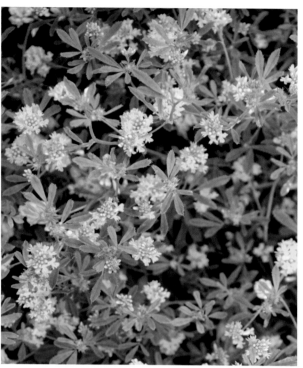

天蓝苜蓿

天蓝
Medicago lupulina L.

形态特征　一年生草本。茎高 20~60cm，有疏毛。叶具小叶 3，小叶宽倒卵形至菱形，长、宽约相等，先端钝圆，微缺，上部具锯齿，基部宽楔形，两面均有白色柔毛，小叶柄有毛；托叶斜卵形，有柔毛。花 10~15，密集成头状花序；花萼钟状，有柔毛，萼齿线状披针形，稍不等长，比萼筒略长或等长；花冠黄色，稍长于花萼。荚果弯，呈肾形，成熟时黑色，具纵纹，无刺，有疏柔毛。花期 7~8 月，果期 8~9 月。

生境分布　生于河岸、路边、田野或林缘。我国广布种。内蒙古大兴安岭各地均有分布。

药用部位　全草（天蓝苜蓿）入中药，又可入蒙药。

采收加工　夏、秋季采收全草，洗净，晒干。

性味归经　中药：味甘、涩，性凉。

功能主治　中药：清热利湿，凉血止血，舒筋活络。用于黄疸型肝炎，便血，痔疮出血，白血病，坐骨神经痛，风湿骨痛，腰肌劳损等；外治蛇咬伤。蒙药：用于黄疸型肝炎，便血，痔疮出血，白血病，风湿骨痛，腰胯疼痛等；外治蛇咬伤。

用法用量　中药：内服 15~30g，水煎。蒙药：多入丸、散剂。

资源状况　资源一般。

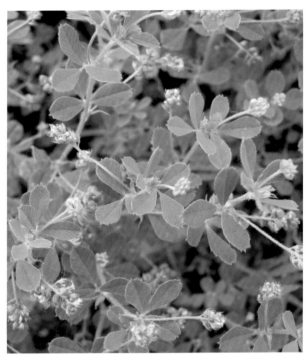 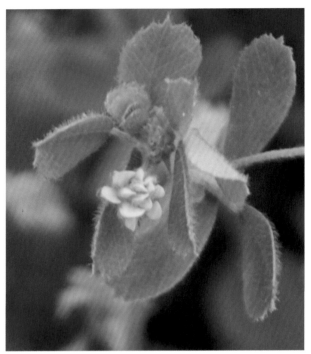

花苜蓿 扁蓿豆
Medicago ruthenica (L.) Trautv.

形态特征　多年生草本，高 0.2~1m。茎直立或上升，四棱形，基部分枝，丛生，多少被毛。羽状三出复叶，小叶倒披针形、楔形或线形，边缘 1/4 以上具尖齿，上表面近无毛，下表面被贴伏柔毛，侧脉 8~18 对，顶生小叶稍大，小叶柄长 2~6mm，侧生小叶柄甚短，被毛；托叶披针形，锥尖，耳状，具浅齿 1~3。花序伞形，腋生，具 6~9 朵密生的花；花序梗通常比叶长；苞片刺毛状；花梗被柔毛；花萼钟形；花冠黄褐色，中央有深红色或紫色条纹，旗瓣倒卵状长圆形、倒心形或匙形，翼瓣稍短，龙骨瓣明显短，均具长瓣柄。荚果长圆形或卵状长圆形，顶端具短喙。花期 7~8 月，果期 8~9 月。

生境分布　生于草原、沙地、河岸。分布于我国东北、华北及山东、河南、陕西、宁夏、甘肃、四川。内蒙古大兴安岭除根河市无分布外，其他地方均有分布。

药用部位　全草（花苜蓿）入药。

采收加工　7~8 月采收全草，洗净，晒干。

性味归经　味苦，性寒。

功能主治　退热，消炎，止血，解毒，止咳。用于肺热咳嗽，赤痢等；外用消肿毒。

用法用量　内服 8~14g，水煎；外用熬膏涂。

资源状况　资源少。

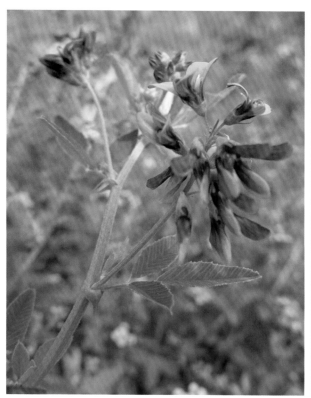
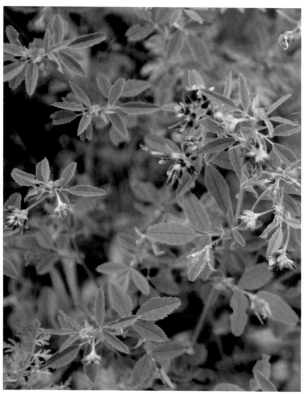

白花草木犀

白草木犀
Melilotus albus Medic. ex Desr.

形态特征 二年生草本，全草有香气。茎直立，高 1~4m。叶具小叶 3，小叶椭圆形或披针状椭圆形，先端截形，微凹陷，边缘具细齿；托叶狭三角形，先端尖锐，呈尾状，基部宽，长可达 8mm。总状花序腋生；萼钟状，有微柔毛，萼齿三角形，与萼筒等长；花冠白色，较萼长，旗瓣比翼瓣稍长。荚果卵球形，灰棕色，具凸起的脉网，无毛。花期 6~7 月，果期 7~9 月。

生境分布 生于路旁荒地或湿润沙地。分布于我国东北、华北、西北及西藏、云南、四川、贵州。内蒙古大兴安岭各地均有分布。

药用部位 全草（白花草木犀）入药。

采收加工 夏季采收全草，洗净，晒干。

化学成分 全草含邻羟基桂皮酸、伞形花内酯、东莨菪素、草木犀苷及多种氨基酸等。

性味归经 味辛、苦，性凉。

功能主治 清热解毒，化湿杀虫，截疟，止痢。用于暑热胸闷，疟疾，痢疾，淋证，皮肤疮疡等。国外民间用花、叶制成软膏，作为外伤药。本种曾被用作抗癌药。

用法用量 内服 9~15g，水煎。

资源状况 资源少。

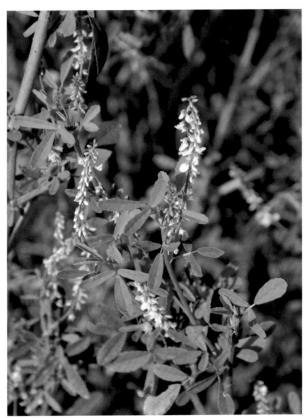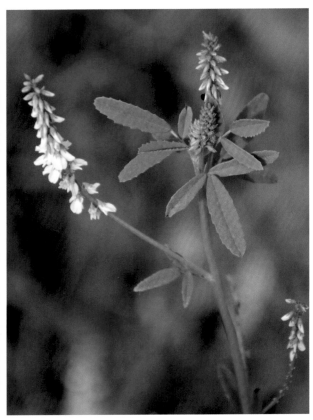

草木犀 黄香草木犀、铁扫把
Melilotus officinalis (L.) Pall.

形态特征　草本，全草有香气。茎高可达 1m。叶具小叶 3，小叶椭圆形，先端圆，具短尖头，边缘具锯齿；托叶三角形，基部宽，有时分裂。花排列成总状花序，腋生；花萼钟状，萼齿三角形；花冠黄色，旗瓣与翼瓣近等长。荚果卵圆形，稍有毛，网脉明显。花期 7~9 月，果期 8~9 月。

生境分布　生于山坡、河岸、路旁、沙质草地或林缘。我国广布种。内蒙古大兴安岭各地均有分布。

药用部位　全草（草木犀）入中药，又可入蒙药。

采收加工　夏、秋季采收全草，洗净，晒干。

性味归经　中药：味辛，性平。蒙药：味苦，性凉、轻、钝、稀、柔。

功能主治　中药：清热解毒，化湿和中，利尿。用于暑湿胸闷，头痛头昏，恶心泛呕，舌腻，皮肤瘢痕，丹风，赤白痢，淋病，口臭，头胀，疟疾，痢疾等。蒙药：清陈热，杀"粘"，解毒。用于虫蛇咬伤，食物中毒，咽喉肿病，陈热证。

用法用量　中药：内服 9~15g，水煎。蒙药：多入丸、散剂。

资源状况　资源一般。

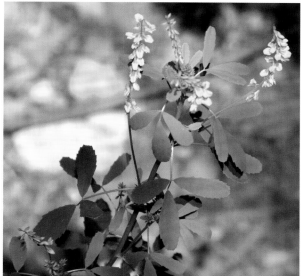

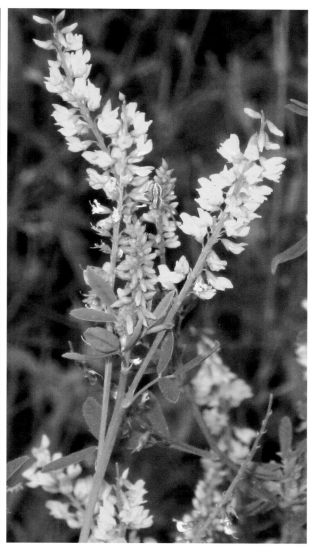

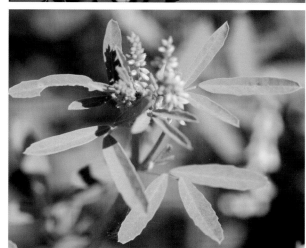

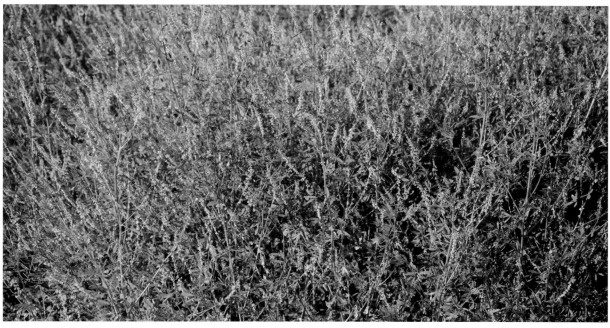

硬毛棘豆 | 毛棘豆
Oxytropis fetissovii Bunge

形态特征 多年生草本，高 20~55cm，被长硬毛，灰绿色。茎极缩短。羽状复叶，坚挺，小叶 5（9）~ 19（~23），对生，卵状披针形或长椭圆形，通常顶生小叶最大，自上而下依次渐小，先端渐尖、急尖或稍钝，基部圆形，两面疏被长硬毛，边缘具纤毛；托叶膜质，坚硬，披针状钻形，被长硬毛，边缘具硬纤毛。多花组成密长穗形的总状花序；花葶粗壮，长于叶，密被长硬毛；苞片草质，线形或线状披针形，比花萼长，先端渐尖，疏被长硬毛；花萼筒形或筒状钟形，密被白色长硬毛，萼齿线形；花冠黄白色，旗瓣匙形，翼瓣倒卵状长圆形，龙骨瓣斜长圆形；子房密被白色柔毛。荚果长卵形，密被白色长硬毛。花期 7~8 月，果期 8~9 月。

生境分布 生于干山坡、石质山地阳坡、山坡草地。分布于我国东北、华北及甘肃、山东、河南、湖北。内蒙古大兴安岭各地均有分布。

药用部位 地上部分入中药，又可入蒙药。

采收加工 夏、秋季采收地上部分，切段，晒干。

性味归经 中药：味辛、微苦，性温。蒙药：味苦、甘，性凉、钝、轻、糙。

功能主治 中药：祛风除湿，止痛。用于风湿关节痛。蒙药：杀"粘"，清热，燥"希日乌素"，愈伤。用于瘟疫，丹毒，腮腺炎，"发症"，阵刺痛，肠刺痛，脑刺痛，麻疹，创伤，抽筋，鼻衄，月经过多，吐血，咯血等。

用法用量 中药：内服 9~12g，水煎。蒙药：单用 1.5~3g，研末冲服或入散剂。

资源状况 资源少。

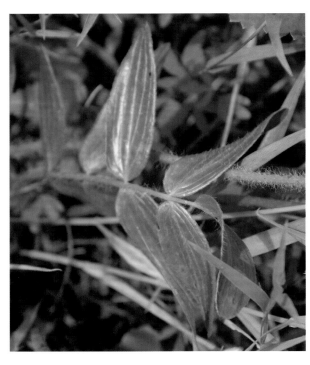 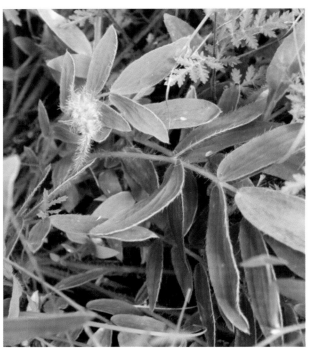

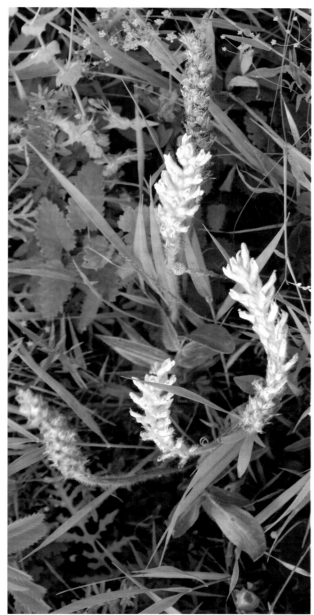
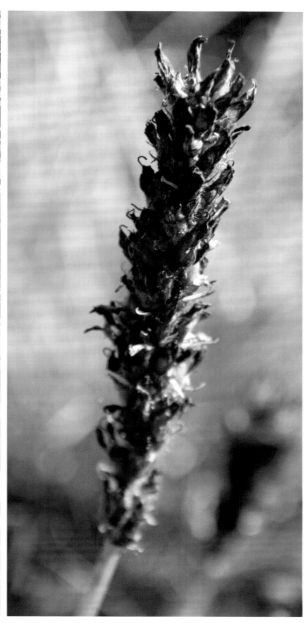

多叶棘豆
狐尾藻棘豆
Oxytropis myriophylla (Pall.) DC.

形态特征 多年生丛生草本，全株被白色或黄色长柔毛。主根很长，粗壮。茎短缩。羽状复叶，叶轴密生长柔毛，小叶 30 对以上，3~6 枚轮生，条形，密生长柔毛；托叶膜质，披针形，密生黄色长柔毛，下部与叶柄连合。花多数，排成紧密或较疏松的总状花序；总花梗与叶近等长或稍长于叶，疏生长柔毛；花萼筒状，有密长柔毛，萼齿条形，长为筒部的 1/4；花冠紫色，旗瓣长椭圆形，先端圆形，龙骨瓣有喙。荚果长椭圆形，膨胀，密生长柔毛，先端有喙。花期 5~6 月，果期 7~8 月。

生境分布 生于干山坡、路旁、草地。分布于我国东北、华北及甘肃。内蒙古大兴安岭各地均有分布。

药用部位 地上部分（多叶棘豆）入中药，又可入蒙药。

采收加工 夏、秋季采收地上部分，除去残根及杂质，洗净，切段，晒干。

化学成分 地上部分含黄酮类化合物，如槲皮素苷。

性味归经 中药：味甘，性寒。蒙药：味苦、甘，性凉、钝、轻、糙。

功能主治 中药：清热解毒，消肿，祛风湿，止血。用于风热感冒，咽喉肿痛，痈疮肿毒，创伤，瘀血肿胀及各种出血证等。蒙药：杀"粘"，清热，燥"希日乌素"，愈伤，生肌，止血，消肿，通便。用于瘟疫，丹毒，"发症"，腮腺炎，肠刺痛，脑刺痛，阵刺痛，麻疹，痛风，游痛症，创伤，抽筋，鼻衄，月经过多，吐血，咯血等。

用法用量 中药：内服 6~9g，水煎；外用适量，研末敷患处。蒙药：单用 1.5~3g，研末冲服或入丸、散剂。

资源状况 资源丰富。

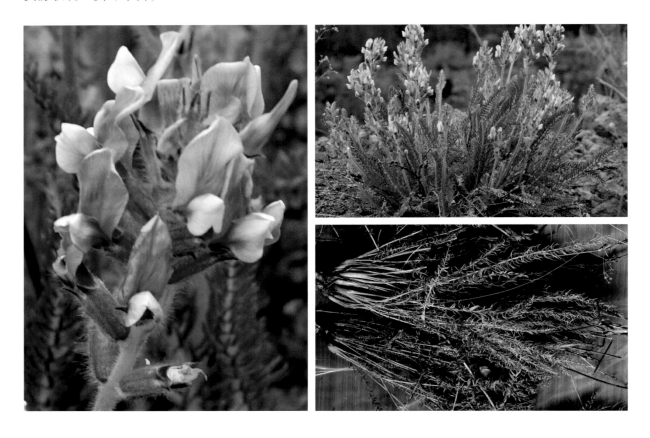

苦参 | 野槐、山槐
Sophora flavescens Alt.

形态特征 亚灌木，高 0.6~1m。幼枝有疏毛，后变无毛。羽状复叶长 20~25cm，小叶 25~29，披针形至条状披针形，稀椭圆形，先端渐尖，基部圆形，下表面密生平贴柔毛。总状花序顶生；萼钟状，有疏短柔毛或近无毛；花冠淡黄色，旗瓣匙形，翼瓣无耳。荚果于种子间微缢缩，呈不显明的串珠状，疏生短柔毛。花期 6~7 月，果期 8~9 月。

生境分布　生于干旱荒山坡、灌丛。分布于我国东北、华北、华中及山东、江苏、安徽、浙江、福建、台湾、江西、贵州、广西、云南、四川、陕西、甘肃。内蒙古大兴安岭各地均有分布。

药用部位　根（苦参）入药。

采收加工　秋季采挖根，除去根头、须根，洗净，晒干。

化学成分　根中含苦参碱、氧化苦参碱、N–氧化槐根碱、槐定碱及多种黄酮类化合物和三萜皂苷等。

性味归经　味苦，性寒。归心、肝、胃、大肠、膀胱经。

功能主治　清热燥湿，杀虫，利尿。用于热痢，便血，黄疸尿闭，赤白带下，阴肿阴痒，湿疹，湿疮，皮肤瘙痒，疥癣麻风等；外治滴虫性阴道炎。苦参具有抗肿瘤、升白细胞、扩张血管、平喘祛痰、安定、抗过敏、免疫抑制、抗菌、抗滴虫等的作用，对急性心肌缺血有保护作用。

用法用量　内服 4.5~9g，水煎或入丸、散剂；外用适量，煎水洗患处。

资源状况　资源一般。

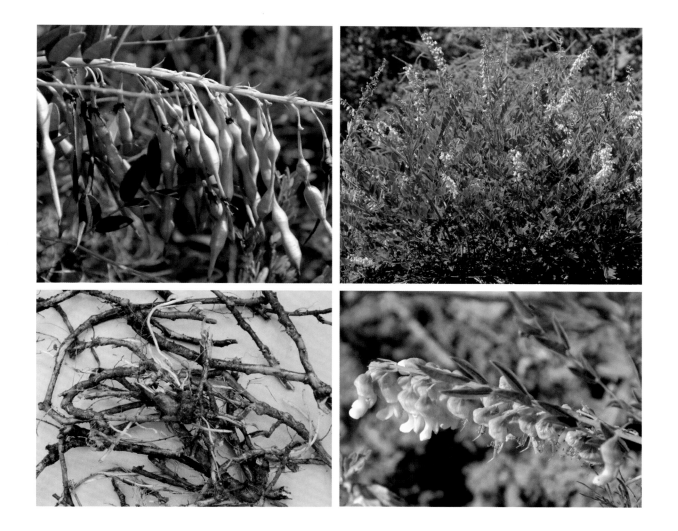

披针叶野决明

披针叶黄华、牧马豆
Thermopsis lanceolata R. Br.

形态特征 多年生草本，高 10~40cm。茎密生平伏长柔毛。小叶 3，矩圆状倒卵形至倒披针形，先端急尖，基部楔形，下表面密生平伏短柔毛；托叶 2，基部连合。总状花序顶生；苞片 3 枚轮生，基部连合；花轮生；萼筒状，密生平伏短柔毛；花冠黄色。荚果条形，密生短柔毛。花期 6~7 月，果期 7~8 月。

生境分布 生于山坡草地、河边沙砾地或草原。分布于我国东北、华北、西北及西藏、四川、湖北、河南。内蒙古大兴安岭额尔古纳市、牙克石市、阿尔山市均有分布。

药用部位 全草（牧马豆）入药。

采收加工 夏、秋季结果时采收全草，晒干或风干。

化学成分 全草含臭豆碱、金雀花碱等。

性味归经 味甘，性微温；有毒。

功能主治 祛痰止咳。用于咳嗽痰喘。

用法用量 内服 9~15g，水煎。

资源状况 资源少。

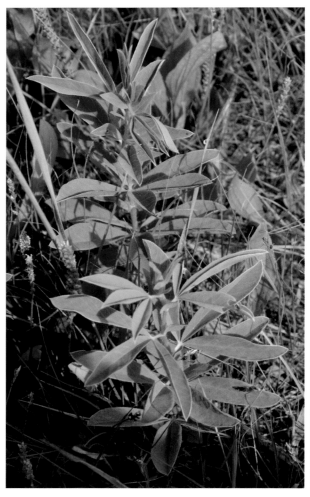
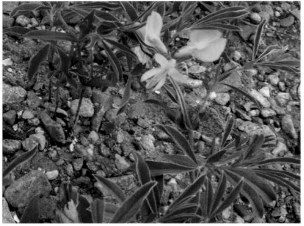
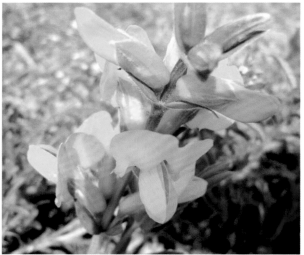

野火球 野火荻、红五叶
Trifolium lupinaster L.

形态特征　多年生草本,高30~60cm,有柔毛。掌状复叶,通常具小叶5,小叶无柄,披针形或狭椭圆形,先端尖,边缘具细锯齿,两面具明显叶脉,有微毛;托叶(干后)膜质,鞘状,抱茎,具脉纹。花序腋生,球形;花梗短,有毛;花萼钟状,萼齿狭披针形,长为萼筒的2倍,均有柔毛;花冠紫色,较花萼长;子房椭圆形,花柱长,上部弯曲,柱头小,头状,具明显子房柄。荚果矩圆形,膨胀,无毛,灰棕色,具短柄。花期7~8月,果期8~9月。

生境分布　生于低湿草地、林缘、山坡草地、林下。分布于我国东北、华北及新疆。内蒙古大兴安岭各地均有分布。

药用部位　全草(野火球)入药。

采收加工　夏、秋季采收全草,晒干。

性味归经　味甘、涩,性寒。归肺、心、肝经。

功能主治　镇静安神,止咳止血。用于心神不宁、心悸怔忡、失眠、多梦、惊痫、癫狂、出血证、咳嗽等。

用法用量　内服6~12g,水煎;外用适量,捣敷。

资源状况　资源丰富。

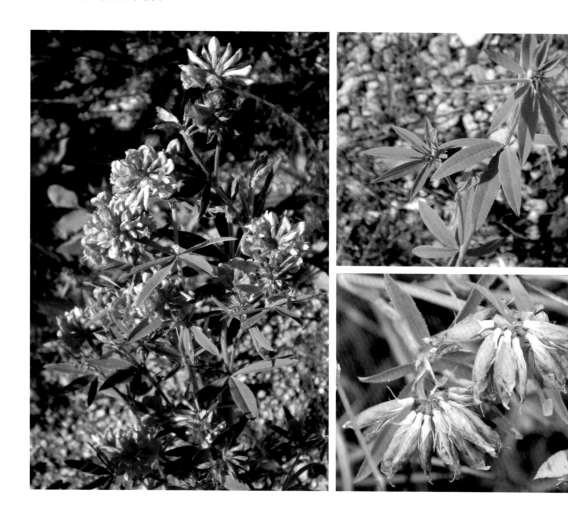

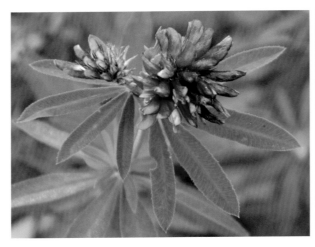 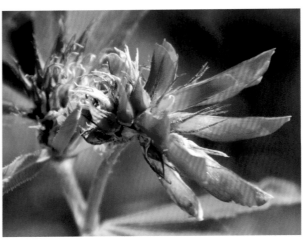

附 注

白花野火球 *Trifolium lupinaster* L. var. *albiflorum* Ser.

与原种的主要区别为本种小叶较狭；花乳白色至黄色，稍小，萼齿较短。

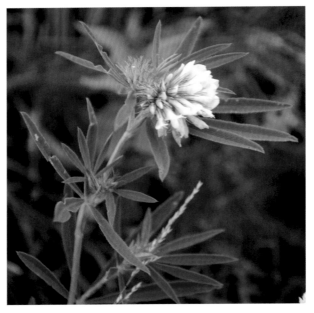

红车轴草

红三叶、红花苜蓿
Trifolium pratense L.

形态特征　多年生草本。茎高 30~80cm，有疏毛。叶具小叶 3，小叶椭圆状卵形至宽椭圆形，先端钝圆，基部圆楔形，叶脉在边缘多少突出，为不明显的细齿，下表面有长毛，无柄；托叶卵形，先端锐尖。花序腋生，头状，具大型总苞；总苞卵圆形，具纵脉；花萼筒状，萼齿条状披针形，最下面的 1 枚萼齿较长，有长毛；花冠紫色或淡紫红色。荚果包被于宿存的萼内，倒卵形，小；果皮膜质，具纵脉。花期 7~8 月，果期 8~9 月。

生境分布　生于山坡草地。分布于我国东北、华北、西南及安徽、江苏、江西、浙江。内蒙古大兴安岭牙克石市、阿尔山市均有分布。

药用部位　花序、带花枝叶（红车轴草）入药。

采收加工　夏季采收带花枝叶及花序，阴干。

化学成分　全草含水杨酸、对羟基桂皮酸、红车轴草异黄酮等，另外还含挥发油及多种黄酮类化合物。

性味归经　味甘、苦，性微寒。

功能主治　国外民间用花序入药，其汤剂祛痰，利尿消炎。用于感冒和肺结核，外治脓肿，烧伤和眼疾等。

用法用量　内服 15~30g，水煎。

资源状况　资源少。

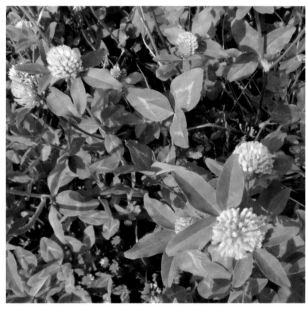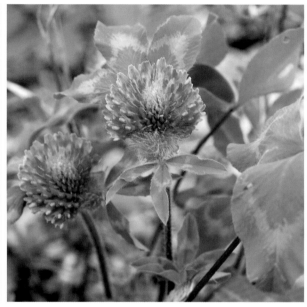

白车轴草
白三叶、三叶草
Trifolium repens L.

形态特征　多年生草本。茎匍匐，无毛。叶具小叶 3，小叶倒卵形至近倒心脏形，先端圆或凹陷，基部楔形，边缘具细锯齿，上表面无毛，下表面微有毛，几乎无小叶柄；托叶椭圆形，抱茎。花序呈头状，有长总花梗；萼筒状，萼齿三角形，较萼筒短，均有微毛；花冠白色或淡红色。荚果倒卵状矩形。花期 7~8 月，果期 8~9 月。

生境分布　生于河岸草地、路旁。我国广布种。内蒙古大兴安岭除根河市无分布外，其他地方均有分布。

药用部位　全草（白车轴草）入药。

采收加工　夏季采收全草，晒干。

化学成分　全草含有香豆雌酚、维生素 E、染料木素及皂苷等。

性味归经 微甘，性平。

功能主治 清热凉血，安神镇痛，祛痰止咳。用于癫痫，痔疮出血等。鲜品用于瘰疬，痔核，脓肿，烧伤，淋巴腺结核等。全草酊剂具收敛止血作用，用于外伤止血和促进创伤愈合。

用法用量 治疗癫痫用全草 50g，水煎服，并用 15g 全草，捣烂敷患者额上。治疗痔疮出血用全草50g，酒水各半，煎服。

资源状况 资源少。

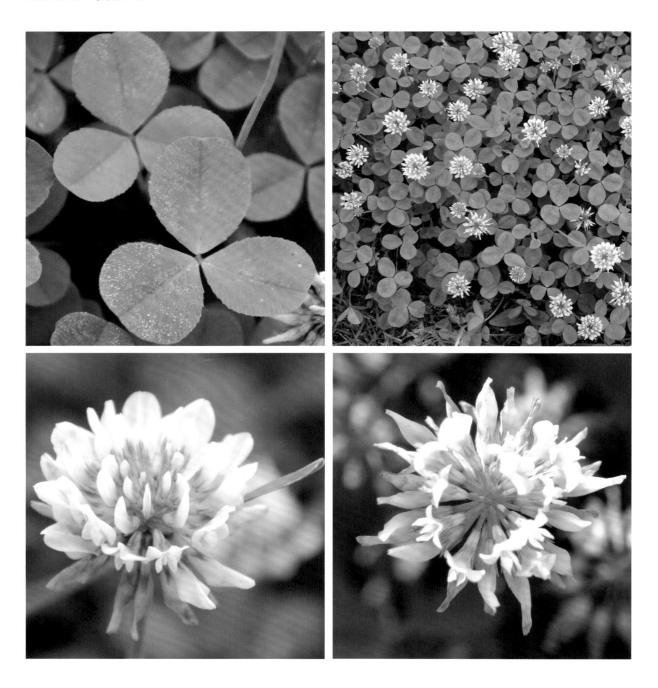

山野豌豆

豆豌豌、落豆秧、透骨草、山豆苗
Vicia amoena Fisch. ex DC.

形态特征　多年生草本，高 30~100cm。茎具 4 条棱，有疏长柔毛。羽状复叶，有卷须，小叶 8~12，椭圆形或矩圆形，先端钝，有时微凹，具短尖，基部圆形，下表面有粉霜；托叶戟形，有毛。总状花序腋生，有花 10~30，与叶近等长；萼斜钟形，萼齿 5，狭披针形；花冠紫色或淡紫色；花萼斜钟状，萼齿近三角形，上萼齿明显短于下萼齿；子房无毛，具长柄，花柱上部周围有腺毛。荚果矩形，膨胀，棕褐色，两端急尖。花期 7~8 月，果期 8~9 月。

生境分布　生于草甸、草地、山坡草地、灌丛、路旁。分布于我国东北、华北及山东、河南、陕西、甘肃、宁夏、青海、西藏、云南、四川、湖北、安徽、江苏。内蒙古大兴安岭各地均有分布。

药用部位　嫩茎叶（透骨草）入药。

采收加工　7~9 月间采收植株上部的嫩茎叶，晒干。

性味归经　味甘、苦，性平。

功能主治　祛风湿，活血，舒筋，止痛。用于风湿关节痛，闪挫伤，无名肿毒，阴囊湿疹等。

用法用量　内服 10~25g，鲜者 50~75g，水煎；外用适量，煎水熏洗或研末调敷。

资源状况　资源丰富。

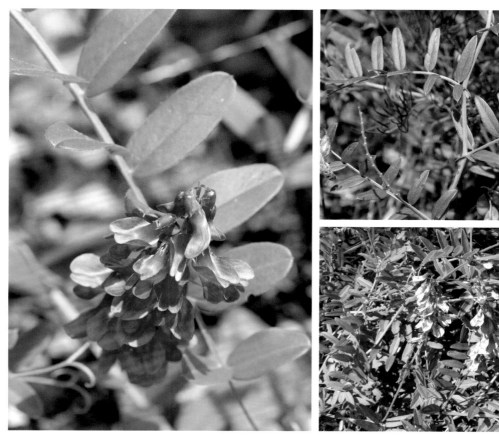
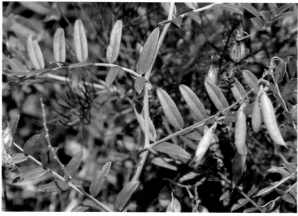
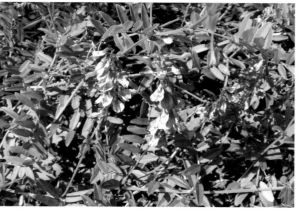

附 注

狭叶山野豌豆 *Vicia amoena* Fisch. ex DC. var. *oblongifolia* Regel

与原种主要区别为本种小叶狭长圆形或长圆状线形，有时近线形。

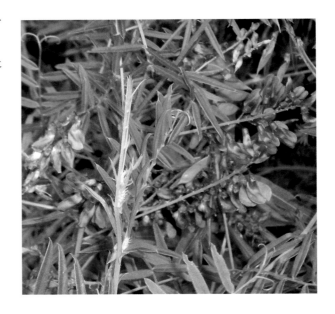

广布野豌豆

鬼豆角、落豆秧、草藤
Vicia cracca L.

形态特征 多年生蔓生草本，有微毛。羽状复叶，有卷须，小叶 8~24，狭椭圆形或狭披针形，先端突尖，基部圆形，上表面无毛，下表面有短柔毛，全缘，叶脉稀疏，呈基生三出脉，不甚清晰，叶轴有淡黄色柔毛；托叶披针形或戟形，有毛。总状花序腋生，有花 7~15；萼斜钟形，萼齿 5，上面 2 枚齿较长，有疏短柔毛；花冠紫色或蓝色；子房无毛，具长柄，花柱顶端四周被黄色的腺毛。荚果矩圆形，褐色，膨胀，两端急尖，具柄。花、果期 6~9 月。

生境分布 生于草甸、林缘、山坡草地、河滩草地或灌丛。分布于我国东北、华北、西北及河南、西藏、云南、四川、贵州、湖南、湖北、江西、安徽、浙江、台湾。内蒙古大兴安岭各地均有分布。

药用部位 全草（广布野豌豆）入药。

采收加工 7~9 月割取全草，晒干。

性味归经 味辛、苦，性温。

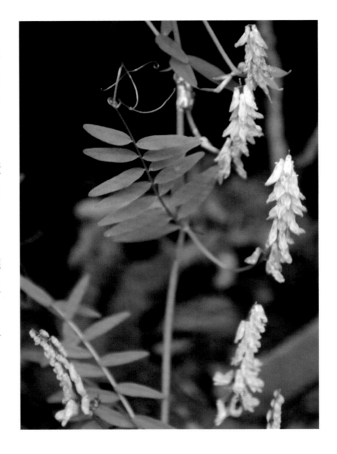

功能主治　祛风燥湿，解毒止痛。用于风湿疼痛，筋急拘挛等；外治湿疹，肿毒。

用法用量　内服 15~20g，水煎。

资源状况　资源丰富。

附　注

灰野豌豆 *Vicia cracca* L. var. *canescens* Maxim. ex Franch. et Sav.

与原种主要区别为本种植株及小叶两面密生长柔毛，呈灰白色。

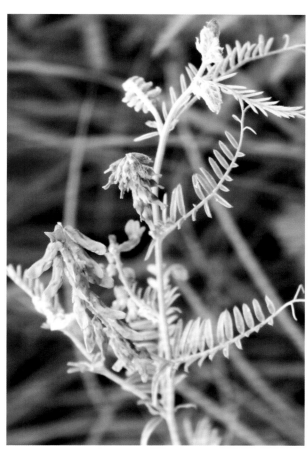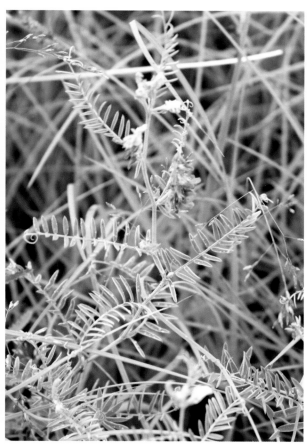

东方野豌豆

日本野豌豆
Vicia japonica A. Gray

形态特征　多年生攀缘性草本，高 60~120cm。茎细，具棱，稍有毛或无毛。偶数羽状复叶，具（4）5~7 对小叶，小叶椭圆形、卵形至长圆形或长卵形，基部通常圆形，先端圆形或微凹，全缘，上表面绿色，稍有毛或近无毛，下表面淡绿色或带苍白色，无光泽，伏生细柔毛，侧脉与主脉成锐角（45°~60°），较稀疏，叶轴末端具分歧的卷须；托叶小，2 深裂，裂至基部附近，裂片线形，锐尖。总状花序腋生，比叶稍长或近等长，具花 7~12（15）；花蓝紫色或紫色；萼钟状，萼齿三角状锥形，明显比萼筒短；旗瓣长圆形，先端微凹，基部圆形，翼瓣与旗瓣近等长，龙骨瓣略短。荚果近长圆形。花期 7~8 月，果期 8~9 月。

生境分布 生于林缘草地、河岸湿草地、草甸、山坡、路旁等处。分布于我国东北、华北。内蒙古大兴安岭各地均有分布。

药用部位 全草（东方野豌豆）入药。

采收加工 夏、秋季采收全草，晒干。

应　　用 散风祛湿，活血化瘀。可作"透骨草"用。

资源状况 资源一般。

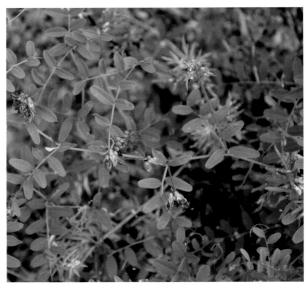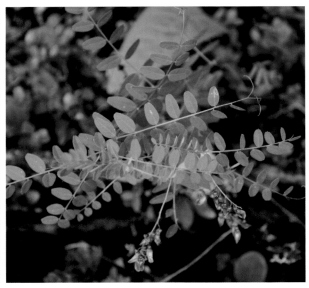

多茎野豌豆 豆豌豌
Vicia multicaulis Ledeb.

形态特征 多年生草本，高 10~50cm。根茎粗壮。茎多分枝，具棱，被微柔毛或近无毛。偶数羽状复叶，卷须分枝或单一，小叶 4~8 对，线状长圆形，具短尖头，基部圆，全缘，叶脉羽状，明显，下表面被疏柔毛；托叶半戟形，脉纹明显。总状花序长于叶，具花 14~15；花无小苞片；花萼钟状，萼齿 5，窄三角形，下萼齿较长；花冠紫色或紫蓝色，旗瓣长圆状倒卵形，中部两侧缢缩，瓣片短于瓣柄，翼瓣及龙骨瓣短于旗瓣；子房线形，具细柄，花柱上部四周被毛。荚果顶端具喙，棕黄色。花、果期 6~9 月。

生境分布 生于山坡草地、林缘、草甸、灌丛。分布于我国东北、华北、西北及西藏、四川。内蒙古大兴安岭各地均有分布。

药用部位 全草（多茎野豌豆）入药。

采收加工 夏、秋季采割全草，晒干。

性味归经 味辛，性平。归肝经。

功能主治　发汗除湿，活血止痛。用于风湿疼痛，筋骨拘挛，黄疸型肝炎，带下，鼻衄，热疟，阴囊湿疹等。

用法用量　内服 15~33g，水煎；外用适量，煎水洗患处。

资源状况　资源丰富。

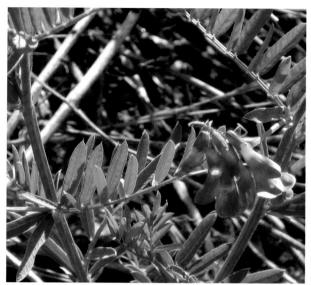 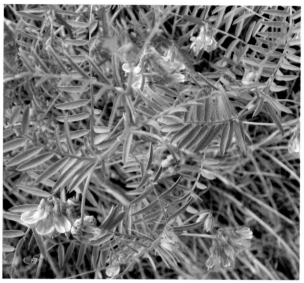

大叶野豌豆

大叶草藤
Vicia pseudo-orobus Fischer & C. A. Meyer

形态特征　多年生攀缘草本，高 50~100cm。根茎粗壮，分枝。茎有棱，稍被细柔毛或近无毛。叶为偶数羽状复叶，具小叶 3~5 对，茎上部叶常具 1~2 对小叶，小叶卵形或椭圆形，近革质，基部圆形或广楔形，先端钝，有时稍锐尖或渐尖，全缘，上表面通常无毛，下表面稍有毛或无毛，叶轴末端为分枝或单一的卷须；托叶半箭头形，通常具 1 至数枚锯齿。总状花序腋生；花梗有毛；萼钟状，萼齿短，三角形，先端常呈锥状；花冠紫色或蓝紫色，稀近白色，旗瓣瓣片比瓣爪稍短或近等长，翼瓣及龙骨瓣与旗瓣近等长。荚果长圆形，无毛。花期 7~8 月，果期 8~9 月。

生境分布　生于林缘、灌丛、山坡草地。分布于我国东北、华北、西北、华中、西南。内蒙古大兴安岭各地均有分布。

药用部位　全草（大叶野豌豆）入药。

采收加工　夏季采收全草，晒干。

性味归经　味淡、微辛，性平。

功能主治　祛风除湿，健脾消积。用于风湿痹痛，积食等。

用法用量　内服 9~30g，水煎；外用适量，煎水洗。

资源状况　资源一般。

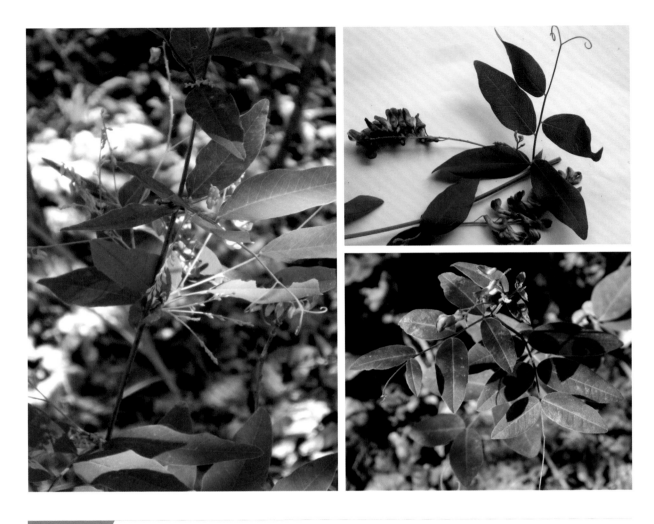

附　注

白花大叶野豌豆 *Vicia pseudo-orobus* Fischer & C. A. Meyer f. *albiflora* (Nakai) P. Y. Fu et Y. A. Chen

与原种主要区别为本种花白色。

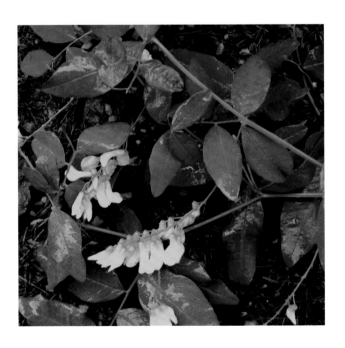

北野豌豆　*Vicia ramuliflora* (Maxim.) Ohwi

形态特征　多年生草本，高 40~100cm。茎具棱，通常数茎丛生，被微柔毛或近无毛。偶数羽状复叶，小叶通常（2）3（~4）对，长卵圆形或长卵圆状披针形，先端渐尖或长尾尖，基部圆形或楔形，下表面沿中脉被毛，全缘，纸质，叶轴顶端卷须短缩为短尖头；托叶半箭头形或斜卵形或长圆形，全缘或基部啮蚀状。总状花序腋生，于基部或总花序轴上部有分枝 2~3，通常短于叶；花 4~9，较稀疏；花萼斜钟状，萼齿三角形；花冠蓝色、蓝紫色或玫瑰色。荚果长圆菱形。花期 7~8 月，果期 8~9 月。

生境分布　生于山坡林下、林缘草地及山坡。分布于我国东北及内蒙古。内蒙古大兴安岭额尔古纳市、根河市、鄂伦春旗、牙克石市、阿荣旗、扎兰屯市、阿尔山市均有分布。

药用部位　全草（北野豌豆）入药。

采收加工　夏季采收全草，晒干。

性味归经　味辛，性温。

功能主治　祛风除湿，活血化瘀。用于风湿痹痛，筋脉拘挛等。

用法用量　内服 9~15g，水煎；外用适量，煎水熏洗。

资源状况　资源丰富。

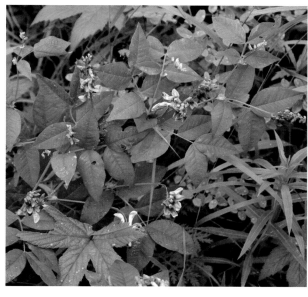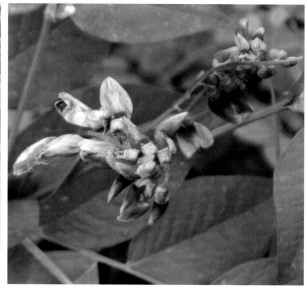

贝加尔野豌豆
北野豌豆
Vicia ramuliflora (Maxim.) Ohwi f. *baicalensis* (Turcz.) P. Y. Fu et Y. A. Chen

形态特征　总状花序单生叶腋，不分枝，比叶长或稍短。

生境分布　生于林下、林缘、林间草地。分布于我国东北及内蒙古。内蒙古大兴安岭额尔古纳市、根河市、鄂伦春旗、牙克石市、阿荣旗、扎兰屯市、阿尔山市均有分布。

药用部位　全草（贝加尔野豌豆）入药。

采收加工　夏季采收全草，晒干。

应　　用　同北野豌豆。

资源状况　资源丰富。

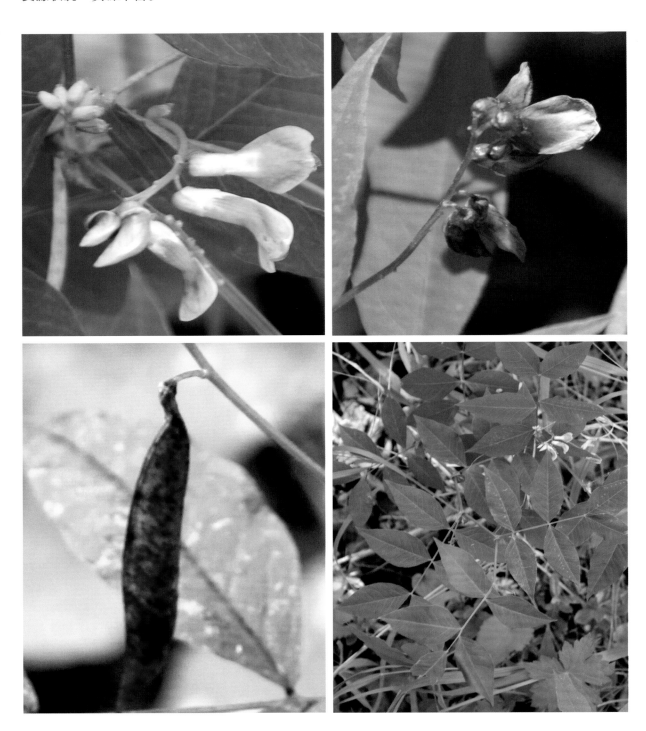

歪头菜 两叶豆苗、草豆
Vicia unijuga A. Br.

形态特征 多年生草本，高可达1m。茎常丛生，具棱，幼枝被淡黄色疏柔毛。卷须不发达而变为针状。小叶2，大小和形状变化大，卵形至菱形，先端急尖，基部斜楔形；托叶戟形，大。总状花序腋生；萼斜钟状，萼齿5，三角形，下面3枚齿高，疏生短毛；花冠紫色或紫红色；子房具柄，无毛，花柱上半部四周有白色短柔毛。荚果狭矩形，扁，褐黄色。花期7~8月，果期8~9月。

生境分布 生于山地林下、林缘、草地、草甸、沟边和灌丛。分布于我国东北、华北、西北及山东、河南、西藏、云南、四川、贵州、湖南、湖北、江西、安徽、江苏。内蒙古大兴安岭各地均有分布。

药用部位 全草（歪头菜）入药。

采收加工 夏、秋季采收全草，切段，晒干。

化学成分 鲜叶含大波斯菊苷和木犀草素–7–葡萄糖苷，茎叶含木质素及其他酚性物质。

性味归经 性平，味甘。归肝、脾、肾经。

功能主治 补虚调肝，理气止痛，清热利尿。用于虚劳，头晕，浮肿，疔毒等。

用法用量 内服9~30g，水煎；外用适量，捣烂敷患处。

资源状况 资源丰富。

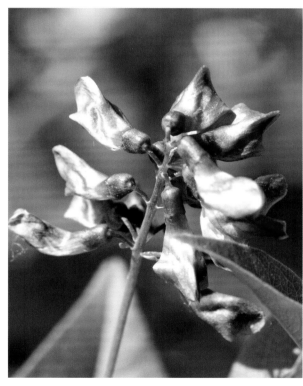
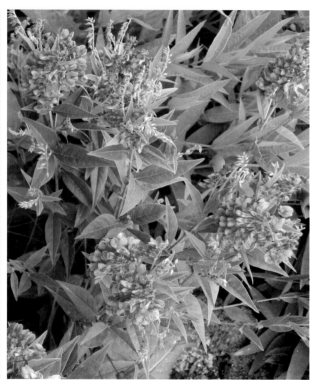

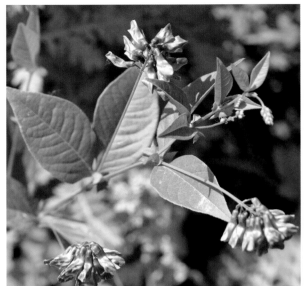
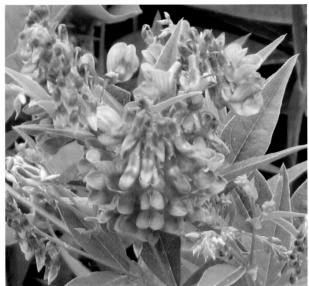

酢浆草科 Oxalidaceae

酢浆草

酸三叶、酸醋酱、鸠酸、酸味草
Oxalis corniculata L.

形态特征 草本，高达35cm，全株被柔毛。根茎稍肥厚。茎细弱，直立或匍匐。叶基生或茎生叶互生，小叶3，无柄，倒心形，先端凹下，基部宽楔形，两面被柔毛或上表面无毛，边缘具贴伏缘毛；托叶长圆形或卵形，基部与叶柄合生。花单生或数朵组成伞形花序状；萼片5，披针形或长圆状披针形，背面和边缘被柔毛；花瓣5，黄色，长圆状倒卵形；雄蕊10，基部合生。蒴果长圆柱形，具5棱。花、果期6~9月。

生境分布 生于旷地、荒地或田边。我国广布种。内蒙古大兴安岭牙克石市、鄂伦春旗、莫力达瓦旗、扎兰屯市均有分布。

药用部位 全草（酢浆草）入药。

采收加工 夏季采收全草，晒干。

化学成分 茎叶含草酸。

性味归经 味酸，性寒。

功能主治 清热利湿，凉血散瘀，消肿解毒。用于泄泻、痢疾、黄疸、淋病、赤白带下、麻疹、吐血、衄血、咽喉肿痛、疔疮、痈肿、疥癣、痔疾、脱肛、跌打损伤、烧烫伤等。

用法用量 内服6~12g，鲜者50~100g，水煎、捣汁或研末；外用适量，煎水洗、捣敷、捣汁涂、调敷或煎水漱口。

资源状况 资源稀少。

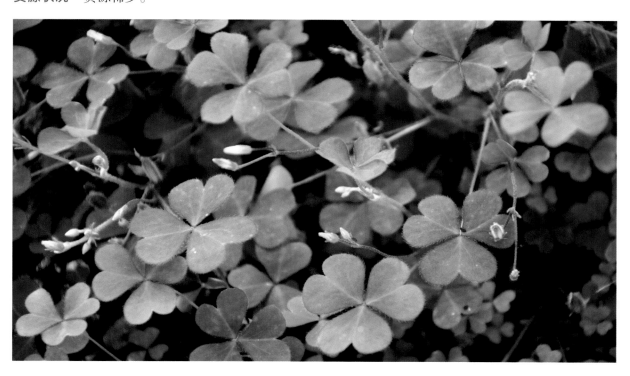

牻牛儿苗科 Geraniaceae

牻牛儿苗
太阳花
Erodium stephanianum Willd.

形态特征　多年生草本，高达 50cm。茎多数，仰卧或蔓生，被柔毛。叶对生，二回羽状深裂，小裂片卵状条形，全缘或疏生齿，上表面疏被伏毛，下表面被柔毛，沿脉毛较密。伞形花序具花 2~5，腋生；花序梗被开展的长柔毛和倒向的短柔毛；萼片长圆状卵形，先端具长芒，被长糙毛；花瓣紫红色，倒卵形，先端圆或微凹。蒴果密被糙毛。花期 6~8 月，果期 8~9 月。

生境分布　生于干山坡、草坡、沟边、沙质河滩地、居民区附近、撂荒地。分布于我国东北、华北、西北、西南及长江流域。内蒙古大兴安岭各地均有分布。

药用部位　全草（老鹳草）入中药，又可入蒙药。

采收加工　夏、秋季采收全草，除去杂质，洗净，切段，晒干。

化学成分　全草含挥发油，其主要成分还有牻牛儿醇、槲皮素及其他色素等。

性味归经　中药：味苦、微辛，性平。蒙药：味苦、微辛，性平、锐、腻、糙。

功能主治　中药：祛风湿，活血通络，清热解毒。用于肠炎痢疾，筋骨疼痛，腰扭伤，腹泻，月经不调等。蒙药：燥"希日乌素"，调经，活血，明目，退翳。用于关节疼痛，跌扑损伤，云翳，月经不调等。

用法用量　中药：内服 9~15g，水煎、浸酒或熬膏。蒙药：多入丸、散剂。孕妇禁用。

资源状况　资源少。

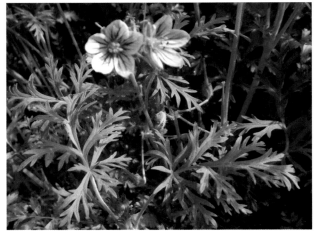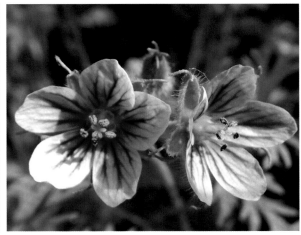

粗根老鹳草
Geranium dahuricum DC.

形态特征　多年生草本，高达 60cm。纺锤形块根簇生。茎直立，有时基部具腺毛。叶对生，七角状肾圆形，掌状 7 深裂，裂至近基部，裂片羽状深裂，小裂片披针状条形，全缘，上表面被柔毛，下表面疏被柔毛。花序长于叶，密被倒向柔毛，花序梗具花2；花梗长约为花的2倍，花、果期下弯；萼片卵状椭圆形，背面和边缘被长柔毛；花瓣紫红色，倒长卵形，长约为萼片的1.5倍；雄蕊稍短于萼片，褐色；子房密被伏毛。花期7~8月，果期8~9月。

生境分布　生于山地草甸、林下。分布于我国东北、华北、西北及四川西部、西藏东部和新疆。内蒙古大兴安岭各地均有分布。

药用部位　全草（老鹳草）入药。

采收加工　夏、秋季采收全草，除去杂质，洗净，切段，晒干。

应　　用　同牻牛儿苗。

资源状况　资源一般。

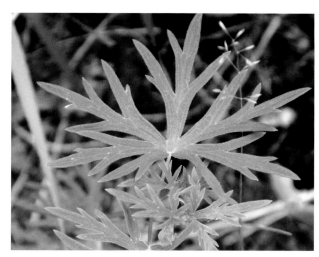
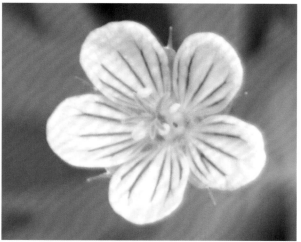

兴安老鹳草　*Geranium maximowiczii* Regel et Maack

形态特征　多年生草本，高50~65cm。根茎短粗，直立，生有肉质粗根。茎直立，多次二歧分枝。叶对生，基生叶和下部茎生叶近肾状圆形，5深裂，裂片菱状矩圆形，锐尖头，近3裂，小裂片略有齿状缺刻，上表面有伏生长刚毛，下表面灰绿色，并沿叶脉有白色长毛，下部茎生叶的柄长为叶片的1~2倍；上部的叶近3裂，几无柄。花序腋生，具花2；柄长，有微柔毛，花柄在果期向下弯；萼片长等于花瓣，有白色长毛；花瓣紫红色。蒴果有微柔毛。花期7月，果期8~9月。

生境分布　生于山坡林下、林缘或疏林下。分布于我国黑龙江、内蒙古。内蒙古大兴安岭各地均有分布。

药用部位　全草（老鹳草）入药。

采收加工　夏、秋季采收全草，除去杂质，洗净，切段，晒干。

应　　用　同牻牛儿苗。

资源状况　资源一般。

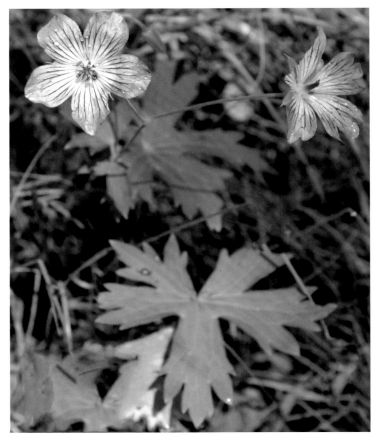
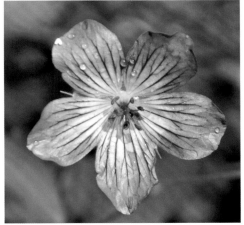
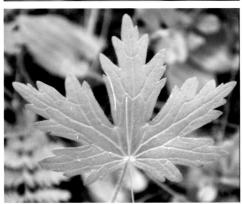

毛蕊老鹳草 | *Geranium platyanthum* Duthie

形态特征 多年生草本，高达 80cm。茎被开展的长糙毛和腺毛。叶互生，五角状肾圆形，掌状 5 裂，裂达叶中部或稍过之，裂片菱状卵形或楔状倒卵形，下部全缘，上表面疏被糙伏毛，下表面沿脉被糙毛。伞形聚伞花序，长于叶，被开展糙毛和腺毛，花序梗具花 2~4；萼片长卵形或椭圆状卵形，被糙毛或开展腺毛；花瓣淡紫红色，宽倒卵形或近圆形，向上反折，先端浅波状；雄蕊长为萼片的 1.5 倍，花丝淡紫色，花药紫红色；花柱上部紫红色。蒴果被开展糙毛和糙腺毛。花期 6~7 月，果期 8~9 月。

生境分布 生于山地林下、灌丛中或草甸。分布于我国东北、华北、西北（除新疆外）及湖北、四川。内蒙古大兴安岭各地均有分布。

药用部位 全草（老鹳草）入药。

采收加工 8~9 月采收全草，洗净，晒干。

性味归经 味微辛，性微温。

功能主治 疏风通络，强筋健骨。用于风寒湿痹，关节疼痛，肌肤麻木，肠炎，痢疾等。

用法用量 内服 25~50g，水煎、研末或浸酒。

资源状况 资源丰富。

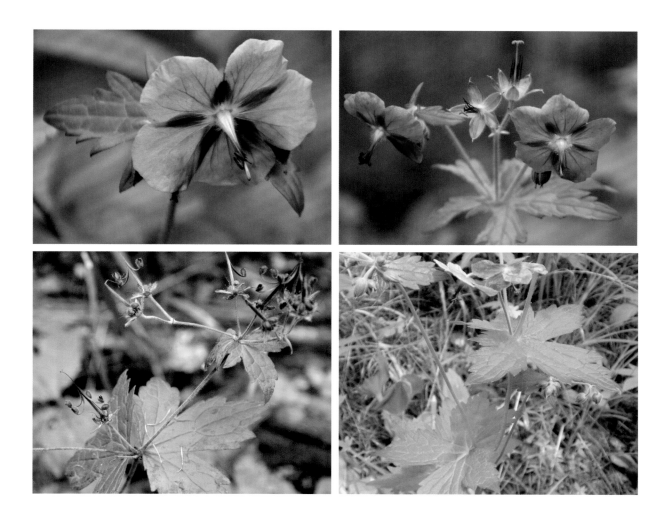

草地老鹳草 大花老鹳草
Geranium pratense L.

形态特征　多年生草本，高达 30cm。叶对生，5~7 深裂，裂至近基部，裂片倒卵状菱形，下部窄楔形，全缘，上部一至二回羽状分裂，小裂片长卵形，上表面被伏毛，下表面沿脉密被柔毛。花序梗腋生或顶生，长于叶，密被开展的腺毛和柔毛，具花 2，或有时单花；花梗等于或稍长于花；萼片披针状卵形或长圆状卵形，被柔毛；花瓣紫红色，辐射状开展，倒卵形；雄蕊与萼片近等长，花药褐色；雌蕊被柔毛。蒴果。花期 6~7 月，果期 8~9 月。

生境分布　生于山坡草地、沼泽旁草地或草原中草地上。分布于我国东北、华北、西北及四川。内蒙古大兴安岭额尔古纳市、牙克石市、阿尔山市均有分布。

药用部位　全草（老鹳草）入药。

采收加工　夏、秋季采收全草，除去杂质，洗净，切段，晒干。

应　　用　同牻牛儿苗。

资源状况　资源少。

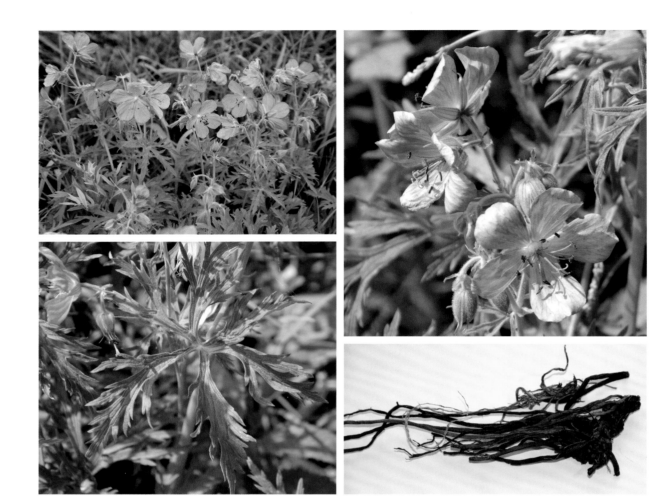

鼠掌老鹳草 *Geranium sibiricum* L.

形态特征 多年生草本，高达 70cm。具直根。茎仰卧或近直立，疏被倒向柔毛。叶对生，肾状五角形，基部宽心形，掌状 5 深裂，裂片倒卵形、菱形或长椭圆形，先端锐尖，中部以上齿状羽裂或齿状深缺刻，下部楔形，两面疏被伏毛。花序梗粗，腋生，长于叶，被倒向柔毛，具花 1，稀 2；萼片卵状椭圆形或卵状披针形，背面沿脉疏被柔毛；花瓣倒卵形，淡紫红色，等于或稍长于萼片，先端微凹或缺刻。蒴果疏被柔毛，果柄下垂。花期 6~7 月，果期 8~9 月。

生境分布 生于林缘、疏林、灌丛中、杂草地、居民区附近、河谷草甸。分布于我国东北、华北、西北及西藏、四川、湖北。内蒙古大兴安岭各地均有分布。

药用部位 全草（老鹳草）入药。

采收加工 夏、秋季采收全草，除去杂质，洗净，切段，晒干。

应　　用 同牻牛儿苗。

资源状况 资源少。

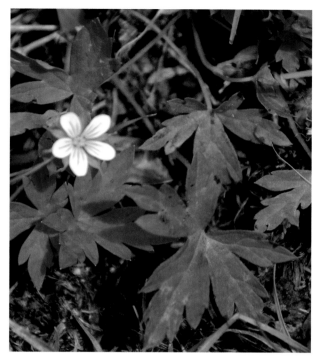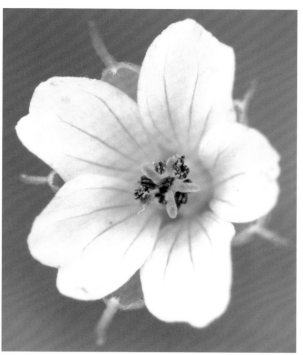

灰背老鹳草 | *Geranium wlassovianum* Fischer ex Link

形态特征　多年生草本，高 30~70cm。根茎短粗，具簇生的纺锤形块根。茎 2~3，直立，假二叉状分枝，被倒向的短柔毛。叶基生和茎上部叶对生，叶片五角状肾圆形，基部浅心形，5 深裂，裂达中部或稍过之，上表面被短伏毛，下表面灰白色，沿脉被短糙毛；基生叶具长柄，被短柔毛，茎下部叶叶柄稍长于叶片，上部叶叶柄明显短于叶片；托叶三角状披针形或卵状披针形，先端具芒状长尖头。花序腋生和顶生，总花梗被倒向短柔毛，具花 2；花梗与总花梗花期直立或弯曲，果期水平状叉开；萼片长卵形或矩圆状椭圆形，先端具长尖头，密被短柔毛和开展的疏散长柔毛；花瓣淡紫红色，具深紫色脉纹，宽倒卵形，长约为萼片的 2 倍，先端圆形，基部楔形，被长柔毛；蒴果被短糙毛。花期 7~8 月，果期 8~9 月。

生境分布　生于草甸、沼泽地、林缘。分布于我国东北及山西、河北、山东、内蒙古。内蒙古大兴安岭各地均有分布。

药用部位　全草（老鹳草）入药。

采收加工　夏、秋季采收全草，除去杂质，洗净，切段，晒干。

应　　用　同牻牛儿苗。

资源状况　资源丰富。

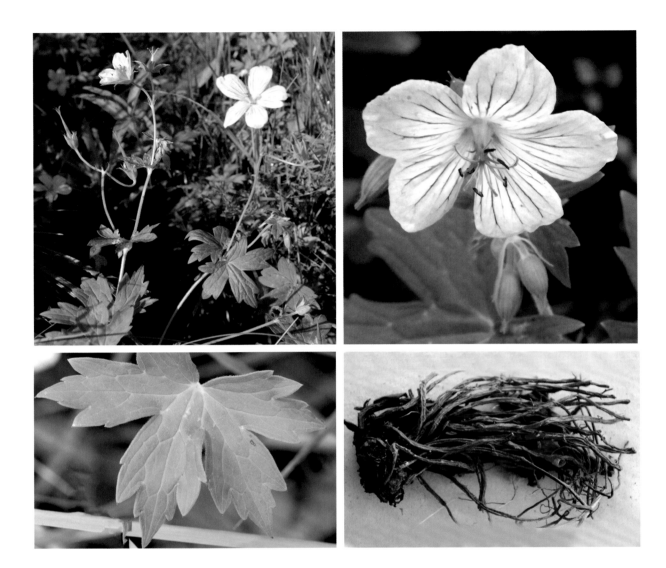

蒺藜科 Zygophyllaceae

蒺藜 | 白蒺藜、名茨、旁通
Tribulus terrestris Linnaeus

形态特征　一年生草本，全株被绢丝状柔毛。茎由基部分枝，平卧，淡褐色，长可达 1m 左右。双数羽状复叶互生，小叶 6~14，对生，矩圆形，顶端锐尖或钝，基部稍偏斜，近圆形，全缘。花小，黄色，单生于叶腋；花梗短；萼片 5，宿存；花瓣 5；雄蕊 10，生于花盘基部，基部有鳞片状腺体。果为 5 个分果瓣组成，每个果瓣具长短棘刺各 1 对，背面有短硬毛及瘤状突起。花期 7 月，果期 8~9 月。

生境分布　生于荒地、路边及田间。我国广布种。内蒙古大兴安岭莫力达瓦旗、阿荣旗、扎兰屯市均有分布。

药用部位　果实（蒺藜）、花、嫩茎叶、根入药。

采收加工　秋季果实成熟时采割植株，晒干，打下果实，除去杂质。6~7 月采收花，阴干或烘干。夏季采收嫩茎叶，晒干。秋季采挖根，洗净，晒干。

化学成分　果实含有多种生物碱。

性味归经　果实味辛、苦，性微温；有小毒。归肝经。嫩茎叶味辛，性平。归脾、肺、肝经。

功能主治　果实平肝解郁，活血祛风，明目，止痒。用于头痛眩晕，胸胁胀痛，乳闭乳痈，目赤翳障，风疹瘙痒等。嫩茎叶祛风，除湿，止痒，消痈。用于暑湿伤中，呕吐泄泻，鼻塞流涕，皮肤风痒，疥癣痈肿等。根用于牙齿外伤动摇。

用法用量　果实内服 6~9g，水煎或入丸、散剂；外用适量，煎水洗或研末调敷。嫩茎叶内服 5~10g，捣汁或入丸、散剂；外用适量，煎水洗、捣烂敷或熬膏搽。根外用适量，研末搽。

资源状况　资源少。

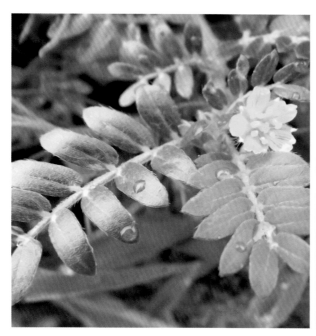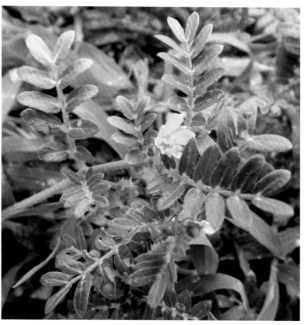

亚麻科 Linaceae

垂果亚麻 贝加尔亚麻
Linum nutans Maxim.

形态特征 多年生草本，高达 10cm。茎丛生，直立，基部木质化。茎生叶互生或散生，窄条形或条状披针形，边缘稍卷，无毛。聚伞花序；花蓝色或紫蓝色，直径约 2cm；花梗纤细，直立或稍弯向一侧；萼片 5，卵形，基脉 5，边缘膜质，先端尖；花瓣 5，倒卵形，先端圆，基部楔形；雄蕊 5，与雌蕊近等长或短于雌蕊。蒴果近球形，草黄色，开裂。花期 6~7 月，果期 7~8 月。

生境分布 生于沙质草原及干山坡。分布于我国黑龙江、内蒙古、宁夏、陕西及甘肃。内蒙古大兴安岭额尔古纳市、阿尔山市均有分布。

药用部位 地上部分（野亚麻）及种子入药。

采收加工 秋季果实成熟时，割取地上部分，晒干，打下种子，分别处理。

应　　用 同宿根亚麻。

资源状况 资源少。

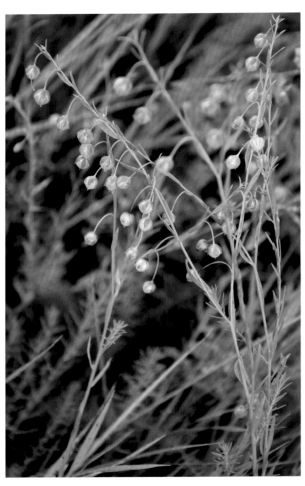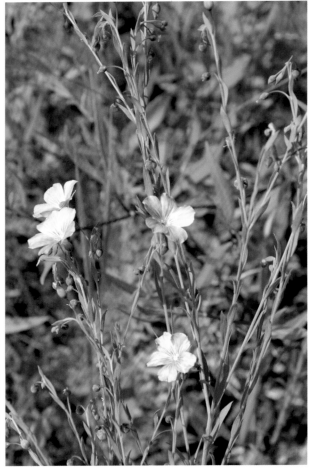

宿根亚麻 蓝亚麻
Linum perenne L.

形态特征　多年生草本，高达 90cm。根粗壮。根茎木质化。茎上的营养枝具密集窄条形的叶。叶互生，窄条形或条状披针形，内卷，先端尖，基部渐窄，脉 1~3。花多数，组成聚伞花序；花蓝色、蓝紫色、淡蓝色，直径约 2cm；萼片 5，卵形，外 3 枚先端尖，内 2 枚先端钝，全缘，脉 5~7，稍凸起；花瓣 5，倒卵形；雄蕊 5，长于或短于雌蕊，或与雌蕊近等长。蒴果近球形，草黄色，开裂。花期 6~7 月，果期 8~9 月。

生境分布　生于干旱草原、沙砾质干河滩、干旱山地阳坡稀疏灌丛或草地。分布于我国华北、西北及内蒙古、四川、云南、西藏。内蒙古大兴安岭各地均有分布。

药用部位　地上部分（宿根亚麻）及种子入药。

采收加工　秋季果实成熟时割取地上部分，晒干，打下种子，分别处理。

性味归经　味甘，性平。

功能主治　通经活血。用于血瘀经闭，身体虚弱等。

用法用量　内服 3~9g，水煎；外用适量，捣烂敷患处。

资源状况　资源少。

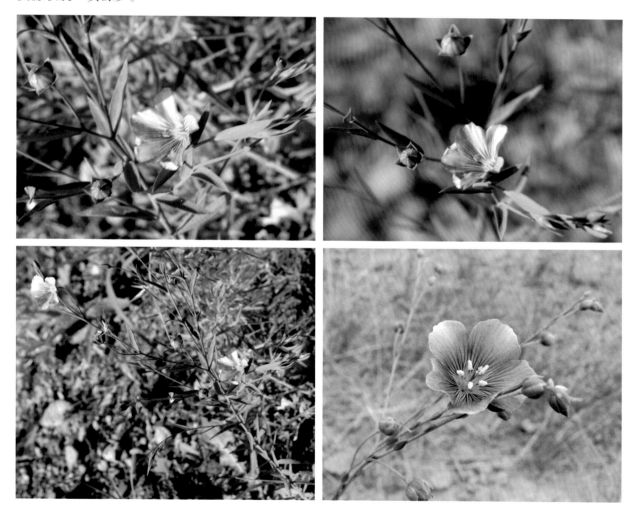

野亚麻 | 亚麻、疔毒草
Linum stelleroides Planch.

形态特征　一年生或二年生草本，高40~70cm。茎直立，基部略木质，上部多分枝，无毛。叶互生，条形至条状披针形，顶端锐尖，两面无毛，全缘，无柄，具脉1~3。花单生于枝顶，形成聚伞花序；花直径约1cm；萼片5，卵状披针形，顶端锐尖，边缘有黑色腺体；花瓣5，长为萼片的3~4倍，淡紫色或蓝色；雄蕊5，退化雄蕊5，与花柱等长。蒴果球形。花期7月，果期8月。

生境分布　生于干旱荒山坡。分布于我国东北、华北及青海、甘肃、江苏。内蒙古大兴安岭额尔古纳市、阿尔山市均有分布。

药用部位　全草（野亚麻）及种子入药。

采收加工　夏、秋季采收全草，洗净，鲜用。秋季果实成熟时采收种子，晒干。

性味归经　全草味甘，性平。种子味甘，性平。

功能主治　全草养血润燥，祛风解毒。用于血虚便秘，皮肤瘙痒，荨麻疹，疮疡肿毒等。种子养血，润燥，祛风。用于肠燥便秘，皮肤瘙痒等。

用法用量　全草内服3~9g，水煎；外用适量，捣烂敷患处。种子内服3~10g，水煎。大便滑泻者慎用。

资源状况　资源少。

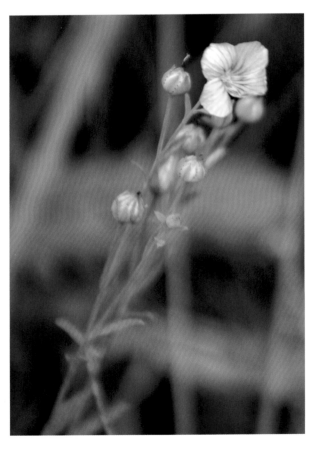
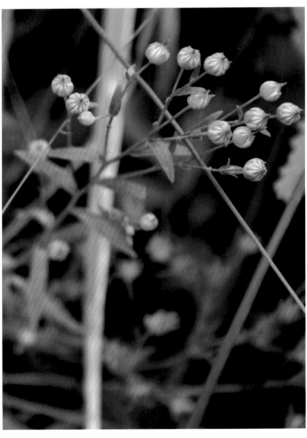

大戟科 Euphorbiaceae

乳浆大戟
乳浆草、猫眼草、鸡肠狼毒
Euphorbia esula L.

形态特征　多年生草本，高 15~40cm，有白色乳汁。茎直立，有纵条纹，下部带淡紫色。短枝或营养枝上的叶密生，条形；长枝或生花的茎上的叶互生，倒披针形或条状披针形，顶端圆钝，微凹或具凸尖。总花序呈多歧聚伞状，顶生，通常 5 伞梗呈伞状，每伞梗再二至三回分叉；苞片对生，宽心形，顶端短骤凸；杯状花序；总苞顶端 4 裂；腺体 4，位于裂片之间，新月形，两端呈短角状。蒴果无毛。花期 5~6 月，果期 6~7 月。

生境分布　生于草地、草甸。我国除海南、贵州、云南和西藏无分布外，其他各地均有分布。内蒙古大兴安岭各地均有分布。

药用部位　全株（猫眼草）入中药。

采收加工　夏、秋季采收全株，晒干。

性味归经　味苦，性凉；有毒。

功能主治　利水消肿，拔毒止痒。用于四肢浮肿，小便淋痛不利，疟疾等；外治瘰疬，疮癣瘙痒等。

用法用量　内服 3~9g，水煎；外用适量，熬膏外敷或研末调敷。本品有毒，内服宜慎。

资源状况　资源一般。

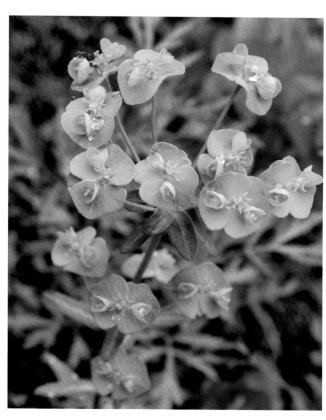
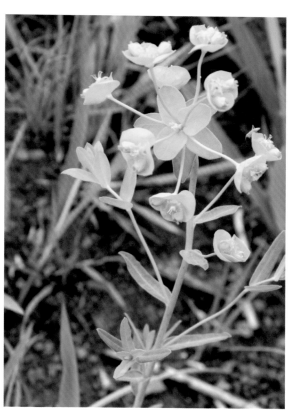

狼毒大戟

狼毒疙瘩、狼毒、猫眼睛
Euphorbia fischeriana Steud.

形态特征　多年生草本。根圆柱状，肉质，常分枝。茎高达 45cm。叶互生，茎下部叶鳞片状，呈卵状长圆形，茎生叶长圆形；总苞叶常 5，伞幅 5，次苞叶 2，三角状卵形，长约 2cm。花序单生于二歧分枝的顶端，无梗；总苞钟状，具白色柔毛，边缘 4 裂，裂片圆形，具白色柔毛；腺体 4，半圆形，淡褐色。雄花多枚，伸出总苞外。雌花 1，花柱中下部合生，柱头不裂。蒴果卵圆形，被白色长柔毛，具宿存花柱。花、果期 5~7 月。

生境分布　生于向阳荒山坡。分布于我国东北、华北及河南、陕西、宁夏、甘肃、山东、江苏、安徽、浙江。内蒙古大兴安岭各地均有分布。

药用部位　根（狼毒）入中药，又可入蒙药。

采收加工　春、秋季采挖根，除去残茎，洗净，晒干切片。中药：生用或醋煮用（狼毒大戟 100kg，醋 30~50kg）。蒙药：切片，与牛奶同煮（狼毒 100kg，牛奶 50kg），煮至药材将牛奶吸尽，取出晾干备用，或取干净药材置乳牛尿中浸泡至透心，取出晾干备用。

化学成分　根含大戟醇和挥发油、蔗糖、甾醇、脂肪酸、酚性化合物，以及微量生物碱、皂苷、强心苷、鞣质、树脂、硬性橡胶等。

性味归经　中药：味辛，性平；有毒。归肝、脾经。蒙药：味辛，性温、稀、钝、糙、动；有毒。

功能主治　中药：散结，杀虫。外治淋巴结结核，皮癣，灭蛆。蒙药：泻下，消"奇哈"，燥"希日乌素"，杀空，消肿。蒙药用于"粘"症，炭疽，结喉，水肿，痛，疥，癣，脓疱疮，痛风，游痛症，炽热等。

用法用量　中药：熬膏外敷。蒙药：多入丸、散剂。本种有大毒，一般多外用，内服宜慎；体弱者及孕妇忌用。

资源状况　资源一般。

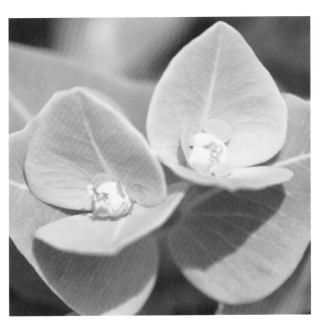
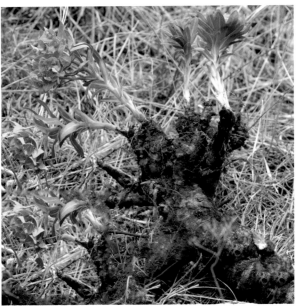

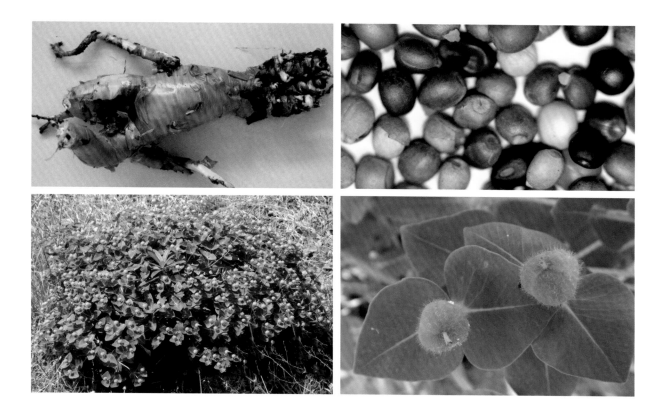

地锦草

千根草、血见愁草、草血竭
Euphorbia humifusa Willd.

形态特征　一年生草本。茎纤细，匍匐，近基部分枝，带红紫色，无毛。叶通常对生，矩圆形，顶端钝圆，基部偏斜，边缘有细锯齿，绿色或带淡红色，两面无毛或有时具疏毛。杯状花序单生于叶腋；总苞倒圆锥形，浅红色，顶端 4 裂，裂片长三角形；腺体 4，横矩圆形，具白色花瓣状附属物；子房 3 室，花柱 3，2 裂。蒴果三棱状球形，无毛。花、果期 6~8 月。

生境分布　生于原野荒地、路旁及田间。我国除广东、广西无分布外，其他各地均有分布。内蒙古大兴安岭鄂伦春旗、牙克石市、莫力达瓦旗、阿荣旗、扎兰屯市均有分布。

药用部位　全草（地锦草）入药。

采收加工　夏、秋季采收全草，除去杂质，晒干。

化学成分　含没食子酸、没食子甲脂、槲皮苷、槲皮素、肌醇及鞣酸、黄酮苷、香豆素等。

性味归经　味辛，性平。归肝、大肠经。

功能主治　清热解毒，利湿退黄，活血止血。用于痢疾、泄泻、黄疸、咯血、吐血、尿血、便血、崩漏、乳汁不下、跌打肿痛及热毒疮疡等。

用法用量　内服 10~15g，鲜者 15~30g，水煎或入散剂；外用适量，鲜品捣敷或研末撒。

资源状况　资源稀少。

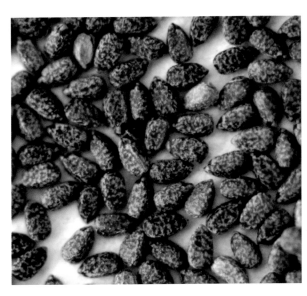 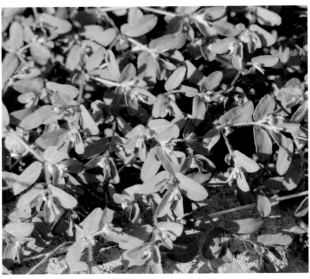

一叶萩 叶底珠
Flueggea suffruticosa (Pall.) Baill.

形态特征　灌木，高 1~3m。分枝多，小枝浅绿色，无毛。叶长圆形至椭圆形，先端急尖，基部宽楔形，全缘，上表面绿色，下表面带白色。花小，单性，雌雄异株，卵形；雄花花梗长 2~3mm，雄蕊 5；雌花花梗长 5~10mm。蒴果扁球形，无毛，红褐色。花期 6~7 月，果期 8~9 月。

生境分布　生于干旱荒山坡、灌丛。我国除新疆、甘肃、青海、西藏无分布外，其他各地均有分布。内蒙古大兴安岭各地均有分布，

药用部位　嫩枝叶及根（一叶萩）入药。

采收加工　春末至夏初采收嫩枝叶，割取连叶的绿色嫩枝，扎成小把，阴干。全年可采挖根，除去泥沙，洗净，切片，晒干。

化学成分　嫩茎及成熟果实含一叶萩碱；根含多量别一叶萩碱及少量一叶萩碱，还含别一叶萩碱的甲氧基化合物；种子含油。

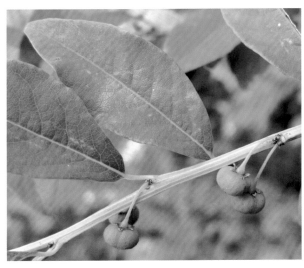 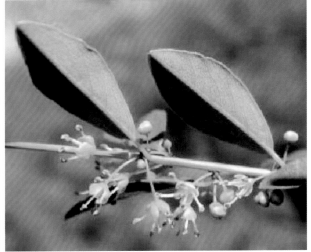

性味归经　味辛，性温；有毒。

功能主治　活血舒筋，健脾益肾。用于风湿腰痛，四肢麻木，偏瘫，阳痿，面神经麻痹，小儿麻痹后遗症。

用法用量　内服 9~15g，水煎。

资源状况　资源少。

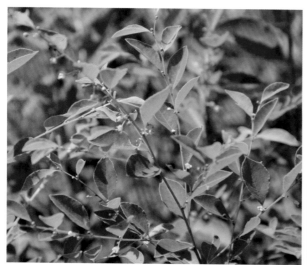
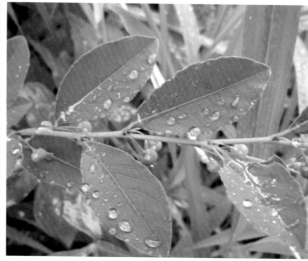

芸香科 Rutaceae

白鲜 八股牛
Dictamnus dasycarpus Turcz.

形态特征 多年生草本，高达 1m。根肉质，粗长，淡黄白色。幼嫩部分被柔毛及凸起的油腺点。复叶叶轴具窄翅，小叶 9~13，椭圆形、长圆形或长圆状披针形，先端渐尖，基部楔形，无柄，具细锯齿，上表面密被油腺点，沿脉被毛，老时毛渐脱落。总状花序长达 30cm；苞片窄披针形；花瓣白色带紫红色或粉红色带深紫红色脉纹，倒披针形；萼片及花瓣均密生透明油腺点；雄蕊伸出。蒴果 5 瓣裂，具尖喙。花期 6~7 月，果期 8~9 月。

生境分布 生于向阳山坡草地、灌丛、阔叶林下。分布于我国东北至西北。内蒙古大兴安岭除北部满归林、阿龙山、金河、汗马、伊图里河无分布外，其他地方均有分布。

药用部位 根皮（白鲜皮）入药。

采收加工 春、秋季采挖根，除去泥沙及粗皮，剥取根皮，切片，干燥。

化学成分 根皮中含有秦皮酮、黄柏酮、柠檬苦素及白鲜二醇等。

性味归经 味苦，性寒。归脾、胃、膀胱经。

功能主治 清热燥湿，祛风解毒。用于湿热疮毒，黄水淋漓，湿疹，风疹，疥癣疮癞，风湿热痹，黄疸尿赤等。现代研究表明，本品挥发油在体外有抗癌作用。

用法用量 内服 5~10g，水煎或入丸、散剂；外用适量，煎水洗或研末敷。脾胃虚寒者慎用。

资源状况 资源一般。

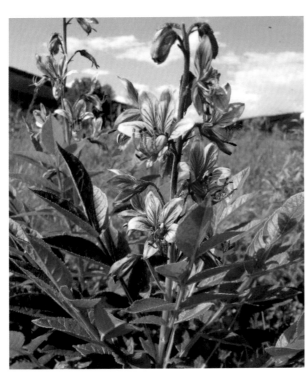
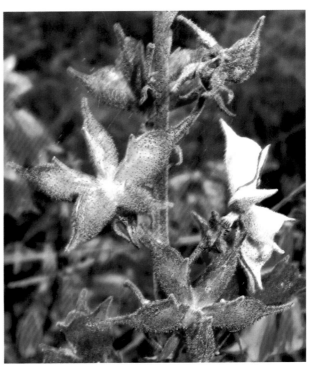

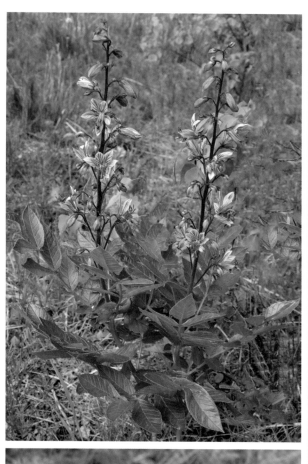

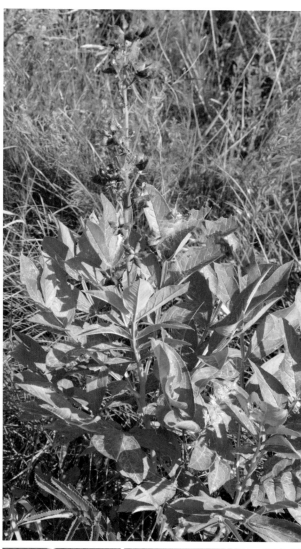

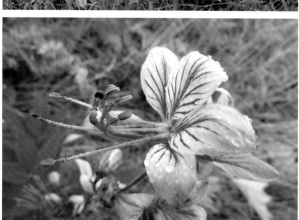

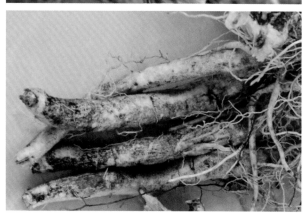

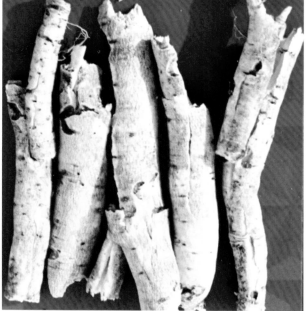

黄檗 | 黄菠萝、黄柏、关黄柏
Phellodendron amurense Rupr.

形态特征 落叶乔木，高 10~15m，胸径约 50cm。树皮浅灰色或灰褐色，有深沟裂，木栓质很发达，内皮鲜黄色。枝广展，小枝棕褐色，无毛。单数羽状复，叶对生，小叶 5~13，卵状披针形至卵形，顶端长渐尖，基部宽楔形，边缘有细钝锯齿，有缘毛，下表面中脉基部有长柔毛。花小，5 数，雌雄异株，排成顶生的聚伞状圆锥花序；雄花的雄蕊较花瓣长，花丝线形，基部被毛，退化雄蕊小；雌花退化雄蕊鳞片状，子房有短柄。果为浆果状核果，黑色，有特殊香气与苦味。花期 6~7 月，果期 7~18 月。

生境分布 生于干燥岩石裸露处、山脊庇荫处、河岸。分布于我国东北、华北。内蒙古大兴安岭鄂伦春旗、阿荣旗、扎兰屯市、阿尔山市均有分布。

药用部位 树皮（关黄柏）入中药，又可入蒙药。

采集加工：夏季采收，剥下树皮，除去粗皮（栓皮），晒干，切丝。中药：生用或盐炙用（关黄柏 100kg，盐 2.5kg）。蒙药：切碎，生用。

化学成分 树皮含小檗碱、木兰花碱、黄柏碱、掌叶防己碱等多种生物碱，还含内酯、甾醇、黏液质等。

性味归经 中药：味苦，性寒。归肾、膀胱经。蒙药：味苦，性凉、糙、钝、稀。

功能主治 中药：清热燥湿，泻火除蒸，解毒疗疮。用于湿热泻痢，黄疸尿赤，带下阴痒，热淋涩痛，脚气痿躄，骨蒸劳热，盗汗，遗精，疮疡肿毒，湿疹湿疮等。盐关黄柏滋阴降火。用于阴虚火旺，盗汗骨蒸等；外治疮疡，湿疹，黄水疮，烧烫伤。蒙药：燥"希日乌素"，清热，解毒，明目，止血，止泻。用于"希日乌素"症，黄水疮，疥，癣，秃疮，皮肤瘙痒，麻风病，各种出血证，陈热证，痢疾，眼白斑，结膜炎，肾热，尿频，遗精，毒热等。

用法用量 中药：内服 3~12g，水煎或入丸、散剂；外用适量，研末调敷或油调涂患处。蒙药：单用 1.5~3g，水煎或研末冲服，或入丸、散剂。

资源状况 资源稀少，国家二级重点保护野生植物。

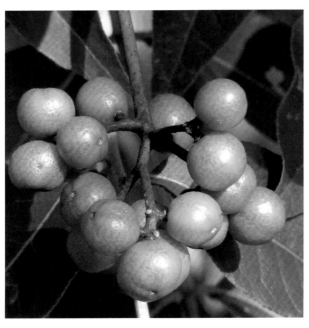
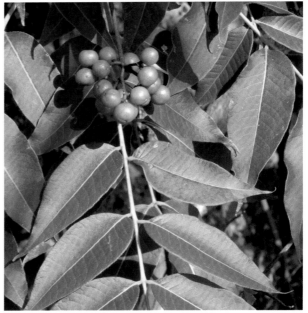

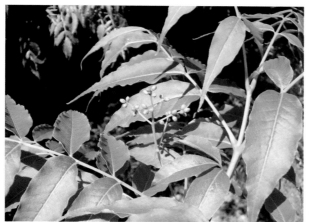
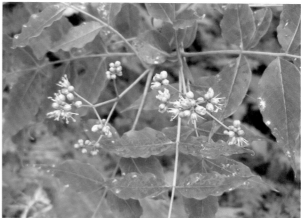
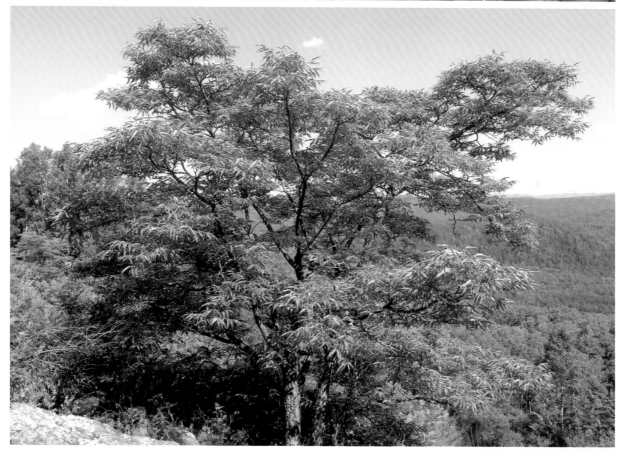

远志科 Polygalaceae

西伯利亚远志 卵叶远志
Polygala sibirica L.

形态特征 多年生草本，高达 30cm，微被柔毛。叶椭圆形至矩圆状披针形，长 1~2cm，宽 3~6mm。花序腋外生，最上一个假顶生，通常高出茎的顶端，具稍稀疏的花；花蓝紫色；萼片宿存，外轮 3 枚小，内轮 2 枚花瓣状；花瓣 3，中间龙骨瓣背面顶部有撕裂成条的鸡冠状附属物，两侧花瓣下部 1/3 与花丝鞘贴生，内面下部具短柔毛；雄蕊 8，花丝下部 2/3 合生成鞘。蒴果近倒心形，周围具窄翅，疏生短睫毛。花期 6~7 月，果期 8~9 月。

生境分布 生于山坡草地。分布于我国东北、华北、华东、华中、华南、西南及陕西、甘肃、青海。内蒙古大兴安岭各地均有分布。

药用部位 根（远志）入药。

采收加工 秋季采挖根，除去泥土，洗净，晒干。

应　　用 同远志。

资源状况 资源少。

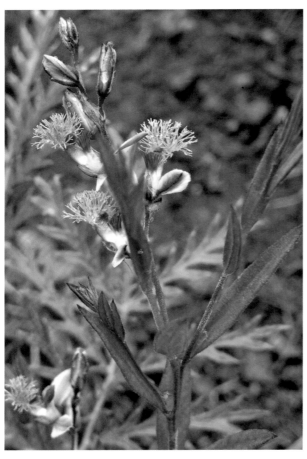
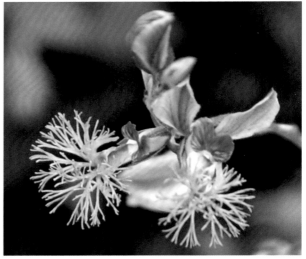
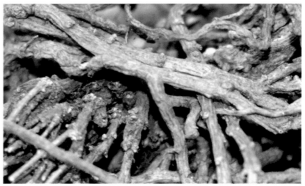

远志 | 苦远志、神砂草、小草
Polygala tenuifolia Willd.

形态特征　多年生草本，高达 50cm。茎被柔毛。叶纸质，线形或线状披针形，长 1~3cm，宽 0.5~1（~3）mm，先端渐尖，基部楔形，无毛或被极疏微柔毛，近无柄。扁侧状顶生总状花序，少花；小苞片早落；萼片宿存，无毛，外 3 枚线状披针形；花瓣紫色，基部合生，侧瓣斜长圆形，基部内侧被柔毛，龙骨瓣稍长，具流苏状附属物；花丝 3/4 以下合生成鞘，3/4 以上的中间 2 枚分离，两侧各 3 枚合生。果球形，具窄翅，无缘毛。花、果期 6~9 月。

生境分布　生于山坡草地。分布于我国东北、华北及山东、陕西、甘肃。内蒙古大兴安岭除根河市无分布外，其他地方均有分布。

药用部位　根（远志）入药。

采收加工　秋季采挖根，洗净，晒干。

性味归经　味苦、辛，性温。归心、肾、肺经。

功能主治　安神益智，交通心肾，祛痰，消肿。用于咳痰不爽，疮疡肿毒，乳房肿痛及心肾不交引起的失眠多梦、健忘惊悸、神志恍惚等。

用法用量　内服 3~10g，水煎、浸酒或入丸、散剂；外用适量，研末用酒调敷。

资源状况　资源少。

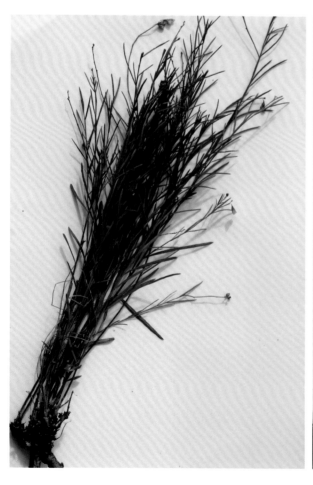
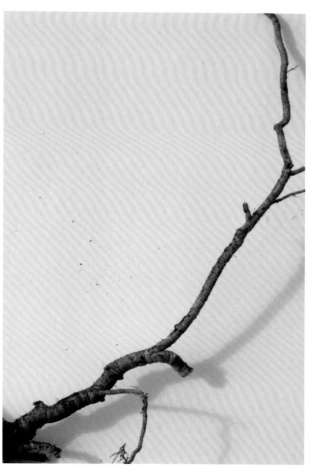

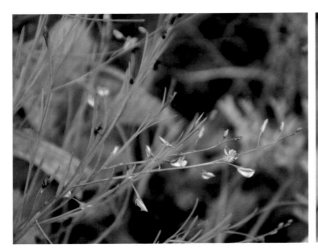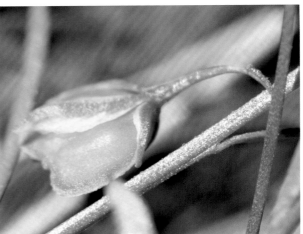

槭树科 Aceraceae

色木槭 | 五角枫、五角槭
Acer mono Maxim.

形态特征　落叶乔木，高达 15~20m。树皮粗糙，常纵裂，灰色。叶纸质，基部截形或近于心脏形，叶片近于椭圆形，常 5 裂，有时 3 裂及 7 裂的叶生于同一树上，裂片卵形，先端锐尖或尾状锐尖，全缘，上表面深绿色，无毛，下表面淡绿色，除了在叶脉上或脉腋被黄色短柔毛外，其余部分无毛，主脉 5 条，在上表面显著；叶柄无毛。花多数，雄花与两性花同株，多数常成无毛的顶生圆锥状伞房花序；萼片 5，黄绿色，长圆形，顶端钝；花瓣 5，淡白色，椭圆形或椭圆状倒卵形；雄蕊 8，无毛，比花瓣短；子房无毛或近于无毛，花柱无毛，很短，柱头 2 裂，反卷。翅果嫩时紫绿色，成熟时淡黄色。花期 6~7 月，果期 8~9 月。

生境分布　生于山地阴坡林下。分布于我国东北、华北和长江流域。内蒙古大兴安岭阿尔山市五岔沟镇及科尔沁右翼前旗均有分布。

药用部位　枝、叶（五角枫）入药。

采收加工　夏季采收枝、叶，鲜用或晒干。

性味归经　味辛、苦，性温。

功能主治　祛风除湿，活血止痛。用于偏正头痛，风寒湿痹，跌打瘀痛，湿疹，疥癣等。

用法用量　内服 10~15g，鲜品 20~30g，水煎；外用适量，煎水洗。

资源状况　资源特别稀少。

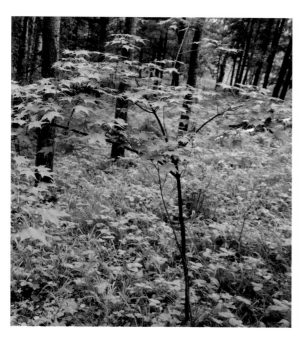
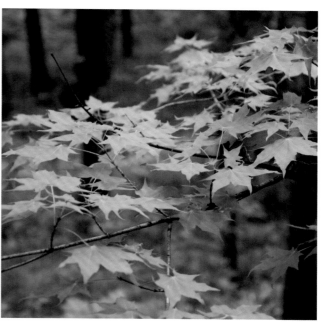

茶条槭 茶条枫、茶条子
Acer ginnala Maxim.

形态特征 落叶大灌木或小乔木，高达6m。树皮灰褐色。幼枝绿色或紫褐色，老枝灰黄色。单叶对生，纸质，卵形或长卵状椭圆形，通常3裂或不明显5裂，或不裂，中裂片特大而长，基部圆形或近心形，边缘为不整齐的疏重锯齿，近基部全缘；叶柄细长。花杂性同株，顶生伞房花序，多花；萼片5，边缘有长柔毛；花瓣5，白色；雄蕊8。翅果深褐色；小坚果扁平，长圆形，具细脉纹，幼时有毛；翅有时呈紫红色，两翅直立，展开成锐角或两翅近平行，相重叠。花期6~7月，果期8~9月。

生境分布 生于河岸或湿草地，散生或形成丛林。分布于我国东北、华北及河南、陕西、甘肃。内蒙古大兴安岭鄂伦春旗、莫力达瓦旗、阿荣旗、扎兰屯市均有分布。

药用部位 叶（茶条槭）、芽入药。

采收加工 夏季采收叶，晒干。春季采收芽，晒干。

化学成分 叶含槭鞣质、没食子酸等。

性味归经 味苦，性寒。

功能主治 清热明目。用于肝热目赤，昏花等。

用法用量 内服适量，白开水冲饮。

资源状况 资源一般。

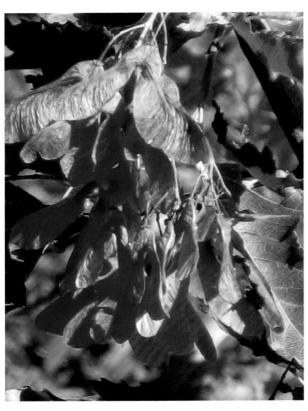
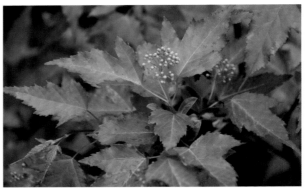
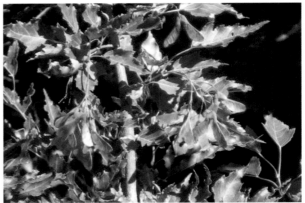

凤仙花科 Balsaminaceae

水金凤 | 辉菜花
Impatiens noli-tangere L.

形态特征　一年生草本，高 40~100cm。茎粗壮，直立，分枝。叶互生，卵形或椭圆形，先端钝或短渐尖，下部叶基部楔形，上部叶基部近圆形，近无柄，侧脉 5~7 对。总花梗腋生；花 2~3，花大，黄色，喉部常有红色斑点；花梗纤细，下垂，中部有披针形苞片；萼片 2，宽卵形，先端急尖；旗瓣圆形，背面中肋有龙骨突，先端有小喙，翼瓣无柄，2 裂，基部裂片矩圆形，上部裂片大，宽斧形，带红色斑点，唇瓣宽漏斗状，基部延长成内弯的长距。蒴果条状矩圆形。花期 7~8 月，果期 8~9 月。

生境分布　生于河岸林下、林缘草地和水沟边。分布于我国东北、华北、西北、华中。内蒙古大兴安岭各地均有分布。

药用部位　根或全草（水金凤）入药。

采收加工　夏、秋季采挖根，洗净，晒干。夏季采收全草，晒干。

化学成分　花含新黄质、蒲公英黄质、蝴蝶梅黄质、毛茛黄质、菊黄质和黄体呋喃素等。

性味归经　味甘，性温。

功能主治　活血调经，舒筋活络，祛风除湿。用于月经不调，痛经等；外治跌打损伤，风湿疼痛，阴囊湿疹等。

用法用量　内服 9~15g，水煎；外用适量，煎水熏洗或捣烂敷患处。治阴囊湿疹用鲜品捣烂取汁外搽。

资源状况　资源少。

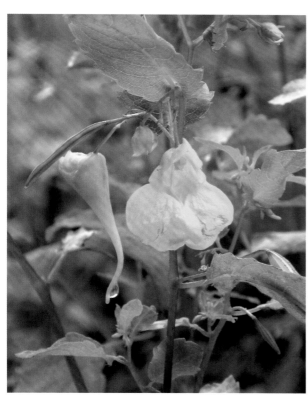
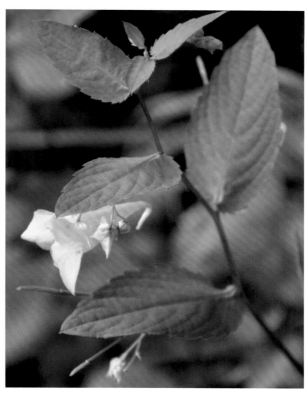

卫矛科 Celastraceae

卫矛
马氏卫矛、山鸡条子、鬼箭羽
Euonymus alatus (Thunb.) Sieb.

形态特征 落叶灌木，高 1~2m。树皮灰白色，有细皱纹。小枝圆柱状四棱形，绿色，无毛，有较宽而扁的木栓质翅 2~4，或近无翅。叶对生，椭圆形或倒卵形，先端渐尖，基部楔形，边缘具细锯齿，两面无毛。聚伞花序 1 至多朵花腋生；花淡黄绿色或淡绿白色，4 数；萼片淡黄绿色。蒴果长圆形或长倒卵形。种子卵圆形，褐色，有橘红色的假种皮，包 1 粒种子。花期 6~7 月，果期 8~9 月。

生境分布 生于杂木林下、林缘、灌丛、小溪边。分布于我国东北、华北、西北至长江流域。内蒙古大兴安岭鄂伦春旗、莫力达瓦旗、阿荣旗、扎兰屯市均有分布。

药用部位 木栓翅（鬼箭羽）入药。

采收加工 全年可采，割取枝条后，除去嫩枝及叶，晒干，或收集其翅状物，晒干。

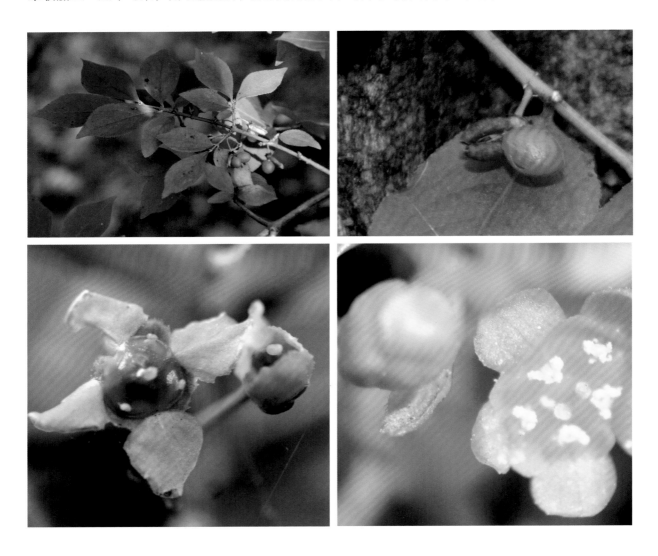

化学成分　叶含表无羁萜醇、无羁萜、槲皮素、卫矛醇，种子油中含饱和脂肪酸及油酸、亚油酸、亚麻酸、乙酸、苯甲酸、草乙酸，全株含卫矛醇和糖类等。

性味归经　味苦、辛，性寒。归肝经。

功能主治　破血，止痛，通经，泻下，杀虫。用于月经不调，产后瘀血腹痛，跌打损伤肿痛等。

用法用量　内服 3~9g，水煎。

资源状况　资源稀少。

白杜　华北卫矛、丝绵木
Euonymus maackii Rupr.

形态特征　灌木或小乔木，高约 4m。树皮暗灰色，交错状纵裂。枝圆柱状，近四棱形，无毛。一年生枝绿色或绿褐色，秋季变紫红色或紫褐色，二年生枝灰褐色。芽卵状圆锥形。叶对生，披针状长圆形或卵状长圆形，先端渐尖或长渐尖，基部楔形，边缘有尖锐的细锯齿，两面无毛。聚伞花序；萼 4 裂，裂片三角状近圆形；花瓣 4，长圆状倒卵形，淡黄白色；花药暗紫红色。蒴果无翅，倒圆锥形，4 深裂，粉红色。种子 2~8，红色，假种皮橘红色。花期 6 月，果期 8~9 月。

生境分布　生于阳向荒山坡下部、河岸。分布于我国东北、华北、华中及甘肃、陕西、山东、江苏、安徽、浙江、江西、广东、贵州。内蒙古大兴安岭除根河市无分布外，其他地方均有分布。

药用部位　花、果及根入药。

应　　用　花、果、根解郁安神，理气开胃，活络止痛。用于心神不安，忧郁失眠，郁结胸闷，健忘，风火眼等。

资源状况　资源稀少。

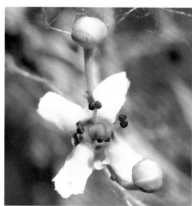
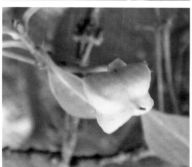
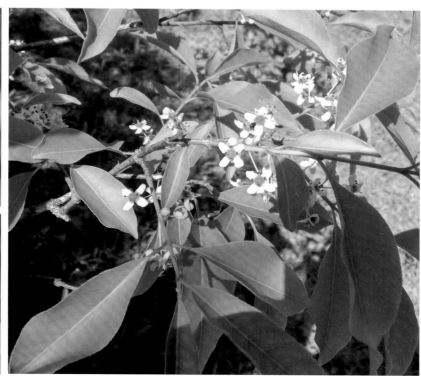

鼠李科 Rhamnaceae

鼠李
老鹳眼、臭李子
Rhamnus davurica Pall.

形态特征　小乔木或灌木，高可达 10m。树皮暗灰褐色。小枝粗壮，近对生，顶端有大型卵状披针形的顶芽，无刺。叶对生或束生枝端，两面无毛，卵状椭圆形、矩圆状椭圆形、椭圆形或倒宽披针形，先端急尖或渐尖，基部圆形，边缘有细圆齿，侧脉 4~5 对；叶柄长 1.5~4cm，无毛或上面有疏柔毛。花单性，3~5 束生于叶腋；花萼 4 裂；雄蕊 4。核果球形，成熟时黑紫色。花期 6~7 月，果期 8~9 月。

生境分布　生于山坡、沟旁或杂木林中。分布于我国东北、华北及河南。内蒙古大兴安岭各地均有分布。

药用部位　果实（鼠李）入药。

采收加工　8~9 月果实成熟时采收，除去果柄，微火烘干。

化学成分　果实含大黄素、大黄酚、山柰酚及蒽酚，种子中有多种黄酮苷酶，树皮含大黄素、芦荟大黄素、大黄酚等多种蒽醌类化合物。

性味归经　苦甘，性凉。归肝、肾经。

功能主治　清热利湿，消积杀虫。用于水肿腹胀，癥瘕，瘰疬，疥癣，齿痛等。

用法用量　内服 10~20g，水煎、研末或熬膏；外用适量，捣敷。

资源状况　资源少。

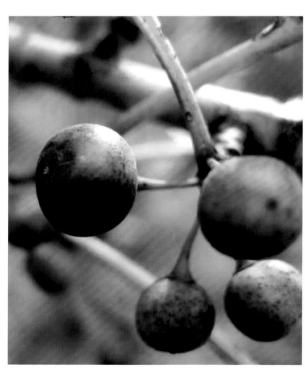
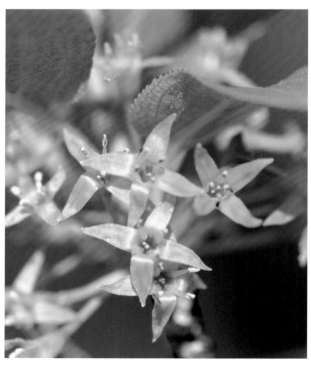

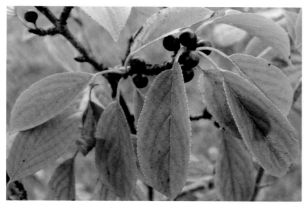
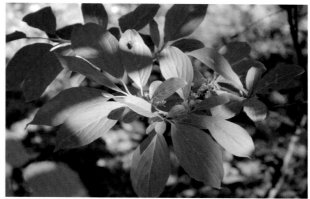

小叶鼠李
黑格铃、琉璃枝、驴子刺
Rhamnus parvifolia Bunge

形态特征　灌木，高可达 1.5m。小枝灰色或灰褐色，互生或对生，顶端针刺状。叶通常密集丛生短枝上或在长枝上互生，纸质，菱状卵圆形或倒卵形，先端圆或急尖，基部楔形，边缘有小钝锯齿，两面无毛，侧脉 3 对，纤细，不甚凸出；叶柄长达 1cm。花单性，呈聚伞花序；花萼 4 裂；花瓣 4；雄蕊 4。核果球形，成熟时黑色，有 2 个核。花期 6~7 月，果期 8~9 月。

生境分布　生于向阳山坡上或多岩石处。分布于我国东北、华北及河南、陕西、宁夏、山东、安徽、台湾。内蒙古大兴安岭除根河市无分布外，其他地方均有分布。

药用部位　果实（小叶鼠李）入药。

采收加工　秋季采收果实，晒干。

性味归经　味苦，性凉；有小毒。

功能主治　清热泻下，消肿散结。用于便秘，腹胀，瘰疬等。

用法用量　内服 1~3g，水煎。

资源状况　资源少。

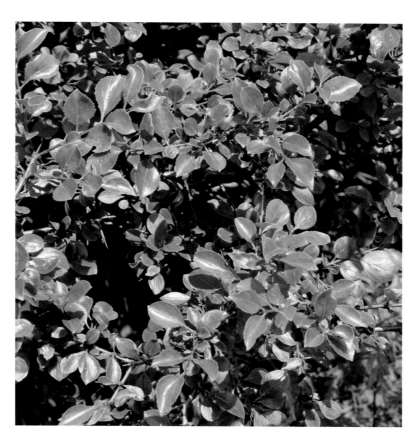

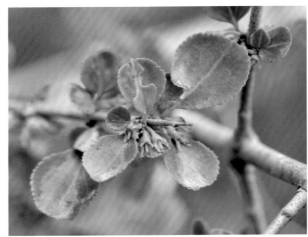
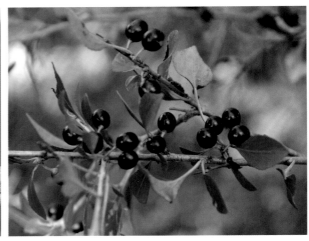

乌苏里鼠李
老鸹眼
Rhamnus ussuriensis J. Vass.

形态特征 灌木，高达 5m。小枝对生，褐色或灰褐色，顶端有刺。叶对生或束生于枝端，矩圆状椭圆形、披针形或倒卵形，顶端急尖或短渐尖，基部楔形或稍偏斜，边缘有钝锯齿，齿端有腺点，下表面脉腋有白色短柔毛，侧脉 5~6 对；叶柄长 2~3cm。聚伞花序腋生，花单性，花萼 4 裂，花瓣 4，雄蕊 4。核果球形，成熟后呈黑紫色。花期 6~7 月，果期 8~9 月。

生境分布 生于山坡林下、山沟及溪旁。分布于我国东北、华北及山东。内蒙古大兴安岭各地均有分布。

药用部位 树皮（乌苏里鼠李）入药。

采收加工 全年可采收树皮，晒干。

性味归经 味苦，性寒。归大肠经。

功能主治 泻火通便，止咳祛痰。用于大便热秘，肺热咳嗽，咳痰等。

用法用量 内服 3~9g，水煎。

资源状况 资源少。

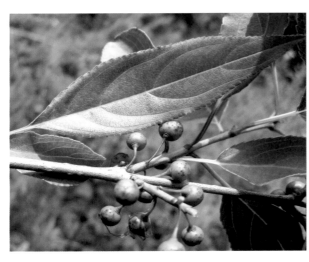
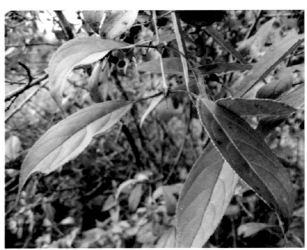

葡萄科 Vitaceae

白蔹 黄狗蛋
Ampelopsis japonica (Thunb.) Makino

形态特征　藤本。根块状。叶为掌状复叶，小叶 3~5，一部分羽状分裂，一部分羽状缺刻，裂片卵形至披针形，中间裂片最长，两侧的很小，常不分裂，叶轴有阔翅，裂片基部有关节，两面无毛；叶柄较叶片短，无毛。聚伞花序小；花序梗细长，缠绕；花小，黄绿色；花萼 5 浅裂；花瓣、雄蕊各 5；花盘边缘稍分裂。果球形，熟时白色或蓝色，有针孔状凹点。花期 6~7 月，果期 8~9 月。

生境分布　生于灌丛、草地。分布于我国东北、华北、华中及山东、江苏、安徽、浙江、福建、江西、广东、广西、贵州、四川、陕西。内蒙古大兴安岭鄂伦春旗、莫力达瓦旗、阿荣旗、扎兰屯市均有分布。

药用部位　块根（白蔹）入药。

采收加工　春、秋季采挖块根，除去泥沙及细根，切成纵瓣或斜片，晒干。

化学成分　块根含黏液质、淀粉及酒石酸、延胡索酸、胡萝卜苷等，叶含没食子酸。

性味归经　味苦，性微寒。归心、肺、肝、脾经。

功能主治　清热解毒，散结止痛，生肌敛疮。用于疮疡肿毒、瘰疬、烫伤、湿疮、温疟、惊痫、血痢、肠风，痔漏，带下，跌打损伤，外伤出血等。文献资料记载，白蔹对子宫颈癌细胞有抑制作用。

用法用量　内服 3~9g，水煎；外用适量，研末撒或调涂。

资源状况　资源少。

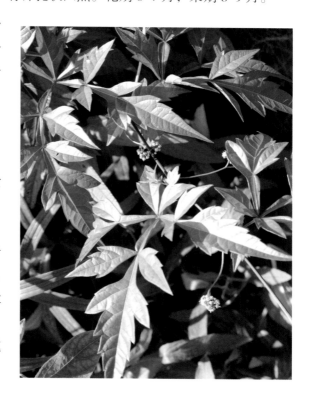

山葡萄 鸟葡萄、野葡萄
Vitis amurensis Rupr.

形态特征　木质藤本，长达 15m。幼枝初具细毛，后无毛。叶宽卵形，顶端尖锐，基部宽心形，3~5 裂或不裂，边缘具粗锯齿，上表面无毛，下表面叶脉有短毛；叶柄有疏毛。圆锥花序与叶对生；花序轴具白色丝状毛；花小，雌雄异株。雌花内 5 枚雄蕊退化。雄花内雌蕊退化；花萼盘形，无毛。浆果球形，黑色。花期 6~7 月，果期 8~9 月。

生境分布　生于山地林缘。分布于我国东北、华北及山东。内蒙古大兴安岭鄂伦春旗、莫力达瓦旗、阿荣旗、扎兰屯市均有分布。

药用部位　果实（山葡萄）入药。

采收加工　秋季采收果实，晒干。

性味归经　味酸、微甘、涩，性平；无毒。

功能主治　祛风除湿，解暑利尿，消肿通络。用于伤暑身疾，腹泻，风湿水肿，小儿水肿，风湿疼痛，皮肤风疹等。

资源状况　资源稀少。

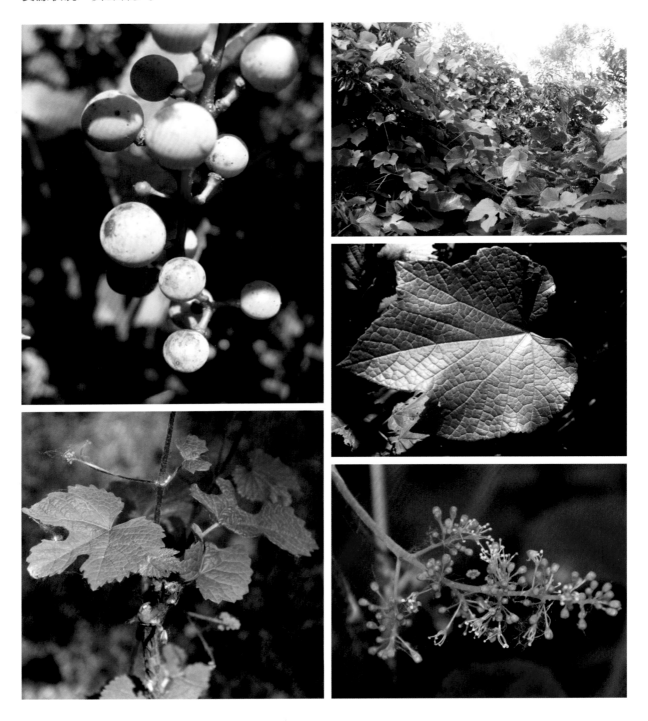

锦葵科 Malvaceae

苘麻 | 青麻、白麻
Abutilon theophrasti Medicus

形态特征　一年生亚灌木状草本。茎枝被柔毛。叶圆心形，边缘具细圆锯齿，两面均密被星状柔毛；叶柄被星状细柔毛；托叶早落。花单生于叶腋，黄色；花梗被柔毛；花萼杯状，裂片卵形；花瓣倒卵形。蒴果半球形。花期 7~8 月，果期 9~10 月。

生境分布　生于路旁、荒地和田野间，在内蒙古大兴安岭为逸生种。我国除青藏高原不产外，其他各地均产。内蒙古大兴安岭莫力达瓦旗、阿荣旗、扎兰屯市均有分布。

药用部位　全草（苘麻）入药。

采收加工　夏季采收全草，晒干。

化学成分　叶含芸香苷。

性味归经　味苦，性平。归脾、胃经。

功能主治　清热利湿，解毒开窍。用于痢疾、中耳炎，耳鸣，耳聋，睾丸炎，化脓性扁桃体炎，痈疽肿毒等。

用法用量　内服 10~30g，水煎；外用适量，捣敷。

资源状况　资源稀少。

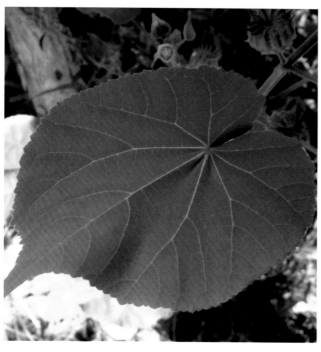
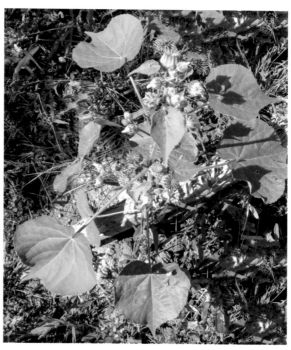

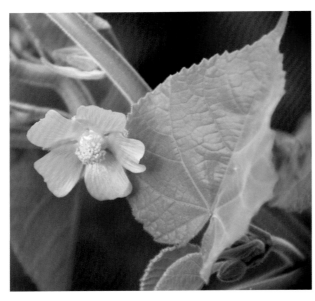
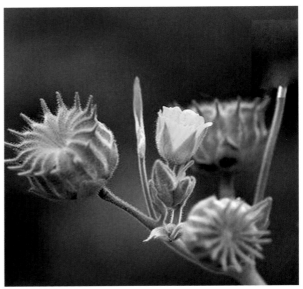

野西瓜苗
小秋葵、灯笼花、香铃草
Hibiscus trionum L.

形态特征　一年生草本，高 30~60cm。茎柔软，具白色星状粗毛。下部叶圆形，不分裂；上部叶掌状 3~5 全裂，裂片倒卵形，通常羽状分裂，两面有星状粗刺毛。花单生叶腋；花梗果时延长达4cm；小苞片 12，条形；萼钟形，淡绿色，裂片 5，膜质，三角形，有紫色条纹；花冠淡黄色，内面基部紫色。蒴果矩圆状球形，有粗毛，果瓣 5。花、果期 7~9 月。

生境分布　生于路旁、田埂、荒坡、旷野等。我国广布种。内蒙古大兴安岭鄂伦春旗、莫力达瓦旗、阿荣旗、扎兰屯市、扎赉特旗、科尔沁右翼前旗均有分布。

药用部位　全草、根、种子入药。

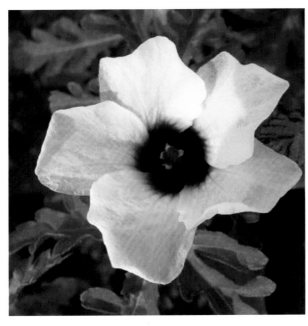
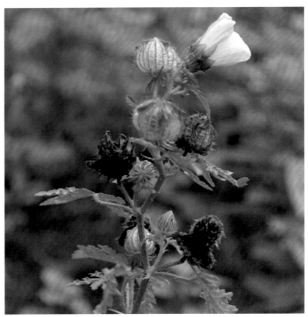

采收加工　夏季采收全草，晒干。秋季采挖根，洗净，晒干。秋季采收种子，晒干。

性味归经　全草、根味甘，性寒。归肺、肝、肾经。种子味辛，性平。

功能主治　全草、根清热解毒，祛风除湿，止咳，利尿。用于急性关节炎，感冒咳嗽，肠炎，痢疾；外治烧烫伤，疮毒。种子润肺止咳，补肾。用于肺结核咳嗽，肾虚头晕、耳鸣、耳聋。

用法用量　全草、根内服 25~50g；外用适量，全草捣烂敷患处。种子内服 9~15g，水煎。

资源状况　资源少。

野葵 | 北锦葵
Malva verticillata L.

形态特征　一年生草本，高 60~90cm。茎直立，有星状长柔毛。叶互生，肾形至圆形，掌状 5~7 浅裂，两面被极疏糙伏毛或几无毛；托叶有星状柔毛。花多数，近无梗，常丛生叶腋间，花小，淡紫色或淡红色；花瓣 5，倒卵形，顶端凹入；小苞片 3，有细毛；萼杯状，5 齿裂。果扁圆形，由 10~11 个心皮组成，熟时心皮彼此分离，并与中轴脱离。花期 7~8 月，果期 8~9 月。

生境分布　常生于居民区附近、路旁、撂荒地。我国广布种。内蒙古大兴安岭各地均有分布。

药用部位　全草（野葵）及种子入中药，又可入蒙药。

采收加工　夏季采收全草，晒干。秋季采收种子，晒干。

性味归经　中药：全草味甘，性寒。蒙药：味甘、涩，性凉、重、锐、燥。

功能主治　中药：全草清热利湿，凉血解毒。用于黄疸型肝炎，乳腺炎，咽喉炎，肺热咳嗽，肾炎水肿，乳汁不下，二便不畅，血尿，血崩，痈疮，丹毒，烧烫伤。种子利水滑窍，润便利尿，拔毒排脓。用于乳汁不下，死胎，疔疮疖疬等。蒙药：开窍，利尿，消肿，排脓，止泻，清"协日"，止渴。用于肾热，膀胱热，淋病，尿闭，石痞，渴证，创伤等。

用法用量　中药：内服 5~10g，水煎或入丸、散剂。蒙药：单用 1.5~3g，水煎或入丸、散剂。

资源状况　资源少。

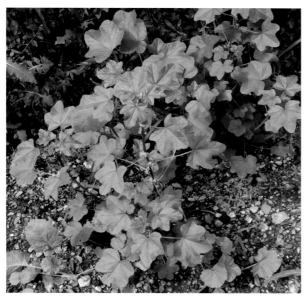
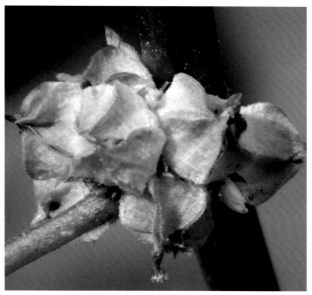

椴树科 Tiliaceae

紫椴
阿穆尔椴、籽椴
Tilia amurensis Rupr.

形态特征 乔木，高达 15m。小枝无毛。芽卵形，黄褐色，无毛。叶宽卵形或近圆形，先端呈尾状，基部心形，边缘具粗锯齿，偶具大裂片，除下表面脉腋处簇生褐色毛外，其余部分均无毛；叶柄无毛。聚伞花序长；花序轴无毛；苞片匙形或近矩圆形，无毛，具短柄；萼片 5，两面疏被毛；花瓣 5，黄白色，无毛；雄蕊多数，无退化雄蕊。果近球形或矩圆形，被褐色毛。花期 6~7 月，果期 8~9 月。

生境分布 生于阴向山坡林下。分布于我国东北及内蒙古、河北、山东。内蒙古大兴安岭鄂伦春旗、莫力达瓦旗、阿荣旗、扎兰屯市均有分布。

药用部位 花（紫椴）入药。

采收加工 6~7 月开花时采收，烘干或晾干。

性味归经 味辛，性凉。

功能主治 解表，清热。用于感冒发热，口腔炎，喉炎，肾盂肾炎等。

用法用量 内服 3~10g，水煎。

资源状况 资源稀少，国家二级重点保护野生植物。

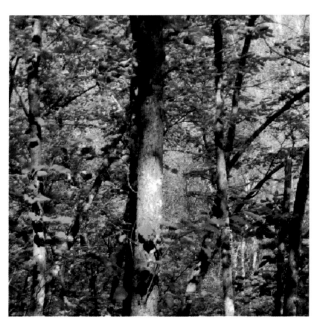
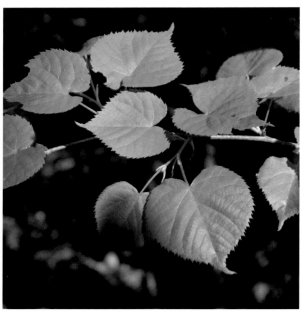

瑞香科 Thymelaeaceae

狼毒
断肠草、火柴头花
Stellera chamaejasme L.

形态特征 多年生草本，高 20~40cm。根圆柱形。茎丛生，平滑无毛，下部几乎木质，带褐色或淡红色。单叶互生，较密，披针形或椭圆状披针形，先端渐尖或尖，基部圆形，两面无毛，全缘，侧脉 4~6 对；叶柄极短。头状花序顶生，花多数；萼常呈花冠状，白色至带紫红色，萼筒呈细管状，先端 5 裂，裂片平展，矩圆形至倒卵形；雄蕊 10，2 轮，着生于喉部；子房上位，上部密被细毛，花柱短，柱头头状。果卵形，为花被管基部所包。花期 5~6 月，果期 7~8 月。

生境分布 生于向阳山坡、草地。分布于我国东北、华北、西南。内蒙古大兴安岭各地均有分布。

药用部位 根（狼毒）入药。

采收加工 秋季采挖根，洗净，鲜用或切片晒干。

性味归经 味辛、苦，性平；有大毒。

功能主治 逐水祛痰，破积杀虫，散结，止痛。用于水肿腹胀，痰积，食积，虫积，心腹疼痛，慢性支气管炎，咳嗽，气喘，淋巴结、皮肤、骨、附睾等结核，痔瘘；外治疥癣。

用法用量 内服 0.9~2.4g，水煎；外用适量，煎水洗或研粉敷患处。本品有毒，内服宜慎；体弱者及孕妇忌服。

资源状况 资源丰富。

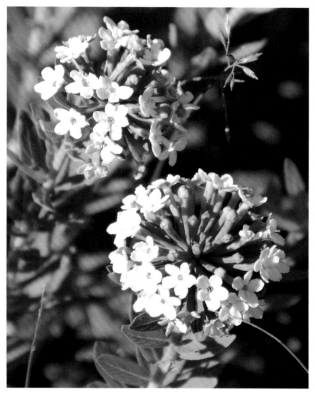
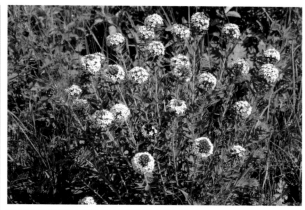
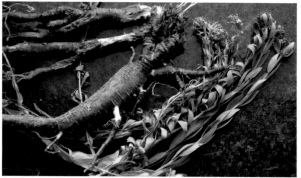

董菜科 Violaceae

鸡腿堇菜
鸡腿菜、走边疆
Viola acuminata Ledeb.

形态特征 多年生草本。茎直立，有白色柔毛，常分枝。茎生叶心形，边缘有钝锯齿，顶端渐尖，两面密生锈色腺点，上表面和下表面脉上有疏短柔毛；托叶草质，卵形，边缘有撕裂状长齿，顶尾尖，有白色柔毛和锈色腺点。花两侧对称，具长梗；萼片5，条形或条状披针形，基部附器截形，不显著；花瓣5，白色或淡紫色，距长约1mm，囊状。果椭圆形，无毛。花期5~6月，果期7月。

生境分布 生于河岸草地、林缘或草地。分布于我国东北和华北。内蒙古大兴安岭各地均有分布。

药用部位 全草（鸡腿堇菜）入药。

采收加工 春、秋季采收全草，晒干。

性味归经 味淡，性寒。

功能主治 清热解毒，排脓消肿。用于肺热咳嗽，疮痈，跌打损伤等。

用法用量 内服10~15g，水煎；外用适量，捣烂敷患处。

资源状况 资源一般。

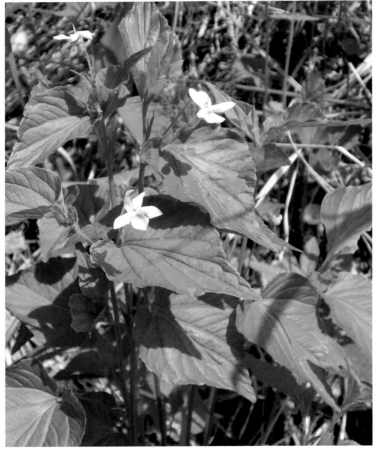
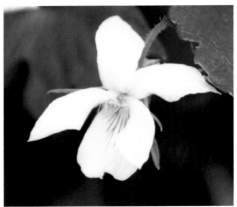
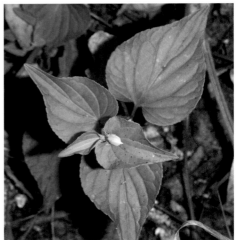

双花堇菜 | 短距堇菜
Viola biflora L.

形态特征　地下茎短；地上茎细弱，无毛，不分枝，1~3条。叶片肾形，少心形或宽卵形，基部弯缺，有时很狭而深，边缘有钝齿，两面散生细短柔毛；基生叶具长而细弱的柄；托叶草质，矩圆形、卵形或半卵形，全缘或有疏锯齿。花两侧对称；萼片5，条形，顶端钝或圆，基部附器不显著，顶端钝；花瓣5，黄色，下面一瓣近基部有紫色条纹，距短。蒴果长圆状卵形，无毛。花期5~6月，果期7月。

生境分布　生于草甸、灌丛、林缘或岩缝中。分布于我国东北、华北、西北及山东、河南、西藏、四川、云南、台湾。内蒙古大兴安岭额尔古纳市、根河市均有分布。

药用部位　全草（双花堇菜）入药。

采收加工　夏季采收全草，洗净，鲜用或晒干。

性味归经　味辛、微酸，性平。

功能主治　活血散瘀，止血。用于跌打损伤，吐血，急性肺炎，肺出血，血滞经闭，癥瘕积聚，月经不调等。

用法用量　内服9~12g，水煎；外用适量，捣敷或研粉。

资源状况　资源稀少。

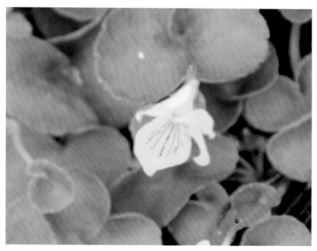 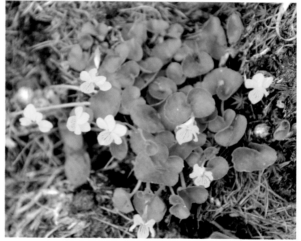

球果堇菜 | 毛果堇菜、圆叶毛堇菜
Viola collina Bess.

形态特征　多年生草本。地下茎较粗。叶基生，具长柄，心形或近圆形，基部弯缺浅或深而狭，顶端钝或圆，边缘有浅而钝的锯齿，两面被柔毛；叶柄具倒向短毛；托叶膜质，边缘有较疏睫毛。花两侧对称，具长梗；萼片5，披针形，基部附器不显著，有毛；花瓣淡紫色，距白色，长约3mm，直或稍上弯。果近球形，密生柔毛，熟时果柄常下弯近地面。花期5~8月。

生境分布　生于林下、林缘、灌丛、草坡、沟谷及路旁较阴湿处。分布于我国东北、华北、华东、东南及湖北、湖南、贵州、四川、陕西、甘肃、宁夏。内蒙古大兴安岭各地均有分布。

药用部位 全草或根（球果堇菜）入药。

采收加工 春、夏季采收全草，晒干。秋季采挖根，洗净，晒干。

性味归经 味苦、涩，性凉；无毒。

功能主治 清热解毒，凉血消肿。用于痈疽肿痛，瘰疬恶疮及各种化脓性疮疡等。根用于咳嗽。

用法用量 内服 9~15g，水煎；外用适量，鲜品捣烂敷。

资源状况 资源少。

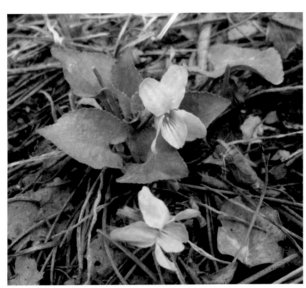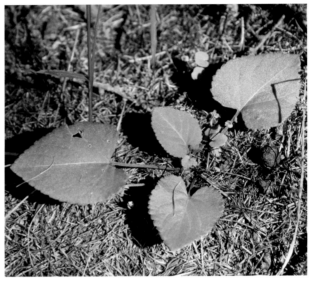

裂叶堇菜 　*疗毒草*
Viola dissecta Ledeb.

形态特征 多年生草本，无地上茎，高达30cm。根茎短而垂直。叶基生，圆形或宽卵形，3（5）全裂，两侧裂片2深裂，中裂片3深裂，裂片线形、长圆形或窄卵状披针形，全缘或疏生缺刻状钝齿，或近羽状浅裂，小裂片全缘；托叶近膜质，约2/3与叶柄合生，离生部分窄披针形，疏生细齿。花较大，淡紫色或紫堇色；花梗与叶等长或稍高于叶，果期较叶短，中部以下有2枚线形的小苞片；萼片卵形或披针形；上面花瓣长倒卵形，侧面花瓣长圆状倒卵形，内面基部有长毛或疏生须毛，下面花瓣连圆筒状距长1.4~2.2cm。蒴果长圆形或椭圆形，无毛。花期5~6月，果期6~7月。

生境分布 生于山地阔叶林下、林缘、溪谷阴湿处、阳坡灌丛或草坡。分布于我国东北、华北及河南、山东、江苏、安徽、浙江、江西、湖北、四川、陕西、甘肃、青海。内蒙古大兴安岭各地均有分布。

药用部位 全草（裂叶堇菜）入药。

采收加工 春、夏、秋季均可采收全草，晒干或鲜用。

性味归经 味微苦，性凉。

功能主治 清热解毒，消痈肿。用于无名肿毒，疮疖，麻疹热毒等。

用法用量 内服15~30g，鲜者加倍，水煎、捣汁或研末；外用适量，捣敷或敷膏摊贴。

资源状况 资源少。

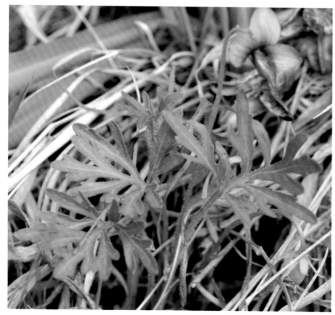
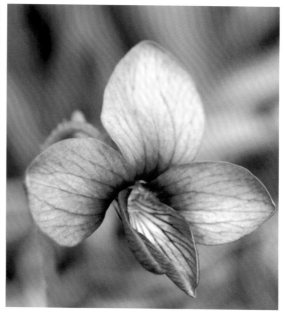

溪堇菜　*Viola epipsiloides* A. Löve & D. Löve

形态特征　多年生草本，无地上茎，高达 5~20cm。根茎细长而横走，或有时斜生，白色，节间较长，节上有残留的褐色托叶，节处散生多条分枝细根。叶基生，通常多为 2 枚；叶片宽卵形、圆形或肾形，先端急尖或略钝，基部深心形，边缘具浅圆齿，上表面无毛，下表面初期或多或少被柔毛，后渐变无毛或仅沿叶脉疏生柔毛；叶柄在花期长 2~5cm，果期长达 10cm；托叶离生，卵状披针形，白色膜质，先端渐尖，全缘或有时具细齿 2~3。花紫色或淡紫色；花梗较粗壮，不超过或稍超出叶，上部约 1/3 处有 2 枚线形小苞片；萼片卵状披针形，具狭膜质缘，基部附属物短，末端截形；花瓣长圆状倒卵形，侧面花瓣里面疏生微毛，下面花瓣有紫色条纹，距短而粗，平直或微向上弯。蒴果椭圆形，无毛，先端稍尖。花、果期 5~6 月。

生境分布　生于针叶林下、林缘、灌丛、草地或溪谷湿地苔藓群落中。分布于我国黑龙江、吉林、内蒙古。内蒙古大兴安岭额尔古纳市、根河市、鄂伦春旗、牙克石市均有分布。

药用部位　全草（溪堇菜）入药。

采收加工　5~6 月采收全草，晒干。

性味归经　味辛、微酸，性平。

功能主治　活血散瘀，止血。用于跌打损伤，吐血，急性肺炎，肺出血，血滞经闭，癥瘕积聚，月经不调。

用法用量　内服 9~12g，水煎；外用适量，捣敷或研粉调敷。

资源状况　资源一般。

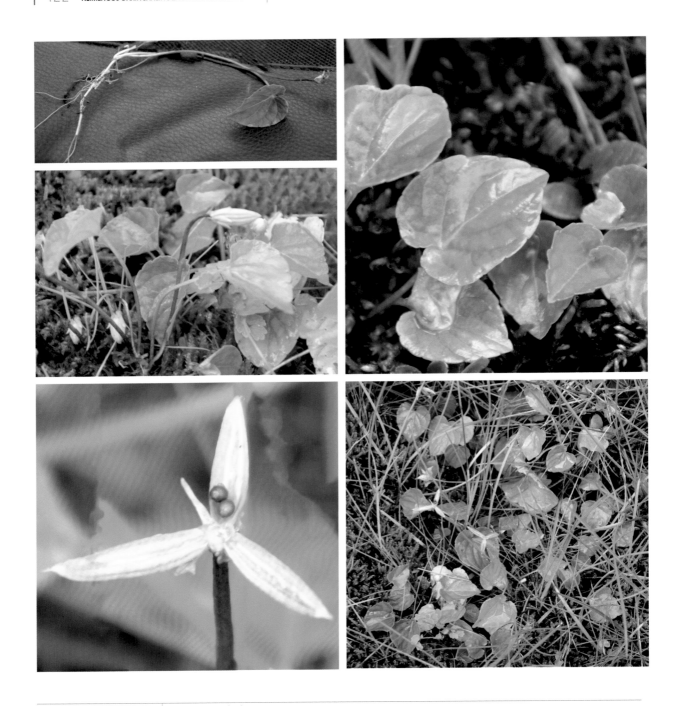

东北堇菜
堇菜菜、紫花地丁
Viola mandshurica W. Beck.

形态特征 多年生草本，无地上茎，高达 18cm。根茎短，垂直，暗褐色。叶基生，长圆形、舌形、卵状披针形，花后呈长三角形、椭圆状披针形或稍戟形，先端纯圆，基部平截或宽楔形，疏生波状齿，两面无毛或被疏柔毛；叶柄较长，上部具窄翅，花后翅增宽；托叶膜质，外方者鳞片状，褐色，内方者 2/3 与叶柄合生，离生部分线状披针形，疏生细齿或近全缘。花紫堇色或淡紫色，直径 2cm；花梗高于叶；萼片卵状披针形或披针形，基部附属物宽短，末端圆形或平截；花瓣上瓣倒卵形，侧瓣长圆状倒卵形，内面基部有长须毛，下瓣连距长 1.5~2.3cm，距圆筒状，粗而长。蒴果长圆形，无毛。花、果期 5~7 月。

生境分布　生于草地、草坡、灌丛、林缘、疏林下、田野荒地或河岸沙地。分布于我国东北、华北及河南、湖北、四川、甘肃、陕西、山东、台湾。内蒙古大兴安岭鄂伦春旗、牙克石市、莫力达瓦旗、阿荣旗、扎兰屯市均有分布。

药用部位　全草（东北堇菜）入药。

采收加工　春、秋季采收全草，晒干。

性味归经　味苦，性寒。归肝经。

功能主治　清热解毒，消肿排脓。用于痈疽疔毒，目赤肿痛，咽喉肿痛，乳痈，黄疸，各种脓肿，淋巴结结核，泄泻，痢疾等。

用法用量　内服 15~30g，水煎；外用适量，鲜品捣敷。

资源状况　资源少。

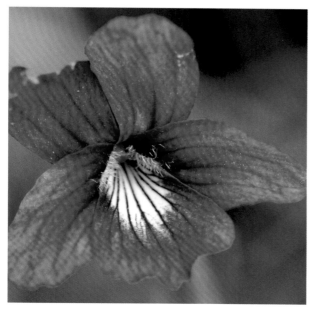
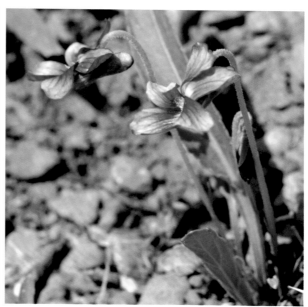

白花地丁
白花堇菜
Viola patrinii DC. ex Ging.

形态特征　多年生草本，无地上茎，高达 20cm。根茎粗短，赤褐色或暗褐色。叶 3~5，或较多，均基生；叶片较薄，椭圆形、窄卵形或长圆状披针形，先端圆钝，基部平截、稍心形或宽楔形，疏生波状齿或近全缘，无毛或沿叶脉有毛；叶柄较叶片长 2~3 倍，无毛或疏生毛，上部具翅；托叶 2/3 与叶柄合生，离生部分线状披针形。花白色，带淡紫色脉纹；花梗高于叶或与叶近等长，无毛或疏生毛；萼片卵状披针形或披针形，基部附属物短而钝；上方花瓣倒卵形，基部较窄，侧瓣长圆状倒卵形，内面基部有细须毛，下瓣连距长约 1.3cm，距浅囊状。蒴果无毛。花、果期 6~8 月。

生境分布　生于沼泽化草甸、草甸、河岸湿地、灌丛或林缘较阴湿地带。分布于我国东北及内蒙古、河北、河南、安徽、湖北、甘肃。内蒙古大兴安岭各地均有分布。

药用部位 全草（白花地丁）入中药，又可入蒙药。

采收加工 春季至花期采收全草，洗净，晒干。

性味归经 中药：味辛、微苦，性寒。

功能主治 中药：清热解毒，消瘀消肿。用于疮毒红肿，淋浊，狂犬咬伤，目赤，咽喉肿痛等；外治疮疖痈肿。蒙药：清热解毒，凉血消肿。用于酒痔，血痔，牡痔，痔疮生管等。

用法用量 中药：内服 15~50g；外用适量，捣敷。蒙药：单剂煎水酒服。

资源状况 资源少。

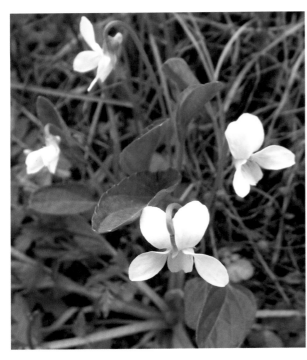 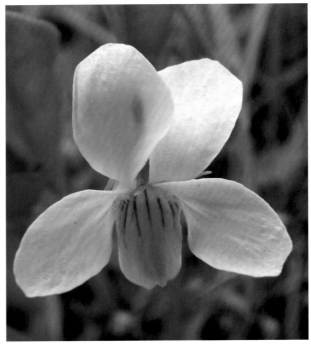

紫花地丁
铧头草、光瓣堇菜
Viola philippica Cav.

形态特征 多年生草本，无地上茎，高达 14（~20）cm。根茎短，垂直，节密生，淡褐色。基生叶莲座状；下部叶较小，三角状卵形或窄卵形，上部者较大，圆形、窄卵状披针形或长圆状卵形，先端圆钝，基部平截或楔形，具圆齿，两面无毛或被细毛，果期叶长达 10cm；叶柄果期上部具宽翅；托叶膜质，离生部分线状披针形，疏生流苏状细齿或近全缘。花紫堇色或淡紫色，稀白色，或侧方花瓣粉红色，喉部有紫色条纹；花梗与叶等长或高于叶，中部有 2 枚线形小苞片；萼片卵状披针形或披针形，基部附属物短；花瓣倒卵形或长圆状倒卵形，内面无毛或有须毛，下瓣连管状距长 1.3~2cm，有紫色脉纹，距细管状，末端不向上弯。蒴果长圆形，无毛。花、果期 6~8 月。

生境分布 生于草地、荒地、山坡草丛、林缘或灌丛中。分布于我国东北、华北及山东、江苏、安徽、浙江、福建、台湾、江西、湖北、湖南、广东、广西、云南、贵州、四川、陕西、宁夏、甘肃。

内蒙古大兴安岭鄂伦春旗、牙克石市、莫力达瓦旗、阿荣旗、扎兰屯市均有分布。

药用部位　全草（紫花地丁）入药。

采收加工　春、秋季采收全草，晒干。

性味归经　味苦、辛，性寒。归心、肝经。

功能主治　清热解毒，凉血消肿。用于疔疮肿毒，痈疽发背，丹毒，毒蛇咬伤。

用法用量　内服 15~30g，鲜品可用至 60~90g，水煎；外用适量，鲜品捣敷患处。

资源状况　资源一般。

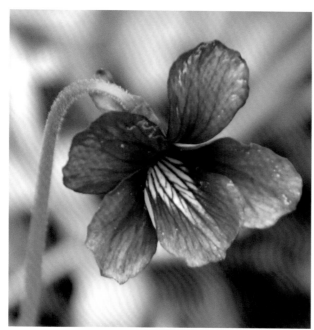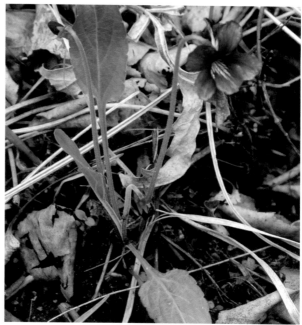

库页堇菜 　*Viola sacchalinensis* H. de Boiss.

形态特征　多年生草本，开始无地上茎，以后逐渐抽出地上茎，高可达二十几厘米。根茎细，残存褐色鳞片状托叶。叶片心形、卵状心形或肾形，长与宽均相等，先端钝圆，基部心形或宽心形，边缘具钝锯齿，两面具褐色腺点，无毛或近无毛；托叶卵状披针形或狭卵形，先端渐尖，基部内侧与叶柄合生，边缘密生流苏状细齿。花淡紫色，生于茎上部叶的叶腋，具长梗；花梗超出叶，中部以上靠近花处有 2 枚线形苞片；萼片披针形，先端渐尖，末端具齿裂，全缘，无毛；侧瓣长圆状，里面基部有须毛，距较短，比萼片的附属物长 1 倍，平伸或稍向上弯。蒴果椭圆形，先端尖，无毛。花期 5~6 月，果期 7 月。

生境分布　生于林下、林缘。分布于我国吉林、黑龙江及内蒙古东北部。内蒙古大兴安岭额尔古纳市、根河市、鄂伦春旗、牙克石市、扎兰屯市、阿尔山市均有分布。

药用部位　全草（库页堇菜）入药。

采收加工　春、秋季采收全草，晒干。

应　　用　同双花堇菜。

资源状况　资源一般。

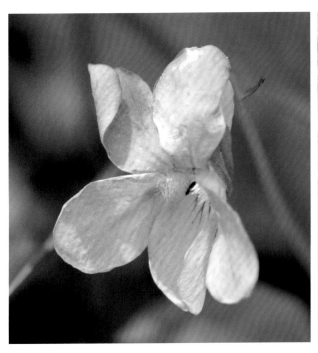 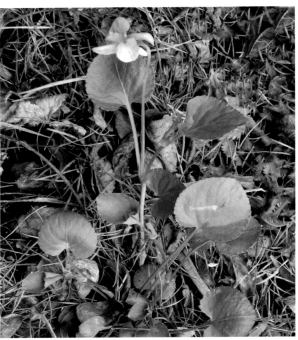

斑叶堇菜
虎耳堇菜
Viola variegata Fisch ex Link

形态特征　地下茎短或稍长。叶基生，具长柄，近于圆形或宽卵形，基部略作心形或近于截形，顶端通常圆，少钝，边缘有细圆齿，有时呈白色脉纹，果期的叶增大，长可达 7cm，基部弯缺，变深而狭；托叶卵状披针形或披针形，边缘具疏睫毛。花两侧对称；萼片 5，卵状披针形或披针形，基部附器短，顶端圆形或截形；花瓣 5，淡紫色，距长 5~7mm，稍向上弯。果椭圆形，无毛。花期 5~6 月，果期7~9 月。

生境分布　生于向阳荒山坡、山坡灌丛。分布于我国东北、华北及陕西、甘肃、安徽。内蒙古大兴安岭各地均有分布。

药用部位　全草（斑叶堇菜）入药。

采收加工　夏、秋季采收全草，晒干。

性味归经　味甘，性凉。

功能主治　清热解毒，凉血止血。用于痈疮肿毒，创伤出血。

用法用量　内服 9~15g，水煎；外用适量，捣敷。

资源状况　资源一般。

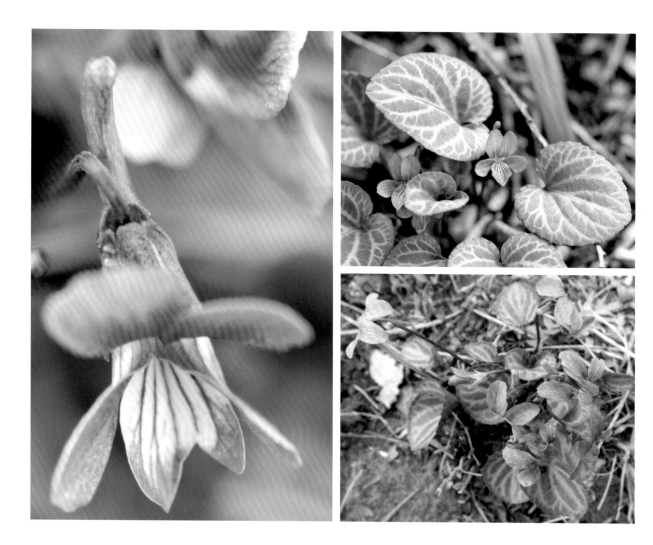

千屈菜科 Lythraceae

千屈菜 水柳、水枝柳、对叶莲
Lythrum salicaria L.

形态特征 多年生草本，高 30~100cm，全体具柔毛，有时无毛。茎直立，多分枝，有 4 棱。叶对生或 3 枚轮生，狭披针形，先端稍钝或短尖，基部圆形或心形，有时稍抱茎。总状花序顶生；花两性，数朵簇生于叶状苞片的腋内；花萼筒状，外具纵棱 12，裂片 6，三角形，附属体线形，长于花萼裂片；花瓣 6，紫红色，长椭圆形，基部楔形；雄蕊 12，6 长 6 短；花柱圆柱状，柱头头状。蒴果椭圆形，全包于萼内，成熟时 2 瓣裂。花期 7~8 月。

生境分布 生于河岸、湖畔、溪沟边和湿润草地。我国广布种。内蒙古大兴安岭除根河市无分布外，其他地方均有分布。

药用部位 全草（千屈菜）入药。

采收加工 夏、秋季采收全草，除去泥土，晒干或鲜用。

化学成分 全草含千屈菜苷、胆碱及鞣质，另外还含铁；种子含大量鞣质。

性味归经 味苦，性寒。归大肠经。

功能主治 清热解毒，凉血止血，涩肠止泻，破瘀通经。用于痢疾，血崩，溃疡等。

用法用量 内服 15~30g，水煎。

资源状况 资源一般。

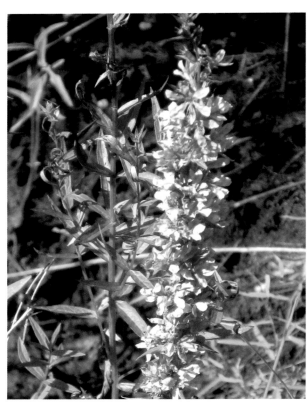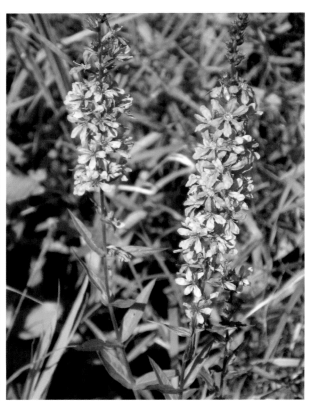

菱科 Trapaceae

欧菱

丘角菱、菱角、东北菱
Trapa natans L.

形态特征　一年生浮水草本。茎肉质，柔弱分枝。叶二型；浮水叶互生，三角状菱圆形至广菱形，叶下表面密生淡褐色短毛，脉间有淡棕色斑块，边缘中上部具不整齐的圆齿或牙齿，中下部全缘，广楔形或近半圆形；沉水叶小，早落。花小；萼筒4裂，萼片被短毛；花瓣4，白色；雄蕊4；子房半下位。果扁三角形，黑色，具刺角4，近锚状。果冠方形，微突起，不向外翻卷，果颈短而狭。花期7~8月，果期8~9月。

生境分布　生于湖泊、水泡。分布于我国东北、华北、西北、华东、华中等地。内蒙古大兴安岭鄂伦春旗、莫力达瓦旗、阿荣旗、扎兰屯市、扎赉特旗、科尔沁右翼前旗均有分布。

药用部位　果肉、果壳、果柄、茎及叶（菱角）均可入药。

采收加工　秋季果实成熟时采收，晒干，打碎生用或煮熟用。

性味归经　果肉味甘、涩，性平。

功能主治　果肉生食清暑解热，除烦止咳；熟食益气，健脾，止痢。用于胃溃疡，痢疾，脾虚腹泻，消渴，食管癌，乳腺癌，宫颈癌等。果壳收敛，止泻，止血。外治脱肛。果柄外治皮肤多发性疣赘。

用法用量　果肉内服30~45g，水煎。果壳内服30~60g，水煎；外用适量，煎水洗。

资源状况　资源少。

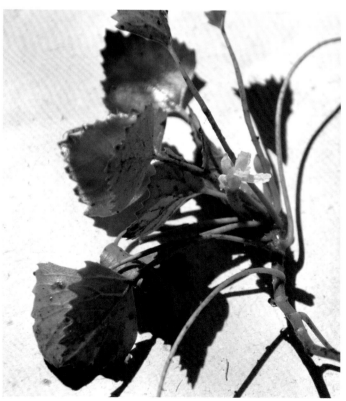
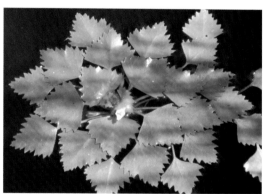
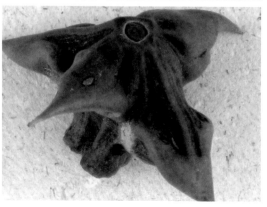

柳叶菜科 Onagraceae

柳兰
扫帚菜、铁筷子
Chamerion angustifolium (L.) Holub

形态特征 多年生草本。茎高 1m，直立，常不分枝。叶互生，披针形，无叶柄，边缘有细锯齿，两面被微毛。总状花序顶生，伸长；花序轴被短柔毛；苞片条形；花大，两性，紫红色，具花梗；萼筒裂片 4，条状披针形，外面被短柔毛；花瓣 4，倒卵形，顶端钝圆，基部具爪；雄蕊 8；柱头 4。蒴果圆柱形，密被白色柔毛。种子多数，顶端具一簇白色种缨。花期 6~8 月，果期 8~9 月。

生境分布 生于山坡林缘、林下及河谷湿草地。分布于我国东北、华北、西北、西南。内蒙古大兴安岭各地均有分布。

药用部位 全草（柳兰）入药。

采收加工 夏季采收全草，阴干。

化学成分 全草含多种葡萄糖类化合物及水杨梅丁素、栎鞣花酸、特里马素、虾子花素、绿原酸、没食子酸等。

性味归经 味甘，性平；无毒。

功能主治 消肿利水，下乳，润肠。用于乳汁不足，气虚浮肿等。

资源状况 资源丰富。

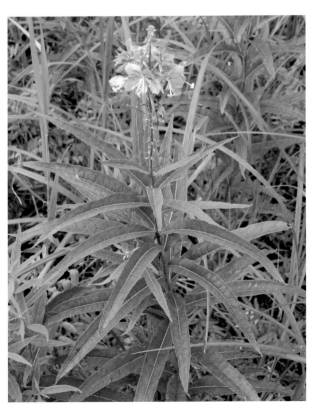
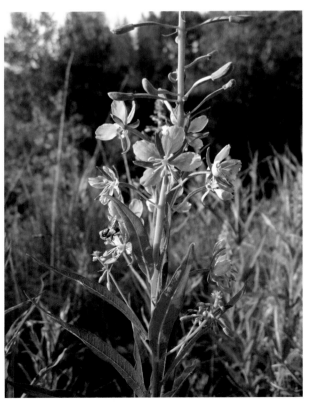

高山露珠草 | *Circaea alpina* L.

形态特征　多年生草本，高 5~25cm。茎纤弱，被短柔毛。叶对生，卵状三角形或宽卵状心形，边缘除基部外，其余均具粗锯齿，上表面疏被短柔毛，下表面常带紫色；叶柄与叶片近等长。总状花序顶生与腋生；花序轴被短柔毛；苞片小；花小、两性，具柄；萼筒卵形，裂片 2，紫红色；花瓣 2，白色，倒卵形，与萼裂片近等长，顶端凹缺；雄蕊 2。果实坚果状、棒状，外面密生钩状毛；果柄稍长于果实。花期 6~7 月，果期 8~9 月。

生境分布　生于山地阴坡岩石缝中。分布于我国东北、华北、西北、西南、华中与华东。内蒙古大兴安岭除根河市无分布外，其他地方均有分布。

药用部位　全草（高山露珠草）入药。

采收加工　7~8 月采收全草，晒干。

性味归经　味甘、苦，性微寒。

功能主治　养心安神，消食，止咳，解毒，止痒。用于心悸，失眠多梦，疳积，咳嗽，疮疡脓肿，湿疣，癣痒等。

用法用量　内服 6~15g，水煎或研末；外用适量，捣敷或煎水洗。

资源状况　资源稀少。

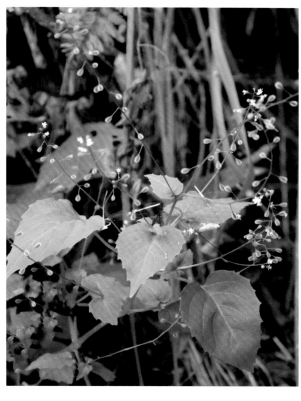
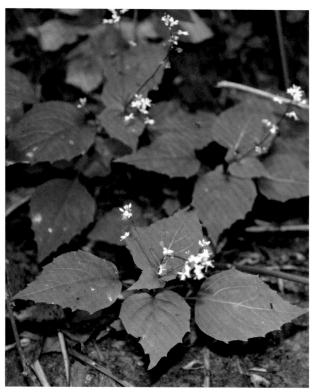

沼生柳叶菜

水湿柳叶菜
Epilobium palustre L.

形态特征　多年生草本，高 20~50cm。茎上部被曲柔毛。下部的叶对生，上部的互生，条状披针形至近条形，通常全缘，无毛，近无柄。花两性，单生于上部叶腋，粉红色；花萼裂片 4，外疏被短柔毛；花瓣 4，倒卵形，顶端凹缺；雄蕊 8，4 长 4 短；子房下位，柱头短棍棒状。蒴果圆柱形，被曲柔毛，具果柄。种子近倒披针形，顶端有一簇白色种缨。花期 7~8 月，果期 9 月。

生境分布　生于草甸、沼泽、河谷、溪沟旁。分布于我国东北、华北、西北及四川、云南、西藏。内蒙古大兴安岭各地均有分布。

药用部位　全草（蓝盆花）入药。

采收加工　夏季采收全草，晒干。

性味归经　味淡，性平。

功能主治　清热，疏风，镇咳，止泻。用于风热咳嗽，声音嘶哑，咽喉肿痛，支气管炎，高热腹泻等。

用法用量　内服 9~18g，水煎。

资源状况　资源一般。

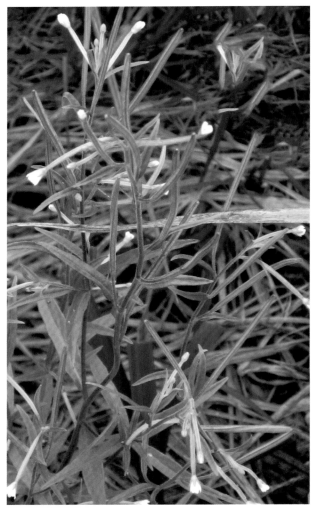
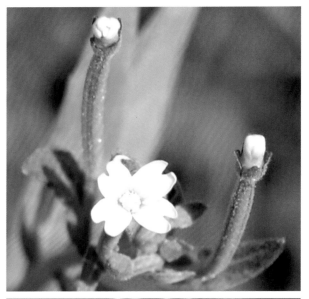
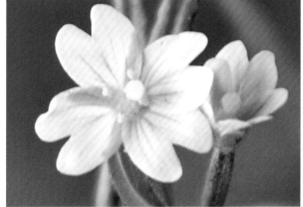

月见草 | *夜来香*
Oenothera biennis L.

形态特征　二年生直立草本。茎高达 2m，被曲柔毛与伸展长毛，在茎枝上端常混生有腺毛。基生莲座叶丛紧贴地面，基生叶倒披针形，边缘疏生不整齐浅钝齿，侧脉 12~15 对，两面被曲柔毛与长毛；茎生叶椭圆形或倒披针形，基部楔形，有稀疏钝齿，侧脉 6~12 对，两面被曲柔毛与长毛，茎上部的叶下表面与叶缘常混生有腺毛。穗状花序，不分枝；苞片叶状，宿存；萼片长圆状披针形，先端尾状，自基部反折，又在中部上翻；花瓣黄色，稀淡黄色，宽倒卵形，先端微凹；子房圆柱状，具 4 棱，密被伸展长毛与短腺毛。蒴果锥状圆柱形，直立，绿色，具棱。花期 7~8 月，果期 9 月。

生境分布　生于开旷荒坡路旁，在大兴安岭为逸生种。分布于我国东北、华北、华东及台湾、四川、贵州。内蒙古大兴安岭鄂伦春旗、莫力达瓦旗、阿荣旗、扎兰屯市均有分布。

药用部位　根（月见草）入药。

采收加工　春、秋季采挖根，除去泥土，洗净，晒干。

化学成分　种子含脂肪油，脂肪油中含亚麻酸甘油酯。

性味归经　味甘，性温。

功能主治　强筋壮骨，祛风除湿。用于风湿病，筋骨疼痛等。

用法用量　内服 25~50g，水煎。

资源状况　资源少。

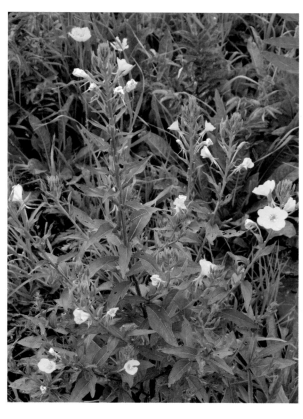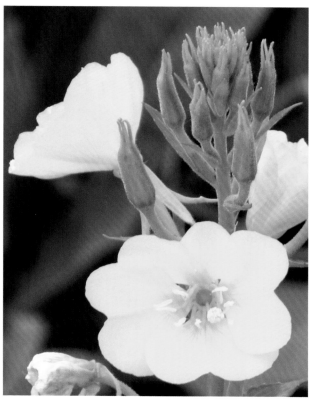

小二仙草科 Haloragaceae

穗状狐尾藻
金鱼藻
Myriophyllum spicatum L.

形态特征 水生草本。茎圆柱形，长达 1~2m，多分枝。叶通常 4~6 轮生，羽状深裂，长 2.5~3.5cm，裂片长 1~1.5cm。穗状花序顶生或腋生；苞片矩圆形或卵形，全缘，小苞片近圆形，边缘具细齿；花两性或单性，雌雄同株，常 4 朵轮生于花序轴上，若单性花则雄花生于花序上部，雌花生于下部；花萼很小，4 深裂，萼筒极短；花瓣 4，近匙形；雄蕊 8；雌花不具花瓣；无花柱，柱头 4 裂，很短。果球形，有 4 条纵裂隙。

生境分布 生于泡沼、河叉静水处。我国广布种。内蒙古大兴安岭各地均有分布。

药用部位 全草（穗状狐尾藻）入药。

采收加工 秋季采收全草，晒干。

功能主治 清凉，解毒，止痢。用于慢性下痢。

资源状况 资源丰富。

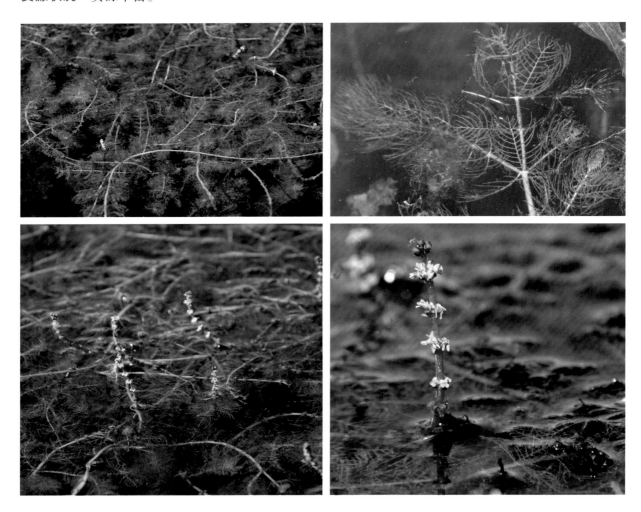

狐尾藻

轮叶狐尾藻
Myriophyllum verticillatum L.

形态特征　多年生水生草本。茎圆柱形，多分枝。叶无柄，水上叶为 4 枚轮生，羽状全裂，水中叶为 3~4 枚轮生，裂片线形，长约 2cm。苞片羽状篦齿分裂；花生在水上叶的叶腋内，轮生，无花梗，雌雄同株，雌花在下，雄花在上。雄花花萼 4 裂；花瓣 4，大，倒披针形；雄蕊 8。雌花萼筒壶状，具 4 枚三角形萼齿；花瓣极小；无花柱，柱头 4 裂。果近球形，有 4 条浅沟。

生境分布　生于水泡、河叉静水处。我国广布种。内蒙古大兴安岭各地均有分布。

应　　用　全草（狐尾藻）清热。用于痢疾。吉林省民间用全草治疗癌症，叶治疗痢疾。

资源状况　资源少。

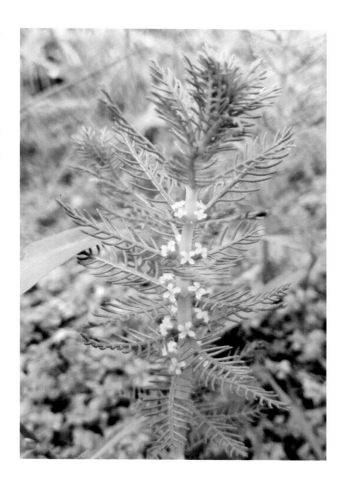

杉叶藻科 Hippuridaceae

杉叶藻 | *Hippuris vulgaris* L.

形态特征　多年生水生草本，高 10~60cm，具根茎，植株上部常露出水面。茎直立，不分枝。叶轮生，4~12 枚一轮，条形，不分裂，长 6~12（18）mm，略弯曲或伸直。花小，通常两性，较少单性，无花梗，单生于叶腋；无花被；雄蕊 1，生于子房上，略偏一侧，很小，花丝被疏毛或无毛；子房椭圆状，花柱稍长于花丝，被疏毛，丝状。核果椭圆形。花期 6~7 月，果期 7~9 月。

生境分布　生于浅水或河旁水草地。分布于我国东北、西北、华北、西南。内蒙古大兴安岭各地均有分布。

药用部位　全草（杉叶藻）入药。

采收加工　6~9 月采收全草，晒干。

性味归经　味苦、微甘，性凉。归肝、肾、胃经。

功能主治　清热凉血，生津养液。用于高热烦渴，肠胃发炎，肺结核咳嗽，两胁疼痛，劳热骨蒸等。

用法用量　内服 6~12g，水煎。

资源状况　资源一般。

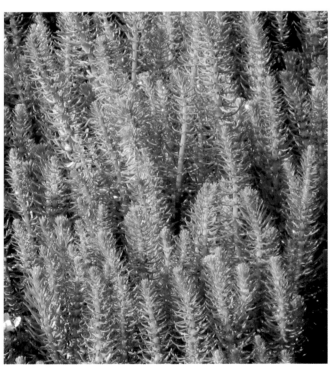 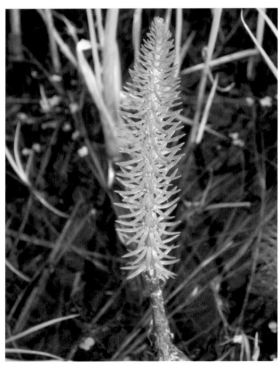